Erkrankungen des Lymphgefäßsystems

5. erweiterte und vollständig überarbeitete Auflage

Horst Weissleder und Christian Schuchhardt (Hrsg.)

W0029654

Erkrankungen des
Lymphgefäßsystems

5. erweiterte und vollständig überarbeitete Auflage

Horst Weissleder und
Christian Schuchhardt (Hrsg.)

Unter Mitarbeit von
R. G. H. Baumeister, W. J. Brauer, B. H. Cornish,
O. Gültig, M. Hartmann, E. Kaiserling, S. L. Kilbreath,
I. Meier-Vollrath, H. Pritschow, P. M. Reisert,
W. Schmeller, L. C. Ward, R. Weissleder, H. Zöltzer

Viavital Verlag GmbH, Köln 2011

Bibliografische Information der Deutschen Nationalbibliothek
Die Deutsche Nationalbibliothek verzeichnet diese Publikation in der Deutschen Nationalbibliographie; detaillierte bibliographische Daten sind im Internet über http://dnb.d-nb.de abrufbar.

ISBN 978-3-934371-46-0

Köln 2011
©Viavital Verlag GmbH
Otto-Hahn-Straße 7
D-50997 Köln
post@viavital.net, www.viavital.net
Satz und Layout: Susanne Hellinger, Rainer Ebertz, Andreas Wolf
Illustrationen: Matthias Böcking, Böcking Gestaltung
Lektorat: Katrin Breitenborn
Druck: TZ Verlag & Print GmbH, Roßdorf
ISBN 978-3-934371-46-0

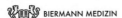

Dieses Buch sowie alle in ihm enthaltenen Beiträge und Abbildungen sind urheberrechtlich geschützt. Jede Verwertung, die nicht ausdrücklich vom Urheberrechtsgesetz zugelassen ist, bedarf der vorherigen Zustimmung des Verlages. Das gilt insbesondere für Vervielfältigungen, Bearbeitungen, Übersetzungen, Mikroverfilmungen sowie die Einspeicherung und Verarbeitung in elektronischen Systemen. Auch die Rechte der Wiedergabe durch Vortrag, Funk- und Fernsehsendungen, im Magnettonverfahren oder ähnlichen Wegen bleiben vorbehalten.
Die Nennung von Warenzeichen, Handelsnamen usw. berechtigt auch ohne besondere Kennzeichnung nicht zu der Annahme, dass im Sinne der Warenzeichen- und Marken-Gesetzgebung solche Namen als frei betrachtet und deshalb von jedermann benutzt werden dürfen.
Von den Autoren wurde große Sorgfalt darauf verwendet, dass die in diesem Buch erwähnten Dosierungen und Applikationen dem Wissensstand bei Fertigstellung des Buches entsprechen. Für Angaben über Dosierungsanweisungen und Applikationsformen kann vom Verlag und den Autoren jedoch keine Gewähr übernommen werden. Derartige Angaben müssen vom Anwender im Einzelfall durch genaues Studium des Beipackzettels, anhand anderer Literaturstellen oder durch Konsultation eines Spezialisten auf ihre Richtigkeit geprüft werden.

Inhalt

1	**Anatomie des Lymphgefäßsystems (Grundlagen)**	**17**
	H. Zöltzer, H. Weissleder, C. Schuchhardt	
1.1	Lymphgefäße	17
1.2	Lymphknoten	30
1.3	Literatur	33
2	**Physiologie des Lymphgefäßsystems (Grundlagen)**	**35**
	C. Schuchhardt, H. Weissleder, H. Zöltzer	
2.1	Literatur	49
3	**Pathophysiologie des Lymphgefäßsystems (Grundlagen)**	**52**
	H. Weissleder, C. Schuchhardt	
3.1	Literatur	71
4	**Untersuchungsmethoden**	**74**
	H. Weissleder, W. J. Brauer	
4.1	Anamnese, Inspektion, Palpation, Volumenmessung und Fotodokumentation	74
4.2	Laboruntersuchungen	79
4.3	Bildgebende Untersuchungsverfahren	79
4.3.1	Indirekte Lymphangiographie	81
4.3.1.1	Definition	81
4.3.1.2	Prinzip	81
4.3.1.3	Untersuchungstechnik	81
4.3.1.4	Ergebnisse	84
4.3.1.5	Nebenerscheinungen	88
4.3.1.6	Indikationen – Kontraindikationen	89
4.3.1.7	Aussagewert	89
4.3.2	Direkte Lymphographie	91
4.3.3	Fluoreszenz-Mikrolymphographie	92
4.3.3.1	Definition	93
4.3.3.2	Prinzip	93
4.3.3.3	Untersuchungstechnik	93
4.3.3.4	Ergebnisse	94
4.3.3.5	Aussagewert	96
4.3.4	Indocyanin-Grün-Fluoreszenz-Lymphographie	97
4.3.4.1	Definition	97
4.3.4.2	Prinzip	97

4.3.4.3	Untersuchungstechnik	97
4.3.4.4	Ergebnisse	98
4.3.5	Funktions-Lymphszintigraphie (Quantitative Lymphszintigraphie)	99
4.3.5.1	Definition	99
4.3.5.2	Prinzip	99
4.3.5.3	Untersuchungstechnik	100
4.3.5.4	Ergebnisse	102
4.3.5.5	Nebenerscheinungen/Kontraindikationen	105
4.3.5.6	Indikationen	105
4.3.5.7	Aussagewert	107
4.3.6	Kapillarszintigraphie	110
4.3.7	Sonographie	110
4.3.8	Computer-Tomographie	115

4.3.9 Magnetresonanz-Tomographie des Lymphsystems **118**
R. Weissleder

4.3.9.1	Definition	118
4.3.9.2	MRT beim Lymphödem	118
4.3.9.3	Lymphotrope Nanopartikel für MRT	119
4.3.9.4	Experimentelle Studien	122
4.3.9.5	Anwendung bei Prostatakarzinom-Staging	125
4.3.9.6	Andere primäre Karzinome	127
4.3.9.7	Ausblick	127
4.3.10	Literatur	128

4.3.11 Bioelektrische Impedanz-Analyse für den frühzeitigen Nachweis eines Lymphödems **139**
L. C. Ward, S. L. Kilbreath, B. H. Cornish

4.3.11.1	Grundsätze der Bioimpedanz	139
4.3.11.2	Anwendung von Impedanzmessungen zur Diagnostik eines Lymphödems	143
4.3.11.3	Beurteilung eines Lymphödems in der Praxis	144
4.3.11.3.1	Patienten-Untersuchung	144
4.3.11.3.2	Positionierung der Elektroden	144
4.3.11.3.3	Instrumentierung	147
4.3.11.3.4	Datenanalyse und Präsentation	147
4.3.11.3.5	Durchführung	150
4.3.11.4	Bioimpedanz-Messung von Lymphödemen	150
4.3.11.5	Der Stellenwert von BIS zu anderen Messmethoden des Lymphödems	154

4.3.11.6	Schlussfolgerung	156
4.3.11.7	Literatur	157

5	**Primäres Lymphödem**	**161**
	H. Weissleder, C. Schuchhardt	
5.1	Definition	164
5.2	Pathologische Anatomie	164
5.3	Pathophysiologie	167
5.4	Diagnostik	167
5.5	Untersuchungsergebnisse	174
5.6	Differenzialdiagnose	175
5.7	Krankheitsverlauf	177
5.8	Therapie	179
5.9	Literatur	181

6	**Sekundäres Lymphödem**	**187**
6.1	**Lymphödem durch Entzündung oder Filarien**	**187**
	H. Weissleder, C. Schuchhardt	
6.1.1	Lymphödem durch Entzündung	187
6.1.1.1	Definition	187
6.1.1.2	Pathologische Anatomie	189
6.1.1.3	Pathophysiologie	190
6.1.1.4	Diagnostik	191
6.1.1.5	Untersuchungsergebnisse	196
6.1.1.6	Krankheitsverlauf	199
6.1.1.7	Therapie	201
6.1.1.8	Literatur	203
6.1.2	Lymphödem durch Filariasis	207
6.1.2.1	Definition	207
6.1.2.2	Pathologische Anatomie	208
6.1.2.3	Pathophysiologie	209
6.1.2.4	Diagnostik	210
6.1.2.5	Untersuchungsergebnisse	213
6.1.2.6	Krankheitsverlauf	215
6.1.2.7	Therapie	216
6.1.2.8	Literatur	218

6.2	**Posttraumatisches Lymphödem**	**223**
	H. Weissleder, C. Schuchhardt	
6.2.1	Definition	223
6.2.2	Pathologische Anatomie	229
6.2.3	Pathophysiologie	230
6.2.4	Diagnostik	230

6.2.5	Untersuchungsergebnisse	236
6.2.6	Differenzialdiagnose	237
6.2.7	Therapie	238
6.2.8	Literatur	239
6.3	**Iatrogene Schäden des Lymphgefäßsystems**	**242**
	H. Weissleder, C. Schuchhardt	
6.3.1	Definition	242
6.3.2	Pathologische Anatomie	242
6.3.3	Pathophysiologie	243
6.3.4	Schädigungsformen nach arterieller Gefäßrekonstruktion	244
6.3.5	Schädigungsformen nach Eingriffen am Venensystem	248
6.3.6	Schädigungsformen nach abdomino-pelvinen Operationen	249
6.3.7	Schädigungsformen nach Operationen am Lymphgefäßsystem	250
6.3.8	Chylöse Erkrankungen und Lymphfisteln	254
6.3.9	Radiogene Schäden	255
6.3.10	Schäden durch Lymphographie-Kontrastmittel	257
6.3.11	Schäden durch Medikamente	257
6.3.12	Untersuchungsergebnisse	258
6.3.13	Therapie	260
6.3.14	Literatur	263
6.4	**Artifizielles Lymphödem**	**269**
	C. Schuchhardt, H. Weissleder	
6.4.1	Definition	270
6.4.2	Pathologische Anatomie	270
6.4.3	Pathophysiologie	270
6.4.4	Diagnostik	272
6.4.5	Untersuchungsergebnisse	275
6.4.6	Differenzialdiagnose	277
6.4.7	Therapie	279
6.4.8	Literatur	281
6.5	**Sekundäres Lymphödem in der Tumornachsorge**	**283**
6.5.1	**Armlymphödem nach Mammakarzinom**	**284**
	H. Weissleder, C. Schuchhardt	
6.5.1.1	Definition	291

6.5.1.2	Pathologische Anatomie	292
6.5.1.3	Pathophysiologie	292
6.5.1.4	Diagnostik	293
6.5.1.5	Untersuchungsergebnisse	299
6.5.1.6	Krankheitsverlauf	300
6.5.1.7	Therapie	307
6.5.1.8	Literatur	318

6.5.2 Lymphödem nach malignen urologischen und gynäkologischen Tumoren 329
H. Weissleder, C. Schuchhardt

6.5.2.1	Definition	330
6.5.2.2	Pathologische Anatomie	331
6.5.2.3	Pathophysiologie	332
6.5.2.4	Diagnostik	332
6.5.2.5	Untersuchungsergebnisse	334
6.5.2.6	Krankheitsverlauf	336
6.5.2.7	Therapie	337
6.5.2.8	Literatur	337

6.5.3 Lymphödem nach malignen Tumoren im Kopf-Hals-Bereich 339
H. Weissleder, C. Schuchhardt, H. Pritschow

6.5.3.1	Definition	339
6.5.3.2	Pathologische Anatomie	339
6.5.3.3	Pathophysiologie	340
6.5.3.4	Diagnostik	341
6.5.3.5	Untersuchungsergebnisse	343
6.5.3.6	Krankheitsverlauf	344
6.5.3.7	Therapie	345
6.5.3.8	Literatur	348

6.6 Malignes Lymphödem 350
H. Weissleder, C. Schuchhardt

6.6.1	Definition	350
6.6.2	Pathologische Anatomie	350
6.6.3	Pathophysiologie	351
6.6.4	Diagnostik	352
6.6.5	Untersuchungsergebnisse	359
6.6.6	Therapie	365
6.6.7	Literatur	366

7	**Adipositas und Lymphödem**	**370**
	H. Weissleder	
7.1	Definition	370
7.2	Risikofaktor Adipositas	370
7.3	Pathogenese	374
7.4	Therapie	375
7.5	Literatur	377
8	**Lipödem**	**380**
	W. Schmeller, I. Meier-Vollrath	
8.1	Definition	381
8.2	Pathogenese	381
8.3	Pathophysiologie	383
8.4	Pathologische Anatomie	385
8.5	Diagnostik	386
8.6	Untersuchungsergebnisse	386
8.7	Differenzialdiagnosen	391
8.8	Krankheitsverlauf	398
8.9	Therapie	399
8.10	Literatur	407
9	**Phlebo-Lymphödem (Chronische venöse-lymphostatische Insuffizienz)**	**413**
	M. Hartmann, H. Weissleder	
9.1	Definition	413
9.2	Pathologische Anatomie	413
9.3	Pathophysiologie	414
9.4	Diagnostik	416
9.5	Differenzialdiagnose	424
9.6	Krankheitsverlauf	425
9.7	Therapie	426
9.7.1	Stripping-Operation	427
9.7.2	Endovenöse therapeutische Verfahren	428
9.7.3	Medikamentöse Behandlung	433
9.7.4	Zusammenfassung	433
9.8	Literatur	434
10	**Syndrome mit Dysplasien des Lymphgefäßsystems**	**437**
	H. Weissleder, C. Schuchhardt, H. Pritschow	
10.1	Klippel-Trénaunay-Weber-Syndrom (Angioosteohypertrophie-Syndrom)	437
10.1.1	Definition	438

10.1.2	Pathologische Anatomie	438
10.1.3	Pathophysiologie	439
10.1.4	Diagnostik	441
10.1.5	Krankheitsverlauf	448
10.1.6	Therapie	448
10.2	Turner-Syndrom (Syn. Ullrich-Turner-Syndrom; Chromosomopathie-Syndrom)	450
10.3	Noonan-Syndrom	452
10.4	Melkersson-Rosenthal-Miescher-Syndrom	452
10.5	Bonnevie-Ullrich-Syndrom	452
10.6	Maffucci-Syndrom	453
10.7	Syndrom der gelben Fingernägel	453
10.8	Hennekam-Syndrom	454
10.9	Prader-Labhart-Willi-Syndrom	454
10.10	Amniotisches-Band-Syndrom	455
10.11	Gorlin-Goltz-Syndrom	458
10.12	Aagenaes-Syndrom	459
10.13	Literatur	460

11	**Myxödem**	**469**
	P. M. Reisert	
11.1.	Definition	469
11.2.	Pathologische Anatomie	469
11.3.	Pathophysiologie	471
11.4.	Klinik	471
11.4.1	Diffuses Myxödem bei Hypothyreose	471
11.4.2	Zirkumskriptes Myxödem bei Hyperthyreose	473
11.5.	Laboruntersuchungen	474
11.5.1	Frage: Hypothyreose?	474
11.5.2	Frage: Hyperthyreose?	476
11.6.	Therapie	476
11.7.	Literatur	479

12	**Lymphostatische Enteropathie**	**481**
	H. Weissleder, C. Schuchhardt	
12.1	Literatur	485

13	**Gutartige Tumoren des Lymphgefäßsystems**	**488**
	E. Kaiserling, H. Weissleder, C. Schuchhardt	
13.1	Pathologische Anatomie	492
13.2	Pathophysiologie	495
13.3	Diagnostik	495
13.4	Differenzialdiagnose	500

| 13.5 | Therapie | 500 |
| 13.6 | Literatur | 502 |

14	**Therapiekonzepte**	**507**
14.1	**Konservative Maßnahmen**	**507**
	C. Schuchhardt, O. Gültig, H. Pritschow,	
	H. Weissleder	
14.1.1	Physikalische Entstauungsbehandlung	507
14.1.1.1	Theoretische Grundlagen	508
14.1.1.2	Praktische Durchführung	512
14.1.1.3	Reihenfolge therapeutischer Maßnahmen	512
14.1.1.4	Manuelle Lymphdrainage	513
14.1.1.5	Bandagen	517
14.1.1.6	Behandlungsergebnisse	519
14.1.2	Apparative Entstauungsbehandlung	520
14.1.3	Ambulante oder stationäre Entstauungsbehandlung	526
14.1.4	Medikamentöse Entstauungsbehandlung	530
14.1.5	Literatur	534

14.2	**Kompressionsbandagen – Kompressionsstrümpfe**	**543**
	C. Schuchhardt, O. Gültig, H. Pritschow	
14.2.1	Lymphologischer Kompressionsverband	543
14.2.2	Medizinische Kompressionsstrümpfe	554
14.2.3	Anwendungsbeispiele	558
14.2.4	Zubehör	568
14.2.5	Literatur	569

14.3	**Operative Maßnahmen**	**571**
	R. G. H. Baumeister	
14.3.1	Resektionsmethoden	571
14.3.2	Ableitende Verfahren	572
14.3.3	Lymphgefäßrekonstruktion – Lymphgefäßtransplantation	574
14.3.3.1	Grundlagen	575
14.3.3.2	Indikationen	575
14.3.3.3	Vorbereitende Maßnahmen	576
14.3.3.4	Operationstechnik	577
14.3.3.5	Behandlungsergebnisse	580
14.3.4	Autologe Lymphknotentransplantation	582
14.3.5	Literatur	583

14.4	**Liposuktion**	**585**
	W. Schmeller	
14.4.1	Indikationen	585
14.4.2	Operationstechnische Aspekte	586
14.4.2.1	Tumeszenz-Lokalanästhesie	586
14.4.2.2	Mikrosonden	588
14.4.2.3	Vibrationsliposuktion	589
14.4.2.4	Weitere Entwicklungen	590
14.4.3	Praktisches Vorgehen	591
14.4.3.1	Vor der Operation	591
14.4.3.2	Bei der Operation	593
14.4.3.3	Nach der Operation	594
14.4.4	Behandlungsergebnisse	596
14.4.5	Nebenwirkungen und Komplikationen	598
14.4.6	Kontraindikationen	601
14.4.7	Schlussfolgerungen	602
14.4.8	Literatur	603
14.5	**Alternative Lymphödemtherapie**	**605**
	H. Weissleder	
14.5.1	Laserbehandlung	605
14.5.2	Kinesio-Taping – Lymph-Taping	608
14.5.3	LymphaTouch®-System	614
14.5.2	Literatur	615
15	**Qualitätsmanagement**	**617**
	H. Weissleder, C. Schuchhardt	
15.1	Maßnahmen zur Qualitätssicherung	619
15.2	Qualitätssicherung und Lymphödemdiagnostik	620
15.3	Qualitätssicherung und Manuelle Lymphdrainage	622
15.4	Qualitätsicherung und Lymphödemtherapie	624
15.5	Literatur	626
Sachwortverzeichnis		**629**
Autorenverzeichnis		**640**
Abbildungen		**642**

Vorwort zur 1. Auflage

Das Lymphsystem, bestehend aus Lymphgefäßen, Lymphknoten und extranodulärem lymphatischem Gewebe, kann als eine multifaktorielle Einheit des menschlichen Organismus mit vielfältigen Einzelaufgaben angesehen werden. Das Gesamtsystem ist integraler Bestandteil der neurohumoralen Selbstregulation und maßgeblich an immunologischen Vorgängen beteiligt.

Zur Hauptaufgabe des Lymphgefäßsystems gehört in erster Linie die Entsorgung des Interstitiums. Darunter versteht man den Abtransport von lymphpflichtigen Lasten (Eiweiß, Fett, Zellbestandteile und Wasser) und chemischen, organischen und nichtorganischen Zellprodukten sowie Zellresiduen einschließlich artfremder Organismen wie Viren und Bakterien. Darüber hinaus hat das System wichtige Aufgaben in der Mikrozirkulation.

Äußeres Erscheinungsbild einer Insuffizienz dieses Transportsystems ist das lymphostatische Ödem der Extremitäten. Die meist chronisch verlaufende Erkrankung bedeutet für den Betroffenen eine zunehmende Einschränkung der Lebensqualität. Hauptziel des ärztlichen Handelns muss es deshalb sein, durch frühzeitige Diagnose und konsequente Entstauungstherapie eine progressive Entwicklung der Erkrankung zu vermeiden. Die Mitarbeit qualifizierter Physiotherapeuten ist Voraussetzung für den therapeutischen Erfolg.

In dem vorliegenden Taschenbuch werden vorwiegend die lymphostatischen Ödeme der Extremitäten und ihre Kombinationsformen in übersichtlicher und straffer Form abgehandelt. In sich abgeschlossene Kapitel mit den Schwerpunkten Diagnostik, Krankheitsverlauf und Möglichkeiten der ambulanten und stationären Therapie sollen das Auffinden der gesuchten Informationen erleichtern. Tabellen und die große Zahl farbiger Abbildungen dienen einer schnellen Orientierung.

Für Kritik und Anregungen sind die Herausgeber dankbar.

H. Weissleder   C. Schuchhardt
Freiburg, April 1994

Vorwort zur 5. Auflage

Die Entwicklung im Bereich der Lymphologie hat in den letzten Jahren rasant zugenommen. Neue Erkenntnisse sowohl in Anatomie, Physiologie, Pathophysiologie als auch in Diagnostik und Therapie des Lymphgefäßsystems waren ausschlaggebend für eine vollständige Überarbeitung der 4. deutschen Auflage von 2006. Dabei konnte die Literatur praxisrelevanter Studien bis September 2010 berücksichtigt werden.

So hat der Nachweis einer endothelialen Glykokalyx beispielsweise zu einer Änderung der bisherigen Lehrmeinung mit Neubewertung des transkapillaren Flüssigkeitsaustausches (Starling-Prinzip) unter normalen und abnormalen Bedingungen geführt.

Auch war eine Aktualisierung der diagnostischen Möglichkeiten bedingt durch eine Verbesserung bisheriger und Entwicklung neuer bildgebender Methoden zur Darstellung des Lymphgefäßsystems überfällig. Durch Kontrast-MRT-Lymphographie und Indocyanin-Grün-Fluoreszenz-Lymphographie haben sich spezielle Indikationen – nicht nur für den Einsatz in der lymphologischen Praxis – ergeben.

Als wesentliche Ergänzung wird das neue Kapitel über die bioelektrische Impedanz-Analyse angesehen. Die Methode gilt als zuverlässiges Verfahren zur Frühdiagnose von Lymphödemen.

Der Adipositas wurde in dieser Ausgabe ebenfalls ein eigenes Kapitel gewidmet. Dieses von manchen Fachleuten als neue Zivilisationskrankheit bezeichnete Phänomen muss bei ausgeprägter Form unter anderem auch als Risikofaktor für eine Lymphödementwicklung angesehen werden.

Neue Gesichtspunkte gibt es auch bei der Therapie von Phlebolymphödemen. Die Ausschaltung von Varizen durch endovenöse Radiofrequenz- oder Lasertherapie bzw. Heißdampf- oder Schaumverödung ermöglicht im Gegensatz zur Stripping-Operation die Beseitigung der häufigsten Ursache dieser Erkrankung ohne wesentliche Schäden an benachbarten Lymphgefäßen.

Im Kapitel „Alternative Lymphödemtherapie" wurde die bereits erwähnte Laseranwendung durch weitere neue Therapieverfahren ergänzt.

Unser besonderer Dank gilt auch diesmal den Koautoren für ihre aktive Mitarbeit und das damit verbundene, zeitaufwendige Engagement. Bedanken möchten wir uns auch bei denjenigen, die durch Überlassung von Bildmaterial am Zustandekommen dieser Auflage mitgewirkt haben. Unser Dank gilt auch den Mitarbeitern des Viavital Verlages, insbesondere Frau Katrin Breitenborn, Diplom-Biologin und Lektorin, für die unverändert harmonische und sehr konstruktive Zusammenarbeit.

Möge das vorliegende Buch die Begeisterung an der lymphologischen Tätigkeit weiter fördern und dazu beitragen, den vielen Betroffenen eine wirksame Hilfe zu ermöglichen.

H. Weissleder   C. Schuchhardt
Freiburg, Februar 2011

1 Anatomie des Lymphgefäßsystems (Grundlagen)

H. Zöltzer, H. Weissleder, C. Schuchhardt

Das Lymphgefäßsystem ist ein Drainage- und Transportsystem, bestehend aus unterschiedlichen Gefäßabschnitten und zwischengeschalteten Lymphknoten.

1.1 Lymphgefäße

Initiale Lymphgefäße: Unter dieser Bezeichnung werden die klappenlosen initialen Lymphgefäße (Synonym: initiale Lymphsinus, Lymphkapillaren) und die bereits im proximalen Abschnitt Einzel- oder Doppelklappen enthaltenden Präkollektoren zusammengefasst.

Die besonderen Struktureigenschaften der initialen Lymphgefäße, wie die spärlich ausgebildete Basalmembran und das Fehlen von Perizyten weisen viele Ähnlichkeiten mit den „Blutsinusoiden" auf. Der Begriff „Kapillare" sollte ausschließlich für die Haargefäße des Blutgefäßsystems genutzt werden, die gänzlich andere Bau- und Funktionsmerkmale aufweisen. Der Beginn des Lymphgefäßsystems dagegen ist sicherlich besser mit dem Begriff „initiale Lymphgefäße, bzw. initiale Lymphsinus" zu charakterisieren (1-5).

Bei den initialen Lymphgefäßen (Lymphsinus) handelt es sich um Endothelschläuche mit einem variablen Durchmesser bis 100 µm und einer Mindestwanddicke von 0,1 µm. Mithilfe der Fluoreszenz-Mikrolymphographie ermittelte Durchschnittswerte liegen bei 56±10 µm (6). Der Anfang dieses Gefäßsystems ist entweder plexusartig (vom lateinischen plectere, flechten, hier im Sinn von netzartig) ausgeprägt oder stellt blind beginnende Strukturen dar (Abb. 1-1). Die einschichtig angeordneten eichenlaubförmigen Endothelzellen haben Durchmesser von etwa 60 x 30 µm und jeweils Kontakt mit vier bis acht Nachbarzellen (Abb. 1-2). Stellenweise überlappen sich diese Zellen ohne Ausprägung von Zellkontaktstrukturen und bilden so Einlassklappen („open-junction"-Formationen) für die Aufnahme der Gewebeflüssigkeit (Abb. 1-3 und 1-4). Der Durchmesser dieser „open-junction"-Formationen beträgt 3-6 µm, der Spalt zwischen den Zellen etwa 0,5–1 µm oder auch mehr. Jede Zelle bildet so mit ihren Nachbarzellen bis zu 15

1 Anatomie des Lymphgefäßsystems

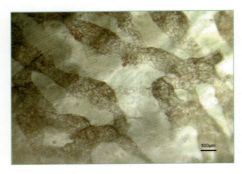

Abb. 1-1)
Plexusstruktur initialer Lymphsinus (vorwiegend Präkollektoren) aus dem Dünndarm vom Meerschweinchen. Lichtmikroskopische Darstellung nach interstitieller Perfusion mit Silbernitrat (0,5%ig) und Aufhellung des Präparates.

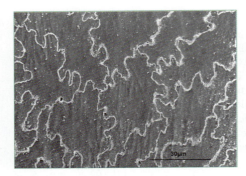

Abb. 1-2)
Lymphendothel. Darstellung der eichenlaubförmigen Zellgrenzen im Stratum vasculosum des Meerschweinchenuterus. Rasterelektronenmikroskop nach interstitieller Perfusion mit Silbernitrat (0,5%ig).

Einlassklappen aus (4). Innerhalb der Endothelzellen lassen sich zahlreiche Vesikel als Anzeichen für aktive Transportphänomene nachweisen (7). Eine weitere Baubesonderheit ist die Ausprägung von interzellulären Kavernen im Bereich der „closed-junction"-Formationen (Abb. 1-5a und 1-5b).

Auf der Oberfläche der Endothelzellen befindet sich wie bei jeder eukaryontischen Zelle eine so genannte Glykocalyx aus Glykoproteinen, Proteoglykanen und Glykolipiden. Diese schützt die Endotheloberfläche, macht sie schleimig und ist von großer Bedeutung für die Zell-Zell-Erkennung. Außen sind die initialen Lymphsinus von einem retikulären Faserfilz (Abb. 1-6) (Bestandteil der diskontinuierlichen Basalmembran) umgeben (8, 9). Kollagene Fasern fixieren das Gefäß im umgebenden Bindegewebe. Die im Bindegewebe radiär verlaufenden Fasern gehen bei ihrer Verbindung mit den extrazellulären Strukturen der Lymphgefäßmatrix in einen tangentialen Verlauf über (10,

Anatomie des Lymphgefäßsystems 1

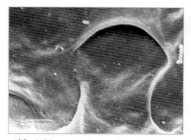

Abb. 1-3)
„Open-junction"-Formation. Initialer Lymphsinus in der Zunge einer Ratte. Rasterelektronenmikroskopie (Sammlung Castenholz).

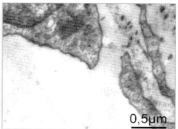

Abb. 1-4)
„Open-junction"-Formation in unmittelbarer Zellkernnähe. Meerschweinchenuterus. Transmissionselektronenmikroskopie.

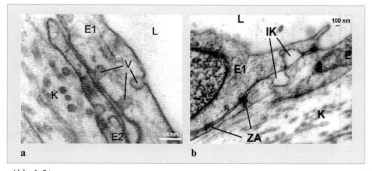

Abb. 1-5)
a) Vesikel im Zellrandbereich. Meerschweinchen, TEM. E1, E2 = Endothelzellen, K = Kollagenfaser, L = Lumen, V = Vesikel. b) Interendotheliale Kavernen des initialen Lymphendothels. Meerschweinchen, TEM. E1, E2 = Endothelzellen, IK = interendotheliale Kavernen, L = Lumen, ZA = Zonula adhaerens.

11). Sie bewirken bei erhöhter lymphpflichtiger Last eine Weitstellung der kurzen, schräg verlaufenden Interendothelialspalten („open-junction"-Formationen). Dies ist Voraussetzung für einen vermehrten Flüssigkeitseinstrom in das Lumen. Ankerfilamente inserieren sowohl an der extrazellulären Matrix als auch über Transmembranmoleküle (Integrine) direkt an den Endothelzellen und ermöglichen hier eine biomechanische Kopplung, die zu intrazellulären Antworten führen könnte (12). Netze aus elastischen Fasern des Bindegewebes sind für die Rückstellkräfte im Gewebe verantwortlich (13).

1 Anatomie des Lymphgefäßsystems

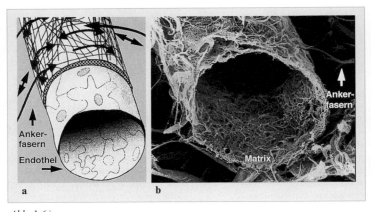

Abb. 1-6)
Initiales Lymphgefäß. a) Schemazeichung der beiden Gewebsschichten (Endothel und Matrix mit Ankerfasern).
b) Rasterelektronenmikroskopische Aufnahme der bindegewebigen Matrix nach Entfernung des Endothels (Rattenzunge).
(Aufnahmen: Prof. Dr. A. Castenholz, Kassel, mit freundlicher Genehmigung von C. L. Witte, Editor in Chief, Lymphology).

Präkollektoren sind unterschiedlich lange Gefäßabschnitte zwischen den initialen Lymphsinus und den Kollektoren. Ihr Durchmesser schwankt zwischen 20 und 200 µm. Die Endothelzellform kann sowohl das typische Eichenlaubmuster mit Ausbildung von „open-junction"-Formationen aufweisen als auch mehr rautenförmig ausgeprägt sein. Eine Besonderheit ist die Bildung trabekulärer und klappenartiger Strukturen, die dem Lumen ein reusenartiges Aussehen verleihen können (Abb. 1-7). Die Ausbildung von inkompletten Klappen und Trabekeln erzeugt Turbulenzen im Lymphstrom, sodass alle Bestandteile der Lymphe Kontakt zum Endothel bekommen, welches resorptive und immunologische Eigenschaften besitzt (14). Der Übergang vom initialen Lymphsinus zum Präkollektor und dann zum Kollektor ist nahtlos, der proximale Abschnitt ähnelt immer mehr dem Aufbau der Kollektoren. Hier existieren stellenweise komplette Klappensysteme, die die Lymphstromrichtung kontrollieren. Präkollektoren liegen im Gegensatz zu den initialen Lymphsinus oft in engem Kontakt mit arteriellen Blutgefäßen (Abb. 1-8). Stellenweise lassen sich Arterien darstellen, die über ein Mesangium direkt in das Lumen der Präkollektoren hineinra-

Anatomie des Lymphgefäßsystems 1

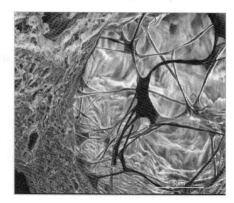

Abb. 1-7)
Präkollektor im Stratum vasculosum des Meerschweinchenuterus. Ausbildung eines reusenartigen Trabekelsystems. Rasterelektronenmikroskopie.

gen (7). So kann die Pulsation der Arterie, zusätzlich zu Kontraktionen der Skelett- oder auch Eingeweidemuskulatur, zur Bewegung der Lymphe beitragen.

Die den initialen Lymphsinus vorgeschalteten **prälymphatischen Kanäle** gehören zu den Interzellularräumen des lockeren Bindegewebes, verfügen deshalb über keine Endothelauskleidung und werden auch nicht zu den Lymphgefäßen gezählt. Das lockere faserige Bindegewebe besteht aus den typischen Bindegewebezellen und deren Produkten, also Fasern und Grundsubstanz. Letztere besteht vorwiegend aus Glykanen und Glykoproteinen und befindet sich größtenteils in einem gelartigen Zustand. Nur ein kleiner Teil stellt einen wässrigen, solartigen Zustand dar (ca. 1 %). Diese Bereiche werden auch als „tissue channels" oder „low resistance pathways" (15) bezeichnet. (Abb. 1-9). Solche Gewebekanäle führen die Gewebeflüssigkeit an die initialen Lymphsinus heran, die dann über das „open-junction"-System aufgenommen werden kann (5).

Lymphkollektoren: Die Wand dieser Lymphgefäße (Durchmesser zwischen 100 µm und 600 µm) besteht aus den Schichten Intima, Media und Adventitia. Diese werden durch Netze elastischer Fasern mehr oder weniger deutlich voneinander getrennt. Das Endothel ähnelt in seiner Form dem Venenendothel und ist von einer gut ausgeprägten Basalmembran unterlagert. Die aus einem bindegewebigen Gerüst und Endothelzellen bestehenden Lymphgefäßklappen sind in einem Abstand von 6–20 mm angeordnet. Die funktionelle Einheit der Kollektoren ist das Lymphangion, gebildet von distaler und proxima-

1 Anatomie des Lymphgefäßsystems

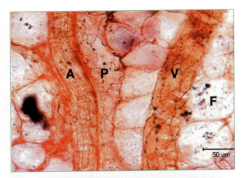

Abb. 1-8)
Präkollektor (P), eng angeschmiegt an eine Arterie (A). V = Vene, F = Fettzelle. Mesenterium vom Meerschweinchen, Versilberungstechnik, Lichtmikroskopie. (Aufnahme aus Zöltzer, 2003 (13)).

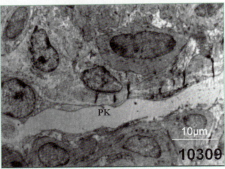

Abb. 1-9)
Gewebekanal („tissue channel", „preferential channel"). Von Fibrozyten unvollständig ausgekleideter Raum, nur mit einer homogenen gräulichen Masse gefüllter Raum (frei beweglicher Teil der Gewebeflüssigkeit = Sol-Interstitium). Ansonsten Fibrozyten und kollagenfaseriges Gel-Interstitium. Transmissionselektronenmikroskopie. (Aufnahme aus Zöltzer, 2003 (13)).

ler bicuspidaler Klappe mit dem dazwischenliegenden Abschnitt (Abb. 1-10 und 1-11). Hier ist im Gegensatz zu den klappennahen Abschnitten eine deutliche Muskelmanschette aus Bündeln von Muskelzellen in der Media ausgeprägt, zwischen denen zarte, netzartig angeordnete Kollagenfasern liegen. Im Gegensatz dazu wird die Adventitia von kräftigen kollagenen Fasern gebildet, die in das extravasale Bindegewebe übergehen. Die Kollektoren führen die Lymphe zu den Lymphknoten (pränodale Kollektoren), ein bis wenige Kollektoren verlassen den Lymphknoten (postnodale Kollektoren). Im Gesamtverlauf der Kollektoren können wenige bis viele Lymphknoten liegen.

Lymphstämme: Hierzu gehören die zentralen Abschnitte der Transportgefäße, die letztlich über lymphovenöse Anastomosen die Lymphe dem Venenblut beimischen. Das größte dieser Gefäße ist der Ductus thoracicus. Der Wandaufbau der Lymphstämme ähnelt dem der Lymphkollektoren, es bestehen aber deutliche lokale Unterschiede.

Anatomie des Lymphgefäßsystems 1

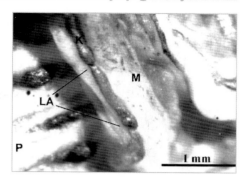

Abb. 1-10)
Lymphkollektor (K) des
Mesometriums (M) mit
Lymphangionstruktur
(LA). P = Perimetrium.
Versilberungstechnik,
Auflichtmikroskopie.
(Aufnahme aus Zöltzer,
2003 (13)).

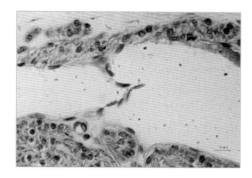

Abb. 1-11)
Kollektor. Klappe und
Wandstruktur mit
Muskelmanschette aus
glatten Muskelzellen.
Lichtmikroskopie, Tri-
Chrom-Goldner-Färbung.

Die Blutversorgung der Lymphgefäßwand erfolgt über Vasa vasorum, die in die Adventitia einstrahlen. Vegetative Nervenfasern (16) sind ebenfalls in der Adventitia nachweisbar.

Initiale Lymphgefäße und möglicherweise auch die Präkollektoren haben resorbierende Funktion. Lymphkollektoren, Lymphstämme, Ductus thoracicus und Ductus lymphaticus dexter fungieren als Transportgefäße.

Die Extremitäten verfügen über ein oberflächliches und ein tiefes Lymphgefäßsystem. Es bestehen vielfältige Verbindungen zwischen den einzelnen Lymphkollektoren beider Systeme. Der Lymphtransport erfolgt also nicht nur von distal nach proximal, sondern auch von den oberflächlichen in die tiefen Systeme und umgekehrt (8).

1 Anatomie des Lymphgefäßsystems

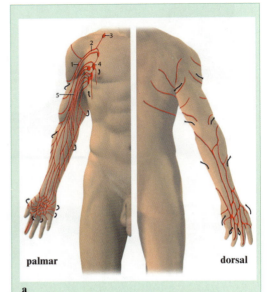

Abb. 1-12)
a) Schematische Darstellung der oberflächlich verlaufenden Lymphkollektoren des Armes (Volarseite).
Die dünnen Pfeile markieren die Strömungsrichtung.
1: Deltoid LK,
2: Deltoidbündel,
3: supraklavikularer LK., 4: axillärer LK,
5: medianes Oberarmbündel.

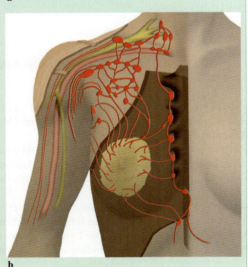

b) Lymphdrainage der Brust mit axillären, supraklavikularen und retrosternalen Lymphknoten (LK).

Anatomie des Lymphgefäßsystems 1

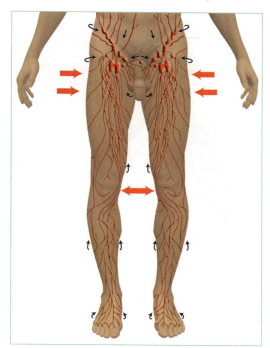

*Abb. 1-13)
Schematische Darstellung der oberflächlich verlaufenden Lymphkollektoren des Beines (ventromediales Bündel). Engpässe siehe Pfeilmarkierungen.*

Obere Extremität: Am Unterarm lässt sich ein oberflächlich verlaufendes medianes Vorderarmbündel vom radialen und ulnaren Bündel abgrenzen (Abb. 1-12). Die Gesamtzahl der Unterarmkollektoren wird mit 20 bis 30 angegeben. Ihre Verlängerung bildet das mediale Oberarmbündel. Das aus zwei bis vier Kollektoren bestehende laterale Oberarmbündel (Deltoid- oder Cephalica-Bündel) drainiert die Schultergegend und die dorsolaterale Seite des Oberarmes. Es mündet teils in die infraklavikulären, teils in die supraklavikulären Lymphknoten. Anastomosiert das Bündel mit dem radialen Unterarmbündel und mit dem medialen Oberarmbündel, so kann es nach Ausräumung der axillären Lymphknoten bei der Therapie eines Mammakarzinoms als Kollateralweg funktionieren. Sein Einsetzen braucht jedoch Zeit und kann die Drainagekapazität des medialen Oberarmbündels nicht voll ersetzen. Wichtig ist auch die Tatsache, dass im Handbereich der Abfluss

1 Anatomie des Lymphgefäßsystems

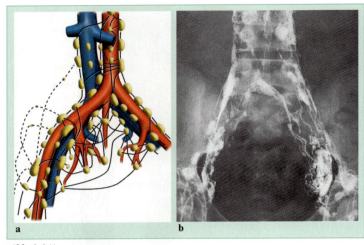

Abb. 1-14)
a) Schematische Darstellung der pelvinen und lumbalen Lymphknoten. Beachte Querverbindungen (lympho-lymphatische Anastomosen) im pelvinen Bereich.
b) Lymphographische Darstellung des pelvinen Lymphgefäßsystems nach Infusion des öligen Kontrastmittels Lipiodol® UF.

von palmar nach dorsal erfolgt. Daher entsteht ein Handrückenödem bei Infektionen.

Verlaufsvarianten sind nicht selten. Von Bedeutung sind beispielsweise kephalische Lymphgefäße, die in Höhe des Handgelenkes beginnen, Anastomosen zu benachbarten Bündeln aufweisen und direkt in supraklavikuläre Lymphknoten münden. Das Vorhandensein dieser Lymphgefäße ist die beste Gewähr für die Entwicklung einer funktionstüchtigen Umgehung (Kollateralen) nach Ausräumung der axillären Lymphknoten bei der Therapie eines Mammakarzinoms.

Die Lymphkollektoren des tiefen Systems folgen dem Verlauf der Arterien und werden auch nach ihnen benannt. Sie münden zusammen mit den tiefen Lymphgefäßen des Schultergürtels in die axillären Lymphknoten.

Die Verbindung zum Venensystem erfolgt über den Truncus lymphaticus dexter und Ductus thoracicus. Direkte Anastomosen zwischen Lymphkollektoren oder Lymphknoten und benachbarten Venen sind wohl vorhanden, lassen sich aber erst bei Lymphostase nachweisen.

Anatomie des Lymphgefäßsystems 1

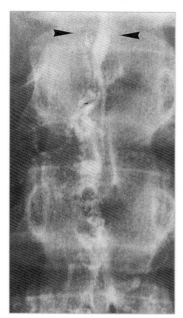

Abb. 1-15)
Abdominaler Abschnitt des Ductus thoracicus (direkte Lymphographie). Cisterna chyli siehe Pfeilmarkierung.

Untere Extremität: Das ventromediale Bündel (vorderes präfasziales Bündel) umfasst die Kollektoren der Streckseite von der Malleolargegend bis zu den Lnn. inguinales superficiales (Abb. 1-13). Die Anzahl der vorhandenen Lymphkollektoren wird wie folgt angegeben: Fußrücken 15 bis 24, Unterschenkel fünf bis zehn, Knie vier bis sechs, Oberschenkel acht bis 20 (8).

Das dorsolaterale Bündel (hinteres präfasziales Bündel) drainiert die Oberfläche der hinteren Hälfte des lateralen Fußrandes, des lateralen Knöchels, der Wadenmitte (Verlauf parallel der Vena parva) und mündet in die Lymphonodi poplitei superficiales.

Die Kollektoren des tiefen oder subfaszialen Lymphgefäßsystems folgen dem Verlauf der Blutgefäße und münden in die Lymphonodi poplitei profundi. Femorale Kollektoren verbinden die tiefen poplitealen mit den tiefen inguinalen Lymphknoten. Der Anschluss an den abdominalen Teil des Ductus thoracicus (Cisterna chyli) erfolgt über das pelvine (Abb. 1-14) und das lumbale Lymphgefäßsystem.

1 Anatomie des Lymphgefäßsystems

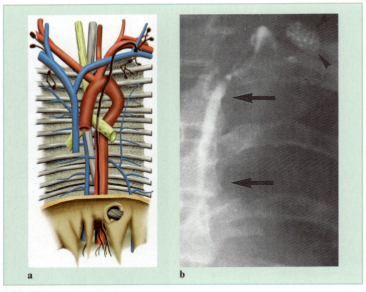

Abb. 1-16)
a) Verlauf des thorakalen Ductus thoracicus. Beachte die enge Nachbarschaft zu Aorta, Ösophagus und Venen, b) Thorakaler Abschnitt des Ductus thoracicus (lange Pfeile) mit supraklavikularem Lymphknoten (kurzer Pfeil).

Thorax und Abdomen: Der Ductus thoracicus ist das Haupt-Sammelgefäß des Lymphgefäßsystems. Er beginnt subdiaphragmal, unmittelbar im Anschluss an die Cisterna chyli, geformt durch den rechten und linken lumbalen und den gastrointestinalen Lymphgefäßstamm und transportiert die Lymphflüssigkeit aus den unteren Köperabschnitten, dem linken Anteil des Kopf-Hals-Bereiches und des Thorax.

Die Cisterna chyli (Abb. 1-15) liegt etwa in der Mittellinie ventral des ersten oder zweiten Lumbalwirbels. Von hier aus verläuft der Ductus durch den Hiatus aorticus in den rechten Anteil des hinteren Mediastinums (zwischen Aorta und Vena azygos) und kreuzt etwa in Höhe des vierten bis sechsten Brustwirbels dorsal des Ösophagus auf die linke Seite des hinteren Mediastinums. Hinter dem Aortenbogen und auf der linken Seite des Ösophagus gelangt er hinter die linke Arteria subclavia, um schließlich im linken Venenwinkel zu münden (Abb.

Anatomie des Lymphgefäßsystems 1

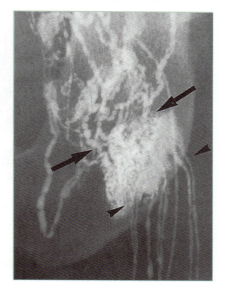

Abb. 1-17)
Inguinaler Lymphknoten (direkte Lymphographie) mit Darstellung von zu- (kurze Pfeile) und abführenden Lymphkollektoren (lange Pfeile). Die zirkulären Gefäßeinschnürungen entsprechen dem Sitz der Gefäßklappen.

1-16). Es bestehen Querverbindungen zu benachbarten Lymphgefäßen. Verlaufsanomalien sind keine Seltenheit. Enge nachbarschaftliche Beziehungen zur Aorta und dem Ösophagus sind Ursache für häufige iatrogene Schäden in diesem Bereich als Folge operativer Eingriffe.

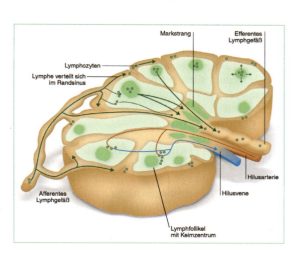

Abb. 1-18)
Schematische Darstellung eines Lymphknotens. Die Pfeile markieren die Strömungsrichtung.

1 Anatomie des Lymphgefäßsystems

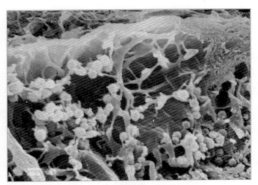

Abb. 1-19)
a) Randsinus eines Lymphknotens, begrenzt durch Uferzellen und durchzogen von Retikulumzellen, dazwischen Lymphozyten. Am oberen Bildrand kollagenfaseriges Kapselgewebe, das sich in die Trabekel fortsetzt (oben rechts). REM.

In etwa 15 % kann mit Anomalien, wie partieller Verdoppelung, segmentaler Unterbrechung, Verlagerung und Mündung in den rechten Venenwinkel oder beiderseits, gerechnet werden (8).

Ähnlich wie bei der oberen Extremität gibt es klinisch bedeutsame Verlaufsvarianten. Zu erwähnen ist die Umgehung der inguinalen Lymphknoten durch Lymphkollektoren, die entlang des Nervus ischiadicus oder entlang der Arteria femoralis profunda verlaufen und in Lymphknoten der Iliaca-interna-Gruppe münden. Auch über Lymphgefäße der Glutealregion entlang der Glutealarterien besteht eine Verbindung der oberflächlichen Haut des Beines mit iliakalen Lymphknoten.

Kopf: Die Drainage der Lymphflüssigkeit aus der Kopf-Hals-Region in das Venensystem erfolgt über die Akzessoriuskette in die supraklavikulären Lymphknoten und diejenigen der Jugularis-interna-Gruppe. Bezüglich einer detaillierten Darstellung der Drainagewege von Kopf- und Halshaut, Gesichtsregion, Mundhöhle und Halsorgane wird auf die einschlägige Literatur verwiesen (8).

1.2 Lymphknoten

Die vorwiegend in Gruppen oder Ketten angeordneten Lymphknoten sind lymphatische Organe mit unterschiedlichen Funktionen. Ihre Gesamtzahl, von der Lymphknotengröße abhängig, wird auf 600 bis 700 geschätzt. Darin eingeschlossen sind etwa 100 bis 200 mesenteriale Lymphknoten. Form, Zahl und Größe sind variabel. Die Längsdurchmesser normal großer Lymphknoten schwanken beim Erwachsenen zwischen 2–30 mm (8).

Anatomie des Lymphgefäßsystems 1

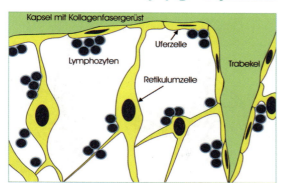

Abb. 1-19)
b) Graphische Darstellung des Randsinus mit Kapsel, Trabekel und Zellstrukturen.

Lymphknoten sind von einer bindegewebigen Kapsel umgeben, die auch einzelne glatte Muskelfasern enthält. Von dieser Kapsel aus verlaufen Bindegewebsbalken (Trabekel) in Richtung des Hilus, die den Lymphknoten unvollständig unterteilen. Die Trabekel umgeben das lymphatische Gewebe und die Lymphsinus. In den so gebildeten Fächern wird durch Retikulumzellen und fibroblastische Retikulumzellen ein Maschenwerk aufgebaut. Im Bereich der Lymphknotenrinde lassen sich Primär- und Sekundärfollikel darstellen. Sie ist ein Ort der an die Lymphozyten gebundenen spezifischen Abwehr. Der Bereich des Lymphknotenmarks ist geprägt durch Markstränge, zwischen denen sich zahlreiche Makrophagen (unspezifische Abwehr) nachweisen lassen. Sie dienen der unspezifischen Abwehr, aber auch durch Antigenpräsentation der Einleitung einer spezifischen Immunreaktion.

Der Zufluss der Lymphflüssigkeit erfolgt über afferente Lymphkollektoren, die im Kapselbereich den Lymphknoten erreichen (Abb. 1-17 und 1-18). Von dort gelangt die Lymphe in die Randsinus (Marginalsinus) (Abb. 1-19a und b), die zwischen Kapsel und Rinde liegen. Ihr innerer Aufbau ähnelt sehr dem der Präkollektoren (17). Parallel der Trabekel verlaufen Intermediär- oder Trabekelsinus, in denen die Lymphe zu den Marksinus, den Terminalsinus und schließlich im Hilusbereich zu den efferenten Lymphkollektoren gelangt. Lymphknoten können auch über Querverbindungen untereinander verbunden sein. Ein Überspringen einzelner Lymphknoten im Kollektorverlauf ist ebenfalls möglich.

Der Lymphknoten ist auch in den Blutkreislauf eingebunden. Die arteriellen und venösen Blutgefäße gelangen mit den benachbarten

1 Anatomie des Lymphgefäßsystems

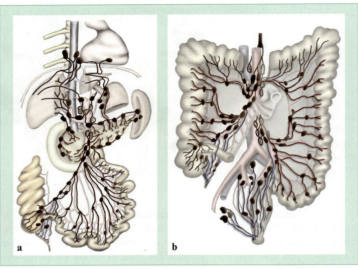

Abb. 1-20)
Schematische Darstellung der intestinalen Lymphgefäße und Lymphknoten. Dünndarm und Pankreas (a), Dickdarm (b). Der Abfluss dieser Stromgebiete erfolgt über den Truncus gastrointestinalis in die Cysterna chyli.

Nervenfasern über den Lymphknotenhilus in die Lymphknotentrabekel, geben von hier aus Äste zum Mark ab und versorgen nach arkadenförmiger Aufzweigung in der Rinde die Lymphfollikel. Eine Besonderheit der postkapillären Venulen ist die Ausprägung eines hochprismatischen Endothelzellverbandes. Er ist die strukturelle Basis für ein Durchwandern von Lymphozyten aus der Blutstrombahn in den Lymphknoten und somit eine wesentliche Grundlage für die Rezirkulation der Lymphozyten. 85 % der Lymphozyten der Sekundärlymphe, die Lymphknoten verlässt, stammen damit aus dem Blutgefäßsystem, 10 % aus der afferenten Primärlymphe und 5 % werden im Lymphknoten selbst generiert.

Eine ausgezeichnete Zusammenstellung der gesamten Anatomie des menschlichen Lymphgefäßsystems findet sich in dem sehr detaillierten Buchbeitrag von Kubik (8).

1.3 Literatur

1. Berens von Rautenfeld D, Lubach D, Hunneshagen C. The nomenclature of the initial lymph vessels and their structural elements in vertebrates. Anat Histol Embryol 1987; 16:357-362.

2. Castenholz A. Structural and functional properties of initial lymphatics in the rat tongue: scanning electron microscopic findings. Lymphology 1987; 20: 112-125.

3. Zöltzer H. Funktionelle Anatomie des Lymphgefäßsystems und organisatorische Besonderheiten seiner Ausprägung im Uterus der Myomorpha und Caviomorpha. In: Habilitationsschrift, Universität Kassel, 2000.

4. Zöltzer H. Das initiale Lymphendothel ist aktiv an der Lymphbildung beteiligt. LymphForsch 2001; 5: 7-17.

5. Zöltzer H. Initiale Lymphsinus - Morphologie und Funktion der Endothelzellen. Neue Aspekte zur funktionellen Anatomie der initialen Lymphstrombahn. LymphForsch 2001; 5: 53-64.

6. Zaugg-Vesti B, Dörffler-Melly J, Spiegel M et al. Lymphatic Capillary Pressure in Patients with Primary Lymphedema. Microvascular Research 1993; 46: 128-134.

7. Zöltzer H, Suarez-Sabatés C. Ultrastrukturelle Besonderheiten des Lymphendothels - Eine transemissionselektronenmikrokopische Studie. LymphForsch 2002; 6: 69-78.

8. Kubik S. Anatomie des Lymphgefäßsystems. In: Földi M, Kubik S, (Hrsg.). Lehrbuch der Lymphologie für Mediziner, Masseure und Physiotherapeuten. 5. Aufl. G. Fischer, Stuttgart 2002; 1-177.

9. Leu HJ. Pathologisch-anatomische Befunde an der initialen Lymphstrombahn. In: Bollinger A, Partsch H (Hrsg.). Initiale Lymphstrombahn. Thieme, Stuttgart - New York 1984; 79-86.

10. Castenholz A. Functional Microanatomy of Initial Lymphatics With Special Consideration of the Extracellular Matrix. Lymphology 1998; 31: 101-118.

11. Castenholz A. Zur strukturellen Organisation und Permeabilität der Gewebe-Lymphschranke. Ergebnisse rasterelektronenmikroskopischer Untersuchungen. LymphForsch 1998; 2: 7-15.

12. Gerli R, Solito R, Weber E et al. Specific adhesion molecules bind anchoring filaments and endothelial cells in human skin initial lymphatics. Lymphology 2000; 33: 148-157.

13. Zöltzer H: Funktionelle Anatomie der Lymphbildung. Lymph-Forsch 2003; 7(2): 60-68.

14. Castenholz C, Zöltzer H. Neue Erkenntnisse zur immunologischen Bedeutung des Endothels initialer Lymphbahnen mit Hilfe der konfokalen Laser-Scanning-Mikroskopie. Eur J Lymphol 1995; 19: 75-85.

15. Hauck G, Castenholz A. Beitrag prälymphatischer Strukturen zur Lymphdrainage. Zeitschrift für Lymphologie 1992; 16: 6-9.

16. Schad H. Innervation der Lymphgefäße und neuronale Regulation des Lymphtransports. LymphForsch 2007; 11: 14-24.

17. Zöltzer H., Linker I. Präkollektor und Randsinus des Lymphknotens – morphologisch und funktionell ähnliche Abschnitte des Lymphgefäßsystems? LymphForsch 2007; 11(2): 74-81.

2 Physiologie des Lymphgefäßsystems (Grundlagen)

C. Schuchhardt, H. Weissleder, H. Zöltzer

Hauptaufgabe der Lymphgefäße ist der Transport lymphpflichtiger Substanzen aus dem Interstitium in das venöse Blutgefäßsystem (Tab. 2-1). Es handelt sich dabei um Substanzen, die nur lymphogen entsorgt werden können. Dazu zählen vor allem Eiweiße, Fette und Zellen. Wasser dient als Transportmedium und muss bei größerem Anfall ebenfalls lymphogen entsorgt werden. Zu den lymphpflichtigen Lasten zählen außerdem alle großmolekularen Stoffe und Zellprodukte (organische und nichtorganische) sowie Zellresiduen, einschließlich artfremder Organismen wie Viren, Bakterien, aber auch Filarien und andere Parasiten. Das Lymphgefäßsystem bietet die Voraussetzung für den Transport von Langerhans-Zellen aus der Epidermis zu den Lymphknoten, wo sie dann das mitgebrachte Antigen präsentieren, um eine

- Rücktransport von Proteinen, anderen größeren Molekülen und Wasser zum Blutgefäßsystem

- Rezirkulation der Lymphozyten und anderer Zellen der Abwehr

- Entfernung großmolekularer Schlackenstoffe und Fremdmaterial aus den Körperflüssigkeiten

- Verhinderung von Ödembildungen

- Erhaltung der Homöostase des Körpers

- Transport von absorbierten langkettigen Fettsäuren, fettlöslichen Vitaminen und weiteren aufgenommenen Nahrungsbestandteilen über die Lymphgefäße des Darmes

Tab. 2-1)
Aufgaben des Lymphgefäßsystems.

2 Physiologie des Lymphgefäßsystems

Abwehrreaktion einzuleiten. Lymphozyten können aus den Lymphknoten über die Lymphbahn zurück zum Blutkreislauf gelangen. Zusammen mit den Makrophagen sind die Lymphgefäße verantwortlich für den Abtransport sämtlicher Makromoleküle einschließlich der Lipide.

Im Blutkapillarbereich **aller** Körpergewebe finden die Austauschprozesse zwischen Blut und Interstitium statt, welche den Stoffwechsel ermöglichen. Im Wesentlichen gibt es drei Transportmechanismen:

I **Transport durch Diffusion:** Energieunabhängiger Stoffaustausch auf dem Boden von Konzentrationsunterschieden,

II **Filtration/Reabsorption:** Filtration = Abpressen von Flüssigkeit durch verschiedene Druckeinwirkungen. Resorption = Wiederansaugen von Flüssigkeit, ebenfalls durch bestimmte Drücke (kolloidosmotischer Druck im Gefäßsystem und Interstitium, Blutkapillardruck, interstitieller Gewebedruck),

III **Pinozytose/Zytopempsis:** Energieabhängiger aktiver Transport von Flüssigkeiten oder festen Stoffen durch Endothelzellen.

Die im Kapillargebiet der Extremitäten abgefilterte Flüssigkeit (Wasser, Elektrolyte, Glukose, Hormone, kleinere Eiweißkörper usw.) durchströmt das Interstitium und erreicht die zu ver- und entsorgenden Gewebezellen. Bisher wurde angenommen, dass anschließend im venösen Kapillarbereich der größte Teil des Nettoultrafiltrates resorbiert und nur etwa 10 % lymphogen abtransportiert würde (1, 2). Diese Auffassung entspricht nicht den Tatsachen.

Basierend auf den Untersuchungen von Starling (3) werden Filtrations- und Reabsorptionsvorgänge durch den Blutkapillardruck (BKD), den Gewebedruck (hydrostatischer interstitieller Druck) sowie den kolloidosmotischen Druck (KODv) der Blutkapillaren und der Gewebeflüssigkeit (KODi) im Gleichgewicht gehalten (Abb. 2-1, Tab. 2-2).

Unbedingte Voraussetzung für den interstitiellen Stoffaustausch ist die Durchlässigkeit (Permeabilität) der Kapillarwand der Blutgefäße für Flüssigkeiten und gelöste Stoffe. So ergibt sich nach Starling ein Druckgefälle von intra- nach extravasal mit einer daraus resultierenden Filtration. Ein höherer venöser KOD gegenüber dem BKD sorgt dann für eine kapillare Resorption. Bei dieser Betrachtungsweise der Stoffaustauschprozesse aus der Sicht von Starling bilden die Endothelzellen eine einfache Barriere zwischen dem Gefäßlumen und dem Interstitium aus (Abb. 2-2).

Physiologie des Lymphgefäßsystems 2

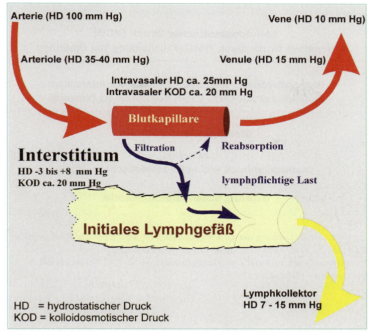

Abb. 2-1)
Schematische Darstellung des Flüssigkeitsaustausches im Interstitium der unteren Extremitäten (Druckwerte in mmHg).

Vom heutigen Standpunkt aus gesehen muss diese Betrachtungsweise nach Starling allerdings deutlich modifiziert werden, da der transvaskuläre Stoffaustausch von weiteren, von Starling nicht berücksichtigten Bedingungen abhängt. So hat die Glykokalyx, die jede Körperzelle umgibt und somit auch die Oberfläche der Endothelzellen bedeckt, einen wesentlichen Einfluss auf den transkapillaren Flüssigkeitsaustausch (4, 5).

Die **endotheliale Glykokalyx** (Glykos: griechisch = Zucker, Kalyx: griechisch = Kelch) ist eine kohlenhydratreiche Schicht von circa 0,5–3 µm Dicke auf dem vaskulären Endothel (Abb. 2-3 und 2-4). Das Grundgerüst besteht aus membrangebundenen Proteoglykanen und Glykoproteinen. Diese bilden zusammen mit Glykosaminoglykanen ein Geflecht, in das lösliche Moleküle, plasmatischer oder endothelia-

2 Physiologie des Lymphgefäßsystems

Kolloidosmotischer Druck (KOD)
Negativer Druck durch Flüssigkeitsbindung von Proteinen

Blutkapillardruck >KOD ESL = Filtration ins Interstitium
Blutkapillardruck <KOD ESL = Resorption ins Blutgefäß

Gleichgewichtszustand

zwischen
Blutkapillardruck und kolloidosmotischem Druck
=
Starling'sches Gleichgewicht

Tab. 2-2)
Vereinfachte Darstellung der Druckverhältnisse bei Filtration und Reabsorption (Details im Text). Ein Gleichgewicht zwischen Blutkapillardruck und kolloidosmotischem Druck bedeutet kein Flüssigkeitsaustausch. ESL = endothelial surface layer (Glykokalyx).

ler Herkunft, eingebunden sind. Ein dynamisches Gleichgewicht zwischen dieser Schicht und dem fließenden Blut sorgt für eine ständige Änderung der Schichtdicke und der Zusammensetzung. Die Glykokalyx befindet sich demnach in einem ständigen Auf- und Abbau, dessen Dynamik allerdings bislang noch unklar ist (5).

Die Hauptbestandteile der Glykokalyx bauen sich auf der Gefäßinnenseite mit absorbierten Anteilen der Plasmaproteine zum „endothelial surface layer" (ESL) auf (7, 8). Dieser dient als Barriere für Makromoleküle und Zellen (z.B. Lymphozyten), bindet die nach auswärts strömenden Proteine und wirkt wie eine Art Schutzschild zwischen Blutplasma und der Endothelzelle (9) (Abb. 2-5 und 2-6). Somit wird der transkapillare Flüssigkeitsaustausch deutlich von der Glykokalyx beeinflusst (8, 10). Der kolloidosmotische Konzentrations-Gradient befindet sich also nicht, wie Starling angenommen hat, zwischen intra- und extravasaler Grenzfläche, sondern zwischen der Glykokalyxoberfläche und der -basis (11, 12). Es besteht außerdem ein nahezu gleicher kolloidosmotischer Druck in Blutgefäßen und Interstitium.

Physiologie des Lymphgefäßsystems 2

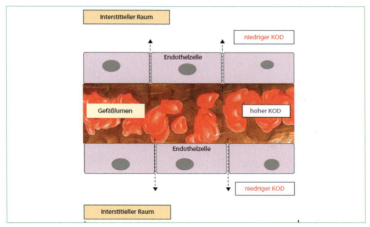

Abb. 2-2)
Wandaufbau der Blutkapillare nach Annahme von Starling. Danach sollen lediglich die Endothelzellen der Blutgefässe die vaskuläre Barriere bilden.
(Quelle: D. Chappell et al. Expedition Glykokalyx. Ein neu entdecktes „Great Barrier Reef". Anaesthesist 2008; 57: 959-969, © Springer Medizin Verlag 2008 (5)).

Der hydrostatische Druckgradient zwischen dem Gefäßsystem und dem umliegenden Gewebe ermöglicht einen permanenten Flüssigkeitsauswärtsstrom, durch den der schmale interendotheliale Spalt unterhalb der Glykokalyx weitgehend proteinfrei bleibt (12).

Filtration: Je höher nun der hydrostatische Filtrationsdruck vom Gefäß ins Interstitium ist, desto mehr Ultrafiltrat wird gebildet, desto gründlicher wäscht dieses Ultrafiltrat die Spalten und deren interstitielle Mündungszone von Proteinen frei. Daraus resultiert im interstitiellen Bereich ein inkonstanter kolloidosmotischer Druck.

Reabsorption: Eine Rückdiffusion aus dem Interstitium findet nach neueren Literaturangaben nicht oder nur geringfügig statt (11, 13). Der Sog zurück ins Gefäß erfordert einen erhöhten Druckgradienten zwischen Glykokalyx und dem Bereich unterhalb der Glykokalyx, also einen niedrigen kolloidosmotischen Druck im Bereich der interendothelialen Spalträume und ihrer Mündungszone.

Neben der Funktion als physikalische Barriere für Makromoleküle, wie Plasmaproteine und Lipoproteine, reguliert die intakte endotheliale Glykokalyx nach Angaben von *Nieuwdorp* (6) die Stickstoff-

2 Physiologie des Lymphgefäßsystems

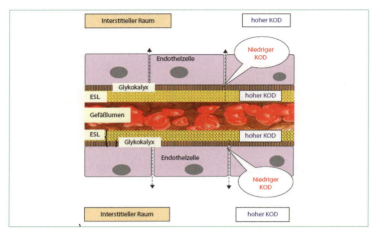

Abb. 2-3)
Schematische Darstellung des Wandaufbaus der Blutkapillare mit Gykokalyx.
Diese Schutzschicht auf den Endothelzellen modifiziert die osmotischen Eigenschaften des Plasmas sowie des Interstitiums.
KOD = kolloidosmotischer Druck, EG = endotheliale Glykokalyx, ESL = endothelial surface layer.
(Quelle: D. Chappell et al. Expedition Glykokalyx. Ein neu entdecktes „Great Barrier Reef". Anaesthesist 2008; 57: 959-969, © Springer Medizin Verlag 2008 (5)).

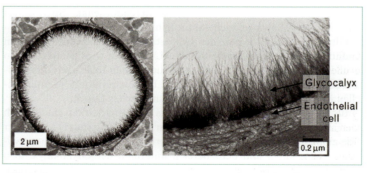

Abb. 2-4)
Gklykokalyx einer koronaren Kapillare, elektronenmikroskopische Aufnahme.
(Quelle: M. Nieuwdorp et al. The endothelial glycocalyx: a potential barrier between health and vascular disease. Cur Opin in Lipidol 2005; 16: 507-511, © Lippincott Williams & Wilkens (6)).

Physiologie des Lymphgefäßsystems 2

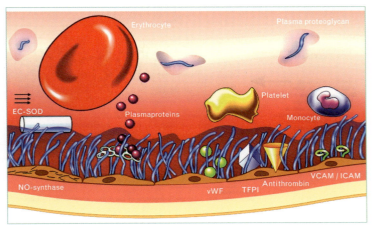

Abb. 2-5)
Schematische Darstellung eines gesunden Blutgefässes mit Glykokalyx
(AT = Antithrombin, EC-SOD = extracellular superoxide dismutase, ICAM = intercellular cell adhesion molecule, NO = nitric oxide, TFPI = tissue factor pathway inhibitor, VCAM = vascular cell adhesion molecule, vWF = von Willebrand factor).
(Quelle: M. Nieuwdorp et al. The endothelial glycocalyx: a potential barrier between health and vascular disease. Cur Opin in Lipidol 2005; 16: 507-511, © Lippincott Williams & Wilkens (6)).

monoxid-Synthase-Aktivität, und beherbergt die Superoxiddismutase. Außerdem hemmt die Glykokalyx die Thrombozytenanheftung und beeinflusst die Leukozytenadhäsion.

Nach heutigen Erkenntnissen wird davon ausgegangen, dass der größte Teil der filtrierten Flüssigkeit über das Lymphgefäßsystem wieder in den venösen Kreislauf gelangt (13, 14, 15). Die zu entsorgende Eiweißmenge wird für den Zeitraum von 24 Stunden mit 80–200 g angegeben.

Es wird angenommen, dass Zusammenhänge zwischen Blut- und Lymphzirkulation und der Ausbildung des Fettgewebes bestehen. Eine langsame Zirkulation soll zu einer Fettbiosynthese und eine schnelle Zirkulation zur Lipolyse führen (16, 17).

2 Physiologie des Lymphgefäßsystems

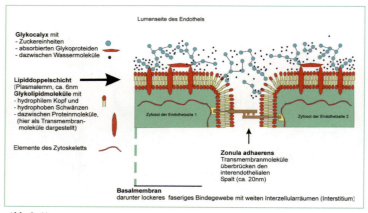

Abb. 2-6)
Vereinfachte Darstellung der endothelialen Glykokalyx.
(Grafik: H. Zöltzer, Kassel).

Lymphtransport

Die eiweißhaltige interstitielle Flüssigkeit strömt von den Blutkapillaren bis zu den initialen Lymphsinus (Synonym: initiale Lymphgefäße) durch sogenannte prälymphatische Kanäle (Gewebekanäle, „tissue channel", siehe Kap. 1) (18). Der Übertritt in die initialen Lymphgefäße erfolgt durch Öffnungen zwischen den Endothelzellen (interendotheliale Spalten oder „open-junction-Formationen"), die als Einwegklappen funktionieren (Abb. 2-7). Ist der Druck im initialen Lymphgefäß höher als im Interstitium (Phase der Gefäßentleerung), schließen sich diese Einwegklappen wieder (Abb. 2-8).

Wie experimentelle Untersuchungen gezeigt haben (19, 20), übernimmt die Gewebe-Lymph-Schranke, bestehend aus dem Endothel und einer extrazellulären Matrix der initialen Lymphgefäße, wichtige Aufgaben im Zusammenhang mit Lymphbildung und Zellverkehr (Tab. 2-3). Über das System der offenen interzellulären Fugen ist das lymphatische Endothel in der Lage, seine Permeabilität im Zuge der Weiteneinstellung des Gefäßes zu verändern. Die extrazelluläre Matrix bildet dabei ein wichtiges histomechanisches Funktionsglied, das Zug- und Dehnungskräfte aus dem umgebenden Faserbindegewebe flächenhaft auf die Endothelschicht überträgt.

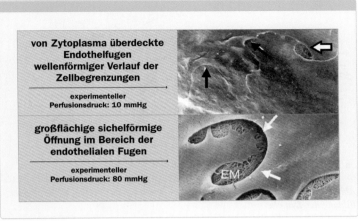

Abb. 2-7)
Lumenseite initiales Lymphgefäß. Demonstration des Funktionszustandes der Interendothelialfugen in Abhängigkeit zur Höhe des Perfusionsdruckes vor Vitalfixierung. Bei 10 mmHg Perfusionsdruck sind die Fugen z.T. geschlossen (schwarze Pfeile) oder etwas geöffnet (dicker weißer Pfeil). Höhere Druckwerte führen zu einer deutlichen Weitstellung der Fugen (weisse Pfeile).
Ergebnisse tierexperimenteller Studien an der Rattenzunge. EM = extrazelluläre Matrix.
(Aufnahmen: A. Castenholz (19), mit freundlicher Genehmigung von Dr. E. Castenholz).

Bei erhöhter lymphatischer Last dehnt sich der interstitielle Raum aus, dies bewirkt einen Zug an dem Fasersystem, der sich auf das Lymphgefäß überträgt und somit zu einer Vergrößerung des Gefäßlumens führt. Dabei öffnen sich die open-junction-Formationen und Gewebeflüssigkeit wird angesaugt (Abb. 2-8). Die großen Maschen der spärlich ausgebildeten Basalmembran ermöglichen auch die Passage von Makromolekülen bis hin zu ganzen Zellen. Die Wirksamkeit dieses Mechanismus ist abhängig von der Anzahl der open-junction- Formationen, die vom Lymphendothel zur Verfügung gestellt werden. Es wird vermutet, dass über eine biomechanische Kopplung zwischen Lymphendothel und Ankerfilamenten ein intrazelluläres Signal generiert wird, das auf die Bereitstellung von open-junction-Systemen einwirkt (21, 22).

2 Physiologie des Lymphgefäßsystems

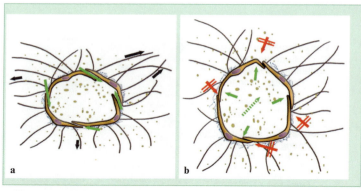

Abb. 2-8)
Bildung der Lymphe
a) Der interstitielle Raum wird gedehnt (kurze, schwarze Pfeile): Die open-junction-Formationen sind offen, und Gewebeflüssigkeit (grüne Pfeile) wird aufgenommen.
b) Der Druck im initialen Lymphsinus ist größer als im Interstitium, keine Aufnahme von Gewebeflüssigkeit (rote Pfeile): Die open-junction-Formationen schließen (grüne Pfeile), und die Lymphe wird in Richtung des geringsten Widerstandes abtransportiert (gestrichelter Pfeil).

Die Aufnahme der Gewebeflüssigkeit und der Transport der Lymphe werden durch weitere Faktoren beeinflusst:
1. Sogwirkung durch die Aktionen der Lymphangione im anschließenden Kollektorsystem,
2. Druckschwankungen im Interstitium, hervorgerufen durch arterielle Pulsation, Muskelkontraktion und respiratorische Druckänderungen thorakoabdominal,
3. osmotische Prozesse, bedingt durch Konzentrationsunterschiede von Proteinmolekülen, Elektrolyten u.ä. (24),
4. Nach dem Eintritt der Interstitialflüssigkeit in die initialen Lymphgefäße wird die Flüssigkeit als Lymphe bezeichnet. Diese wird durch Aktivitäten des Lymphendothels weiter modifiziert. Die Zellen der initialen Lymphsinus können der Lymphe über Vesikulation aktiv Stoffe hinzufügen oder entziehen. Bei diesem Prozess könnte es zu einer zunehmenden Konzentrierung der Lymphe kommen, wodurch eine weitere Wasseraufnahme unterstützt wird.

Gewebe-Lymph-Schranke

Morphologie:
Initiale Lymphgefäße
- Endothel
- Extrazelluläre Matrix

Funktion:
1. Regulation Flüssigkeitsbilanz
   (Drainage, Einschleusung von Zellen, Protein,
   Fremdsubstanzen)
2. Immunologische Vorgänge
   (Endozytose durch Endothelzellen)

Tab. 2-3)
Aufbau und Aufgaben der Gewebe-Lymph-Schranke.
(Basierend auf Angaben von A. Castenholz (19) und H. Zöltzer (20))

Bei den funktionellen Abläufen spielen demnach der hydrostatische Druck und der interstitielle Flüssigkeitsanfall, der entsprechende Zugkräfte auf das perilymphatische Fasersytem bedingt, eine entscheidende Rolle. Möglicherweise gibt es organspezifische Unterschiede.

Der Lymphstrom im initialen Bereich (initiale Lymphsinus und Präkollektoren) ist ein mehr oder weniger träger Strom. In den Präkollektoren lassen sich regelmäßig unvollständige Klappensysteme und reusenartig durch das Lumen hindurchziehende Endothelzellausläufer nachweisen. Diese Strukturen vergrößern die innere Oberfläche und könnten auch als Verwirbelungssysteme für die Lymphe dienen. Das initiale Lymphendothel gehört zum retikulo-endothelialen System und besitzt so immunologische und resorptive Funktionen (23). Gelangen antigene Substanzen an die Endothelzelloberfläche, dann können schon hier erste Abwehrreaktionen eingeleitet werden.

Der Transport der Lymphe in den Lymphkollektoren, Lymphstämmen und dem Ductus thoracicus erfolgt vorwiegend durch Kontraktionen der Lymphangione, das sind von je zwei Klappen begrenzte Gefäßabschnitte (Abb. 2-9) (25). Dabei bestimmen die Gefäßklappen die Strömungsrichtung. Diese spontanen rhythmischen Kontraktionen der Lymphangione (Durchmesser: 50–120 µm, Länge: 6–20 mm) ermöglichen den in Schüben ablaufenden Lymphfluss. In Ruhe liegt die Frequenz bei sechs bis zehn Kontraktionen pro Minute und steigt

2 Physiologie des Lymphgefäßsystems

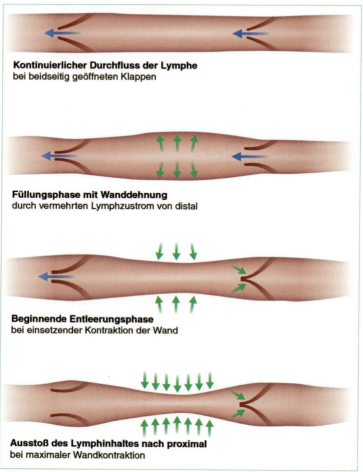

Abb. 2-9)
Verschiedene Aktionsphasen der Funktionseinheit: „Lymphangion" (nach A. Castenholz und H. Zöltzer (23)). In Ruhe beträgt die Kontraktionsfrequenz sechs- bis zehnmal pro Minute, eine Steigerung auf 20-mal pro Minute ist möglich. Ausgelöst wird die Kontraktion durch die Wandspannung bei zunehmendem Lymphvolumen im betreffenden Lymphangion. Zusätzlich ist eine vegetative Regulation nachgewiesen. Manuelle Lymphdrainage bewirkt eine entsprechende Wandspannung und fördert im Zusammenhang mit dem Klappensystem den Lymphfluss.

Physiologie des Lymphgefäßsystems 2

Hilfsmechanismen Lymphtransport

- **Muskel/Gelenkpumpe**
- **Arterienpulsationen**
- **thorakale und intraabdominale Druckschwankungen**
- **zentralvenöser Unterdruck**
- **externer Druck (Massage, Bandage)**

Tab. 2-4)
Hilfsmechanismen des Lymphtransportes.

unter Belastung auf bis zu 20 pro Minute (26). Die Druckwerte in den Lymphangionen werden mit 3-5 mmHg angegeben. Der hydrostatische Druck im Interstitium ist gewebeabhängig und wird unterschiedlich z.B. mit –8 bis +6 mmHg (27) oder –3 bis +8 mmHg angegeben.

Die glatte Muskulatur der Lymphgefäßwände weist in ihren elektrischen Eigenschaften und rhythmischer Kontraktilität viele Ähnlichkeiten mit Herzmuskulatur auf (28). Ein Versagen der Lymphpumpe, entweder aufgrund mechanischer Läsionen oder entzündungsbedingter Funktionseinschränkung, kann ein wichtiger Faktor bei der Entstehung von Lymphödemen sein.

Transport-unterstützend wirken die Kontraktionen der benachbarten Muskulatur, die Pulsationen der Arterien und die durch Atmung bedingten intraabdominalen und -thorakalen Druckschwankungen und die zentral-venöse Sogwirkung (Tab. 2-4) (1, 29). Im Gegensatz zum venösen System, in dem das Blut mittels Herzkraft transportiert wird, findet im Lymphgefäßsystem ein aktiver Transport durch muskuläre Kontraktionen der Gefäßwand statt.

Die Steuerung der Lymphangiomotorik erfolgt:
1. über das anfallende Lymphvolumen und
2. die vegetative Regulation.

2 Physiologie des Lymphgefäßsystems

Eine Erhöhung der lymphpflichtigen Lasten bei körperlicher Belastung, Hitze oder Entzündungsprozessen wird durch einen Anstieg des Lymphzeitvolumens (Erhöhung von Schlagfrequenz und Füllungsamplitude der Lymphangione) bewältigt. Erst wenn die Transportkapazität des Lymphgefäßsystems überschritten wird, die funktionelle Reserve also ausgeschöpft ist und die vorhandenen Kompensationsmechanismen nicht mehr ausreichen, kommt es zur Insuffizienz und somit zur Ödembildung.

Die in den Verlauf der Lymphkollektoren eingeschalteten Lymphknoten fungieren als biologische Filterstation, dienen der Lymphozytenproduktion und Antikörperbildung im Rahmen immunologischer Vorgänge und regulieren den Proteingehalt der Lymphe. Enge räumliche Beziehungen zu den intranodulären Blutkapillaren ermöglichen auch einen Flüssigkeitsaustausch. Dabei soll über 50 % der Lymphflüssigkeit innerhalb der Lymphknoten in das Venensystem übertreten. Die Lymphknoten haben demnach einen wesentlichen Anteil an der Resorption (lymphonoduläre Resorption). Während der Lymphknotendurchströmung besteht ein enger Kontakt zwischen der Lymphflüssigkeit und verschiedenen intranodulären Strukturen. Dabei sind unterschiedliche Interaktionen zwischen Antigen präsentierenden Zellen und Lymphozyten (30) sowie Bestandteilen der Lymphflüssigkeit und den Sinusendothelien möglich.

Zu den Aufgaben der Lymphknoten zählen demnach:
• Speicherfunktion (z.B. Pigmente, Kohlepartikel, Kontrastmittel),
• Konzentration/Verdünnung der Lymphe (14, 15, 31),
• intralymphvaskuläre Filterfunktion zwischen Interstitium und Blutsystem (32, 33),
• Zellvermittelte und humorale Immunität (34).

2.1 Literatur

1. Schmid-Schönbein GW. Microlymphatics and Lymph Flow. Physiological Reviews 1990; 70: 987-1028.

2. Földi M, Kubik S. Lehrbuch der Lymphologie für Mediziner und Physiotherapeuten. G. Fischer; Stuttgart - Jena - Lübeck - Ulm 1999.

3. Starling EH. On the Absorption of Fluids from the Connective Tissue Spaces. J Physiol 1896; 19: 312-326.

4. Levick R. Revision of Starling principle: New views of tissue fluid balance. J Physiol 2004; 557: 704.

5. Chappell D, Jacob M, Becker B et al. Expedition Glykokalix. Ein neu entdecktes „Great Barrier Reef". Anaesthesist 2008; 57: 959-969.

6. Nieuwdorp M, Meuwesea M, Vinkb H et al. The endothelial glycocalyx: a potential barrier between health and vascular disease. Cur Opin in Lipid 2005; 16: 507-511.

7. Pries AR, Secomb TW. The endothelial surface layer. Pflugers Arch 2000; 440: 653-666.

8. Pries AR, Kuebler WM. Normal endothelium. Handb Exp Pharmacol 2006: 1-40.

9. Rehm M, Zahler S, Lotsch M et al. Endothelial glycocalyx as an additional barrier determining extravasation of 6 % hydroxyethyl starch or 5 % albumin solutions in the coronary vascular bed. Anesthesiology 2004; 100: 1211-1223.

10. Jacob M, Bruegger D, Rehm M et al. The endothelial glycocalyx affords compatibility of Starling's principle and high cardiac interstitial albumin levels. Cardiovasc Res 2007; 73: 575-586.

11. Adamson RH, Lenz JF, Zhang X et al. Oncotic pressures opposing filtration across non-fenestrated rat microvessels. J Physiol 2004; 557: 889-907.

12. Curry FR. Microvascular solute and water transport. Microcirculation 2005; 12: 17-31.

13. Schad H. Gilt die Starling'sche Hypothese noch? LymphForsch 2009; 13: 15-21.

14. Schad H. Physiologie der Lymphbildung und der Lymphströmung. Phlebol 1996; 25: 213-221.

15. Schad H. Das Lymphgefäßsystem - Funktion und Störung. LymphForsch 1998; 2: 69-80.

16. Curri SB, Ryan TJ. Panniculopathy and fibrosclerosis of the female breast and thigh. Clin Dermatol 1989; 7: 107-119.

17. Vague J, Fenasse R. Comparative anatomy of adipose tissue. In: Handbook of Physiology. American Physiology Society, Washington DC 1965; 25-35.

18. Hauck G. Kapillare Permeabilität und Mikro-Lymphdrainage. Vasa 1994; 23: 93-95.

19. Castenholz A. Zur strukturellen Organisation und Permeabilität der Gewebe-Lymphschranke. Ergebnisse rasterelektronenmikroskopischer Untersuchungen. LymphForsch 1998; 2: 7-15.

20. Zöltzer H. Funktionelle Anatomie des Lymphgefäßsystems und organisatorische Besonderheiten seiner Ausprägung im Uterus der Myomorpha und Caviomorpha. In: Universität Gesamthochschule Kassel, 2000.

21. Gerli R, Solito R, Weber E et al. Specific adhesion molecules bind anchoring filaments and endothelial cells in human skin initial lymphatics. Lymphology 2000; 33: 148-157.

22. Zöltzer H. Das initiale Lymphendothel ist aktiv an der Lymphbildung beteiligt. LymphForsch 2001; 5: 7-17.

24. Casley-Smith JR. The Structure and Functioning of the Blood Vessels, Interstitial Tissues, and Lymphatics. In: Földi M, Casley-Smith JR (Hrsg.). Lymphangiology. Schattauer, Stuttgart - New York 1983; 127-143.

23. Castenholz C, Zöltzer H. Neue Erkenntnisse zur immunologischen Bedeutung des Endothels initialer Lymphbahnen mit Hilfe der konfokalen Laser-Scanning-Mikroskopie. Eur J Lymphol 1995; 19: 75-85.

25. Mislin HA. Die Motorik der Lymphgefäße und die Regulation der Lymphherzen. In: Altmann HW, Büchner F, Cottier H et al. (Hrsg.). Handbuch der allgemeinen Pathologie, 3. Bd.: Zwischensubstanzen, Gewebe, Organe, 6. Teil: Lymphgefäßsystem. Springer, Berlin 1973; 219-238.

26. Olszewski WL. Contractility of human leg lymphatics: Clinical implications. Scope on Phlebology and Lymphology 1997; 4: 16-20.

27. Kurbel S, Kurbel B, Belovari T et al. Model of interstitial pressure as a result of cyclical changes in the capillary wall fluid transport. Med Hypotheses 2001; 57: 161-166.

28. McHale N, Thonbury K. The importance of lymphatic pumping in the genesis of lymphedema. Scope on Phlebology and Lymphology 1997; 4: 21-23.

29. Weissleder H. Das pathologische Lymphangiogramm des Ductus thoracicus. Fortschr Röntgenstr 1964; 101: 573-582.

30. Angeli V, Randolph GJ. Inflammation, lymphatic function, and dendritic cell migration. Lymphat Res Biol 2006; 4: 217-228.

31. Földi M. Der Schlüssel zur Klinik des Lymphödems. Klinikarzt 1999; 28: 6-10.

32. Berens von Rautenfeld D, Schacht V. Übergeordnete funktionelle und klinische Aspekte der lymphvaskulären Organisation von Lymphknoten in der Onto- und Phylogenese. Zugleich die These einer sogenannten postnatalen Rekapitulationsregel. In: Kaiserling E, Kröber SM, Ruck P (Hrsg.). Lymphologica, Tübingen. Kagerer Kommuniktion, Bonn 1997; 30-35.

33. Kubik S. Anatomie des Lymphgefäßsystems. In: Földi M, Kubik S (Hrsg.). Lehrbuch der Lymphologie für Mediziner, Masseure und Physiotherapeuten. 5. Aufl. G. Fischer, Stuttgart 2002; 1-177.

34. Kaiserling E. Pathophysiologie der Lymphknoten - Lymphangiologische Aspekte. Klinikarzt 1999; 28: 19-23.

3 Pathophysiologie des Lymphgefäßsystems

(Grundlagen)

H. Weissleder, C. Schuchhardt

Ein anatomisch und funktionell intaktes Lymphgefäßsystem reagiert auf einen Anstieg der lymphpflichtigen Last mit einer Erhöhung der Transportleistung. Die Ausschöpfung dieser funktionellen Reserve (Tab. 3-1) ist jedoch zeitlich begrenzt.

Nach Erschöpfung sämtlicher Kompensationsmöglichkeiten (Tab. 3-2) reicht die Transportkapazität des Lymphgefäßsystems letztlich nicht mehr aus, die erhöhte lymphpflichtige Eiweiß- und Wasserlast zu transportieren. Bei einem vorgeschädigten Lymphgefäßsystem kann sogar die normale lymphpflichtige Last nicht mehr abtransportiert werden. In beiden Fällen besteht also ein Missverhältnis zwischen Transportkapazität und lymphpflichtiger Last. Die daraus resultierende Erhöhung der Proteinkonzentration im Gewebe führt über den Weg

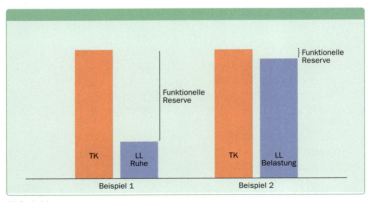

Tab. 3-1)
Funktionelle Reserve des Lymphgefäßsystems. Darunter versteht man die Differenz zwischen Transportkapazität (TK) und lymphpflichtiger Last (LL).

Pathophysiologie des Lymphgefäßsystems 3

- Aktivierung der Lymphangiomotorik (Frequenz und Amplitude) und dadurch Erhöhung des Transportvolumens

- Lymphangiogenese

- Entwicklung von Kollateralgefäßen

- lympho-lymphatische Anastomosen

- lympho-venöse Anastomosen

- zellulärer Proteinabbau

Tab. 3-2)
Kompensationsmöglichkeiten bei Störungen der Lymphdrainage.

einer chronischen Entzündung zur Zellproliferation im Ödemgebiet (Abb. 3-1).

Neue experimentelle Ergebnisse weisen daraufhin, dass die chronische Erhöhung der Proteinkonzentration keine wesentliche pathogenetische Rolle bei der Entwicklung von Lymphödemen spielt. Es wird vielmehr angenommen dass ein reduzierter Spiegel des immunmodulatorischen Zytokins Interleukin (IL)-4 zu einer reduzierten Abwehr führt und somit eine Erhöhung der Entzündungzytokine IL-2 und IL-6 induziert (1).

Definition Lymphödem

Bei einem Lymphödem handelt es sich um eine Weichteilschwellung durch vermehrte Anreicherung proteinreicher Flüssigkeit im Interstitium, hervorgerufen durch eine Insuffizienz des lymphatischen Transportsystems. Daraus resultiert eine reduzierte Transportkapazität des Lymphgefäßsystems bei normaler lymphpflichtiger Last.

Folgende Formen einer Insuffizienz des Lymphgefäßsystems sind möglich (2, 3):

1. **Mechanische Insuffizienz:** Hier ist eine organische und/oder funktionelle Schädigung des Lymphgefäßsystems für die Einschränkung der Transportkapazität verantwortlich (Tab. 3-3a).

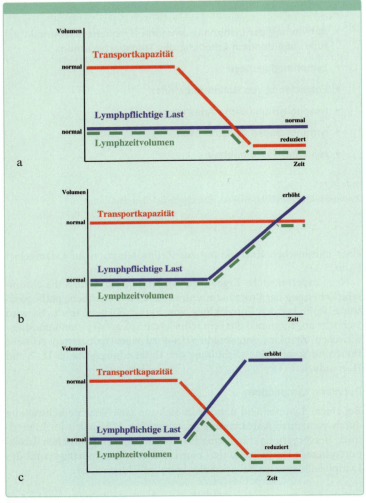

Tab. 3-3a-c)
Schematische Darstellung der unterschiedlichen Insuffizienzformen:
a) mechanische Insuffizienz. TK niedriger als normale LL,
b) dynamische Insuffizienz. LL übersteigt die normale TK,
c) kombinierte mechanisch-dynamische Insuffizienz. TK deutlich erniedrigt und LL erhöht.
(TK = Transportkapazität, LL = lymphpflichtige Last).

Pathophysiologie des Lymphgefäßsystems 3

Organisch wäre beispielsweise eine Fehlentwicklung, Kompression, Obstruktion, Unterbindung oder Durchtrennung von Lymphgefäßen oder Entfernung von Lymphknoten.

Funktionell bedeutet, dass die Lymphgefäße gesund sind aber in ihrer Funktion beeinträchtigt, z.B. durch Toxine. Als Folgen sind Spasmus, Dilatation und Ausfall der Hilfsmechanismen des Lymphtransportes zu nennen.

Häufig treten organische und funktionelle Ursachen bei der mechanischen Insuffizienz kombiniert auf.

Trotz einer normalen lymphpflichtigen Last kommt es in diesen Fällen durch die Reduktion der Transportkapazität zu einem Proteinstau im Interstitium. Die damit verbundene Wasserbindung führt zum Ödem (mechanische Niedrigvolumeninsuffizienz). Dieser Zustand ist identisch mit dem Krankheitsbild des Lymphödems. Ein lymphostatisches Ödem kann als Folge einer primären Fehlanlage oder sekundären Schädigung des Lymphgefäßsystems auftreten.

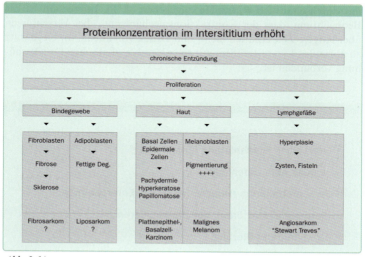

Abb. 3-1)
Schematische Darstellung der möglichen Folgen einer Zellproliferation durch chronischen entzündlichen Prozess bei langdauernder Erhöhung der Proteinkonzentration im Interstitium.

3 Pathophysiologie des Lymphgefäßsystems

2. Dynamische Insuffizienz (Hochvolumeninsuffizienz): Die lymph-pflichtige Last ist höher als die Transportkapazität des anatomisch und funktionell intakten Lymphgefäßsystems (Tab. 3-3b). Dieser Zustand führt langfristig zu einer Gefäßwandschädigung mit den sich daraus ergebenden negativen Folgen für die Transportkapazität. Entzündung, Trauma, chronische venöse Insuffizienz, Rechts-herzinsuffizienz oder eine Nierenschädigung können als Ursache für die erhöhte Volumenbelastung angesehen werden.

3. Kombinierte Insuffizienz (mechanisch-dynamisch): Diese Insuffi-zienzform beinhaltet eine eingeschränkte Transportkapazität des Lymphgefäßsystems als Folge einer mechanischen Insuffizienz. Gleichzeitig besteht eine Erhöhung der lymphpflichtigen Last (dynamische Insuffizienz) (Tab. 3-3c).

Ödeme können durch verschiedene Ursachen ausgelöst werden (Tab. 3-4).

Obstruktionen von Lymphgefäßen bei Lymphödemen sind gekenn-zeichnet durch intralymphatische Druck- und Strömungsänderungen. Die Druckwerte distal des Verschlusses eines Lymphkollektors werden mit durchschnittlich 40 mmHg angegeben (4, 5). Interessant ist die Beobachtung, dass der Kontraktionsmechanismus bei Verschlüssen über längere Zeit erhalten bleibt und Druck von außen, im Gegensatz zu normalen Lymphgefäßen, mit einer intralymphatischen Druckerhö-hung verbunden ist.

- **vermehrte Durchblutung (Entzündung)**

- **venöse Abflussbehinderung**

- **Hypoproteinämie (Hunger, Nephrose, Enteropathie)**

- **Permeabilitätsstörung der Blutkapillaren**

- **Lymphabfluss-Störung**

Tab. 3-4)
Ödeminduzierende Faktoren

Pathophysiologie des Lymphgefäßsystems 3

Bei nicht vorgeschädigten Lymphgefäßen führt eine akute Blockade des Lymphstromes zunächst zu einer Dilatation der betroffenen afferenten Lymphgefäße mit nachfolgender Klappeninsuffizienz, Endothelschädigung, Strömungsverlangsamung, sogenannten Lymphthromben (6) und einem eiweißreichen interstitiellen Ödem.

Der grundlegende Unterschied des Lymphödems zu praktisch sämtlichen anderen Ödemarten ist der Proteinreichtum der interstitiellen Flüssigkeit. Die kontinuierliche Anreicherung mit Eiweißkörpern führt zu einer chronischen Entzündungsreaktion (7, 8) (Vermehrung kapillarer Gefäßanteile, Makrophagen, Fibroblasten, Lymphozyten und Fibrose) sämtlicher am Ödem beteiligten Gewebestrukturen. Hierzu zählen vor allem die Haut, die Unterhautgewebe und Gefäße, aber auch die tiefer gelegenen Strukturen wie Bänder (Ligamentosen), Sehnen (Tendinosen), Gelenkkapseln und Synovialis (lymphostatische Arthropathie).

Das entscheidende Problem der Lymphostase besteht in der Unfähigkeit zur Elimination von Schadstoffen, welche zum einen bei natürlichem Stoffwechsel der Gewebe, zum anderen verstärkt bei entzündlichen Prozessen im Interstitium anfallen. Im Rahmen des normalen Gewebsmetabolismus entstehen immer Sauerstoffradikale, die Lipoperoxide bilden. Diese werden an Albumin gebunden auf lymphatischem Weg entsorgt. Im Gewebe verbleibende Lipoperoxide stimulieren chemotaktisch Monocyten, welche – zu Makrophagen umgewandelt – für die Eiweißentsorgung auf zellulärem Wege zuständig sind. Stimulierte Makrophagen sezernieren gesteigert Zytokine (Interleukin 1 und Interleukin 6). Interleukin 1 wie auch zusätzlich ausgeschüttete Wachstumsfaktoren, wie PDGF (platelet derived growth factor) oder VEGF-C (vascular endothelial growth factor C) führen zu der für lymphostatisch gestaute Gewebe typischen Bindegewebs- und Gefäßproliferation. Die Veränderungen der lymphatischen Zellpopulation sind in Tab. 3-5 zusammenfassend dargestellt.

In das Gewebe eingedrungene Keime, Parasiten, Viren oder sonstige Antigene reichern sich bei fehlendem lymphatischen Abtransport im Gewebe an. Die mangelnde Antigenpräsentation in den regionären Lymphknoten und die unkontrollierte Keimvermehrung im lymphvaskulär mangelhaft drainierten Gebiet bedingen eine lokoregionäre Immunschwäche und erklären die ausgeprägte Neigung des Lymphödems zu rezidivierenden Infekten und die Tendenz zur Entwicklung von Tumoren.

Hyaluronsäure (HS), ein wichtiger Bestandteil der extrazellulären Matrix, wird im Gewebe synthetisiert, in der Lymphflüssigkeit trans-

3 Pathophysiologie des Lymphgefäßsystems

	normal	Lymphödem
Lymphozyten	0,137–0,177x1.000/ml	100-fach höher
T-Zellen CD3	75 %	stark erniedrigt
CD4	41 %	–
CD8	18 %	–
B-Zellen	2 %	>30 %
Dendritische Zellen	6 %	–

Tab. 3-5)
Differenzierung der lymphatischen Zellpopulation im gesunden Lymphgefäß und im drainierenden Lymphgefäß bei Lymphödem.
(Nach Ergebnissen von Olszewski, 1991 (9)).

portiert und vorwiegend in Lymphknoten und Leber abgebaut (10, 11). Bei 39 Patienten mit chronischem Lymphödem konnte nachgewiesen werden, dass der Anteil der Hyaluronsäure in der interstitiellen Flüssigkeit deutlich erhöht ist. Daraus wird der Schluss abgeleitet, dass dadurch ein negativer Einfluss auf den Abbau der HS und des Metabolismus im Interstitium zu erwarten ist (12, 13).

Im chronischen Lymphödem ist das Bindegewebe um die initialen dermalen Lymphgefäße pathologisch verändert. Durch Degeneration der bindegewebigen elastischen Fasern und Zerstörung ihrer Verbindungen mit der Lymphgefäßwand verlieren die initialen Lymphgefäße ihre Fähigkeit, auf die ständig wechselnden Druckverhältnisse der Umgebung unmittelbar reagieren zu können (14).

An parenchymatösen Organen wie Leber, Lunge oder Darm können ebenfalls Gewebeveränderungen als Folge einer Lymphostase auftreten.

Es bestehen auch Wechselbeziehungen zwischen der Lymph- und Blutzirkulation. Die Lymphgefäße der Blutgefäßwand werden beispielsweise in die Zirkulationsstörung mit einbezogen (lymphostatische Hämangiopathie). Nach experimenteller Blockierung des Lymphtransportes konnten beispielsweise irreversible Veränderungen in der arteriellen Gefäßwand (Proteinansammlung, intramurales Ödem, Schädigung der glatten Muskelfasern und Fibrose) und Stoffwechselstörungen beobachtet werden (15).

Pathophysiologie des Lymphgefäßsystems 3

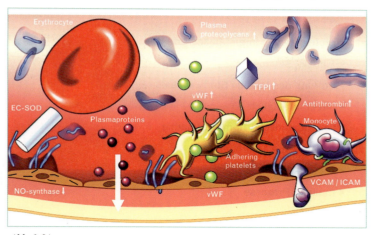

Abb. 3-2)
Schematische Darstellung einer defekten endothelialen Glykokalyx.
(AT = Antithrombin, EC-SOD = extracellular superoxide dismutase, ICAM = intercellular cell adhesion molecule, NO = nitric oxide, TFPI = tissue factor pathway inhibitor, VCAM = vascular cell adhesion molecule, vWF = von Willebrand-Faktor).
(Quelle: M. Nieuwdorp et al. The endothelial glycocalyx: a potential barrier between health and vascular disease. Cur Opin in Lipidol 2005; 16: 507-511, © Lippincott Williams & Wilkens (18)).

Zu erwähnen sind in diesem Zusammenhang auch Veränderungen an der endothelialen Glykokalyx der Blutkapillaren. Wenn die schützende Struktur der Glykokalyx nicht mehr vorhanden ist, werden die Endothelzellen und die sich auf diesen befindenden Rezeptoren, wie Adhäsionsmoleküle, freigelegt und erhalten dann erst direkten Kontakt zum zirkulierenden Blut (16, 17) (Abb. 3-2).

In Verbindung mit entzündlichen Prozessen (Erysipel) und der Arteriosklerose (18, 19) führt eine Ablösung der Glykokalyx von der Endothelwand zu Funktionsstörungen mit einer erhöhten Permeabilität der Gefäßwand für Makromoleküle. Das bedeutet einen vermehrten Ausstrom von Plasmaproteinen aus dem Gefäßsystem mit einer Erhöhung des interstitiellen kolloidosmotischen Druckes.

Eine endotheliale Fehlfunktion als Entzündungsfolge konnte auch in einer anderen Studie nachgewiesen werden. Injektionen von C-reak-

3 Pathophysiologie des Lymphgefäßsystems

- **proteinreiches interstitielles Ödem**

- **Fibrose, Sklerose**

- **Störung des lokalen Stoffwechsels**

- **Infektanfälligkeit (Erysipel)**

- **lymphostatische Hämangiopathie**

- **lymphogene Arthropathie**

- **Ligamentosen, Tendinosen**

- **maligne Prozesse**

Tab. 3-6)
Folgen einer chronischen Lymphostase.

tivem Protein zeigten bei ektronenmikroskopischen Untersuchungen an Ratten eine dosisabhängige Reduzierung der aortalen Glykokalyxdicke (20). C-reaktives Protein wird in der Leber synthetisiert. Bei entzündlichen Prozessen finden sich stark erhöhte Blutspiegel.

Auch die Ischämie/Reperfusion kann zu einer Schädigung der endothelialen Glykokalyx führen. Bei gefäßchirurgischen Patienten mit globaler oder regionaler Ischämie wurde ein Anstieg der Glykokalyx-Hauptbestandteile Syndecan-1 und Heparansulfat im Plasma während der Reperfusion festgestellt. Der Nachweis erfolgte immunhistochemisch. Die intraoperative Zerstörung der endothelialen Glykokalyx war proportional zum Ausmaß und zur Dauer der Ischämie (21, 22). Ergänzende experimentelle Untersuchungen konnten nachweisen, dass Hydrokortison eine protektive Wirkung hat, die mit einer Reduzierung des interstitiellen Ödems verbunden ist (23).

Glykokalyx-Volumina können mit einem glykokalyxpenetrierenden Tracer (Dextran) und einem nichtpenetrierenden Tracer (markierte Erythrozyten) untersucht werden (24). Damit war es möglich, eine Schädigung (Abnahme der Glykokalyxdicke) bei einer cholesterinreichen Diät und im Zusammenhang mit einer Hyperglykämie (Halbierung des Glykokalyx-Volumens sechs Stunden nach Induktion) nachzuweisen. Die Methode der Glykokalyx-Volumenbestimmung wird allerdings von anderen Autoren als unvollständig angesehen (25).

Pathophysiologie des Lymphgefäßsystems 3

- obliterierte Lumina

- partiell rekanalisierte Lumina

- vaskularisierte Intimapolster

- Intima- und Mediafibrose

- fibrinoide Wandnekrose

- entzündliche Gefäßwandinfiltrate

- Zerstörung elastischer Fasern

Tab. 3-7)
Zusammenstellung morphologischer Lymphgefäßveränderungen beim
Lymphödem.
(Nach Ergebnissen von H. J. Leu, 1988 (30)).

Interessant ist auch der Hinweis, dass durch das Enzym Heparanase (von Tumoren exprimiert) ein Hauptbestandteil der Glykokalyx, nämlich Heparansulfat, gespalten wird. Dadurch kommt es zu einer Ablösung der ESL (endothelial surface layer) von der Endotheloberfläche (26, 27).

Die proteinreiche interstitielle Flüssigkeit wird im Laufe der Entwicklung des Lymphödems durch fibrotisches Gewebe ersetzt. Folgen der insuffizienten Lymphzirkulation (Lymphostase) sind funktionelle (Überlastung der verbliebenen funktionstüchtigen Lymphkollektoren) und organische Veränderungen (Tab. 3-6). Die chronische Entzündung mit ihren metabolischen Veränderungen des mesenchymalen Gewebes führt zur Formation von Fibrillen mit nachfolgender Ausbildung eines Netzwerkes von fibrosklerotischem Gewebe, zuerst in unmittelbarer Nachbarschaft der betroffenen Lymphgefäße (8, 28). Daraus ergibt sich eine Funktionsbeeinträchtigung der Lymphgefäßendothelien. Folge ist eine weitere Ablagerung von Eiweiß, beispielsweise auch in der Lymphgefäßwand. Dies führt schließlich zur Lymphangiosklerose. Die Progredienz dieses Prozesses (lymphostatische Lymphangiopathie und Lymphonodopathie) und weitere morphologische Veränderungen (Tab. 3-7 und 3-8) an den Lymphgefäßen (29) sind die Ursachen für eine kontinuierliche Reduzierung der Transportkapazität des Gesamtsystems.

3 Pathophysiologie des Lymphgefäßsystems

- **Lymphostase**
- **Dilatation initiale Lymphgefäße**
- **Thrombosen in Lymphgefäßen**
- **Lymphfisteln**
- **im Spätstadium sekundäre entzündliche Infiltrate mit Hämosiderinablagerungen im Gewebe**

Tab. 3-8)
Folgen morphologischer Lymphgefäßveränderungen.
(Nach Ergebnissen von H. J. Leu, 1988 (30)).

- **Reflux**
- **Lymphzysten**
- **Lymphfisteln**
- **Lymphostatische Enteropathie**
- **Lymphorrhoe**
  (Lymphausfluss z. B. kutan, pleural, perikardial, peritoneal)

Tab. 3-9)
Mögliche Komplikationen einer chronischen Lymphostase.

Die möglichen Komplikationen einer Lymphostase sind in Tab. 3-9 zusammengestellt. Dazu gehören außer der vermehrten Produktion von Fettgewebe auch die nachfolgend erwähnten Veränderungen:

Lymphozele: Ansammlung von Lymphflüssigkeit in einem anatomisch nicht vorgegebenen Raum. Der Hohlraum wird nicht von Endothelzellen, sondern vom benachbarten Gewebe begrenzt.

Lymphzyste: Umschriebene Ausweitung von Lymphgefäßen z.B. in der Haut (Lymphbläschen), subkutan oder Darm. Auskleidung des Hohl-

Pathophysiologie des Lymphgefäßsystems 3

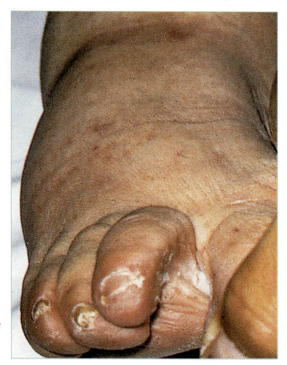

Abb. 3-3)
Interdigitalmykose und mykotisch bedingte Nagelveränderungen bei chronischem Lymphödem.

raumes mit Lymphgefäßendothel. Ursache Schädigung der Gefäßwand und Erhöhung des intralymphatischen Druckes.

Lymphfistel: Öffnung (Defekt) der Lymphgefäßwand mit Lymphabfluss nach innen oder außen. Ursache Trauma oder erhöhter Druck innerhalb der Lymphgefäße.

Lymphvarize: Erweiterter, geschlängelt verlaufender Lymphkollektor mit Klappeninsuffizienz.

Störungen des Stoffwechsels in Kutis und dem subkutanen Gewebe auf der Basis einer Lymphostase werden ursächlich auch für Veränderungen der lokalen Immunitätslage angeschuldigt. Dadurch wird die Entstehung von Folgeerkrankungen wie Erysipele, Ekzeme und Mykosen (Abb. 3-3) etc. begünstigt.

3 Pathophysiologie des Lymphgefäßsystems

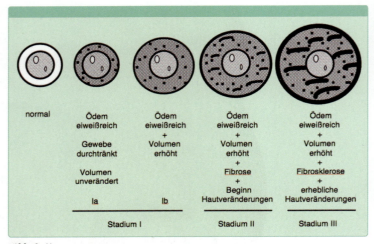

Abb. 3-4)
Phasen der Lymphödementwicklung am Beispiel des Unterschenkels. Volumenzunahme vorwiegend auf den epifaszialen Raum beschränkt. Die grobe Punktierung markiert die vermehrte Proteinanreicherung, die strichförmigen Strukturen die Fibrose. Der subfasziale Raum ist an der Volumenänderung weitgehend unbeteiligt.

Lymphödemstadien

Die Stadieneinteilung (Abb. 3-4) der primären und sekundären Lymphödeme erfolgt nach den gleichen pathologisch-anatomischen (sekundäre Gewebeveränderungen) und pathophysiologischen (Komplikationen durch Lymphostase) Gesichtspunkten.

Stadium I: Spontan reversibles Lymphödem, gekennzeichnet durch eine weiche, teigige Weichteilschwellung (Abb. 3-5). Dellen sind gut eindrückbar. Hautveränderungen fehlen. Stemmer'sches Hautfaltenzeichen (31) negativ oder grenzwertig. Nach Hochlagerung der Extremität Rückbildung der Schwellung.
Aus praktischen Gesichtspunkten empfiehlt sich bei den sekundären Lymphödemen eine Unterteilung in eine akute und chronische Form (s. Kapitel 6.2).
- Akutes Lymphödem: Das Ödem besteht weniger als sechs Monate.
- Chronisches Lymphödem: Das Ödem besteht länger als sechs Monate.

Pathophysiologie des Lymphgefäßsystems 3

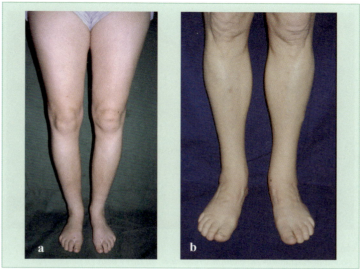

Abb. 3-5)
Primäres Lymphödem rechtes Bein Stadium I (a), beide Unterschenkel (b).

Stadium II: Spontan irreversibles Lymphödem (Abb. 3-6). Wegen der bereits vorhandenen mäßig oder deutlich ausgeprägte Fibrose ist eine Rückbildung durch Hochlagerung der Extremität nicht mehr möglich. Dellen sind kaum eindrückbar. Das Stemmerzeichen ist bei primären Lymphödemen in diesem Stadium eindeutig positiv (Abb. 4.1-2, Kapitel 4). Außerdem finden sich bereits häufig chronische Hautveränderungen (z.B. Pachydermie, Hyperkeratose, Papillomatose, Pigmentierungen) als Folge der länger bestehenden Lymphostase.

Stadium III: Lymphostatische Elephantiasis. Dieses Erscheinungsbild der Erkrankung (Abb. 3-7) kann auch als eine ausgeprägte Form des Stadiums II angesehen werden (32). Neben einer ausgeprägten subkutanen Fibrose oder Sklerose finden sich auch schwerste Hautveränderungen (Pachydermie, Hyperkeratose, Papillomatose). Interdigital- und Nagelmykosen (33) als Folge der reduzierten Immunabwehr werden in diesem Stadium ebenfalls angetroffen.

3 Pathophysiologie des Lymphgefäßsystems

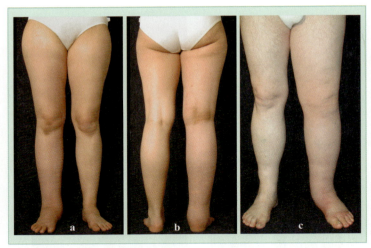

Abb. 3-6)
Lymphödem Stadium II, spontan irreversibel. Rechtes Bein (a und b), linkes Bein (c).

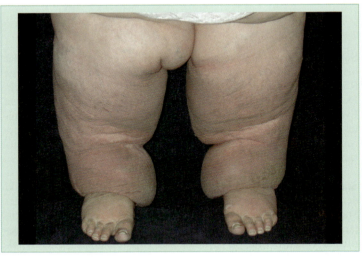

Abb. 3-7)
Lymphostatische Elephantiasis bei Lipo-Lymphödem. Kissenförmige Fußrückenödeme.

Pathophysiologie des Lymphgefäßsystems 3

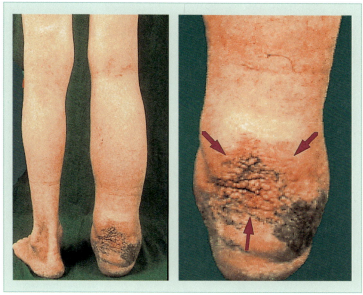

Abb. 3-8)
Papillomatosis cutis lymphostatica dorsaler rechter Unterschenkel bei primärem Lymphödem. Hyperkeratose und Pigmentierungen in der Umgebung der verrukösen Veränderungen.
(Aufnahme: Dr. H. Klimaschewski, Zechlin).

Sekundäre Hautveränderungen werden bei primären und sekundären Lymphödemen angetroffen (Abb. 3-8 bis 3-11). Die Häufigkeit wird aufgrund einer Auswertung von 264 Patienten mit vorwiegend primären Lymphödemen wie folgt angegeben: „mazerierte" Haut (19,3 %), lymphostatische Hyperkeratose (11,0 %), verruca- oder condylomartige Auswüchse (10,6 %), Mykosen (9,0 %), Ekzeme (8,9 %), kutane Lymphzysten (8,3 %), Lymphfistel (3,8 %) (34).

Lymphoradiologische und histologische Untersuchungen haben gezeigt, dass den Hautveränderungen pathogenetisch eine lokale Störung der Lymphdrainage zugrunde liegt. Bei der Papillomatosis cutis konnte beispielsweise eine kutan-subkutane Lymphostase nachgewiesen werden. Histologisch fanden sich eine hyperplastische Epidermis,

3 Pathophysiologie des Lymphgefäßsystems

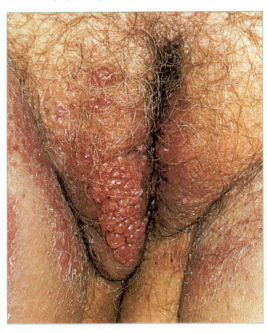

Abb. 3-9)
Multiple kutane
Papillome bei
sekundärem Genital-
und Beinlymphödem
rechts.

Hyper- und Parakeratose sowie erweiterte kapillarähnliche Gefäße im oberen Korium (35, 36).

Die bisherige Stadieneinteilung beinhaltet nicht das Extremitätenvolumen, ermöglicht also keine exakten Aussagen über den Schweregrad der Erkrankung. Auch sind Verlaufskontrollen auf dieser Einteilungsbasis problematisch. Eine Einteilung der Lymphödeme in Stadien ohne Berücksichtigung des Schweregrades muss deshalb als unvollständig und im Zusammenhang mit einem effektiven Qualitätsmanagement als nicht mehr aktuell angesehen werden.

Eine zusätzliche volumenbezogene Schweregradeinteilung sämtlicher Lymphödeme in Prozent wird deshalb empfohlen. Dabei ist jedoch zu berücksichtigen, dass die auf Vergleich mit der gesunden Extremität beruhende Schweregradeinteilung (37) nur bei einseitigen Extremitätemödemen realistisch ist und letztlich auch vergleichbare Ergebnisse liefert. Bei einer bilateralen Lymphostase sind dagegen nur

Pathophysiologie des Lymphgefäßsystems 3

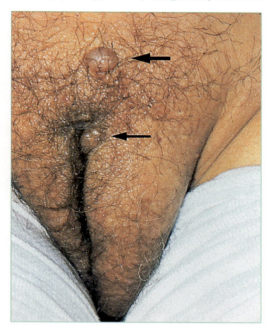

Abb. 3-10)
Solitäres Papillom
(dicker Pfeil) und
kutane Lymphzyste
(dünner Pfeil) bei
sekundärem Genital-
und Beinlymphödem
links.

Schätzungen des Ödemschweregrades möglich. Zum Vergleich kann hier das Volumen einer fiktiven normalen Extremität herangezogen werden.

Eine neue Möglichkeit der Einteilung eines Lymphödems stellt die als „LVF-Mess-System" (Lokalisation, Volumenbestimmung, Fibrosierungsgrad) bezeichnete Methode dar (38). Hierbei wird als Gradmesser für die Fibrosierung eine regelmäßige Bestimmung der Hautfaltendicke in verschiedenen Regionen neben der Volumenbestimmung eingeführt. Außerdem wird auch die Lokalisation des Lymphödems erfasst. Daraus ergibt sich eine neue, differenziertere Stadieneinteilung, die bisher allerdings kaum Einzug in die tägliche Praxis gefunden hat.

3 Pathophysiologie des Lymphgefäßsystems

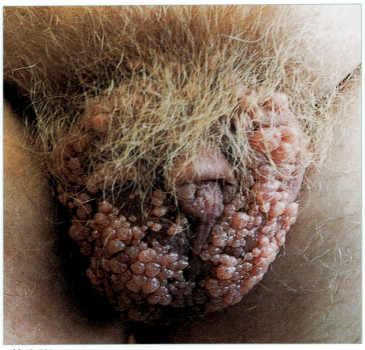

Abb. 3-11)
Ausgeprägte Papillomatosis cutis lymphostatica des Skrotum bei einem 16-jährigen Patienten. Geringes Lymphödem und rezidivierende Erysipele seit sieben Jahren. (Aufnahme: W. Schneider, Bad Berleburg).

▶ Merksätze

- Lymphödem = Transportkapazität des Lymphgefäßsystems niedriger als normale lymphpflichtige Last.
- Die Stadieneinteilung richtet sich nach pathologisch-anatomischen Gesichtspunkten.
- Großes Volumen bedeutet nicht unbedingt Stadium III des Lymphödems.

3.1 Literatur

1. Karlsen TV, Karkkainen MJ, Alitalo K et al. Transcapillary fluid balance consequences of missing initial lymphatics studied in a mouse model of primary lymphoedema. J Physiol 2006; 574: 583-596.

2. Földi M, Kubik S. Lehrbuch der Lymphologie. Fischer, Stuttgart - Jena - New York 1993.

3. Földi M. Pathophysiologie des Lymphtransportes. In: Rieger H, Schoop W (Hrsg.). Klinische Angiologie. Springer, Berlin - Heidelberg 1998; 1153-1158.

4. Olszewski WL, Bryla P. Lymph and tissue pressures in patients with lymphedema during massage and walking with elastic support. In: Witte MH, Witte LC (Hrsg.). International Congress of Lymphology. International Society of Lymphology, Washington D.C. 1993; 512-516.

5. Olszewski WL. Contractility of human leg lymphatics: Clinical implications. Scope on Phlebology and Lymphology 1997; 4: 16-20.

6. Kaindl F, Mannheimer E, Pfleger-Schwarz B et al. Lymphangiographie und Lymphadenographie der Extremitäten. Thieme, Stuttgart 1960.

7. Casley-Smith JR. The Importance of the Lymphatic System. Angiology 1985; 36: 201-202.

8. Casley-Smith J. The Pathophysiology of Lymphoedema. In: Heim LR (Hrsg.). IXth International Congress of Lymphology. Tel Aviv, Israel. Immunology Research Foundation, INC, Newburgh, USA 1983; 125-130.

9. Olszewski WL. Lymph stasis: pathophysiology, diagnosis and treatment. CRC Press, Boca Raton 1991.

10. Liu N. Metabolism of macromolecules in tissue. Lymphat Res Biol 2003; 1: 67-70.

11. Liu N, Shao L, Xu X et al. Hyaluronan metabolism in rat tail skin following blockage of the lymphatic circulation. Lymphology 2002; 35: 15-22.

12. Liu NF, Zhang LR. Changes of tissue fluid hyaluronan (hyaluronic acid) in peripheral lymphedema. Lymphology 1998; 31: 173-179.

13. Liu NF. Trafficking of hyaluronan in the interstitium and its possible implications. Lymphology 2004; 37: 6-14.

3 Pathophysiologie des Lymphgefäßsystems

14. Daróczy J. Morphologische Veränderungen des Bindegewebes beim chronischen Lymphödem. In: Berens v. Rautenfeld D, Weissleder H (Hrsg.). Lymphologica. Kagerer Kommunikation, Bonn 1992; 66-67.

15. Solti F, Jellinek H, Lengyel E. Lymphostase bei Arteriopathien. In: Berens von Rautenfeld D, Weissleder H (Hrsg.). Lymphologica 91. Kagerer Kommunikation, Bonn 1991; 73-75.

16. Chappell D, Jacob M, Paul O et al. Impaired glycocalyx barrier properties and increased capillary tube haematocrit. J Physiol 2008; 586: 4585-4586.

17. Chappell D, Westphal M, Jacob M. The impact of the glycocalyx on microcirculatory oxygen distribution in critical illness. Curr Opin Anaesthesiol 2009; 22: 155-162.

18. M. Nieuwdorp et al. The endothelial glycocalyx: a potential barrier between health and vascular disease. Cur Opin in Lipidol 2005; 16: 507-511.

19. Nieuwdorp M, Meuwese MC, Mooij HL et al. Measuring endothelial glycocalyx dimensions in humans: a potential novel tool to monitor vascular vulnerability. J Appl Physiol 2008; 104: 845-852.

20. Devaraj S, Yun JM, Adamson G et al. C-reactive protein impairs the endothelial glycocalyx resulting in endothelial dysfunction. Cardiovasc Res 2009; 84: 479-484.

21. Rehm M, Bruegger D, Christ F et al. Shedding of the endothelial glycocalyx in patients undergoing major vascular surgery with global and regional ischemia. Circulation 2007; 116: 1896-1906.

22. Bruegger D, Rehm M et al. Exogenous nitric oxide requires an endothelial glycocalyx to prevent postischemic coronary vascular leak in guinea pig hearts. Crit Care 2008; 12: R73.

23. Chappell D, Jacob M, Hofmann-Kiefer K et al. Hydrocortisone preserves the vascular barrier by protecting the endothelial glycocalyx. Anesthesiology 2007; 107: 776-784.

24. Nieuwdorp M, van Haeften TW, Gouverneur MC et al. Loss of endothelial glycocalyx during acute hyperglycemia coincides with endothelial dysfunction and coagulation activation in vivo. Diabetes 2006; 55: 480-486.

25. Michel CC, Curry FR. Glycocalyx volume: a critical review of tracer dilution methods for its measurement. Microcirculation 2009; 16: 213-219.

26. Vlodavsky I, Ilan N, Nadir Y et al. Heparanase, heparin and the coagulation system in cancer progression. Thromb Res 2007; 120 Suppl 2: S112-120.

27. Vlodavsky I, Ilan N, Naggi A et al. Heparanase: structure, biological functions, and inhibition by heparin-derived mimetics of heparan sulfate. Curr Pharm Des 2007; 13: 2057-2073.

28. Casley-Smith JR. The Pathophysiology of Lymphedema and the Action of Benzo-Pyrones in reducing it. Lymphology 1988; 21: 190-194.

29. Leu HJ. Pathologische Morphologie und Histopathologie der Lymphgefäße. In: Rieger H, Schoop W (Hrsg.). Klinische Angiologie. Springer, Heidelberg - Berlin 1998; 1150-1152.

30. Leu HJ. Die Bedeutung des Ödems aus morphologischer Sicht. In: GDL (Hrsg.). Ödem. perimed, Erlangen 1988; 26-30.

31. Stemmer R. Ein klinisches Zeichen zur Früh- und Differentialdiagnose des Lymphödems. Vasa 1976; 5: 262-262.

32. Casley-Smith JR, Földi M, Ryan TJ et al. Summary of the 10th International Congress of Lymphology. Working Group Discussions and Recommendations, Adelaide, Australia, August 10th-17th, 1985. Lymphology 1985; 18: 175-180.

33. de Andrade MF, Nishinari K, Puech-Leao P. Intertrigo in patients with lower limb lymphedema. Clinical and laboratory correlation. Rev Hosp Clin Fac Med Sao Paulo 1998; 53: 3-5.

34. Benda K, Svestkova S. Incidence rate of recurrent erysipelas in our lymphedema patients. In: Witte MH, Witte CL, eds. 14th International Congress of Lymphology. International Society of Lymphology, Washington, D.C. 1993; 519-522.

35. Niederauer HH, Schultz-Ehrenburg U, Tiedjen KU. Zur Pathogenese der Papillomatosis cutis lymphostatica. In: Berens von Rautenfeld D, Weissleder H (Hrsg.). Lymphologica 91. Kagerer Kommunikation, Bonn 1991; 131-134.

36. Stöberl C, Partsch H. Papillomatosis cutis als Lymphangiopathie. In: Clodius L, Baumeister RGH, Földi E et al. (Hrsg.). Lymphologica. Medikon, München 1989; 65-68.

37. Herpertz U. Messung und Dokumentation von Ödemen. Lymphol 1994; 18: 24-30.

38. Kasseroller R. Das LVF-Meßsystem, eine Möglichkeit der Klassifizierung des Lymphödems. LymphForsch 1999; 3: 11-16.

4 Untersuchungsmethoden

H. Weissleder, W. J. Brauer

4.1 Anamnese, Inspektion, Palpation, Volumenmessung und Fotodokumentation

Mit Hilfe einer Basisdiagnostik (Tab. 4.1-1), bestehend aus Anamnese, Inspektion, Palpation und Volumenmessung ist bei Kenntnis der klinischen Symptome die Diagnose eines lymphostatischen Extremitätenödems meist ohne Schwierigkeiten möglich.

Anamnese: Angaben über Beginn, auslösende Ursache, Beschwerden, Krankheitsverlauf, Ausprägung und Lokalisation der Weichteilschwellung sind wichtige Informationen für die richtige Einordnung der Erkrankung. Besonders die Frage nach durchgemachten Komplikatio-

Anamnese	Inspektion	Palpation
• Krankheitsbeginn	• Ödemlokalisation	• Gewebekonsistenz (Ödembeschaffenheit)
• auslösende Ursache (z.B. OP, Unfall, Gravidität)	• Hautfarbe	
	• Beschaffenheit Hautoberfläche	• Fibrosklerose (lokal, generalisiert)
• Wundheilung (primär, sekundär)	• tiefe Hautfurchen	
	• Lymphangiektasien	• Stemmer'sches Hautfaltenzeichen
• postoperatives Serom	• Narben	• Lymphknoten
• Beschwerden	• Venenzeichnung	• Druckschmerz
• Krankheitsverlauf	• orthopädische Erkrankung	• Fußpulse
• bisherige Behandlung		• Sensibilität
• frühere Erkrankungen		
• familiäre Belastung		

Tab. 4.1-1)
Basisuntersuchung bei lymphostatischen Ödemen.

Untersuchungsmethoden 4

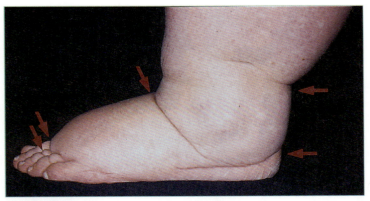

Abb. 4.1-1)
Ausgeprägtes sekundäres Lymphödem (Stadium II) des Unterschenkels, Fußrückens und der Zehen mit deutlicher Vertiefung der natürlichen Hautfurchen (Pfeilmarkierung).

nen, wie postoperative Wundheilungsstörungen, Erysipelinfekte oder Vorbehandlungen des Lymphödems, sind wichtig. Genau herauszuarbeiten ist der Zeitpunkt, wann und in welcher Region das Lymphödem zuerst auftrat (direkt im Anschluss an eine Operation/Bestrahlung, oder erst Jahre später; an der Extremitätenwurzel oder eher in der Peripherie).

Inspektion: Die Inspektion der Extremitäten und des Körperstamms gibt Auskunft über die Lokalisation und Ausbreitung der ödematösen Veränderungen. Lokale oder generalisierte Abweichungen von der normalen Hautfarbe sind weitere wichtige diagnostische Kriterien. Die Beschaffenheit der Hautoberfläche sollte bei der Gesamtbeurteilung ebenso berücksichtigt werden wie die Tiefe der natürlichen Hautfurchen (Abb. 4.1-1). Narben können unter Umständen erster Hinweis auf die Ödemursache sein. Bläschenbildungen und lymphokutane Fisteln vermitteln Informationen über den Schweregrad der lymphatischen Obstruktion.

Zu beachten sind auch Normabweichungen der oberflächlichen Venen. Eine vermehrte Gefäßzeichnung und erweiterte Venen können als Hinweis auf eine Kollateralisation eingeordnet werden.

4 Untersuchungsmethoden

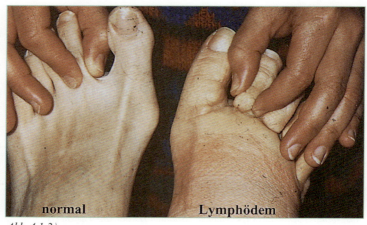

Abb. 4.1-2)
Hautfaltenzeichen nach Stemmer.
Im Gegensatz zur normalen zweiten Zehe findet sich auf der Lymphödemseite eine verbreiterte, kaum abhebbare Hautfalte.

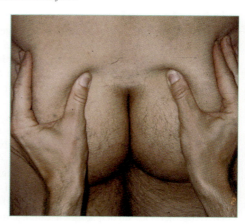

Abb. 4.1-3)
Hautfaltentest am Körperstamm. Beachte deutliche Seitendifferenz bedingt durch Lymphödem auf der linken Seite. (Aufnahme: M. Schuster, Göttingen).

Darüber hinaus dient die Inspektion der Erfassung möglicher orthopädischer Erkrankungen wie Fehlhaltungen, Arthrosen oder Bewegungseinschränkung.

Untersuchungsmethoden 4

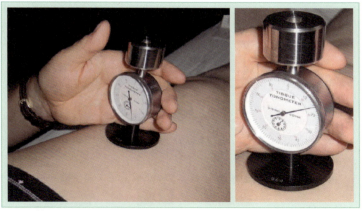

Abb. 4.1-4)
Tonometer zur Messung der Gewebedichte durch Kompression. Bei Fibrose ist die Geweberesistenz erhöht und die Eindrückbarkeit entsprechend herabgesetzt.

Palpation: Mit der Palpation werden die Dicke der Kutis und Strukturveränderungen des subkutanen Gewebes beurteilt. Ein wichtiges diagnostisches Hilfsmittel ist das Hautfaltenzeichen nach **Stemmer** (1). Verbreiterte, schwer oder nicht abhebbare Hautfalten im Bereich der proximalen Zehen- oder Fingerrücken gelten als Beweis für ein lymphostatisches Extremitätenödem (Abb. 4.1-2). Ein negatives Hautfaltenzeichen schließt ein Lymphödem allerdings nicht aus (2). Zu beachten ist, dass im Gegensatz zu den primären Lymphödemen die sekundären zentral beginnen und sich dann in Richtung Peripherie ausbreiten.

Die Bestimmung der Hautfaltendicke als diagnostische Maßnahme kann als Seitenvergleich auch in anderen Körperregionen (beispielsweise Thoraxwand, Beckenbereich, Oberarm, Unterarm, Handrücken) eingesetzt werden (Abb. 4.1-3).
Eine Beurteilung der Gewebekonsistenz (Ödembeschaffenheit, das heißt Dellen gut oder schwierig eindrückbar) sowie die Erfassung lokaler oder generalisierter Gewebeverdickungen (Fibrosklerose) einschließlich subkutaner Lymphknotenvergrößerungen ist palpatorisch ebenfalls möglich. Zur Objektivierung der Gewebekonsistenz kann ein Tonometer eingesetzt werden (Abb. 4.1-4).

4 Untersuchungsmethoden

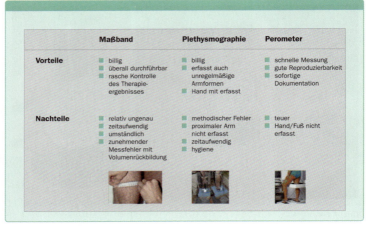

Tab. 4.1-2)
Vor- und Nachteile der unterschiedlichen Methoden zur Messung des Ödemvolumens.

Volumenmessungen: Die Messung des Extremitätenvolumens ist die entscheidende Maßnahme zur Qualitätssicherung bei der Diagnoseerstellung und der Sicherung des Therapieeffektes (3).
Die drei wichtigsten Volumenbestimmungsmethoden sind:
1. die Armvolumenbestimmung mit dem Maßband und die Berechnung des Volumens nach dem Scheibenmodell von Kuhnke (4),
2. die Volumenverdrängungsmessung durch Eintauchen der Extremität in eine Flüssigkeit (Plethysmographie) (5),
3. die optoelektronische Volumenerfassung (Perometer, Schattenrissmessung in zwei Ebenen) nach Göltner (6).

Jede der drei Methoden weist Vor- und Nachteile auf (Tab. 4.1-2) (3).

Neuerdings wird auch die Bioelektrische-Impedanz-Spektroskopie (BIS) zur Lymphödemerfassung eingesetzt (7, 8). (Details über diese Methode und ihre Möglichkeiten s. Kapitel 4.3.11).

Eine **fotografische Dokumentation** der Untersuchungsbefunde vor und nach Abschluss der Behandlung sollte heute zum Standard gehören (s. auch Kapitel 15, Qualitätsmanagement). Diese ist nicht nur

Untersuchungsmethoden 4

hilfreich bei der Patientenkommunikation, sondern kann auch als Beweis für die Effektivität der Entstauungstherapie eingesetzt werden. Die Fotografie ermöglicht außerdem die Dokumentation von nicht messbaren Ödemen, beispielsweise des Gesichtes oder des Genitalbereiches. Auch Hautveränderungen und ihre Rückbildung lassen sich hervorragend im Bild erfassen.

4.2 Laboruntersuchungen

Eine umfassende Labordiagnostik ist bei den unkomplizierten benignen Lymphödemformen nicht erforderlich. Bei primären Lymphödemen mit Beteiligung mehrerer Extremitäten, des Kopfes oder der Genitalien und damit bestehendem Hinweis auf eine Mitbeteiligung innerer Organe (lymphostatische Enteropathie, s. auch Kap. 12) ist die Bestimmung von Serumeiweiß und die Durchführung einer Serumelektrophorese sinnvoll. Bei infektiösen und malignen Erkrankungen empfiehlt sich der Einsatz entsprechender Laborparameter. Die Durchführung eines Hormonstatus kann die Abklärung zyklisch-idiopathischer Ödeme erleichtern. Eine Bestimmung von Schilddrüsenhormonen ist bei Verdacht auf Hypo- oder Hyperthyreose indiziert.

> ► Merksatz
>
> **Bei Kenntnis der klinischen Symptome ermöglichen in der Regel Anamnese, Inspektion, Palpation und Volumenmessung die Diagnose eines lymphostatischen Extremitätenödems.**

4.3 Bildgebende Untersuchungsverfahren

Unter bildgebenden Untersuchungsverfahren versteht man neben den verschiedenen Methoden der konventionellen Röntgendiagnostik vor allem die Schnittbildverfahren wie Sonographie, Computer-Tomographie, Magnetresonanz-Tomographie und nuklearmedizinische Untersuchungen. Die Indocyanin-Grün-Fluoreszenz-Lymphographie, ein neues, ambulant durchführbares, risikoarmes Verfahren zur Darstellung oberflächlicher Lymphgefäße der Extremitäten, wird in Zukunft sicher an Bedeutung gewinnen. Im Gegensatz dazu nimmt die Fluoreszenz-Mikrolymphographie zur Beurteilung der kutanen initialen Lymphgefäße in diesem Zusammenhang eine Sonderstellung ein.

4 Untersuchungsmethoden

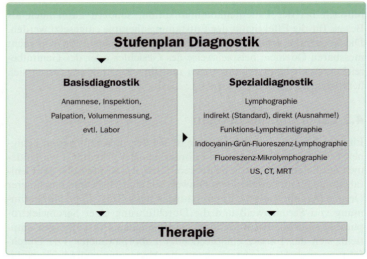

Tab. 4.3-1)
Diagnostisches Vorgehen bei Extremitätenlymphödem.

Deutliche Unterschiede finden sich bezüglich der diagnostischen Bedeutung der einzelnen Methoden bei der Abklärung von Erkrankungen des Lymphgefäßsystems. Untersuchungsverfahren mit einem höheren Aussagewert wie indirekte Lymphangiographie, Funktions-Lymphszintigraphie und Fluoreszenz-Mikrolymphographie werden ausführlicher abgehandelt.

Der Einsatz bildgebender Untersuchungsverfahren in der Lymphgefäßdiagnostik ist nur dann erforderlich, wenn mit klinischen Untersuchungsmethoden eine eindeutige Diagnose nicht möglich oder eine exakte Einordnung der Erkrankung nach morphologischen und funktionellen Gesichtspunkten erwünscht ist (Tab. 4.3-1). Dies trifft für die Diagnose von primären und sekundären Lymphödemen im Anfangsstadium zu, aber auch für die Abklärung von Kombinationsformen wie beispielsweise Phlebo-Lymphödeme und Lipo-Lymphödeme. Auch geplante operative Eingriffe am Lymphgefäßsystem oder im Bereich von Lymphgefäßbündelungen können als Indikation für die Anwendung angesehen werden.

Untersuchungsmethoden 4

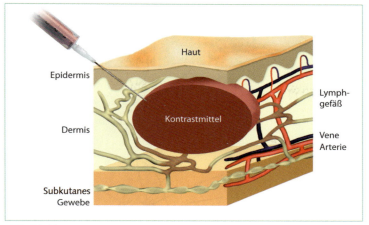

Abb. 4.3-1)
Schematische Darstellung der subepidermalen Kontrastmittelinfusion.

4.3.1 Indirekte Lymphangiographie

4.3.1.1 Definition

Die indirekte Lymphangiographie (ILG) ist eine röntgenologische Methode zur Darstellung epifaszialer Lymphgefäße im Bereich der gesamten Körperoberfläche des Menschen.

4.3.1.2 Prinzip

Die Methode basiert auf der Tatsache, dass subepidermal infundierte wasserlösliche, nichtionische, dimere Röntgenkontrastmittel lymphogen abtransportiert werden (Abb. 4.3-1). Der Übertritt des Kontrastmittels in die initialen Lymphgefäße wird durch eine Erhöhung des lokalen Gewebedruckes während der Infusion ermöglicht. Der Eintritt erfolgt über die geöffneten interendotheliale Spalten („junctions") (Abb. 4.3-2).

4.3.1.3 Untersuchungstechnik

Patientenvorbereitung

Ein ausführliches Vorgespräch mit dem Patienten ist empfehlenswert. Dabei sollen Informationen über die Notwendigkeit der Untersuchung, ihre technische Durchführung, mögliche Nebenerscheinungen

4 Untersuchungsmethoden

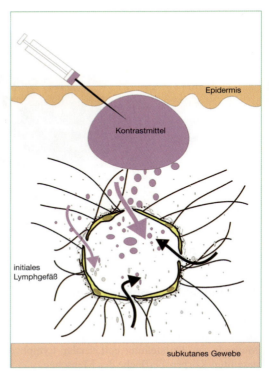

Abb. 4.3-2)
Füllungsmechanismus initiale Lymphgefäße. Interendotheliale Spalten (Pfeile).
(Graphik: Prof. H. Zöltzer, Kassel).

und Aussagewert der Methode vermittelt werden. Eine medikamentöse oder sonstige Vorbereitung ist nicht erforderlich.

Spezielle Voruntersuchungen werden nicht benötigt. Grundsätzlich ist jedoch bei lymphangiographischen Untersuchungen eine klinische Basisdiagnostik (Anamnese, Inspektion, Palpation, Volumenmessung und gegebenenfalls Laboruntersuchungen) als Ausgangsuntersuchung erforderlich. Darüber hinaus sollten die Ergebnisse eventuell vorangegangener sonographischer, röntgendiagnostischer, nuklearmedizinischer und magnetresonanz-tomographischer Untersuchungen vorliegen.

Untersuchungsmethoden 4

Kontrastmittel

Zur Kontrastdarstellung von peripheren Lymphgefäßen der Extremitäten, des Körperstammes und der Gesicht-Hals-Region werden gut verträgliche, nichtionische, dimere, wasserlösliche, jodhaltige Kontrastmittel benutzt. Die Mittel liegen in verschiedenen Jodkonzentrationen vor. Bevorzugt wird die Verwendung von Isovist 300® mit einem Jodgehalt von 300 mg/ml (9-15).

Das Kontrastmittel ist blut- und liquorisoton und zeichnet sich durch eine sehr gute Verträglichkeit aus. Wegen der ausgezeichneten Gewebeverträglichkeit und der lymphotropen Eigenschaften kann das Kontrastmittel theoretisch in jeder Körperregion eingesetzt werden. In der Lymphödemdiagnostik erfolgt die Anwendung vorwiegend an den Extremitäten.

Lymphgefäßveränderungen bei lokalen Lymphödemen lassen sich am besten durch Infusionen in den distalen Schwellungsbereich erfassen.

Untersuchungsablauf

Die Untersuchung des Patienten kann mit geringem apparativen Aufwand überall durchgeführt werden. Es wird lediglich ein Röntgen-Arbeitsplatz mit Untersuchungstisch und Obertischröhre benötigt. Die Dokumentation erfolgt auf Mammographie-Film-Foliensystem.

Bei generalisierten Lymphödemen der Extremitäten erfolgt die Kontrastmittelapplikation durch eine elektrisch angetriebene Infusionspumpe mit erhöhtem Abschaltdruck entweder in die dorsalen Anteile der Finger, Zehen und/oder Fuß- und Handrücken. Ergänzende Kontrastmittelinfusionen in Unter- und Oberschenkel, aber auch in die Arme, können bei entsprechenden Fragestellungen (beispielsweise lokalisierte Lymphödeme oder Lipödeme) diagnostisch sehr hilfreich sein.

Zur Vermeidung technisch bedingter Fehldiagnosen sollte bei diskreten lymphostatischen Ödemen der unteren Extremitäten die Kontrastmittelinfusion grundsätzlich in den dorsalen Anteil der Zehen erfolgen. Diese Empfehlung beruht auf der Tatsache, dass sich bei **primären Lymphödemen** die morphologischen Veränderungen zuerst an der zweiten und dritten Zehe manifestieren (16). Erst im weiteren Verlauf der Erkrankung und bei fortgeschrittenen Formen sind die diagnostischen Aussagen bei einer Kontrastmittelinfusion in weiter proximal gelegene Stromgebiete als gleichwertig einzustufen.

Die Infusionsgeschwindigkeit beträgt im Durchschnitt 0,15 ml/min. Langsamere Infusionen führen zu einer verminderten Kontrastdichte

4 Untersuchungsmethoden

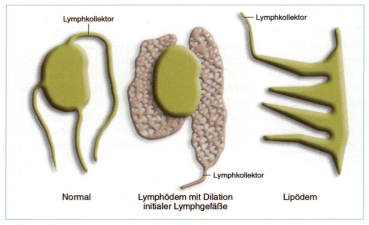

Abb. 4.3-3)
Schematische Darstellung unterschiedlicher Formen der Kontrastmitteldepots nach subepidermaler Infusion.

in den Lymphgefäßen. Eine Gesamtmenge von 2–4 ml Kontrastmittel je Punktionsstelle kann als ausreichend angesehen werden. Lediglich bei deutlich erweiterten Lymphkollektoren werden größere Volumina benötigt.

Etwa drei Minuten nach Infusionsbeginn erfolgt die erste Röntgenaufnahme. Die nachfolgenden Aufnahmen in zwei Ebenen werden im Abstand von jeweils drei bis fünf Minuten angefertigt. Sobald das gewünschte Lymphgefäßareal ausreichend dargestellt ist, kann die Untersuchung abgebrochen werden. Unter diesen Voraussetzungen beträgt die Untersuchungsdauer etwa 20 bis 30 Minuten. Die Untersuchung ist risikoarm und wird von den Patienten ohne weiteres toleriert.

4.3.1.4 Ergebnisse

Normales Lymphangiogramm

Das anfänglich homogene Kontrastmitteldepot zeigt in ödemfreien Regionen eine rundliche oder ovaläre Form. Später werden auch angedeutet retikuläre oder streifige Strukturen beobachtet. Die Randkonturen sind bei den homogenen Depots unscharf. Bei retikulären Depotstrukturen finden sich zipflige Randausziehungen. Diese Spei-

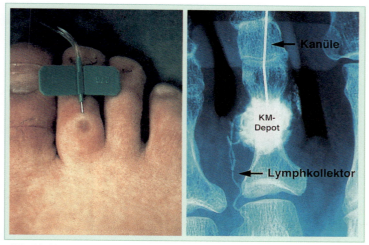

Abb. 4.3-4)
Subepidermale Kanülenlage. Kontrastmittelquaddel in Höhe der Kanülenspitze. Normales indirektes Lymphangiogramm. Darstellung eines etwas geschlängelt verlaufenden Lymphkollektors. (KM = Kontrastmittel-Depot).

chermuster werden im Bereich der Zehen, Finger, Fußrücken und Handrücken gefunden. Weiter proximal und am Körperstamm sind die Kontrastmitteldepots meist etwas grobretikulär strukturiert.

Aus den Randgebieten der Kontrastmitteldepots entspringen durchschnittlich ein bis drei, maximal fünf Lymphgefäße (Abb. 4.3-3). Der Ursprungsort liegt zu 95 % im lateralen oder proximalen Depotanteil. In wenigen Fällen wurde auch ein Abgang der Lymphkollektoren aus dem distalen Depotbereich beobachtet. Da die Klappen der Lymphkollektoren das Kapillargebiet gegen einen Reflux schützen, sind initiale Lymphgefäße beim Gesunden nicht darstellbar.

Als Folge einer frühzeitigen Kontrastmitteldiffusion in das benachbarte Gewebe können Lymphkollektoren durchschnittlich nur auf einer Länge von 40–50 cm dargestellt werden.

Die peripheren Lymphkollektoren zeigen einen vorwiegend gestreckten Verlauf. Ihre Lumina differieren zwischen 0,2 und 0,6 mm (Abb. 4.3-4). Als Referenzmaß für die Beurteilung der Gefäßlumina dient der Durchmesser der Infusionskanüle (0,4 mm bei Butterfly G27).

4 Untersuchungsmethoden

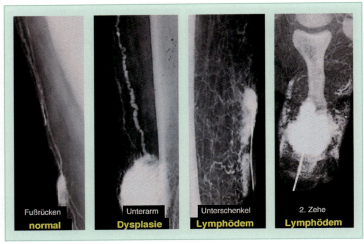

Abb. 4.3-5)
Darstellung unterschiedlicher Lymphgefäßveränderungen durch indirekte Lymphangiographie mit wasserlöslichem Röntgenkontrastmittel.

Abnormales Lymphangiogramm

Primäres Lymphödem: Eine Dysplasie der Lymphgefäße (Hypoplasie, Aplasie, Hyperplasie) und die Folgen der insuffizienten Drainagefunktion führen zu abnormalen Befunden. Die dilatierten initialen Lymphgefäße und Präkollektoren stellen sich lymphangiographisch als netzförmige Strukturen, vorwiegend in unmittelbarer Nachbarschaft des Kontrastmitteldepots und meist in Verbindung mit einer retrograden Füllung dar (Abb. 4.3-5).

Englumige und zahlenmäßig verminderte Lymphkollektoren (Hypoplasie) werden häufiger bei primären Lymphödemen angetroffen als bei den sekundären Formen. Erweiterte Lymphkollektoren, Verlaufsunregelmäßigkeiten, Obstruktionen und Kollateralgefäße gehören ebenfalls zum typischen Bild einer lymphogenen Schädigung.

Unterschiede bei den lymphangiographischen Einzelsymptomen ermöglichen eine Einteilung der primären Lymphödeme nach Lymphgefäßmustern (14).

Untersuchungsmethoden 4

• Brennen im Infusionsbereich	5,5 %
• winzige Hautnekrose im Punktionsbereich	1,9 %
• lokales Erythem	0,3 %
• Urtikaria	0,3 %
• leichtgradiges Erysipel	0,3 %
• Verschlimmerung Lymphödem (vorübergehend)	1,3 %

Tab. 4.3-2)
Häufigkeit der Nebenerscheinungen bei der indirekten Lymphangiographie
(n = 309).

- **Typ I:** Aplasie initialer dermaler Lymphgefäße bei Nachweis abnormaler oder erweiterter subkutaner Lymphkollektoren (bilaterales, kongenitales Lymphödem Nonne Milroy).
- **Typ II:** Netzartige Hyperplasie initialer Lymphgefäße und Darstellung weniger superfizialer peripherer Lymphkollektoren (milde Form eines distalen Lymphoedema praecox und tardum).
- **Typ III:** Hyperplasie initialer Lymphgefäße und peripherer Lymphkollektoren (ausgeprägte Form eines distalen und proximalen Lymphoedema praecox und tardum).
- **Typ IV:** Reduzierte oder fehlende Darstellung initialer Lymphgefäße und peripherer Lymphkollektoren, möglicherweise bedingt durch ausgeprägte Gewebsfibrosen (chronisches Lymphödem, Lymphoedema tardum).

Sekundäres Lymphödem: Störungen der Transportkapazität der Lymphgefäße bei lokalisierten und generalisierten benignen Ödemformen (posttraumatisch, postentzündlich, iatrogen, parasitär) und malignen Erkrankungen führen in der Nachbarschaft des Infusionsdepots zu ähnlichen lymphangiographischen Veränderungen, wie sie bei den primären Lymphödemen beschrieben wurden. Als häufigste Gefäßstruktur fanden sich netzförmig angeordnete erweiterte initiale Lymphgefäße. Die peripheren Lymphkollektoren waren häufig dilatiert und zeigten einen geschlängelten Verlauf. Diese Konstellation bedeutet jedoch nicht, dass alle proximalen Lymphkollektoren geschädigt sein müssen. Das Nebeneinander von normalkalibrigen und dilatierten Lymphkollektoren sowie von Gefäßabbrüchen, Kaliksprün-

4 Untersuchungsmethoden

• Lymphödeme:	Erfassung morphologischer Veränderungen
• Lipödeme:	Nachweis lymphogener Schädigung
• artifizielles Lymphödem:	Differenzialdiagnose
• posttraumatische Ödeme:	versicherungsrechtliche Fragen
• lokalisierte Ödeme:	Genese
• präoperativ:	Lymphgefäß-Transplantation
• postoperativ:	Lymphgefäß-Regeneration

Tab. 4.3-3)
Anwendungsmöglichkeiten der indirekten Lymphangiographie.

gen und varikösen Veränderungen der Lymphkollektoren besonders bei Phlebolymphödemen ist durchaus keine Seltenheit. Eine fehlende Darstellung von Lymphgefäßen kann bei korrekter Untersuchungstechnik als Folge einer Obliteration gedeutet werden.

Wegen der Ähnlichkeit der Lymphgefäßveränderungen bei primären und chronischen sekundären lymphostatischen Ödemen ist eine differenzialdiagnostische Trennung zwischen beiden Erkrankungen ohne Kenntnis der Anamnese und des klinischen Befundes nicht möglich.

4.3.1.5 Nebenerscheinungen

Die ambulant durchführbare Untersuchung ist für den Patienten wenig belastend. Ernsthafte Nebenerscheinungen wurden bisher nicht registriert (Tab. 4.3-2). Ein leichtes Brennen im Depotbereich wird ursächlich auf eine mechanische Gewebeläsion während der Infusion zurückgeführt. Die vereinzelt registrierten lokalen allergischen Hautveränderungen sind dagegen sehr wahrscheinlich durch das Kontrastmittel bedingt. Generalisierte allergische Spätreaktionen wurden vereinzelt beobachtet.

4.3.1.6 Indikationen – Kontraindikationen

Eine Anwendung der ILG ist empfehlenswert, wenn Aussagen über morphologische Veränderungen an den oberflächlich verlaufenden Lymphgefäßen für die Gesamtbeurteilung der Erkrankung unerlässlich sind. Dies kann erforderlich sein bei lokalisierten und generalisierten Weichteilschwellungen der Extremitäten und des Körperstammes, bedingt durch primäre und sekundäre Lymphödeme sowie ihre Kombinationsformen, wie beispielsweise Lipo-Lymphödeme und Phlebo-Lymphödeme. Auch bei der Abklärung von Extremitätenschwellungen unklarer Genese hat die Methode ihre Bedeutung (Tab. 4.3-3), ebenso wie bei der Planung plastisch chirurgischer Eingriffe bei Lymphödemen. Ihr Einsatz ist auch zur Beurteilung lokalisierter, traumatisch bedingter Lymphgefäßveränderungen indiziert.

Nach plastischen chirurgischen Eingriffen oder Replantationen vermittelt die Untersuchungsmethode Aussagen über den Regenerationszustand der Lymphgefäße.

Bei Gutachten, versicherungsrechtlichen Fragen und im Rahmen der Diagnostik artifizieller Lymphödeme kann die indirekte Lymphangiographie durch Nachweis oder Ausschluss einer lymphogenen Schädigung hilfreich und für die endgültige Beurteilung entscheidend sein.

Die nachfolgend zusammengestellten Kontraindikationen der indirekten Lymphangiographie sollten beachtet werden:
• Hyperthyreose (latent oder manifest, Autonomie),
• Kontrastmittel-Allergie,
• Schwangerschaft (Strahlenschutz!).

4.3.1.7 Aussagewert

Zur Beurteilung morphologischer Veränderungen an peripheren Lymphkollektoren ist die indirekte Lymphangiographie als die Methode der Wahl anzusehen. Die Untersuchung ist einfach und vermittelt Informationen über periphere Lymphstromgebiete. Ihre Spezifität wird mit 89 % und die Sensitivität mit 97 % angegeben (17).

Zusammenfassend sind folgende Aussagen möglich:
• Die Untersuchung gestattet die Objektivierung und Dokumentation morphologischer Lymphgefäßveränderungen bei lokalisierten und generalisierten lymphostatischen Ödemen. Ein routinemäßiger Einsatz ist bei Lymphödemen jedoch nicht erforderlich.

4 Untersuchungsmethoden

- Lymphödem-Frühformen der Extremitäten sind nur dann erfassbar, wenn bereits morphologische Veränderungen vorliegen.

- Für eine Funktionsdiagnostik ist die Methode nicht geeignet.

- Eine Differenzialdiagnose zwischen primären und sekundären Lymphödemen ist nicht möglich. Dagegen lassen sich Lymphgefäßveränderungen bei reinen Lip- und Phlebödemen meist von denjenigen der primären und sekundären Lymphödeme abgrenzen.

- Bei Ödemen unklarer Genese beschränkt sich die Differenzialdiagnose in erster Linie auf den Ausschluss oder Nachweis einer lokalen lymphogenen Schädigung.

- Initiale Lymphgefäße und Präkollektoren sind nur im dilatierten Zustand lymphangiographisch darstellbar.

- Subfasziale Lymphgefäße entziehen sich dem diagnostischen Nachweis.

- Für eine diagnostisch verwertbare Lymphknotendarstellung ist das wasserlösliche Kontrastmittel ungeeignet.

Da die indirekte Lymphangiographie vorwiegend Informationen über morphologische Veränderungen vermittelt, hat sie als alleinige Untersuchungsmethode bei der Abklärung von Extremitätenödemen nur einen begrenzten Aussagewert. Zur Funktionsbeurteilung eines geschädigten peripheren Lymphgefäßsystems ist deshalb ergänzend eine quantitative Lymphszintigraphie erforderlich.

Indirekte Lymphangiographie und Funktions-Lymphszintigraphie sind deshalb keine konkurrierenden, sondern sich gegenseitig ergänzende Untersuchungsmethoden mit unterschiedlichen diagnostischen Schwerpunkten.

▶ Merksätze

- **Normale initiale Lymphgefäße sind lymphangiographisch nicht darstellbar.**

- **Eine lymphangiographische Unterscheidung zwischen primärem und sekundärem Lymphödem ist nicht möglich.**

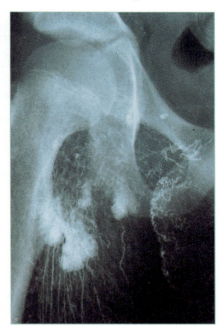

Abb. 4.3-6)
Direkte Lymphographie mit öligem Kontrastmittel. Kongenitale Hypo- und Aplasie pelviner und retroperitonealer Lymphknoten. Lymphödem Skrotum als Folge der Lymphostase mit inguinalem Kontrastmittelreflux in skrotale Lymphgefäße.

4.3.2 Direkte Lymphographie

Durch die modernen nicht invasiven Schnittbildverfahren Sonographie, Computer-Tomographie und Magnetresonanz-Tomographie sowie durch die Funktions-Lymphszintigraphie und indirekte Lymphangiographie hat die invasive direkte Lymphographie als diagnostische Routinemethode ihre ursprüngliche Bedeutung weitgehend verloren.

Die zeitaufwändige und mit einem gewissen Risiko behaftete Untersuchung ist nur noch gerechtfertigt, wenn eine Abklärung mit anderen Methoden nicht möglich und das Ergebnis für eine korrekte Therapieplanung unbedingt erforderlich ist (beispielsweise präoperativ bei Eingriffen an pelvinen und retroperitonealen Lymphstromgebieten (Abb. 4.3-6) sowie dem Ductus thoracicus) (18). Für die detaillierte Darstellung von Lymphkollektoren zum Nachweis und zur Lokalisation von Lymphfisteln (19), aber auch im Rahmen einer prätherapeutischen Lokalisation der Cisterna chyli (20), erforderlich bei geplanter perkutaner Embolisation einer Fistel des Ductus thoracicus, ist die Methode anderen diagnostischen Verfahren überlegen (21).

4 Untersuchungsmethoden

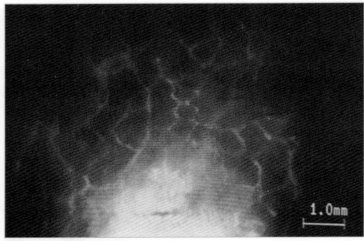

Abb. 4.3-7)
Normales Fluoreszenz-Mikrolymphangiogramm. Netzförmige Anordnung der kutanen Lymphkapillaren.
(Aufnahme: Prof. A. Bollinger, Zürich/Schweiz).

In asiatischen Ländern findet die direkte Lymphographie auch noch bei der Chylurie Anwendung. In einer Studie wird beispielsweise über 114 Patienten mit Chylurie bei Filariasis berichtet. Mit Hilfe der präoperativen Lymphographie sollten die bestehenden lympho-renalen Fisteln vor der Behandlung lokalisiert werden. Bei 106 Patienten wurde eine einseitige Lymphographie durchgeführt. In allen Fällen war trotz der einseitigen Kontrastmittelinjektion durch Kreuzung der Lymphgefäße im pelvo-lumbalen Bereich zur Gegenseite eine bilaterale Darstellung der lumbalen Lymphgefäße möglich. Eine Lokalisation der lympho-renalen Fisteln gelang bei 104/106 (98 %) Patienten (22).

Abschließend kann festgestellt werden, dass die nunmehr 50 Jahre alte Technik, wenn auch mit Einschränkungen, ihren Nutzen behalten hat.

4.3.3 Fluoreszenz-Mikrolymphographie

Wegen des hohen technischen Aufwandes wird die Videomikroskopie der initialen Lymphgefäße nur an wenigen Instituten routinemäßig durchgeführt. Die Indikationsliste ist der indirekten Lymphangiographie sehr ähnlich. In erster Linie dient die Untersuchung dem Nachweis oder Ausschluss einer lymphogenen Schädigung. Weitere Anwendungen ergeben sich aus den Möglichkeiten der Methode. Zu beachten ist allerdings, dass das erforderliche Kontrastmittel in Deutschland nicht zugelassen ist.

4.3.3.1 Definition

Die Fluoreszenz-Mikrolymphographie ist eine mikroskopische Untersuchungsmethode, mit der die Morphologie und in gewissem Umfang auch der Funktionszustand (Permeabilität) der kutanen initialen Lymphgefäße beurteilt werden können.

4.3.3.2 Prinzip

Die Methode beruht auf der physiko-chemischen Eigenschaft großmolekularer Substanzen, nach interstitieller Injektion vorwiegend lymphogen abtransportiert zu werden.

4.3.3.3 Untersuchungstechnik

Die apparative Ausrüstung besteht aus einem Fluoreszenz-Auflichtmikroskop mit dazugehörenden Fluoreszenz-Filtersystemen, einer entsprechenden Lichtquelle (Quecksilber-Hochdrucklampe), einer empfindlichen Videokamera (schwarzweiß) und einem Videorekorder einschließlich Fernsehmonitor (23-24). Untersucht wird meist in Höhe des medialen Malleolus nach subepidermaler Injektion eines speziellen Indikators. Das Injektionsvolumen beträgt 0,01 ml einer 25 %igen Lösung. Benutzt werden dabei eine Mikroliterspritze mit einem Totalvolumen von 0,05 ml und eine spezielle Punktionsnadel mit einem externen Durchmesser von 0,2 mm (25). In die Gegend der zu untersuchenden Hautregion werden mehrere subepidermale Depots gesetzt. Die Ausbreitung des fluoreszierenden Farbstoffs erfolgt vom Depot aus über die benachbarten initialen Lymphgefäße in sämtliche Richtungen (Rete cutaneum superficiale).

Die Dokumentation erfolgt über einen Zeitraum von 60 Minuten unter Benutzung einer Videokamera.

Patientenvorbereitung

Eine spezielle Vorbereitung des Patienten ist nicht erforderlich.

Indikator (lymphpflichtig!)

Zur Darstellung der initialen Lymphgefäße wird der fluoreszierende Farbstoff Fluoresceinisothiocyanat (FITC) an Dextran (Molekulargewicht 150.000 Da) gekoppelt (25). Bei einer gleichzeitigen Beurteilung der transkapillaren Passage kommen zusätzlich Dextrane mit einem Molekulargewicht von 40.000 Da (Doppel-Indikatortechnik) zur Anwendung (26). Eine Beurteilung der initialen Lymphgefäße ist auch mit FITC-Humanalbumin möglich (27).

Untersuchungsablauf

Die Untersuchung erfolgt am liegenden Patienten. Der zu untersuchende Körperabschnitt sollte möglichst bequem auf dem Untersuchungstisch gelagert werden. Bevorzugter Injektionsort ist der Innenknöchel. Subepidermale Injektionen in Zehen, Fußrücken, Unterschenkel, Finger, Handrücken und volaren Unterarm sind ebenfalls möglich.

4.3.3.4 Ergebnisse

Die Diagnose erfolgt aufgrund der nachfolgend aufgeführten Beurteilungskriterien (24, 28):

1. Ausbreitung der fluoreszierenden Substanz. Beim Gesunden färben sich nur wenige Maschen des Netzwerkes an, da der Abfluss in die Tiefe gewährleistet ist. Die Ausbreitungsfläche beträgt 7,8±2,6 mm (Abb. 4.3-7). Ein Wert über 12 mm und der Nachweis dilatierter initialer Lymphgefäße (Abb. 4.3-8) spricht für das Vorliegen eines Lymphödems. Eine vermehrte Ausbreitung findet sich sowohl bei bestimmten Formen von primären und sekundären Lymphödemen, aber auch bei fortgeschrittenen Stadien der chronischen venösen Insuffizienz.

2. Morphologische Veränderungen an den initialen Lymphgefäßen sowie Obliterationen mit Formänderungen und Kaliberdifferenzen. Diese Veränderungen werden bei Patienten mit Milroy-Syndrom, aber auch bei rezidivierenden Erysipelen und schweren Formen der chronischen venösen Insuffizienz beobachtet.

- Primäre postpubertale Lymphödeme zeigen eine vermehrte Ausbreitung von FITC-Dextran in den kutanen initialen Lymphgefäßen bei morphologisch unauffälligen Gefäßstrukturen. Signifikante Veränderungen der Gefäßdurchmesser und Formänderungen des kapillaren Maschenwerkes wurden im Gegensatz zu here-

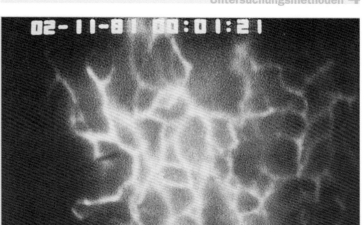

Abb. 4.3-8)
Abnormales Fluoreszenz-Mikrolymphangiogramm bei Lymphödem. Kutane Lymphkapillaren dilatiert.
(Aufnahme: Prof. A. Bollinger, Zürich/Schweiz).

ditären, kongenitalen Lymphödemen (Milroy-Syndrom) nicht beobachtet (24).

- Rezidivierende Erysipele führen zur Obliteration der initialen Lymphgefäße. Folge ist eine teilweise oder vollständig fehlende Darstellung dieser Gefäße.

- Kongenitale Lymphödeme zeigen entweder eine Aplasie der initialen Lymphgefäße im Rete cutaneum superficiale (Typ I) oder eine Dilatation der oberflächlichen Gefäße mit einer vermehrten Ausdehnung des Farbstoffes im superfiziellen Netz (Typ II) (24).

- Bei sekundären Lymphödemen nach Mastektomie war die Ausbreitung der fluoreszierenden Substanz größer als auf der gesunden Seite (29). Morphologische Veränderungen an den initialen Lymphgefäßen fanden sich nicht (30).

- Mikrolymphangiographische Veränderungen bei der chronischen venösen Insuffizienz sind auf Regionen mit trophischen Veränderungen begrenzt, also abhängig vom Stadium der Erkrankung. Eine vermehrte Ausbreitung der fluoreszierenden Substanz, Teilzerstörungen initialer Lymphgefäße und Permeabilitätsstörungen sind die häufigsten Symptome.

- Mit Hilfe der Fluoreszenz-Mikrolymphographie konnte außerdem nachgewiesen werden, dass die initialen Lymphgefäße im Bereich eines Lipödems morphologische Veränderungen in Form von kleinen Aneurysmen aufweisen. Hinweise für eine Lymphabflussbehinderung fanden sich jedoch nicht (31, 32).

- Bei Lymphödemen in Verbindung mit der Fabry'schen Krankheit (Angiokeratoma corporis diffusum) konnten an den initialen Lymphgefäßen erhebliche strukturelle und funktionelle Veränderungen nachgewiesen werden (33).

4.3.3.5 Aussagewert

Die den Patienten wenig belastende Fluoreszenz-Mikrolymphographie erlaubt eine annähernd atraumatische Darstellung initialer Lymphgefäße der Haut (Morphologie). Dadurch wird eine Objektivierung der klinischen Diagnose Lymphödem aber auch Lymphtransportstörungen anderer Ursache möglich (34, 35). Eine Differenzierung der verschiedenen Lymphödemformen gestattet die Methode ebenso wie Rückschlüsse auf die unterschiedliche Entwicklung eines Lymphödems.

Eine modifizierte Fluoreszenz-Mikrolymphographie mit einer doppelten Indikatortechnik gestattet darüber hinaus auch eine Erfassung von Permeabilitätsstörungen. Untersuchungen mit dieser Technik haben gezeigt, dass die Permeabilität der initialen Lymphgefäße bei bestimmten lymphatischen Mikroangiopathien erhöht ist (26).

Druckmessungen in den initialen Lymphgefäßen des Fußrückens zeigten statistisch signifikante Unterschiede zwischen gesunden Kontrollpersonen und Patienten mit primärem Lymphödem. Bei Probanden fanden sich Druckwerte von 6,7 ± 3,8 mmHg im Gegensatz zu den Lymphödempatienten, bei denen die Druckwerte 12,8 ± 5,9 mmHg betrugen. Darüber hinaus wurden rhythmische, respiratorisch synchrone Druckschwankungen bei beiden Gruppen in etwa 41 % beobachtet. Atemunabhängige, niederfrequente spontane Druckschwankungen wurden dagegen bei Lymphödempatienten (70,4 %) häufiger registriert als bei den Kontrollpersonen (41,7 %) (27).

Der Hochdruck in den initialen Lymphgefäßen wird als wichtiger pathophysiologischer Faktor bei der Ödembildung in der Patientengruppe mit primärem Lymphödem angesehen. Als Ursache für Druckerhöhung, gefolgt von einer vermehrten Arbeitsleistung der Lymphgefäße, ist die Abflusserschwerung durch Dysplasie der Lymphkollektoren anzuschuldigen. Es konnte gezeigt werden, dass die lymphatische Hypertonie beim primären Lymphödem durch das Isoprostan 8-Epi-Prostaglandin-F2-alpha reduziert werden kann (33).

Da der hochmolekulare Fluoreszenzfarbstoff lymphpflichtig ist, könnte das Verfahren auch zur Differenzierung von Wunden dienen, die größere Flüssigkeitsmengen sezernieren. Oft ist es schwierig, Serome und Lymphfisteln nach Operationen voneinander zu unterscheiden (36).

4.3.4 Indocyanin-Grün-Fluoreszenz-Lymphographie

4.3.4.1 Definition

Die Indocyanin-Grün-Fluoreszenz-Lymphographie ist ein neues, ambulant durchführbares, risikoarmes Verfahren und dient vorwiegend der Darstellung oberflächlicher Lymphgefäße der Extremitäten (37, 38).

4.3.4.2 Prinzip

Voraussetzung für die Lymphgefäßdarstellung ist der lymphogene Abtransport der fluoreszierenden Substanz nach subkutaner Injektion. Indocyanin-Grün (ICG) ist eine seit Jahren bekannte Substanz und wird nach Literaturangaben beispielsweise zur Funktionsuntersuchung der Leber, Herzzeitvolumenbestimmung und Retina-Angiographie angewendet. ICG absorbiert Licht im nahen Infrarot-Bereich, mit einem Maximum bei 805 nm. Die Anregungswellenlänge von ICG, die eine maximale Fluoreszenz erzeugt, wird mit 765 nm angegeben.

4.3.4.3 Untersuchungstechnik

Nach Injektion von 0,3 ml ICG (0,5 %) in den subkutanen dorsalen Anteil des Fußrückens erfolgt die Registrierung der Verteilung mit Hilfe einer tragbaren Infrarotkamera. Darstellbar sind z.B. die Lymphkollektoren des ventro-medialen Bündels.

Die apparativen Kosten für die ambulant durchführbare Untersuchung sind im Vergleich zur indirekten Lymphographie und Funktions-Lymphszintigraphie niedrig. Neben einem häufig bereits vorhandenen Laptop betragen die Anschaffungskosten für die Fluoreszenzkamera nach Angaben von Unno etwa 350–400 US$. Der Betrag für die verwendete Substanz pro Untersuchung wird mit etwa 10 US$ angegeben. Dies ist ohne Zweifel ein Vorteil gegenüber anderen bildgebenden Untersuchungsverfahren.

4.3.4.4 Ergebnisse

Neben gesunden Personen wurden erst wenige Patienten mit postoperativen sekundären Lymphödemen untersucht (37, 38). Nach der Auswertung erfolgte zum Vergleich eine Gegenüberstellung mit lymphszintigraphischen Befunden der gleichen Patientengruppe. Beim Gesunden lassen sich die Lymphkollektoren des präfaszialen Bündels vom Fuß bis zur Leistenregion darstellen. Patienten mit Lymphödemen zeigten ähnliche Ergebnisse wie sie von der Lymphszintigraphie bekannt sind.

Inzwischen wurde auch über eine erfolgreiche intraoperative Anwendung der ICG-Fluoreszenz-Lymphographie im Zusammenhang mit der Durchführung lymphovenöser Anastomosen berichtet (39). Mit Hilfe der Methode war es außerdem möglich, eine postoperative Lymphfistel des Ductus thoracicus mit Chylothorax exakt zu lokalisieren (40).

Weitere Studien betreffen Untersuchungen zur Funktion der Lymphgefäße. Dabei dürfte die Realtime-Aufzeichnung des Lymphtransportes (Abb. 4.3-9) mit Messungen der Flussgeschwindigkeit, Kontraktionsfrequenz und -Amplitude einzelner Lymphangione besondere Bedeutung erlangen, da hiermit auch die Effektivität der manuellen Lymphdrainage dokumentiert werden kann.

Der Einsatz der Methode erfolgte darüber hinaus auch im Rahmen der Sentinel-Lymphknotendiagnostik bei malignen Tumoren. Ergänzende Literaturangaben über bisherige Untersuchungen mit ICGF finden sich bei *Rasmussen et al.,* 2009 (41).

Die Aussage, dass die Methode das Potenzial hat, bestehende lymphographische Untersuchungsverfahren zu ersetzen (37, 38), muss erst einmal mit Zurückhaltung aufgenommen werden. Zum gegenwärtigen Zeitpunkt gibt es noch keine ausreichende Standardisierung der Untersuchung und die Zahl der untersuchten Patienten ist noch sehr gering. Nachteilig kann auch die Tatsache angesehen werden, dass bei

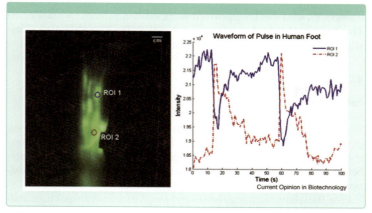

Abb. 4.3-9)
ICG-Lymphtransport mit graphischer Darstellung der Füllungs- und Entleerungsphase je eines Lymphangions.
(Aufnahme: John C. Rasmussen, MD, Houston/TX, USA. Quelle: Rasmussen JC et al. Lymphatic imaging in humans with near-infrared fluorescence. Curr Opin Biotechnol 2009; 20:74-82 (41). Mit freundlicher Genehmigung von Elsevier).

Patienten mit ausgeprägter Adipositas die Wellenlänge der Strahlung nicht mehr ausreicht, subkutane Lymphkollektoren sicher darzustellen.

4.3.5 Funktions-Lymphszintigraphie (Quantitative Lymphszintigraphie)

4.3.5.1 Definition

Die Funktions-Lymphszintigraphie ist ein minimal invasives, risikoarmes nuklearmedizinisches Untersuchungsverfahren, das in erster Linie zur Funktionsdiagnostik des epi- und subfaszialen Lymphgefäßsystems der oberen und unteren Extremitäten eingesetzt wird.

4.3.5.2 Prinzip

Die Untersuchung basiert auf der Tatsache, dass subkutan oder intramuskulär injizierte radioaktiv markierte, kolloidale Stoffe lymphogen abtransportiert und in den nachgeschalteten Lymphknoten gespeichert werden. Es wird die Transportzeit eines solchen radioaktiv markierten Tracers vom Ort der Injektion zu den regionalen Lymphknoten erfasst sowie dessen Aufnahme (Uptake) in den Lymphknoten bestimmt.

4.3.5.3 Untersuchungstechnik

Patientenvorbereitung

Eine spezielle Vorbereitung ist nicht erforderlich. Vor der Untersuchung sollte der Patient jedoch über Einzelheiten des Untersuchungsablaufes, insbesondere die Notwendigkeit der standardisierten körperlichen Belastung sowie aus forensischen Gründen über Strahlenexposition und theoretische Risiken aufgeklärt werden.

Eine Basisuntersuchung, bestehend aus Anamnese, Inspektion, Palpation, Volumenmessung und gegebenenfalls Fotodokumentation, ist zur Vermeidung von Fehlinterpretationen der Untersuchungsergebnisse unerlässlich.

Radiopharmakon

In Deutschland wird fast ausnahmslos mit 99m-Technetium (99m-Tc) markiertes Humanserum-Albumin-Nanokolloid verwendet. Die verabfolgte Radioaktivitätsdosis je Extremität liegt bei Erwachsenen bei 37 MBq in 0,1 ml Volumen. Kostengünstigere alternative Präparate (99m-Tc-Rheniumsulfid) kommen wegen noch unzureichender Standardisierung der Untersuchungsergebnisse nur in Ausnahmefällen zum Einsatz. 99m-Tc markiertes polyklonales Immunglobulin scheint gegenüber Humanserum-Albumin gewisse Vorteile zu haben (27), endgültige Aussagen sind zum gegenwärtigen Zeitpunkt noch nicht möglich.

Untersuchungsablauf

Zur Untersuchung des epifaszialen Lymphgefäßsystems wird der Tracer subkutan interdigital in den Hand- oder Fußrücken, für die nur selten erforderliche Untersuchung des subfaszialen Systems der Beine in die Fußsohlen- oder Wadenmuskulatur injiziert. Unmittelbar nach der Injektion erfolgt die Messung der injizierten Radioaktivitätsdosis mit der Gammakamera. Diese Messung dient als Ausgangsbasis für die spätere Berechnung des Lymphknoten-Uptakes. Zur Erfassung der Ankunftszeit der radioaktiven Substanz (Transportzeit) und deren Speicherung in den regionalen Lymphknoten folgen kontinuierliche

Untersuchungsmethoden 4

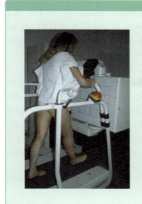

Funktions-Lymph-szintigraphie

Standardisierte Belastung
Laufbandergometer
25 Watt
=
4 km/Std.

Abb. 4.3-10)
Laufbandergometer.

Messungen der Impulsraten über der inguino-pelvinen oder axillaren Region.

Da der Lymphfluss unter Ruhebedingungen extrem langsam ist, muss während der dynamischen Studie eine körperliche Belastung unter standardisierten Bedingungen durchgeführt werden (42). Bei der Untersuchung der Beine hat sich das Gehen auf dem Laufband als optimal erwiesen (Abb. 4.3-10). Andere Formen der Belastung, aktive Belastung mit Fahrradergometer, aktive Fußbewegung oder unkontrolliertes Gehen sowie passive Belastung mit Pedalometer sind weniger zuverlässig (42, 43).

Bei der Untersuchung der Arme erfolgt die Untersuchung am liegenden Patienten. Belastet wird durch metronomgesteuerten rhythmischen Faustschluss, wobei das Ausmaß der Fingerbewegung durch rhythmisches Umgreifen einer Kugel standardisiert werden kann.

Eine Stimulierung des Lymphgefäßsystems lässt sich auch durch lokale Wärmeanwendung erreichen (44) die Methode kommt jedoch zur Funktionsdiagnostik nicht zum Einsatz.

Nach der dynamischen Studie erfolgt die statische Studie in der Regel als Ganzkörperszintigraphie am liegenden Patienten. Für die Berechnung des Lymphknoten-Uptakes wird anschließend bei der Untersuchung der Arme eine Lymphknotentiefenbestimmung mit der Single Photon Emission Computed Tomography (SPECT) durchgeführt. Bei der Untersuchung der Beine kann neuerdings durch Einsatz eines mathematisch-statistischen Verfahrens („BMI-Korrekturformel") häufig auf die SPECT verzichtet und der Untersuchungsablauf erheblich vereinfacht und verkürzt werden (45).

Im europäischen Raum werden immer noch mehrere, technisch unterschiedliche szintigraphische Untersuchungsverfahren zur Funktionsbeurteilung peripherer Lymphstromgebiete angeboten (9, 10, 46, 47). Als Basis für die diagnostische Beurteilung wird in Deutschland vorwiegend der Lymphknoten-Uptake in Prozent, 60 Minuten nach Tracerinjektion, verwendet (48). Bei fehlender oder ungenügender Standardisierung des gesamten Untersuchungsablaufes ist ein Vergleich der Ergebnisse äußerst schwierig.

4.3.5.4 Ergebnisse

Normales quantitatives Lymphszintigramm: Unter der Voraussetzung einer standardisierten Ergometer-Belastung mit 25 Watt werden bei gesunden unteren Extremitäten Ankunftszeiten bis fünf Minuten gemessen.

Die Lymphknoten-Uptake-Werte sind methodenabhängig. Bei der standardisierten Belastung (60 Minuten) liegt bei den Beinen der Normalbereich des Lymphknoten-Uptakes zwischen 16,2 % und 43,1 %, der Graubereich zwischen 13,8 % und 16,2 % und der Uptake bei Lymphödemen unter 13,8 % (45).

Bei Verwendung einer kürzeren Belastung (30 Minuten Laufbandergometer) liegen die Lymphknoten-Uptake-Werte zwischen 8,39 % und 22,05 %. Für die Grauzone wurden Werte zwischen 7,48 % 8,39 % ermittelt. Lymphknoten-Uptakes unterhalb 7,48 % sprechen für ein Lymphödem (Brauer WJ, unveröffentlichte Ergebnisse).

Bei den Armen überlappen sich die Messbereiche für Normalkollektive und Lymphödeme geringfügig; der Normalbereich des Lymphknoten-Uptakes liegt zwischen 5,1 % und 17,4 % (10. und 90. Percentil, n = 28) und der Uptake bei Lymphödemen unter 5,3 % (90. Percentil, n = 27) (Brauer WJ, nicht veröffentlichte Ergebnisse).

Eine wesentliche altersabhängige Abnahme der Uptake-Werte und damit des Lymphtransportes ist nicht nachweisbar (49). Hochnormale Werte deuten auf eine kompensatorische Mehrleistung des Lymphgefäßsystems hin. Eine solche Konstellation wurde bisher bei der chronischen venösen Insuffizienz, bei idiopathisch zyklischen Ödemen und bei Lipödemen gesehen (49).

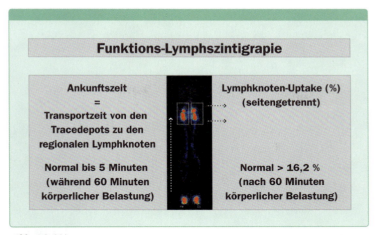

Abb. 4.3-11)
Parameter zur Funktionsbeurteilung des Lymphgefäßsystems der unteren Extremitäten.

Normales qualitatives Lymphszintigramm: Lymphkollektoren stellen sich als bandartige Radioaktivitätsanreicherungen dar. Aussagen über die Zahl der Lymphgefäße und deren Lumenweite sind nicht möglich. Eine Speicherung des Radiopharmakons in Lymphknoten führt zu fokalen Radioaktivitätsanreicherungen unterschiedlicher Größe und Intensität. Eine Beurteilung der Lymphknotengröße und Lymphknotenstruktur gestattet diese Methode allerdings nicht (Abb. 4.3-11).

Abnormales quantitatives Lymphszintigramm: Primäre und sekundäre Lymphödeme sowie deren Kombinationsformen zeigen erniedrigte Lymphknoten-Uptake-Werte; je nach Ausprägung sind die Ankunftszeiten verlängert, normale Ankunftszeiten schließen jedoch ein Lymphödem nicht aus. Beim Lipödem ist es erforderlich, bei der Interpretation der Uptake-Werte das Alter der Patientin zu berücksichtigen, da die Uptake-Werte bei jungen Lipödem-Patientinnen auch dann im Normbereich liegen können, wenn der Lymphtransportes eingeschränkt ist oder es zu einem Übergang in ein Lipo-Lymphödem gekommen ist (49).

Abnormales qualitatives Lymphszintigramm: Bedingt durch den reduzierten Transport des radioaktiven Tracers sind beim Lymphödem Lymphkollektoren und Lymphknoten der betroffenen Extremitäten weniger deutlich abgrenzbar als unter normalen Bedingungen. Bei aus-

4 Untersuchungsmethoden

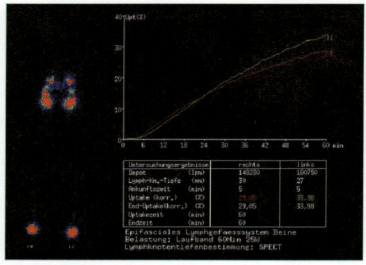

Abb. 4.3-12)
Normales statisches (linker Bildteil) und dynamisches Lymphszintigramm (rechter Bildteil).

geprägten chronischen Lymphödemformen gelingt die szintigraphische Darstellung von Lymphkollektoren und Lymphknoten in der Regel nicht (Abb. 4.3-12 bis 4.3-14).

Atypische Kollektorverläufe und Kollateralgefäße sind nach traumatischer Kollektorschädigung und bei anderen Abflusshindernissen zu beobachten.

Lokalisierte oder generalisierte flächige Anreicherungen des Radiopharmakons sind Ausdruck eines „dermal backflow", bedingt durch eine Abfluss-Störung und Klappeninsuffizienz.

Fokale Mehranreicherungen können Ausdruck von Lymphozelen oder Lymphzysten sein.

Die Untersuchung des subfaszialen Lymphgefäßsystems ist nicht standardisiert, die Zuverlässigkeit der intramuskulären Tracer-Applikation in die Fußsohlenmuskulatur ist eingeschränkt; die Zwei-Kompartimente-Lymphszintigraphie (50-52) hat sich nicht etablieren können.

Untersuchungsmethoden 4

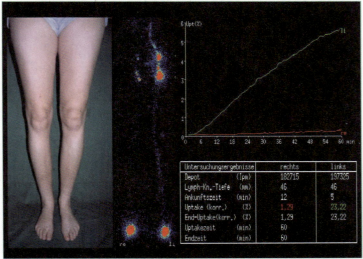

Abb. 4.3-13)
Funktions-Lymphszintigraphie und statische Szintigraphie des epifaszialen Lymphgefäßsystems der Beine. Lymphödem des rechten Beines mit verlängerter Transportzeit und erniedrigtem schwächungskorrigiertem inguino-iliakalem Lymphknoten-Uptake in der Funktions-Lymphszintigraphie sowie rarefizierter Lymphknotendarstellung und fehlender Aktivitätsbelegung in den Kollektoren in der statischen Szintigraphie. Normalbefund des linken Beines.

4.3.5.5 Nebenerscheinungen/Kontraindikationen

Die Untersuchung ist in der Gravidität kontraindiziert. In der Stillphase muss die Milch drei Tage abgepumpt und verworfen werden. Über unerwünschte Begleitreaktionen bei lymphszintigraphischen Untersuchungen nach Applikation von 99m-Tc-Humanserum-Nanokolloid gibt es bis auf eine Spätreaktion bei einem hyperergischen Patienten (eigene Beobachtung) keine Hinweise.

4.3.5.6 Indikationen

Die Funktionslymphszintigraphie wird zur Funktionsbeurteilung des peripheren Lymphgefäßsystems eingesetzt (Tab. 4.3-5). Relevante Aussagen über morphologische Veränderungen an Lymphgefäßen und Lymphknoten sind mangels ausreichender Detailerkennbarkeit nur eingeschränkt möglich.

4 Untersuchungsmethoden

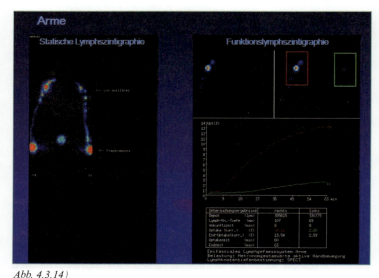

Abb. 4.3.14)
Funktions-Lymphszintigraphie und statische Szintigraphie des epifaszialen Lymphgefäßsystems der Arme. Lymphödem des linken Armes mit gering verlängerter Transportzeit und erheblich erniedrigtem axillarem schwächungskorrigiertem Lymphknoten-Uptake in der Funktions-Lymphszintigraphie. In der statischen Szintigraphie erscheint die Lymphknotendarstellung allerdings nur gering rarefiziert; dieser Effekt ist durch die geringere Schwächung der Strahlung bei geringerem Lymphknoten-Kutis-Abstand links (69 mm) gegenüber rechts (107 mm) verursacht. Normalbefund des rechten Armes.

Hauptanwendungsgebiete der Methode sind primäre und sekundäre Lymphödeme im subklinischen Stadium (Stadium Ia) und im klinischen Stadium I (spontane Reversibilität) sowie bei Extremitätenschwellungen unklarer Genese. Ein Lymphödem im Stadium II oder III benötigt in der Regel keine Abklärung durch die quantitative Lymphszintigraphie.

Bei mikrochirurgischen Eingriffen am Lymphgefäßsystem gehört die qualitative und quantitative Lymphszintigraphie zur prä- und posttherapeutischen Standarddiagnostik. Die Methode wird außerdem bei der Planung plastischer chirurgischer Eingriffe an Extremitäten mit Lymphödem eingesetzt.

Untersuchungsmethoden 4

- Objektivierung Lymphödem (Frühform)

- Funktionsbeurteilung (Schweregradeinteilung)

- Beurteilung Therapieeffekt

- prä- und postoperative Untersuchung bei
  1. Lymphgefäßtransplantation
  2. lympho-venösen Operationen

- Erfassung iatrogener Schäden

- Klärung versicherungsrechtlicher Fragen

Tab. 4.3-5)
Indikationen zur Funktions-Lymphszintigraphie bei primären und sekundären
Lymphödemen der Extremitäten.

Auch die Befundobjektivierung bei oder nach einer physikalischen Entstauungsbehandlung kann mit der Funktionslymphszintigraphie erfolgen (47, 53).

4.3.5.7 Aussagewert

Lymphszintigraphische Untersuchungen dienen in erster Linie der Beurteilung des epifaszialen Lymphtransportes in den Extremitäten. Schwerpunkt der Funktions-Lymphszintigraphie ist die quantitative Bewertung des Lymphtransportes in den Extremitäten und die Bestimmung der Restfunktion eines geschädigten Lymphgefäßsystems.

Zur Differentialdiagnostik primärer und sekundärer Lymphödeme und deren Kombinationsformen kann die Funktions-Lymphszintigraphie wichtige ergänzende Informationen liefern.

Ein normales quantitatives und qualitatives Lymphszintigramm schließt eine lymphogene Ursache einer bestehenden Extremitätenschwellung mit einer Wahrscheinlichkeit von mehr als 90 % aus (54).

Abnormale lymphszintigraphische Ergebnisse sind Ausdruck einer primären oder sekundären Schädigung des Lymphgefäßsytems. Da eine szintigraphische Differenzierung der verschiedenen Ödemformen nicht möglich ist, benötigt man für die Interpretation die Einbeziehung der anamnestischen Angaben und der Ergebnisse der klinischen Basisuntersuchung.

Diskrepante lymphszintigraphische Befunde können verschiedene Ursachen haben. Nicht berücksichtigte anatomische Varianten und die Unkenntnis von Vorschäden des Lymphgefäßsystems sind häufige Gründe für Fehlinterpretationen. Transportstörungen können dadurch vorgetäuscht werden, dass zwischengeschaltete popliteale oder kubitale Lymphknoten den Tracer-Transport zur Messregion verzögern. Diese Befunde lassen sich mit der statischen Szintigraphie erfassen. Die Darstellung der poplitealen Lymphknoten kann jedoch auch auf eine akzidentelle subfasziale Tracer-Applikation hinweisen.

Bei phlebologischen Erkrankungen ist zu beachten, dass beim postthrombotischen Syndrom der subfasziale Lymphtransport erniedrigt ist, jedoch bei der chronischen venösen Insuffizienz Stadium II und III als Folge einer kompensatorischen Erhöhung des Lymphtransportes erhöhte Uptake-Werte über den inguino-iliakalen Lymphknoten gemessen werden können (39, 40). Ebenso werden bei jungen Patientinnen mit Lipödem und gelegentlich bei jungen Lipo-Lymphödem-Patientinnen erhöhte oder hochnormale Uptake-Werte gefunden (49).

Die größte Fehlerquelle liegt in fehlerhafter Untersuchungstechnik (43). Akzidentelle Injektion in ein Lymphgefäß, intravenöse oder subfasziale wie auch die intradermale Tracer-Applikation können zu falschen Uptake-Werten führen. Auch eine ungenügende körperliche Belastung während der Untersuchung kann zu Fehleinschätzungen führen. Es konnte nachgewiesen werden, dass die sonographische Tiefenbestimmung der Lymphknoten zur Schwächungskorrektur bei der Uptake-Bestimmung Ungenauigkeiten aufweist. Vergleichsuntersuchungen mit der genaueren aber aufwändigen Lymphknotentiefenbestimmung mit der SPECT (Single Photon Emission Computed Tomography) haben Differenzen der schwächungskorrigierten Uptake-Werte bis über 50 % ergeben. Der häufig geübte Verzicht auf eine Schwächungskorrektur ist ein methodischer und unsystematischer weil exponentieller Fehler, der in seinem Ausmaß erheblich wechselt. Eine Lymphszintigraphie ohne Schwächungskorrektur ist keine quantitative Untersuchung (42, 55).

Um Fehlinterpretationen zu vermeiden und vergleichbare Untersuchungsergebnisse sowie eine optimale Prozessqualität zu erreichen, ist eine Standardisierung sämtlicher Untersuchungsabschnitte erforderlich:

Untersuchungsmethoden 4

- Injektionsort, -dosis und -volumen,
- Aufnahmeparameter,
- Messbereiche,
- körperliche Belastung,
- Schwächungskorrektur,
- Halbwertszeitkorrektur,
- statische Lymphszintigraphie,
- Erfassung der Funktionsparameter Transportzeit und des Lymphknoten-Uptakes.

Obwohl sich die Lymphszintigraphie weltweit als aussagefähige Methode in der Lymphödemdiagnostik durchgesetzt hat, dürfen die Grenzen der Methode nicht übersehen werden. Probleme in der Durchführung können bei nicht kooperationsfähigen Patienten entstehen. Insbesondere bei der Untersuchung der Arme, bei der die Durchführung der standardisierten Belastung von der Motivation der Patienten abhängig ist, sind nicht immer optimale Untersuchungsergebnisse zu erreichen. Ein Verzicht auf die Erfassung der Transportzeiten oder einer standardisierten Belastung während der Untersuchung oder auf die Schwächungskorrektur bei der Lymphknoten-Uptake-Berechnung kann zu ungenauen oder falschen Ergebnissen führen. Bei der Beschränkung auf die Clearance-Rate des Injektionsdepots oder Backflow-Bereiches als einzigen diagnostischen Parameter sind nur eingeschränkte diagnostische Aussagen möglich.

Die Diagnose und Differenzialdiagnose von klinisch manifesten Lymphödemen lässt sich in der Regel mit einfachen klinischen Methoden, mit Anamnese, Inspektion und Palpation zuverlässig stellen. Frühformen, Kombinationsformen, Grenzbefunde, aber auch artifizielle Lymphödeme können allerdings diagnostische Probleme aufwerfen. In diesen Fällen kann die Funktions-Lymphszintigraphie, gegebenenfalls ergänzt durch die indirekte Lymphangiographie, einen oft entscheidenden Beitrag zur Diagnostik leisten. Kombiniert eingesetzt gestatten diese beiden Methoden außerdem eine Quantifizierung der lymphogenen Schädigung (Schweregrad) und eine Einteilung der Lymphödeme nach morphologischen Gesichtspunkten (56, 57).

Die mittels objektiver Messdaten gesicherte Diagnose eines Lymphödems ist beweisend bei der Beantragung einer Langzeitbehandlung bei den Krankenkassen durch den Hausarzt und erleichtert so die Verordnung einer adäquaten Therapie.

4.3.6 Kapillarszintigraphie

Es handelt sich hierbei um eine Methode zur Erfassung von Ödemformen auf der Basis von Permeabilitätsstörungen der kapillaren Gefäßwand (Synonym: 99m-Technetium-Albumin-Test, Landis-Test).

Prinzip

Messung der extravasalen Retention radioaktiv markierter Albuminpartikel nach transkapillärer Migration im Anschluss an eine intravenöse Injektion und nachfolgende Stauung der zu untersuchenden Extremität.

Aussagewert

Der Nachweis einer Retention (99m-Technetium-Albumin) von mehr als 8 % nach Lösung einer Stauung (80 mmHg) proximal der Messregion wird als abnormal angesehen. Nach Literaturangaben (58) kann der bisher bei 420 Ödempatienten und 100 gesunden Frauen durchgeführte Test zur Bestätigung folgender Erkrankungen eingesetzt werden:

- idiopathisch-zyklisches Ödem,
- Mikroangiopathie bei Diabetes.

Eigene Untersuchungen bei 40 Patienten mit Extremitätenödemen unklarer Genese und idiopathisch-zyklischen Ödemen ergaben bisher keine zuverlässigen Werte. Die Ergebnisse waren außerdem manipulierbar. Neuere Publikationen liegen nicht vor.

4.3.7 Sonographie

Prinzip

Das bildgebende Prinzip der Sonographie beruht auf Änderungen der Schwächung von Hochfrequenzschallwellen in Körpergeweben und ihrer Reflexion an Gewebe- und Organgrenzschichten.

Aussagewert

Die Sonographie als morphologisches Untersuchungsverfahren bleibt speziellen Fragestellungen vorbehalten. Lymphgefäße lassen sich auch unter Einsatz der farbcodierten Duplexsonographie und des Powermode nicht zuverlässig erkennen. Für die Diagnostik der Lymphtransportstörungen und des Lymphödems ist die Sonographie mangels Standardisierung nicht geeignet. In einer Vergleichsstudie zwischen

Untersuchungsmethoden 4

Sonographie, nuklearmedizinischer Funktionsdiagnostik und klinischer Diagnostik mit verblindeter Auswertung konnte nachgewiesen werden, dass selbst klinisch und nuklearmedizinisch eindeutige Lymphödeme sonographisch teilweise nicht zuverlässig zu erkennen sind (59).

Häufig findet sich bei Ödemen lediglich eine feindisperse Dichtezunahme, dann wenn die Distanz der Impedanzsprünge unter der Pulslänge und des Auflösungsvermögens des Ultraschalls liegt. Zusätzliche liquide Strukturen sind erst zu sehen, wenn die Weite der liquiden Bezirke im Interstitium über dem frequenzabhängigen Auflösungsvermögen der Sonographie liegt. Für die Differenzierung von Erysipelen und Fasciitiden sowie bei lymphologisch-phlebologischen Fragestellungen ist die Sonographie dagegen ein unverzichtbares Verfahren.

Theoretisch wäre es möglich, Lymphgefäße mit einem Durchmesser von etwa 1-2 mm sonographisch zu erfassen. Eine differenzialdiagnostische Abgrenzung von englumigen Arterien, Venen und anderen tubulären Strukturen ähnlicher Größenordnung wird als äußerst schwierig angesehen. Da die erwähnten Lymphgefäßlumina unter Normalbedingungen und bei bestimmten Ödemformen nicht angetroffen werden, ist der Einsatz der Sonographie zur Lymphgefäßbeurteilung, auch bei Optimierung der Technik, zum gegenwärtigen Zeitpunkt wenig erfolgversprechend. Lymphgefäßerweiterungen mit einem Durchmesser vom mehr als 3 mm, beispielsweise bei der Filariasis, sind allerdings sonographisch darstellbar (60).

Lymphozelen und lymphangiomatöse Veränderungen lassen sich je nach Lokalisation und Größe mehr oder weniger gut abgrenzen (61, 62).

Auch Schulterbeschwerden, bedingt durch Muskel und Kapselverletzungen als Folge posttherapeutischer Armlymphödeme, können sonographisch abgeklärt werden (63).

Bei Verdacht auf das Vorliegen einer lymphostatischen Enteropathie ist die Abdominalsonographie neben CT und MRT diagnostisches Mittel der Wahl. Mit ihr gelingt in der Regel die Darstellung des Lymphödems der Dünndarmwand mit entsprechender Wandverdickung und der Nachweis und die Quantifizierung des meist begleitenden chylösen Aszites oder auch von Pleuraergüssen.

Empfohlen wird der Einsatz der hochauflösenden Ultraschalluntersuchung zur Objektivierung einer skrotalen Filariasis (64-66). Die Untersuchung wird auch bei Frauen zur Lokalisation von Filariennestern empfohlen (65).

4 Untersuchungsmethoden

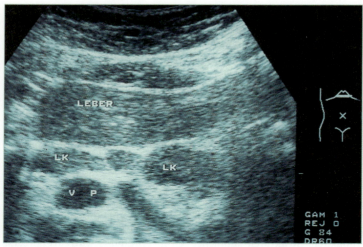

Abb. 4.3-15)
Sonogramm bei Non-Hodgkin-Lymphom. Vergrößerte Lymphknoten in der Leberpforte. (Lk = Lymphknoten, VP = Vena portae).
(Aufnahme: Dr. W. J. Brauer, Emmendingen).

Nach Literaturangaben ist die Methode für posttherapeutische Kontrolluntersuchungen bei der lymphostatischen Filariasis ebenfalls geeignet (67).

Bei der Diagnostik von Lymphknotenerkrankungen steht die risikolose Sonographie wegen ihrer Verfügbarkeit an erster Stelle. Die Aussagefähigkeit ist bei mediastinalen, retroperitonealen und pelvinen Lokalisationen allerdings begrenzt, da hier noch keine sichere Beurteilung der Lymphknotenmorphologie möglich ist und sich normal große Lymphknoten häufig dem Nachweis entziehen. Zervikale Lymphknotenmetastasen bei Tumoren im Kopf Halsbereich sind wesentlich besser erfassbar (68, 69). Für Ösophaguskarzinome wird die Treffsicherheit bei der Differenzierung von malignen gegenüber benignen Lymphknoten mit 89–94 % angegeben (70).

In der Lymphologie liegt demnach die Bedeutung der Ultraschalluntersuchung zum gegenwärtigen Zeitpunkt in der nicht invasiven Darstellung vergrößerter Lymphknoten (Abb. 4.3-15). Eine Differenzialdiagnose zwischen benignen und malignen Lymphknotenerkrankungen ist jedoch immer noch problematisch. Zur Verbesserung der Aus-

Untersuchungsmethoden 4

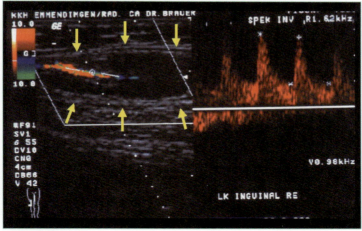

Abb. 4.3-16)
Farbkodierte Duplexsonographie eines inguinalen Lymphknotens (Pfeilmarkierung) mit unauffälligem Gefäßverlauf.
(Aufnahme: Dr. W. J. Brauer, Emmendingen).

sagefähigkeit wird die Anwendung von hochauflösenden Schallköpfen empfohlen (71).

Untersuchungen mit der farbkodierten Duplexsonographie (Abb. 4.3-16 und 4.3-17) haben gezeigt, dass in oberflächennahen Lymphknoten Perfusionsänderungen erfasst und zur Dignitätsbeurteilung von intranodulären Veränderungen verwendet werden können (72, 73). Klinisch bekannte subjektive Malignitätskriterien wie Größenzunahme, geringe Echogenität, Strukturveränderungen, Konturunschärfe und Perfusionsveränderungen lassen sich also mit Hilfe der Ultraschalluntersuchung quantitativ zur Differenzialdiagnose von Lymphknotenveränderungen verwenden. Die Zuordnung zu den Gruppen reaktiver Lymphknoten, Lymphknotenmetastasen und malignes Lymphom gelang in 72 % der untersuchten Lymphknoten (72). Aufgrund aktueller Ergebnisse liegt die Treffsicherheit der farbkodierten Duplexsonographie um 11 % (Sensitivität 95 %, Spezifität 85 %) höher als bei den Referenzmethoden CT 74 %, MRT 72 % (Sensitivität 73 %, Spezifität 74 %) und Sonographie (88 %) (Sensitivität 96 %, Spezifität 77 %) (74).

4 Untersuchungsmethoden

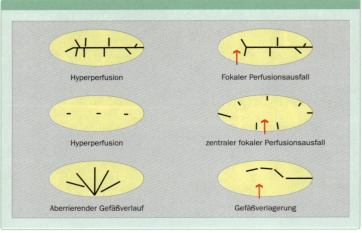

Abb. 4.3-17)
Farbkodierte Duplexsonographie. Schematische Darstellung unterschiedlicher Perfusionsmuster.
(Nach Angaben von Tschammler et al., 1998 (60)).

Die Sonographie mit einer abgestuften Weichteildiagnostik unter Verwendung hoher Schallfrequenzen ist darüber hinaus geeignet, die Qualität einer Weichteilschwellung zu erfassen (74) und möglicherweise zu differenzieren (76, 77).

Erste Untersuchungsergebnisse in dieser Richtung bestätigen diese Auffassung. Unter Verwendung von 10- und 13-MHz-Ultraschallsonden wurden beispielsweise Untersuchungen der prätibialen Region bei Patienten mit Myxödemen durchgeführt und die Ergebnisse mit denen von normalen Extremitäten verglichen. Sonographisch konnte in 76 % eine Hautverdickung nachgewiesen werden. Der Unterschied gegenüber den Kontrollpersonen war statistisch signifikant. Die Autoren kommen zu dem Schluss, dass sich sonographisch prätibiale Hautveränderungen bei Patienten mit autoimmunbedingten Schilddrüsenerkrankungen auch bereits vor der klinischen Manifestation nachweisen lassen (78).

Indikationen bei Lymphödempatientinnen, ergeben sich vorwiegend bei der Differenzierung von lokalen Schwellungen, der Frage nach Lymphzysten und Lymphozelen sowie in der Lymphknotendiagnostik, außerdem bei der Differenzierung von Erysipelen und der Fasciitis.

Untersuchungsmethoden 4

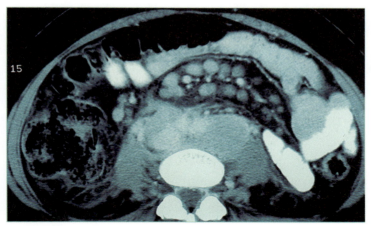

Abb. 4.3-18)
Computer-Tomogramm: Ausgeprägte lumbale Lymphknotenvergrößerungen bei Non-Hodgkin-Lymphom. Verdrängung von Darmanteilen, Ventralverlagerung der Aorta und Erweiterung der Nierenbecken als Folge einer Abflussbehinderung.
(Aufnahme: Dr. J. W. Brauer, Emmendingen).

Als wesentlicher Vorteil der farbkodierten Duplexsonographie gegenüber der alleinigen Darstellung der Subkutis im sonographischen B-Bild wird die Möglichkeit angesehen, durch die Farbkodierung Blutgefäße von anderen echolosen oder echoarmen Strukturen differenzieren zu können (79, 80). Allerdings ist die Detektion des Blutflusses bei kleinen Blutgefäßen mit langsamen Flow selbst bei High-End-Ultraschallgeräten limitiert.

4.3.8 Computer-Tomographie

Definition

Es handelt sich hierbei um ein röntgenologisches Schnittbildverfahren. Die Bildgebung erfolgt durch unterschiedliche Abschwächung eines fein ausgeblendeten, fächerförmigen Röntgenstrahls im Gewebe. Die Messung der Abschwächung wird mit Hilfe von Detektoren durchgeführt, die in einem Bogensegment angeordnet sind. Durch rasche Drehung von Röntgenröhre und Detektorkranz um die Längsachse des

4 Untersuchungsmethoden

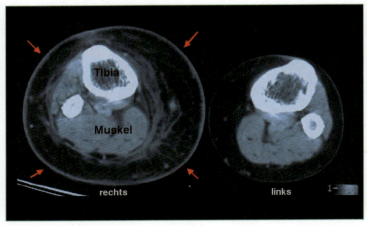

Abb. 4.3-19)
Computer-Tomogramm Unterschenkel: chronisches Lymphödem Stadium II rechtes Bein. Deutliche Verdickung der Kutis, verstärkte netzförmige subkutane Strukturen als Ausdruck einer Fibrose.
(Aufnahme: Dr. J. W. Brauer, Emmendingen).

Patienten werden zahlreiche Schwächungsprofile ermittelt, aus denen rechnerisch ein Querschnittsbild rekonstruiert wird.

Aussagewert

Für eine Lymphgefäßdiagnostik reicht das räumliche Auflösungsvermögen leider nicht aus. Lymphkollektoren sind im Nativ-Computer-Tomogramm von kleinen Venen oder Arterien nicht zu unterscheiden. Nach intralymphatischer Infusion öliger Kontrastmittel (direkte Lymphographie) können Lymphgefäße zwar identifiziert werden, wegen des zu großen Aufwandes und des Risikos für den Patienten ist diese Art der Kontrastmitteluntersuchung für die Routineanwendung jedoch nicht geeignet. Auch in Verbindung mit der indirekten Lymphangiographie (wasserlösliches Kontrastmittel) können mit der Computer-Tomographie keine aussagefähigen Darstellungen von Lymphgefäßen erzielt werden.

Ähnlich verhält es sich bei der Lymphknotendiagnostik. Normalgroße abdomino-pelvine Lymphknoten sind zum Teil kaum von benachbarten Weichteilstrukturen abzugrenzen. Für eine Diagnostik der meist hypoplastischen Lymphknoten bei primären Lymphödemen ist die Computer-Tomographie nicht geeignet. Zur Vermeidung von Fehlinterpretationen wird die zusätzliche Anwendung von Kontrastmitteln empfohlen (81). Trotzdem stehen Erfassung und Beurteilung normal großer Lymphknoten auf sehr unsicheren Füßen. Im Zusammenhang mit einem Lymphknoten-Staging bei Morbus Hodgkin und Non-Hodgkin-Lymphomen wird für den Abdominalbereich eine Sensitivität von 65–86 % und eine Spezifität von 75–93 % angegeben.

Die Anwendung der Computer-Tomographie beschränkt sich bei den Lymphödemen auf eine Abklärung der durch Malignome bedingten sekundären Formen. Die Suche nach metastatisch vergrößerten Lymphknoten (Abb. 4.3-18), Weichteilmetastasen und anderen Raumforderungen steht hierbei im Vordergrund. Abdominale Lymphknoten können als vergrößert angesehen werden, wenn der Querdurchmesser eine bestimmte Größe übersteigt (retrokrural >6, lumbal >10, pelvin >15 mm) (82). Nachteilig wirkt sich allerdings aus, dass eine Beurteilung der Lymphknotenstruktur wie bei der direkten Lymphographie mit öligem Kontrastmittel nicht möglich ist. Lymphknotenvergrößerungen sind auch bei dieser Erkrankungsgruppe das einzige diagnostische Kriterium. Deshalb bereiten differenzialdiagnostische Aussagen noch erhebliche Schwierigkeiten. Eine exakte Abgrenzung bösartiger gegenüber gutartigen Lymphknotenvergrößerungen ist bis heute nicht möglich.

Die diagnostische Bedeutung der Computer-Tomographie ist bei lymphostatischen Ödemen als gering einzuschätzen. Epi- und subfasziale Flüssigkeitsverteilungen lassen sich zwar erfassen und genau lokalisieren. Auch eine Differenzierung von Weichteilstrukturen (Abb. 4.3-19) und die Beurteilung der Volumenzunahme des subkutanen Gewebes ist möglich (83–85). Ebenfalls scheint die Unterscheidung zwischen Lymphödem, Lipödem und tiefer Venenthrombose aufgrund typischer Merkmale in einem sehr hohen Prozentsatz zu gelingen. Sensitivität und Spezifität werden für die genannten Erkrankungen mit 91 % und 100 % angegeben (86). Da eine Unterscheidung jedoch in den meisten Fällen bereits aufgrund der Basisdiagnostik möglich ist, kann auf einen routinemäßigen Einsatz der Computer-Tomographie verzichtet werden. Wenn überhaupt erforderlich, sollte der Einsatz bildgebender Untersuchungsverfahren nach einem Stufenplan erfolgen. Dabei steht bei der Abklärung lymphostatischer Ödeme die standardisierte Funktions-Lymphszintigraphie und bei Verdacht auf eine venöse Ursache die Dopplersonographie im Vordergrund.

4.3.9 Magnetresonanz-Tomographie des Lymphsystems

R. Weissleder

4.3.9.1 Definition

Bei der Kernspin-Tomographie oder Magnetresonanz-Tomographie (MRT) handelt es sich um eine Methode, bei der unter Einwirkung eines statischen Magnetfeldes nicht invasiv Bilder erzeugt werden, die die Verteilung von Wasserstoffkernen (Protonen) im Körper widerspiegeln. Sofort nach Lagerung des Körpers in ein Magnetfeld passen sich die Protonenspins dem Magnetfeld an. Gepulste Hochfrequenzstrahlung wird dann benutzt, um die Protonen aus ihrer angepassten Richtung zu bringen. Die Rückkehr der Protonen in longitudinale (T1) und transversale (T2) Ebenen wird gemessen. Frequenz und Phasenkodierung erlauben die Darstellung anatomischer Strukturen mit hoher Auflösung. Durch Änderung der aufnahmetechnischen Parameter lassen sich unterschiedliche physiologische Informationen erhalten.

Die Methode verzichtet auf Röntgenstrahlen. Bildqualität und Aussagefähigkeit sind vergleichbar, zum Teil auch besser als bei der Computer-Tomographie, besonders im Bereich des zentralen Nervensystems und in Weichteilen. Die MRT-Aufnahmen zeigen höhere Kontrastunterschiede zwischen gesundem und entzündlich verändertem Gewebe (chronisches Lymphödem). Ein zusätzlicher Vorteil ist, dass alle Schichtebenen direkt verfügbar sind. Im Gegensatz dazu müssen bei der konventionellen Röntgen- und Computer-Tomographie normalerweise axial oder spiralförmig Aufnahmen umformatiert werden. Kürzlich haben eine Reihe von Hardware- und Softwareentwicklungen und Entwicklungen bei der Impulsfolge zu zusätzlichen Fortschritten in der anatomischen und funktionalen Bildgebung geführt.

4.3.9.2 MRT beim Lymphödem

Infolge ihres überlegenen Gewebekontrastes ermöglicht die MR-Bildgebung auch eine sensitive und spezifische Diagnostik von ödematösen Weichteilveränderungen einschließlich der Haut (87). Zum gegenwärtigen Zeitpunkt gibt es zwei verschiedene MRT Techniken, um Veränderungen, die mit einem Lymphödem einhergehen, sichtbar zu machen (88). Bei der ersten Technik werden stark T2-gewichtete Sequenzen (z.B. SSFSE) ohne Verwendung eines Kontrastmittels gewonnen. Die Aufnahmen werden als Abbildungen von Maximum-Intensität-Projektionen (MIP) wiedergegeben, ähnlich wie bei der Kernspin-Angiographie. Bei der zweiten Technik wird paramagnetisches Gadolinium (d.h. Gadobenat, Gd-BOPTA) in Verbindung mit einem Lokalanästhetikum intrakutan (1 ml pro Depot x 4) in den Fuß gespritzt (88, 89). Dabei erhält man dreidimensionale T1-gewichtete Gradienten-Echo-Sequenzen. Eine kürzlich publizierte Vergleichsstudie kommt zu dem Schluss, dass die T2W-Technik eine größere Sensitivität und die T1-gewichtete Technik ein besseres räumliches Auflösungsvermögen sowie anatomische Aufzeichnung von Abweichungen (90) aufweist.

MRT-Befunde bei Lymphödemen sind vergleichbar mit denen von indirekten Lymphangiographien, welche ein Perlschnur ähnliches Erscheinungsbild der Lymphkollektoren zeigen. Daneben sind und erweiterte Lymphgefäße, Regionen mit angereicherter Flüssigkeit sowie wabenähnliche Strukturen nachweisbar (87, 91-93). Letztere sind höchst wahrscheinlich durch Wassereinlagerungen im subkutanen Fettgewebe des Interstitiums bedingt (91). Im Gegensatz zum Lymphödem findet sich beim Lipödem lediglich eine normale Septierung des Fettgewebes. Seit kurzem wird die MRT-Technik mit Kontrastmitteln auch dazu verwendet, um Informationen über die Funktion des Lymphgefäßsystems einschließlich der Kinetik des Lymphflusses und dem Zeitpunkt der Visualisierung lokaler Lymphknoten zu erhalten (88).

4.3.9.3 Lymphotrope Nanopartikel für MRT

Ein sehr bedeutender Fortschritt bei der Diagnose von Lymphknotenabnormalitäten erfolgte durch die Einführung magnetischer Nanopartikel, die sich nach intravenöser Injektion in den Makrophagen der Lymphknoten anreichern (Abb. 4.3-20). Insbesondere die Verbindung mit dem Namen „monocrystalline iron oxide nanoparticles" (MION) (94-97) und die entsprechende kommerzielle Substanz (Ferumoxtran-10; Combidex®, Advanced Magnetics, Cambridge, MA and Sinerem®, Laboratoire Guerbet, Aulnay sous Bois, France) haben in zahlreichen klinischen Studien die hohe Zuverlässigkeit dieser Methode bewiesen. MION besteht aus 3 nm Eisenoxidpartikeln ((Fe_2O_3)n(Fe_3O_4)m), die mit einer Lage von 10 kDa Dextran beschichtet sind. Daraus resultiert eine durchschnittliche Partikelgröße von 20–50 nm (94, 98). MION Nanopartikel wurden speziell für eine lange Zirkulationsdauer nach intravenöser Injektion entwickelt (>10 Stunden bei Mäusen (99) und

4 Untersuchungsmethoden

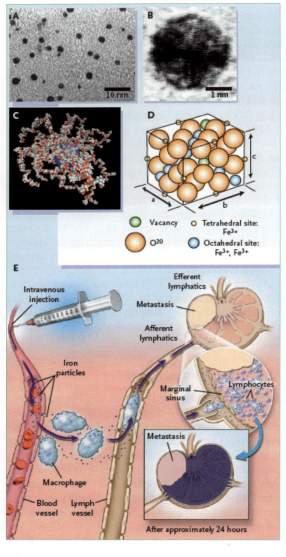

Abb. 4.3-20)
Lymphotropische magnetische Nanopartikel: A-B) Elektronische Mikrographie von MION mit einer durchschnittlichen Partikelgröße von 3 nm. C-D) Molekularmodel der Oberflächenbeschichtung mit 10 kD Dextran (durchschnittliche Partikelgröße 28 nm) und Eisenoxidkristall Packing. E) Mechanismus des Anwendungsablaufes. Die intravenös injizierten lang zirkulierenden Partikel gelangen in das Interstitium und werden ubiquitär durch Lymphgefäße abgeleitet. Störungen im Lymphabfluss oder Störungen in der Lymphknotenstruktur durch Metastasen führen zu abnormalen Anreicherungsmustern, die durch MR-Bildgebungen nachweisbar sind. (Quelle: Veröffentlichung mit freundlicher Genehmigung von Harisinghani et al., N Eng J Med 2003 (103).

Untersuchungsmethoden 4

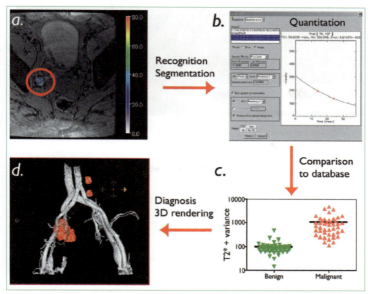

Abb. 4.3-21)
Semiautomatische Bildanalyse beinhaltet Erkennung und automatische Segmentation jedes Lymphknotens (a), Quantifizierung der magnetischen Gewebeparameter (T2- Varianz der Pixelwerte) b), Vergleich von extrahierten Gewebeparameter mit der Datenbasis (c) und der dreidimensionalen Rekonstruktion der Knotenlage bezogen auf das Gefäßsystem (d).
(Quelle: Veröffentlichung mit freundlicher Genehmigung von Harisinghani M, Weissleder R. PLOS Med 2004 (104)).

>24 Stunden bei Menschen). Die Substanz ist außerdem ausgesprochen lymphotrop. Wegen ihrer besonderen biologischen Eigenschaften werden diese Nanopartikel insbesondere für das Lymphknotenstaging bei Tumorerkrankungen eingesetzt (100, 101). Kürzlich wurden zusätzliche Nanopartikel (Feraheme®, Advanced Magnetics, Cambridge, MA) für die MRT-Bildgebung getestet (102) und von der FDA zur therapeutischen Verwendung bei Eisenmangelanämie des Menschen zugelassen.

4 Untersuchungsmethoden

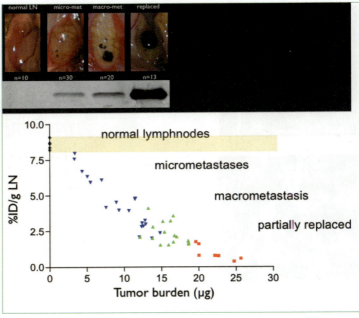

Abb. 4.3-22)
Mausmodell von GFP-B16-Metastasen zu paraaortalen Lymphknoten. Beachte, dass der nodale Uptake der Nanopartikel sich mit zuehmender Tumorgröße vermindert.

4.3.9.4 Experimentelle Studien

Um die Menge der Nanopartikel, die sich in den normalen Mäuselymphknoten ansammeln, quantitativ zu bestimmen, wurde eine Bioverteilungsstudie mit radioaktivem ^{111}In-MION durchgeführt (99). Die Gewebeverteilung 24 Stunden nach intravenöser Injektion war wie folgt: paraaortale Lymphknoten (8,6 % injizierte Dosis/g), Leber (8,4 % injizierte Dosis/g), Milz (3,9 % injizierte Dosis/g) und Niere (3 % injizierte Dosis/g). Die MION-Anreicherung in allen weiteren Organen war kleiner als 2,5 % der eingespritzten Dosis pro Gramm.
In einer weiteren Studie wurde die Nachweisrate von Lymphknotenmetastasen bestimmt. Um ein möglichst breites Spektrum intranodulärer Veränderungen, (sowohl normale Lymphknoten als auch solche mit Mikrometastasen sowie kleine und große Metastasen) zu

Untersuchungsmethoden 4

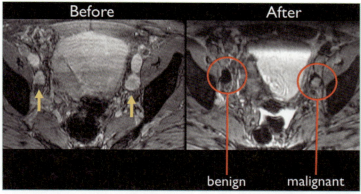

Abb. 4.3-23)
Lymphknoten-Staging beim Prostatakarzinom. Axialer MRT-Scan der Beckenregion eines Patienten mit Prostatakarzinom und vergrößerten bilateralen Lymphknoten (gelbe Pfeile). Nach intravenöser Injektion von Ferrumdextran zeigen die rechten Beckenlymphknoten eine Verminderung der Signalintensität charakteristisch für normales Gewebe. Im Gegensatz dazu ist der Befund auf der linken Seite typisch für Metastasen.

erhalten, wurden Lymphknotenmetastasen des B16-F1 Melanoms mit grün-fluoreszierendem Protein (GFP) in C57B/6 Mäuse erzeugt (99). Die Aufnahme von MION war geringer bei Lymphknoten mit Mikrometastasen (4,2 ± 1,4 % der injizierten Dosis/g) als bei normalen Knoten (8,6 ± 0,22 % der injizierten Dosis/g, p <0.005) (Abb. 4.3-21). Der nodale Tumorbefall, quantifiziert aufgrund der Menge von grünfluoreszierendem Protein innerhalb der Lymphknoten, gemessen mit Hilfe der Western-Blot-Methode, korrelierte mit der Abnahme des MION-Uptakes (Abb. 4.3-22). Kleine und große intranoduläre Metastasen zeigen in der MRT eine hohe Signalintensität. Dieser Befund korrespondiert mit den vorhandenen malignen Veränderungen in den Lymphknoten. Mikrometastasen sind durch ein diffuses Muster inhomogener Signalintensität gekennzeichnet und konnten so von normalen Lymphknoten mit erniedrigter Signalintensität abgegrenzt werden. Diese Ergebnisse zeigen, dass mit Hilfe der MRT und der Verwendung von magnetischen Nanopartikeln auch makroskopisch okkulte Metastasen in Lymphknoten erfassbar sind.

4 Untersuchungsmethoden

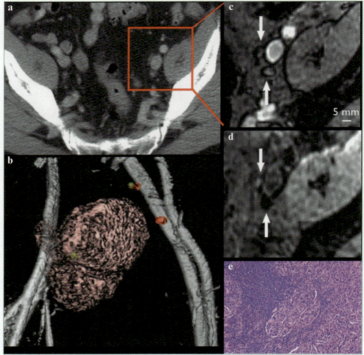

Abb. 4.3-24)
3D-Rekonstruktion von Beckenlymphknoten.
a) CT der Beckenregion zeigt zwei nicht vergrößerte Lymphknoten (roter Kasten).
b) 3D-Rekonstruktion von Prostata, iliakalen Gefäßen und metastatischen- (rot) und nicht metastatischen Lymphknoten (grün). Die 3D-Auswertung wird routinemäßig in allen Fällen zur operativen und Bestrahlungsplanung durchgeführt. Beachte: Der maligne Lymphknoten liegt in unmittelbarer Nachbarschaft des normalen Knotens.
c) Konventionelle MRT in Höhe von zwei Lymphknoten (Pfeile) mit identischer Signalintensität.
d) Die LK-MRT zeigt eine reduzierte Signalintensität in dem normalen Lymphknoten (unterer Pfeil), jedoch eine erhöhte Signalintensität in dem metastatischen Knoten (oberer Pfeil).
e) Histologie des metastatischen Lymphknotens.
(Quelle: Veröffentlichung mit freundlicher Genehmigung aus Harisinghani et al., N Engl J Med 2003 (103)).

4.3.9.5. Anwendung bei Prostatakarzinom-Staging

Basierend auf den experimentellen Ergebnissen wurden klinische Studien mit dem Ziel durchgeführt, sowohl lokale als auch Fernmetastasen in Lymphknoten nachzuweisen (Abb. 4.3-23, Abb. 4.3-24). Eine dieser Studien (100) war speziell auf die Entdeckung von Metastasen in nicht vergrößerten Lymphknoten (klinisch okkulte Metastasen) ausgerichtet. In einer prospektiven Untersuchung wurde die Treffsicherheit der MRT-Diagnostik bei 80 Patienten mit histologisch bestätigtem Prostatakrebs und nachfolgender Tumor- und/oder Lymphknotenentfernung überprüft (100). Von den insgesamt 334 untersuchten Lymphknoten konnten histologisch in 63 Lymphknoten (18,8 %) Metastasen nachgewiesen werden (41,2 % der Patienten). Der Lymphknotendurchmesser war bei 17 kleiner als 5 mm, bei 28 zwischen 5-10 mm und bei 18 größer als 10 mm. Unter Zugrundelegung der traditionellen MRT erfüllten 71 % der metastatischen Lymphknoten nicht die Kriterien einer Malignität. Bei einer individuellen „Knoten zu Knoten" Analyse fand sich eine Sensitivität der Lymphknoten-MRT (LK-MRT) von 90 % (96 % bei okkulten Lymphknotenmetastasen) gegenüber 35,5 % (p <0.0001) unter Verwendung der konventionellen MRT. Metastasen in weiter entfernt liegenden Lymphknoten konnten bei neun von 80 Patienten nachgewiesen und auch histologisch bestätigt werden.

In letzter Zeit wurde die Möglichkeit eines semiautomatischen nicht invasiven Lymphknoten-Tumorstagings unter Verwendung der erwähnten Nanopartikel untersucht (Abb. 4.3-21) (101). Diese Studie hatte das Ziel, a) die Auswertung einer Vielzahl von Lymphknoten bei den betroffenen Patienten zu beschleunigen, b) den Untersuchungsablauf zu standardisieren und c) eine 3D-Darstellung mit knöchernen und vaskulären Bezugspunkten zu ermöglichen. Um das zu erreichen wurden die magnetischen Gewebeparameter der metastatischen- und normalen Lymphknoten in ein Lernprogramm eingebracht, dem 97 histologisch bestätigte Lymphknotenmetastasen zugrunde lagen. Die Testung dieses Programms erfolgte bei 216 histologisch untersuchten Lymphknoten von 34 Patienten prospektiv und semiautomatisch (101). Die Differenzierung der metastatischen gegenüber den normalen Lymphknoten ergab eine Sensitivität von 98 % und eine Spezifität von 92 %. Nach Einsetzung der entsprechenden Parameter in ein semiautomatisches Programm konnte dieses für eine 3D-Rekonstruktion der kompletten nodulären Anatomie verschiedener primärer Malignome eingesetzt werden. Seit kurzem werden auch neurale Netzwerke in diese Studien mit einbezogen.

4 Untersuchungsmethoden

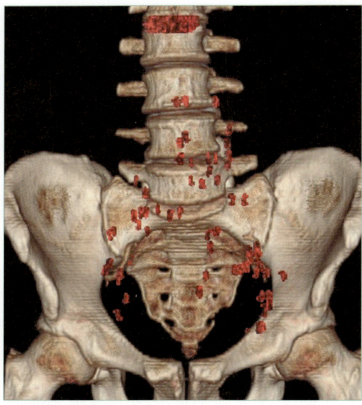

Abb. 4.3-25)
Dreidimensionale Rekonstruktion der Lokalisation metastatischer Lymphknoten basierend auf den Ergebnissen von 30 Patienten mit Prostatakarzinom. Die MRT-Ergebnisse wurden auf einen 3D-Knochenscan (CT) übertragen. Beachte die weitflächige Verteilung der Metastasen.

Es wurden ferner Studien zur Bestimmung der Lokalisation von Lymphknotenmetastasen des Prostatakarzinoms mit dem Ziel einer exakten Bestrahlungsplanung und Minimierung von Nebeneffekten im gesunden Gewebe durchgeführt (Abb. 4.3-25). Durch Einführung einer intensitätsmodulierten Radiotherapie („intensity modulated radiation therapy", IMRT) ist dies neuerdings möglich geworden (105, 106). Zur Festlegung der exakten Lage der malignen Lymphknoten wurden in unserer Studie (107) Scans von einer Untergruppe der oben erwähnten Patienten verwendet. Basierend auf diesen Daten wurde ein Plan zur Festlegung von Risikoregionen okkulter Lymphknotenmetastasen erstellt. Dabei ließ sich nachweisen, dass die Lymphknotenmetastasen besser zu vaskulären als zu ossären pelvinen Bezugspunkten zugeordnet werden können. Diese Region umfasst einen Bereich mit einer radialen Ausdehnung von 2 cm um die Arteria iliaca communis und die proximale Arteria iliaca externa sowie der Beckengefäße im Internabereich In dem skizzierten Bereich finden sich 94,5 % der Lymphknoten mit einem hohen Risiko für metastatischen Befall. Bestrahlungsprotokolle basierend auf vaskulären anstatt auf ossären Bezugspunkten ermöglichen eine deutliche Reduzierung der Strahlendosis im benachbarten normalen Gewebe.

4.3.9.6 Andere primäre Karzinome

Die beschriebene MRT-Technik wird inzwischen auch zum Lymphknoten-Staging bei anderen Karzinomen (108), beispielsweise Mamma, Kolon, Harnblase, Penis, Testes (96), Endometrium, Zervix (109), Niere, Lunge und Pankreas eingesetzt. Die beschriebene Sensitivität und Spezifität der Methode entspricht der bei Prostatakarzinomen erwähnten Ergebnisse. Speziell bei Brustkrebs konnte eine Sensitivität von 93 % und eine Spezifität von 92 % und eine Trefferquote von 90 % ermittelt werden und zwar in nicht vergrößerten Lymphknoten (89 % der durch LK-MRT identifizierten Lymphknoten hatten einen Durchmesser der Querachse von weniger als 1 cm), d.h. sie entsprachen nicht dem Kriterium der üblichen Größe einer malignen Adenopathie). Zu ähnlichen Ergebnissen kamen die Autoren einer kürzlich publizierten Arbeit, bei der logistische Regressionsmodelle verwendet wurden (110). Es ist zu erwarten, dass die Verwendung der LK-MRT zu einer Reduzierung überflüssiger Operationen und damit auch zu einer Verringerung der Lymphödemhäufigkeit führen wird.

4.3.9.7. Ausblick

Basierend auf den bisherigen Erfolgen der MRT unter Verwendung lymphotroper magnetischer Nanopartikel (und die kürzlich erfolgte Genehmigung der FDA) kann damit gerechnet werden, dass weitere technische Verfeinerungen zu einer Verbesserung der Nachweisrate, aber auch zu schnelleren Scans mit hoher Auflösung (111) führen werden. Dies wird auf der anderen Seite die Zahl der invasiven Staging-

4 Untersuchungsmethoden

Methoden verringern und durch Früherkennung hilfreich bei der Vermeidung unnötiger chirurgischer Eingriffe sein. Darüber hinaus kann durch die exakte Lokalisation maligner Lymphknoten das benachbarte gesunde Gewebe bei der Strahlentherapie geschont werden. Nicht unerwähnt bleiben soll die Tatsache, dass zurzeit magnetische Nanopartikel entwickelt werden, die bei der bildlichen Darstellung der Angiogenese, dem Nachweis von primären Karzinomen und einer Vielzahl molekularer Anomalien hilfreich sein sollen.

> ▶ Merksatz
>
> • Indirekte Lymphangiographie und Funktions-Lymphszintigraphie sind die aussagefähigsten apparativen Untersuchungsverfahren bei der Diagnosesicherung von Lymphödem-Frühformen, Kombinationsformen, Grenzbefunden und artifiziellen Lymphödemen.

4.3.10 Literatur

1. Stemmer R. Ein klinisches Zeichen zur Früh-und Differentialdiagnose des Lymphödems. Vasa 1976; 5: 262-262.

2. Földi E. Über das Stemmersche Zeichen. vasomed 1997; 9: 187-189.

3. Schuchhardt C. Vergleichende Untersuchung zur Volumenerfassung von Extremitäten durch optoelektronische und plethysmographische Messung. LymphForsch 2003; 7 :22-24.

4. Kuhnke E. Volumenbestimmung aus Umfangmessungen. Folia Angiologica 1976; 224: 228-232.

5. Lette J. A simple and innovative device to measure arm volume at home for patients with lymphedema after breast cancer. J Clin Oncol 2006; 24: 5434-5440.

6. Göltner E, Fischbach JU. Eine neue Messmethode zur Erfassung von Armödemen nach Brustkrebsbehandlung. Therapiewoche 1986; 36: 905-909.

7. Hayes SC, Janda M, Cornish B et al. Lymphedema after breast cancer: incidence, risk factors, and effect on upper body function. J Clin Oncol 2008; 26: 3536-3542.

8. Jain M, Danoff J, Paul S. Correlation between bioelectrical spectroscopy and perometry in assessment of upper extremity swelling. Lymphology 2010; 43: 85-94.

9. Weissleder H, Weissleder R. Interstitial lymphography: Initial clinical experience using a dimeric non-ionic contrast agent. Radiology 1989; 170: 371-374.

10. Weissleder H. Zwei schonende Methoden der Lymphgefässdiagnostik. Herz u. Gefässe 1990; 10: 8-16.

11. Wenzel-Hora BI, Partsch H, Urbanek A, eds. Indirect lymphography with Iotasul. Stuttgart-New York: Thieme, 1985.

12. Stöberl C, Partsch H. Indirekte Lymphographie. In: Partsch H, Stöberl C, Földi E et al. (Hrsg.). 2. Kongress der Gesellschaft Deutschsprachiger Lymphologen. Hamburg: Perimed, 1987; 105-107.

13. Partsch H, Urbanek A, Wenzel-Hora BI. The dermal lymphatics in lymphedema visualized by indirect lymphography. In: Bollinger A, Partsch H, Wolfe JHN (Hrsg.). The initial lymphatics. Stuttgart - New York: Thieme, 1984; 117-122.

14. Partsch H, Urbanek B, Wenzel-Hora B. Indirekte Lymphographie bei verschiedenen Formen des primären Lymphödems. In: Bollinger A, Partsch H (Hrsg.). Initiale Lymphstrombahn. Stuttgart - New York: Thieme, 1984; 139-150.

15. Partsch H. Practical aspects of indirect lymphography and lymphoscintigraphy. Lymphat Res Biol 2003; 1: 71-73; discussion 73-74.

16. Schwarz U. Die Häufigkeit des primären Lymphödems. Eine epidemiologische Studie an über 1000 Probanden. Vasomed aktuell 1990; 1: 29-34.

17. Stöberl C. Indirekte Lymphographie-Möglichkeiten und Grenzen der Röntgendiagnose des lymphatischen Systems. Wien Med Wochenschr 1999; 149: 92-94.

18. Mine S, Udagawa H, Kinoshita et al. Post-esophagectomy chylous leakage from a duplicated left-sided thoracic duct ligated successfully with left-sided video-assisted thoracoscopic surgery. Interact Cardiovasc Thorac Surg 2008; 7: 1186-1188.

19. Kos S, Haueisen H, Lachmund U et al. Lymphangiography: forgotten tool or rising star in the diagnosis and therapy of postoperative lymphatic vessel leakage. Cardiovasc Intervent Radiol 2007; 30: 968-973.

20. Boffa D, Sands M, Rice T et al. A critical evaluation of a percutaneous diagnostic and treatment strategy for chylothorax after thoracic surgery. European Journal of Cardio-thoracic Surgery 2008; 33: 435-439.

21. Matsumoto T, Yamagami T, Kato T et al. The effectiveness of lymphangiography as a treatment method for various chyle leakages. Br J Radiol 2009; 82: 286-290.

22. Koga S, Nagata Y, Arakaki Y et al. Unilateral pedal lymphography in patients with filarial chyluria. BJU Int 2000; 85: 222-223.

23. Jäger K, Bollinger A. Fluoreszenz-Mikrolymphographie, Technik und Morphologie. In: Bollinger A, Partsch H (Hrsg.). Initiale Lymphstrombahn. Thieme, Stuttgart - New York 1984; 92-98.

24. Bollinger A, Isenring A, Franzeck G et al. Fluorescence-microlymphography in various forms of primary lymphedema. In: Bollinger A, Partsch H, Wolfe JHN (Hrsg.). The initial lymphatics. Thieme, Stuttgart - New York 1985; 140-146.

25. Pfister G, Saesseli B, Hoffmann U et al. Differenzierung primärer Lymphödemformen mit der intravitalen Fluoreszenz-Mikrolymphographie. In: Clodius L, Baumeister RGH, Földi E et al. (Hrsg.). Lymphologica. Medikon, München 1989; 78-83.

26. Huber M, Hess U, Bollinger H. Measurement of the permeability of cutaneous lymph capillaries in the healthy subjects and in patients with primary lymphoedema. In: Bollinger A, Partsch H, Wolfe JHN (Hrsg.). The initial lymphatics. Thieme, Stuttgart - New York 1985; 110-116.

27. Mahler F, Boss C, Saner H. Mikrolymphographie mit FITC-Humanalbumin. In: Bollinger A, Partsch H, eds. Initiale Lymphstrombahn. Stuttgart-New York: Thieme, 1984; 99-102.

28. Bollinger A, Franzek UK, Hoffmann U. Bildgebende Darstellung der kutanen Blut- und Lymphkapillaren durch Videomikroskopie mit und ohne Fluoreszenzfarbstoffe. Internist 1994; 35:557-563.

29. Mellor RH, Stanton AW, Azarbod P et al. Enhanced cutaneous lymphatic network in the forearms of women with postmastectomy oedema. J Vasc Res 2000; 37: 501-512.

30. Baer-Suryadinata C, Clodius L, Isenring G et al. Lymph capillaries in postmastektomy lymphoedema. In: Bollinger A, Partsch H, Wolfe JHN (Hrsg.). The initial lymphatics. Thieme, Stuttgart - New York 1985; 158-161.

31. Amann-Vesti BR, Franzek UK, Bollinger A. Microlymphatic Aneurysms in Patients with Lipedema. Lymphology 2001; 34: 170-175.

32. Amann-Vesti BR, Gitzelmann G, Franzeck UK et al. Druckmessung in den initialen Lymphgefäßen der Haut bei Patienten mit Lipödem. LymphForsch 2002; 6: 7-9.

33. Amann-Vesti BR, Gitzelmann G, Koppensteiner R et al. Isoprostane 8-epi-prostaglandin F2 alpha decreases lymph capillary pressure in patients with primary lymphedema. J Vasc Res 2003; 40: 77-82.

34. Husmann MJ, Roedel C, Leu AJ et al. Lymphoedema, lymphatic microangiopathy and increased lymphatic and interstitial pressure in a patient with Parkinson's disease. Schweiz Med Wochenschr 1999; 129: 410-412.

35. Bollinger A, Amann-Vesti BR. Fluorescence microlymphography: diagnostic potential in lymphedema and basis for the measurement of lymphatic pressure and flow velocity. Lymphology 2007; 40: 52-62.

36. Fischer M, Franzek UK, Bollinger A. Rhythmischer Lymphaustritt aus einer Lymphfistel. Vasa 1996; 25: 358-361.

37. Unno N, Inuzuka K, Suzuki M, et al. Preliminary experience with a novel fluorescence lymphography using indocyanine green in patients with secondary lymphedema. J Vasc Surg 2007; 45:1016-1021.

38. Unno N, Nishiyama M, Suzuki M et al. Quantitative lymph imaging for assessment of lymph function using indocyanine green fluorescence lymphography. Eur J Vasc Endovasc Surg 2008; 36: 230-236.

39. Ogata F, Narushima M, Mihara M et al. Intraoperative lymphography using indocyanine green dye for near-infrared fluorescence labeling in lymphedema. Ann Plast Surg 2007; 59: 180-184.

40. Kamiya K, Unno N, Konno H. Intraoperative indocyanine green fluorescence lymphography, a novel imaging technique to detect a chyle fistula after an esophagectomy: Report of a case. Surg Today 2009; 39: 421-424.

41. Rasmussen JC, Tan IC, Marshall MV et al. Lymphatic imaging in humans with near-infrared fluorescence. Curr Opin Biotechnol 2009; 20: 74-82.

42. Brauer WJ. Lymphszintigraphische Qualitätsstandards bei der Lymphödemdiagnostik. LymphForsch 1998; 2: 87-91.

43. Brauer WJ, Weissleder H. Methodik und Ergebnisse der Funktionslymphszintigraphie: Erfahrungen bei 924 Patienten. Phlebologie 2002; 31: 118-125.

44. Bräutigam P, Földi E, Strauss E et al. Physiologic stimulation of lymphflow by exercise and thermic load: investigations with 99mTc-labelled colloid. In: Proceedings in Lymphology, XIIIth. International Congress of Lymphology, Paris 1991. Elsevier, Amsterdam 1992.

45. Brauer VS, Brauer WJ. Vereinfachtes Schwaechungskorrekturverfahren bei der Funktionslymphszintigraphie des Beines. LymphForsch 2004; 8.

46. Tiedjen KU. Isotopenlymphographie. Z Allg Med 1986; 62: 970-977.

47. Pecking A, Cluzan R, Desprez-Curley J. Indirect lymphoscintigraphy in patients with limb edema. In: LR: H (Hrsg.). Progress in lymphology. Diagnostic, therapeutic and research approaches to lymphatic system, structure and function. Immunology Research Foundation, Newburgh 1984; 201-208.

48. Weissleder H, Tatsch K, Tiedjen KU. Stellenwert der Lymphszintigraphie in der Lymphödemdiagnostik - Methodenvergleich. In: Berens von Rautenfeld D, Weissleder H (Hrsg.). Lymphologica 91, Hannover. Kagerer Kommunikation, Bonn 1991; 175-179.

49. Brauer WJ, Brauer VS. Altersabhängigkeit des Lymphtransportes beim Lipödem und Lipolymphödem. LymphForsch 2005; 9:in print.

50. Bräutigam P, Vanscheidt W, Földi E et al. The importance of the subfascial lymphatics in the diagnosis of lower limb edema: investigations with semiquantitative lymphoscintigraphy. Angiology 1993; 44: 464-470.

51. Bräutigam P, Földi E, Reinhardt M et al. Results and Comparison of Subfascial and Epifascial Lymphoscintigraphy in the Functional Assessment of the Lower Limb Edema. In: Witte MH, Witte CL (Hrsg.). 14th International Congress of Lymphology. Washington, USA. International Society of Lymphology, 1993; 297-300.

Untersuchungsmethoden 4

52. Bräutigam P, Földi E, Schaiper I et al. Analysis of Lymphatic Drainage in Various Forms of Leg Edema Using Two Compartment Lymphoscintigraphy. Lymphology 1998; 31: 43-55.

53. Hwang J, Kwon J, Lee K al. e. Changes in lymphatic function after complex physical therapy for lymphedema. Lymphology 1999; 32: 15-21.

54. Weissleder H. Quantitative Lymphszintigraphie. In: Müller K-HG, Kaiserling E (Hrsg.). Lymphgefäßsystem Lymphatisches Gewebe. Springer, Berlin - Heidelberg - New York - London - Paris - Tokyo - Hong Kong - Barcelona - Budapest: 1995; 61-65.

55. Brauer WJ, Hamid H. Optimierte Schwächungskorrektur bei der Lymphszintigraphie. LymphForsch 1999; 3: 61-64.

56. Weissleder H, Brauer JW, Schuchhardt C et al. Aussagewert der Funktions-Lymphszintigraphie und indirekten Lymphangiographie beim Lipödem-Syndrom. Lymphol 1995; 19: 38-41.

57. Weissleder H. Untersuchungsverfahren. In: Rieger H, Schoop W (Hrsg.). Klinische Angiologie. Springer, Berlin - Heidelberg - New York 1998; 1159-1172.

58. Behar A, Bouafra N, Valensi P, Lagrue G. Le test de permeabilite capillaire a l'albumine technetiee. Methode interet physiopathologique et clinique. EJLRP 1991; 2:13-17.

59. Brauer WJ, Brauer VS. Comparison of standardised lymphoscintigraphic function test and high resolution sonography of the Lymphoedema of legs. Phlebologie 2008; 37: 247-252.

60. Dreyer G, Figueredo-Silva J, Carvalho K et al. Lymphatic filariasis in children: adenopathy and its evolution in two young girls. Am J Trop Med Hyg 2001; 65: 204-207.

61. Konen O, Rathaus V, Dlugy E et al. Childhood abdominal cystic lymphangioma. Pediatr Radiol 2002; 32: 88-94.

62. Tam KF, Lam KW, Chan KK et al. Natural history of pelvic lymphocysts as observed by ultrasonography after bilateral pelvic lymphadenectomy. Ultrasound Obstet Gynecol 2008; 32: 87-90.

63. Avrahami R, Gabbay E, Bsharah B et al. Severe lymphedema of the arm as a potential cause of shoulder trauma. Lymphology 2004; 37: 202-205.

64. Simonsen PE, Bernhard P, Jaoko WG et al. Filaria dance sign and subclinical hydrocoele in two east African communities with bancroftian filariasis. Trans R Soc Trop Med Hyg 2002; 96: 649-653.

65. Beesley V, Janda M, Eakin E et al. D. Lymphedema after gynecological cancer treatment : prevalence, correlates, and supportive care needs. Cancer 2007; 109: 2607-2614.

66. Chaubal NG, Pradhan GM, Chaubal JN et al. Dance of live adult filarial worms is a reliable sign of scrotal filarial infection. J Ultrasound Med 2003; 22: 765-769; quiz 770-762.

67. Hussein O, Setouhy ME, Ahmed ES et al. Duplex Doppler sonographic assessment of the effects of diethylcarbamazine and albendazole therapy on adult filarial worms and adjacent host tissues in Bancroftian filariasis. Am J Trop Med Hyg 2004; 71: 471-477.

68. Kouvaraki MA, Shapiro SE, Fornage BD et al. Role of preoperative ultrasonography in the surgical management of patients with thyroid cancer. Surgery 2003; 134: 946-954; discussion 954-945.

69. Wunderbaldinger P, Harisinghani MG, Hahn PF et al. Cystic lymph node metastases in papillary thyroid carcinoma. AJR Am J Roentgenol 2002; 178: 693-697.

70. Griffith JF, Chan AC, Ahuja AT et al. Neck ultrasound in staging squamous oesophageal carcinoma - a high yield technique. Clin Radiol 2000; 55: 696-701.

71. Vassallo P, Wernecke K, Roos N et al. Differentiation of Benign from Malignant Superficial Lymphadenopathy: The role of High-Resolution US. Radiology 1992; 183: 215-220.

72. Tschammler A, Knitter J, Wittenberg G et al. Quantifizierung der Lymphknotenperfusion mittels farbkodierter Duplexsonographie. Fortschr. Röntgenstr. 1995; 163: 203-209.

73. Schroeder RJ, Maeurer J, Gath HJ et al. Vascularization of reactively enlarged lymph nodes analyzed by color duplex sonography. J Oral Maxillofac Surg 1999; 57: 1090-1095.

74. Tschammler A, Ott G, Schang T et al. Lymphadenopathy differentiation of benign from malignant disease-Color Doppler US assessment of intranodal angiarchitecture. Radiology 1998; 208: 117-123.

75. Grainger AJ, Hide IG, Elliott ST. The ultrasound appearances of scrotal oedema. Eur J Ultrasound 1998; 8: 33-37.

76. Balzarini A, Milella M, Civelli E et al. Ultrasonography of arm edema after axillary dissection for breast cancer: a preliminary study. Lymphology 2001; 34: 152-155.

77. Mellor RH, Bush NL, Stanton AW et al. Dual-frequency ultrasound examination of skin and subcutis thickness in breast cancer-related lymphedema. Breast J 2004; 10: 496-503.

78. Salvi M, de Chiara F, Gardini E et al. Echographic diagnosis of pretibial myxedema in patients with autoimmune thyroid disease. Eur J Endocrinol 1994; 131: 113-119.

79. Marshall M. Differentialdiagnostische Abgrenzung des Lipödems gegenüber dem Lymph- und Phlebödem mittels hochauflösender (Duplex-) Sonographie. Lymphol 1996; 20: 79-86.

80. Hesse G, Stiegler H. Ultrasound diagnostic techniques in dermatologic angiology and phlebology. Hautarzt 2003; 54: 614-625.

81. Teefey SA, Baron RL, Schulte SJ et al. Differentiating Pelvic Veins and Enlarged Lymph Nodes: Optimal CT Techniques. Radiology 1990; 175: 683-685.

82. Einstein DM, Singer AA, Chilcote WA et al. Abdominal Lymphadenopathy:Spectrum of CT Findings. RadioGraphics 1991; 11: 457-472.

83. Marotel M, Cluzan R, Ghabboun S et al. Transaxial computer tomography of lower extremity lymphedema. Lymphology 1998; 31: 180-185.

84. Marotel M, Cluzan R, Pascot M, Ghabboun S, Alliot F, Lasry JL. Computerized tomography of 150 cases of lymphedema of the leg. J Radiol 1998; 79:1373-1378.

85. Marotel M, Cluzan RV, Pascot M et al. Lymphedema of the lower limbs: CT staging. Rev Med Interne 2002; 23 Suppl 3: 398s-402s.

86. Monnin-Delhom ED, Gallix BP, Achard C et al. High resolution unenhanced computed tomography in patients with swollen legs. Lymphology 2002; 35: 121-128.

87. Idy-Peretti I, Bittoun J, Alliot FA et al. Lymphedematous skin and subcutis: in vivo high resolution magnetic resonance imaging evaluation. J Invest Dermatol 1998; 110: 782-787.

88. Liu NF, Lu Q, Jiang ZH et al. Anatomic and functional evaluation of the lymphatics and lymph nodes in diagnosis of lymphatic circulation disorders with contrast magnetic resonance lymphangiography. J Vasc Surg 2009; 49: 980-987.

89. Lohrmann C, Foeldi E, Bartholomae J et al. Langer M. Gadoteridol for MR imaging of lymphatic vessels in lymphoedematous patients: initial experience after intracutaneous injection. Br J Radiol 2007; 80: 569-573.

90. Lu Q, Xu J, Liu N. Chronic lower extremity lymphedema: A comparative study of high-resolution interstitial MR lymphangiography and heavily T2-weighted MRI. Eur J Radiol 200810; 73(2): 365-373.

91. Liu N, Wang C, Sun M. Noncontrast three-dimensional magnetic resonance imaging vs lymphoscintigraphy in the evaluation of lymph circulation disorders: A comparative study. J Vasc Surg 2005; 41: 69-75.

92. Astrom KG, Abdsaleh S, Brenning GC et al. MR imaging of primary, secondary, and mixed forms of lymphedema. Acta Radiol 2001; 42: 409-416.

93. Werner GT, Scheck R,Kaiserling E. Magnetic resonance imaging of peripheral lymphedema. Lymphology 1998; 31: 34-36.

94. Shen T, Weissleder R, Papisov M et al. Monocrystalline iron oxide nanocompounds (MION): physicochemical properties. Magn Reson Med 1993; 29: 599-604.

95. Weissleder R, Heautot JF, Schaffer BK et al. MR lymphography: study of a high-efficiency lymphotrophic agent.Radiology 1994; 191: 225-230.

96. Wunderbaldinger P, Josephson L, Bremer C et al. Detection of lymph node metastases by contrast-enhanced MRI in an experimental model. Magn Reson Med 2002; 47: 292-297.

97. Weissleder R, Lee AS, Khaw BA et al. Antimyosin-labeled monocrystalline iron oxide allows detection of myocardial infarct: MR antibody imaging. Radiology 1992; 182: 381-385.

98. Jung C, Weissleder R, Josephson L, Bengele H, Brady T. Physical properties of MION-46 and AMI-227. Society of Magnetic Resonance Annual Meeting, New York 1996: 1681.

99. Wunderbaldinger P, Josephson L, Bremer C et al. Detection of lymph node metastases by contrast-enhanced MRI in an experimental model. Magn Reson Med 2002; 47: 292-297.

100. Harisinghani MG, Barentsz J, Hahn PF et al. Noninvasive detection of clinically occult lymph node metastases in prostate cancer. N Engl J Med 2003; 348: 2491-2499.

101. Harisinghani MG, Weissleder R. Sensitive,noninvasive detection of lymph node metastases. PLOS Med 2004; 1: 202-209. 2004; 1: 202-209.

102. Harisinghani M, Ross RW, Guimaraes AR, Weissleder R. Utility of a new bolus-injectable nanoparticle for clinical cancer staging. Neoplasia 2007; 9: 1160-1165.

103. Harisinghani MG, Barentsz J, Hahn PF et al. Noninvasive detection of clinically occult lymph-node metastases in prostate cancer. N Engl J Med 2003; 348: 2491-2499.

104. Harisinghani M, Weissleder R. Sensitive, noninvasive detection of lymph node metastases. PLOS Med 2004; 1: 202-209.

105. Coles C, Moody A, Wilson C et al. Reduction of radiotherapy-induced late complications in early breast cancer: the role of intensity-modulated radiation therapy and partial breast irradiation. Part I - normal tissue complications. Clin Oncol (R Coll Radiol) 2005; 17: 16-24.

106. Huisman HJ, Futterer JJ, van Lin EN et al. Prostate Cancer: Precision of Integrating Functional MR Imaging with Radiation Therapy Treatment by Using Fiducial Gold Markers. Radiology 2005; 236: 311-317.

107. Shih H, Harisinghani MG, Zietman A et al. Mapping of nodal disease in locally advanced prostate cancer: rethinking the clinical target volume for pelvic nodal irradiation based on vascular rather than bony anatomy. Int J Radiat Biology Physics 2005; 63(4): 1262-1269.

108. Saksena M, Harisinghani M, Hahn P et al. Comparison of lymphotropic nanoparticle-enhanced MRI sequences in patients with various primary cancers. Am J Roentgenol 2006; 187(6): W582-8.

109. Rockall AG, Sohaib SA, Harisinghani MG et al. Diagnostic performance of nanoparticle-enhanced magnetic resonance imaging in the diagnosis of lymph node metastases in patients with endometrial and cervical cancer. J Clin Oncol 2005; 23: 2813-2821.

110. Pandharipande PV, Mora JT, Uppot RN et al. Lymphotropic nanoparticle-enhanced MRI for independent prediction of lymph node malignancy: a logistic regression model. AJR Am J Roentgenol 2009; 193: W230-237.

111. Harisinghani MG, Saksena MA, Hahn PF et al. Ferumoxtran-10-Enhanced MR Lymphangiography: Does contrast-enhanced imaging alone suffice for accurate lymph node characterization? Am J Roentgenol 2006; 186(1): 144-8.

Untersuchungsmethoden 4

4.3.11 Bioelektrische Impedanz-Analyse für den frühzeitigen Nachweis eines Lymphödems

L. C. Ward, S. L. Kilbreath, B. H. Cornish

Das Lymphödem betrifft viele Menschen weltweit. Obwohl die chronische Form nicht heilbar ist, können seine Folgen durch therapeutische Maßnahmen verringert werden. Es wird allgemein angenommen, jedoch nicht mit Sicherheit bestätigt, dass frühzeitige Behandlungen die besten Ergebnisse liefern (1). Voraussetzung sind Geräte, die es ermöglichen, das Vorhandensein von latenten und frühen Stadien des Lymphödems zu identifizieren. Die bioelektrische Impedanz-Analyse (BIA) ermöglicht eine hoch empfindliche Überwachung und Beurteilung und erfüllt somit diese Anforderung.

Bei der BIA handelt es sich um die Messung des Körperwiderstandes durch einen eingeleiteten elektrischen Strom. Die bekannteste Anwendungsform der Technologie ist die Analyse der Körperzusammensetzung, insbesondere zur Bestimmung des Körperfetts. Eine weitere, jedoch weniger bekannte, Anwendung von BIA stellt die Quantifizierung von Körperflüssigkeit einschließlich der Extrazellulärflüssigkeit dar. Da es sich beim Lymphödem um eine Vermehrung extrazellulärer Flüssigkeit im Interstitium handelt, besteht die Möglichkeit, durch Anwendung der BIA ein Lymphödem zu quantifizieren. Dies ist von besonderer Bedeutung für die frühzeitige Diagnose und Überwachung dieser Erkrankung.

4.3.11.1 Grundsätze der Bioimpedanz

Um zu verstehen, wie die BIA-Messung bei der Erkennung und Überwachung von Lymphödemem eingesetzt werden kann, sollten einige Grundsätze von BIA bekannt sein. Ein Wechselstrom, in der Regel zwischen 200 und 800 mA, wird über Elektroden an der Hautoberfläche dem Körper zugeführt. Dieser Strom fließt den Weg des geringsten Widerstandes. Dies ist beim Menschen das Gewebe mit dem höchsten Wasseranteil. Gemessen wird der gesammelte Wechselstromwiderstand durch den Körper, der als Impedanz (Z) bezeichnet und in Ohm gemessen wird. Impedanz ist eine Vektorgröße, bestehend aus zwei Komponenten Resistanz und Reaktanz (Abb. 4.3.11-1). Resistanz ist der Widerstand bei einem Stromfluss durch einen inherenten Körperleiter (Körperflüssigkeiten), während Reaktanz (Xc) der Wider-

4 Untersuchungsmethoden

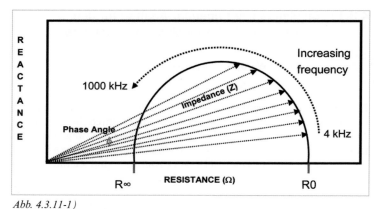

Abb. 4.3.11-1)
Impedanz-Vektor-Zeichnung.
(Angepasste Originalabbildung, mit freundlicher Genehmigung von ImpediMed Ltd.).

stand des Körpers bei Stromfluss durch Zellmembranen und Gewebsschnittstellen ist, die als (unvollständige) Kondensatoren dienen. Die folgende Formel verdeutlicht das Verhältnis zwischen Widerstand (R) und Reaktanz (Xc) zu Impedanz (Z):

$$Z^2 = R^2 + Xc^2 \qquad \text{(Formel 1)}$$

Um ein Lymphödem messen zu können, müssen wir uns mit dem Komponenten der Widerstandsfähigkeit, R, insbesondere dem Widerstand der extrazellulären Flüssigkeit (ECF) einschließlich der Lymphe befassen. Die Begriffe Widerstand und Impedanz werden wechselseitig benutzt. Dies begründet sich darin, dass die Reaktivkomponente bei Niederfrequenz relativ niedrig ist und bei einer Nullfrequenz zu null tendiert. Dies sind die Frequenzen, die man sich bei einer Beurteilung eines Lymphödems zu Nutzen macht. Es muss allerdings darauf hingewiesen werden, dass sich handelsübliche Impedanzmessgeräte in ihren Messungen unterscheiden. Einige messen ausschließlich Z, andere ausschließlich R und weitere beides.

Der Widerstand eines Leiters hängt sowohl von den eigenen elektrischen Eigenschaften des Materials ab, als auch von seiner Geometrie. Das Verhältnis für einen zylinderförmigen Leiter ist am besten durch Formel 2 zu demonstrieren:

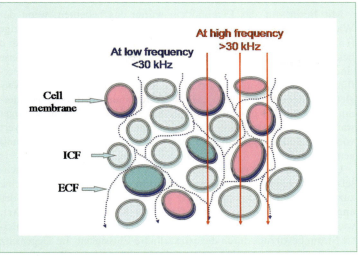

Abb. 4.3.11-2)
Wege des Stromflusses durch biologisches Gewebe. ICF: intrazelluläre Flüssigkeit; ECF: extrazelluläre Flüssigkeit einschließlich Lymphe.
(Angepasste Originalabbildung, mit freundlicher Genehmigung von ImpediMed Ltd.).

$$R = \rho \frac{L}{A} \qquad \text{(Formel 2)}$$

Während ρ für den elektrischen Widerstand des Materials steht, beziehen sich L und A jeweils auf die Länge und die Querschnittsfläche. Das Volumen eines Zylinders (V), basierend auf seine Länge und Querschnittsfläche, ergibt sich wie folgt:

$$V = A * L \qquad \text{(Formel 3)}$$

Indem man die Formel umgestaltet und A in Formel 2 substitutiert, lässt sich das Verhältnis zwischen Volumen und dem gemessenen Widerstand ermitteln:

$$V = \rho \frac{L^2}{R} \qquad \text{(Formel 4)}$$

4 Untersuchungsmethoden

Mit Bezug auf das Lymphödem würde das bedeuten, wenn der Widerstand (R) der extrazelluären Flüssigkeit (ECF) und die Länge (L) eines betroffenen Körperteils gemessen werden können und ρ bekannt ist, kann das Volumen errechnet werden. Bedauerlicher Weise sind keine genauen Werte von ρ hinsichtlich unterschiedlicher Körperflüssigkeiten bekannt. So wird in der Regel die Kalibrierung im Vergleich zu Referenzverfahren (z.b. die Verdünnungsmethode, die allerdings nur für den gesamten Körper möglich ist) als Methode angewandt, um V zu ermitteln. Alternativ können Veränderungen im Wert von R als Index für Veränderungen von V (umgekehrt proportional) genutzt werden.

Um die Impedanz von biologischem Gewebe zu messen, wird Wechselstrom eingesetzt u.a. in Sinuswellenform. Somit hat der Strom eine zuzuordnende Frequenz, die in Hz gemessen wird. Die Frequenz des angewandten Stroms hat eine tiefgreifende Konsequenz auf die Art, wie er durch das Gewebe fließt. Bei langsamer Frequenz fließt der meiste Strom bevorzugt durch die extrazelluäre Flüssigkeit. Im Gegensatz dazu lässt bei höheren Frequenzen die Reaktanz der Zellmembranen nach, und der Strom fließt sowohl durch die extra- sowie intrazelluäre Flüssigkeit (Abb. 4.3.11-2). Da ein Lymphödem durch eine Vermehrung extrazellulärer Flüssigkeit gekennzeichnet ist, liegt die beste Frequenz um die Impedanz zu messen, bei null. Entsprechend liegt die beste Frequenz um den Gesamtwert der Köperflüssigkeit zu erhalten, bei „unendlich". Leider können die Impedanz weder bei „null" noch bei unendlichen Frequenzen aufgrund von praktischen Grenzen erfasst werden.

Zwei Strategien haben sich aus dem Unvermögen heraus, null und unendliche Frequenzen zu erfassen, entwickelt. Die erste Strategie wird als Bioimpedanz-Spektroskopie (BIS) bezeichnet und misst die Impedanz über eine Reihe von Frequenzen. Der typische Frequenzbereich von verfügbaren Impedanzmessgeräten befindet sich in der Regel zwischen 5-1000 kHz und misst bis zu 496 diskrete Frequenzen innerhalb dieser Reichweite. Für jede Frequenz werden die Impedanz, der Widerstand und die Reaktanz bestimmt. Der Widerstand und die Reaktanz werden graphisch gegeneinander dargestellt und bilden einen Halbkreis. Anhand einer mathematisch-statistischen Kurvenanpassungsmethode werden die Daten auf null und ins Unendliche extrapoliert, um beste Schätzungen des Widerstandes bei null und unendlich zu bieten. Die alternative Strategie wäre, jeweils einzelne feste Frequenzen nahe null beziehungsweise unendliche Frequenzen zu benutzen.

Untersuchungsmethoden 4

4.3.11.2 Anwendung von Impedanzmessungen zur Diagnostik eines Lymphödems

Das Lymphödem ist ein chronischer Zustand, bei dem sich proteinreiche Flüssigkeit in den interstitiellen Zwischenräumen ansammelt. Das primäre Lymphödem entsteht durch eine angeborene Schädigung des Lymphgefäßsystems, während ein sekundäres Lymphödem durch Entzündung oder Trauma eines sonst funktionstüchtigen Lymphsystems erworben wird. Physiologisch gesehen entsteht ein Lymphödem aufgrund einer Schädigung des Lymphgefäßsystems und äußert sich in Form einer Schwellung eines Körperteils. Bei gesunden Menschen beträgt die extrazelluäre Flüssigkeit circa ein Viertel bis ein Drittel des gesamten Flüssigkeitsvolumens einer Extremität. Dieses Verhältnis nimmt bei Personen mit einem Lymphödem zu und wird oft als der am meisten genutzte Index verwendet, um das Vorhandensein und den Schweregrad eines Lymphödems zu bestimmen.

Die meisten Methoden zur Beurteilung eines Lymphödems basieren auf der Messung des Extremitätenvolumens. Diese Messung kann auf verschiedene Weise erfolgen: z.b. durch Wasserverdrängung, optoelektronische Volumenbestimmung oder Umfangmessungen (z.b. Scheibenmethode nach *Kuhnke* (2)). Die letztere Methode wird häufig im klinischen Alltag angewandt, obwohl sie bekanntermaßen einige Fehlerquellen aufweist (3). Ein großer Nachteil ist, dass nur indirekte Messungen des Lymphödems vorgenommen werden können, die nicht nur die extrazelluäre Flüssigkeit, sondern auch Fettgewebe, Muskeln, Knochen und sonstiges Gewebe mit einschließen. Die Bioimpedanz-Analyse ist ebenfalls eine volumetrische Messung. Es bestehen jedoch deutliche Unterschiede gegenüber den anderen Methoden.

Zunächst kann die Bioimpedanz-Analyse nicht genutzt werden, um das Lymphödem in absoluten Volumeneinheiten (z.B. ml) zu quantifizieren. Wie bereits erwähnt, würde dies Kenntnis von ρ oder einer empirischen Kalibrierung voraussetzen. Leider existiert keine Goldstandardmethode, die eine Quantifizierung der extrazelluären Flüssigkeiten oder der Lymphe erlauben würde. Dennoch gibt es eine Entwicklung in diese Richtung. *Ward et al.* (4) haben gezeigt, dass das Gesamtvolumen des besagten Armes stark mit dem gesamten Flüssigkeitsanteil durch Impedanz korreliert (r = 0.80–0.90), indem man den geschätzten Wert für ρ von Kontrollpersonen verwendet, der durch duale Röntgenabsorptiometrie (DXA) ermittelt wurde.

Eine Bestätigung dieser Auffassung wurde durch die Beobachtung erzielt, dass die proportionale Zunahme des Armvolumens durch Impedanz-Messung vorhergesagt werden kann, und der Wert sich

4 Untersuchungsmethoden

nicht sonderlich von der proportionalen Zunahme unterscheidet, der durch Perometrie gemessen wird. In einer späteren Arbeit hat die gleiche Gruppe von Wissenschaftlern die periphere quantitative Computertomographie (pQCT) genutzt, die Annahmen zu ρ zu verfeinern, um nicht nur die intra- und extrazelluäre Flüssigkeitsvolumina des gesamten Arms, sondern in 2,5 cm langen Segmenten entlang des Arms zu bestimmen (5). Abgesehen von den derzeitigen Fortschritten können Veränderungen von ECF und Volumen bei Lymphödemen in typischer Weise in Form eines Indexwertes quantifiziert werden, der abhängig von den Veränderungen des Widerstandes R ist (siehe unten).

Zweitens ist die Messung des elektrischen Widerstandes bei niedriger Frequenz eine direkte Messung von ECF, z.B. beim Lymphödem. Die Messung ist daher besonders sensibel und spezifischer für dieses Krankheitsbild als die Methoden, die lediglich das Gesamtvolumen messen. Das ist sehr wichtig, um eine frühzeitige Diagnose der Erkrankung sicherzustellen

4.3.11.3 Beurteilung eines Lymphödems in der Praxis

4.3.11.3.1 Patienten-Untersuchung

Bisher wurden Impedanz-Messungen lediglich für den Nachweis und die Kontrolle von Lymphödemen der Gliedmaßen eingesetzt. Die Grundsätze von ECF-Messungen sind die gleichen, egal ob man obere oder untere Extremitäten misst. Der Patient wird in Rückenlage auf eine nicht-leitenden Oberfläche gelegt, die Beine leicht angewinkelt und die Handflächen nach innen positioniert. Jeglicher Schmuck, auch Uhren, müssen von den zu messenden Gliedmaßen entfernt werden. Die Nachsäuberung der Haut mit einer alkoholischen Lösung werden die EKG-ähnlichen Elektroden angebracht. Weitere Faktoren, die eine Impedanz-Messung beeinflussen können, wie z.B. übermäßiger Sport, Nahrungs- oder Alkoholgenuss kurz vor der Messung, sollten ebenfalls standardisiert werden.

4.3.11.3.2 Positionierung der Elektroden

Das Protokoll erfordert vier Elektroden: zwei Elektroden zur Messung der Spannung zwischen den entsprechenden Gliedmaßen oder Gliedmaßensegmenten und zwei weitere „Treiberelektroden", die distal zu den Messungselektroden positioniert werden. Der Strom wird durch die beiden Treiberelektroden geleitet. Die Messung der Impedanz erfolgt zwischen beiden Elektroden. Wie bereits erwähnt, steht die

Untersuchungsmethoden 4

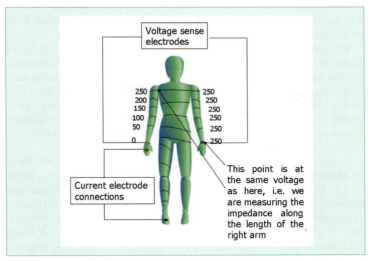

Abbildung 4.3.11-3)
Schematische Darstellung vom Sitz der Eletroden mittels Equipotentiallinien.
Ein angewandter Stromfluss zwischen Elektroden an der Finger- und Zehenbasis (rot und blau) ruft einen Spannnungsunterschied zwischen den Sensorelektroden hervor, die sich am Handgelenk eines vom Lymphödem betroffenen rechten Arms und am Handgelenk des linken Arms befinden. Die Impedanz, die am Handgelenk des linken Arms gemessen wird (bildlich in blau dargestellt), z.B. 250 Ohm, ist vergleichbar mit dem eines unbekannten, jedoch elektrisch reproduzierbaren Punktes, der die elektrische Länge des rechten Arms bestimmt.
(Angepasste Originalabbildung, mit freundlicher Genehmigung von ImpediMed Ltd.).

Impedanz in Relation zum Volumen, und das Volumen hängt von dem Bereich und seiner Länge ab.

Damit die Reproduzierbarkeit der Messung gewährleistet wird, ist es wichtig, dass die Elektroden an den Stellen befestigt werden, die leicht und wiederholt erkennbar sind. Die Gelenke von Hand und Fuß dienen als Orientierungshilfe bei der Befestigung der distalen Sensorelektroden, die Treiberelektroden werden am unteren Rand der Finger und Zehen platziert. Die genaue Platzierung dieser Elektroden ist nicht von entscheidender Bedeutung. Dagegen kann die Positionierung der proximalen Messelektrode zu erheblichen Fehlmeldungen führen, deshalb sollte versucht werden, diese am Ende eines Segmentes anzubringen,

4 Untersuchungsmethoden

z.B. der Schulter, um den Arm zu messen, oder der Hüfte, um das Bein zu messen.

Während knöcherne Strukturen wie das Akromion oder die Spina iliaka anterior superior bei Normalgewichtigen als Orientierungspunkte genutzt werden können, bieten diese bei übergewichtigen und fettleibigen Personen keine reproduzierbare Positionierung der Elektroden auf der Hautoberfläche. Über eine Fehlerquote von bis zu 10 % wurde berichtet. Für die Messung der Arme oder Beine ist es glücklicherweise möglich, Nutzen aus der Anwendung der „Äquipotentiallinien" zu ziehen.

Äquipotentiallinien sind wie Konturlinien auf einer Karte, die Linien ähnlicher Höhe folgen; jedoch wird die elektrische Spannung abgebildet. Die bioelektrische Impedanz-Analyse kann Nutzen aus den Äquipotentiallinien des Körpers bei der Positionierung der proximalen Elektroden ziehen (Abb. 4.3.11-3). Befinden sich die Treiberelektroden auf der gleichen Seite des Körpers, z.B. rechter Fuß und Hand, fließt kein Strom durch die gegenüberliegende Extremität. Die Äquipotentiallinien des linken Arms entsprechen denen der rechten Schulter und die des linken Beins entsprechen denen der rechten Hüfte. Daher können die nächsten Messelektroden überall entlang des linken Arms oder des linken Beins positioniert werden, um zuverlässig die Schulter oder Hüfte der rechten Seite zu identifizieren. Der Gebrauch einer Äquipotentiallinie hat zu einer erheblichen Reduzierung von Messfehlern geführt, indem sichergestellt werden kann, dass die zu vergleichenden Abschnitte gleich lang sind.

Die Platzierung der Elektroden ist standardisiert und nutzt die Äquipotentiallinien. Obwohl jede Stelle entlang des Äquipotentials an der gegenüberliegenden Extremität für die proximale Messelektrode genutzt werden kann, nutzen wir den Handrücken auf der Ebene des Processus styloides ulnae, da diese Elektrode zur „Messelektrode" wird, wenn man die gegenüberliegende Extremität misst. Daher werden zur Messung der oberen Extremitäten die „Messelektroden" auf der dorsalen Oberfläche der Handgelenke in Höhe des Processus styloides ulnae positioniert. Die Stellen der Treiberelektroden befinden sich unmittelbar oberhalb des dritten Mittelhandknochens auf dem Handrücken und des Fußes. Um die andere Extremität zu messen, muss man einfach die Verbindungen des Impedanzanalysators zu den bestehenden Elektroden rekonfigurieren.

Es ist unter Klinikern bekannt, dass sich das Lymphödem nicht gleichmäßig über die gesamte Extremität erstreckt, sondern fokal begrenzt ist. Umfangsmessungen der sichtbaren Schwellungen oder die segmentale Perometrie sind besonders wichtig in der Beurteilung von fokal bedingten Lymphödemen. Obwohl sich mittels Impedanz-Messung des gesamten Arms lokalisierte Lymphödeme feststellen lassen, ist die nötige Sensibilität reduziert. *Czerniec et al.* (6) haben die Durchführbarkeit der Impedanz-Messung des Arms bei Frauen mit Brustkrebs bedingtem Lymphödem in kurzen Segmenten (10 cm) demonstriert und folgerten, dass diese Methode sensibler ist als die segmentale Perometrie. Ein Nachteil ihrer Methode ist, dass es zeitintensiv ist, zehn Elektroden in 10 cm langen Abständen den Arm entlang zu platzieren. Die Entwicklung einer mobilen Lymphödem-Messung wird diese Schwierigkeiten umgehen und wahrscheinlich ein hochauflösendes Impedanz-Profil der Extremität (5) liefern.

4.3.11.3.3 Instrumentierung

Eine Vielzahl von verschiedenen Impedanz-Messgeräten sind im Handel und werden von unterschiedlichen Herstellern angeboten. Ursprünglich zur Durchführung der Körperanalyse entwickelt, sind nicht alle für die Bewertung des Lymphödems geeignet. Stehende Geräte oder solche, die man auf Armeslänge hält und jeweils lediglich die Beine oder Arme misst, sind generell ungeeignet und die Messung eines einzelnen Körperteils daher nicht möglich. Einige Geräte geben lediglich Aufschluss auf die relevante Körperzusammensetzung, z.b. prozentualer Körperfettanteil. Das Gerät sollte in der Lage sein, dem Nutzer Rohmessdaten zu liefern, wie z. B. Widerstand-Impedanz in Ohm gemessen. Unserer Erfahrung nach sind elektrodengesteuerte Medizinprodukte am besten, und Geräte, wie die Bioimpedanz-Spektroskopie, die beispielsweise R_0 und $R_{unendlich}$ messen können, zu bevorzugen. Zum jetzigen Zeitpunkt produziert mindestens ein Hersteller ein Gerät, das von zuständigen Behörden wie der Arzneimittelzulassungsbehörde (US Food and Drug Administration) zur Überwachung von Lymphödemen genehmigt wurde.

4.3.11.3.4 Datenanalyse und Präsentation

Der Impedanz-Analysator ermöglicht eine Messung des Widerstandes des gemessenen Abschnitts in Ohm. Obwohl eine Konversion des Impedanz-Quotienten L^2/R, wenn man Formel 4 verwendet, zu einem Volumen in ml möglich ist, sollten die Resultate mit Vorsicht gewertet werden, da der Wert ρ bestenfalls eine ungenaue Schätzung ist. Dieser Ansatz wurde jedoch erfolgreich umgesetzt, falls er, wie bereits angesprochen, mit einer Perometrie kombiniert wird (4, 6, 7, 8). Alternativ und derzeit unsere bevorzugte Technik bezieht sich auf das Verhältnis

4 Untersuchungsmethoden

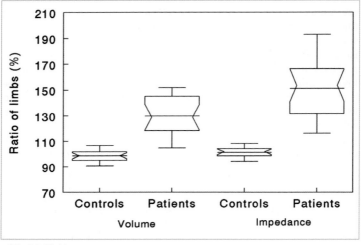

Abb. 4.3.11-4)
Vergleich von Impedanz und Volumenmessungen der Arme von Kontrollpersonen und Patienten mit Lymphödem. Die Daten werden als Verhältnis zwischen zweierlei Extremitäten präsentiert: Kontrollpersonen, Dominante im Vergleich zu Nichtdominanten; Patienten, Betroffene und Nichtbetroffene. Legende: Linie und Balken, Mittelwert ±5. und 95. Perzentile; Box, 25. und 75. Perzentile; Ausschnitt, Median und Konfidenzintervall.
(Grafik aus Ward et al., 2006 (13)).

der Impedanz-Messung der betroffenen und nicht betroffenen Extremität mit einem Index, der die Zunahme an Volumen beschreibt:

$$\frac{ECF_{aff}}{ECF_{unaff}} = \frac{R_{0unaff}}{R_{0aff}} \quad \text{(Formel 5)}$$

wobei R_{0unaff} die Impedanz (bei einer Nullfrequenz) einer nicht betroffenen Extremität und R_{0aff} die Impedanz bei einer Nullfrequenz einer betroffenen Extremität ist. Für einen Patienten mit einem klinischen Lymphödem ist dieser Index größer als ~1,00. Bei den Armen hängt dieser Quotient davon ab, ob die betroffene Extremität dominanter ist oder nicht. Normwerte und Abschnitte hinweisend für das Vorhandensein eines Lymphödems (Standardabweichung von ±3) wurden bereits veröffentlicht (9). Ein Patient mit einem Lymphödem Grad 2 würde typischerweise einen Index von ca. 1,35 haben. Dieser Index geht zurück, wenn der Umfang der betroffenen Extremität bei

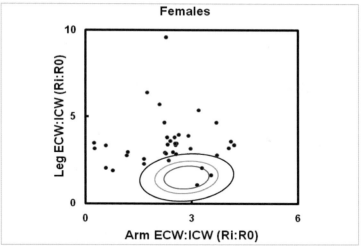

Abb. 4.3.11-5)
Beurteilung von bilateralen Lymphödemen basierend auf dem Verhältnis von ECW zu ICW (gemessen als das Verhältnis von intrazellulärer Impedanz, Ri, zu extrazellulärer Impedanz, R0). Daten von 37 Frauen mit einem klinisch nachgewiesenen beidseitigen Lymphödem der Beine werden verglichen mit bivariaten Toleranz-Ellipsen berechnet für gesunde weibliche Kontrollpersonen. Legende: • Patientendaten; feste Linien stellen die Toleranz-Ellipsen für Kontrollpersonen dar, --- 95% Toleranz Ellipse, ---75% Toleranz-Ellipse, --- 50% Toleranz-Ellipse.
(Grafik aus Ward et al., 2010 (12)).

wirksamer Behandlung geringer wird, bzw. nimmt zu bei Verschlimmerung des Zustandes. Daten werden in der Regel als Zahlenwerte des Quotienten oder bezüglich der Normen, in denen sie sich aufhalten, auf einer visuellen Skala präsentiert. Zur einfacheren Interpretation ist diese Quotienten-Skala linearisiert (10), wobei ein Wert von größer als zehn Einheiten oder eine Veränderung von größer als zehn Einheiten auf das Vorhandensein eines Lymphödems hinweist.

Beidseitige Lymphödeme stellen ein zusätzliches Problem dar. Ähnliche Volumina eines Lymphödems in beiden Extemitäten führen dazu, dass der Quotient konstant bleibt. In solchen Fällen kann die Impedanz der extrazellulären Flüssigkeit mit der Impedanz der intrazellulären indiziert werden, die konstant bleibt, obwohl sich das Volumen der extrazeluären Flüssigkeit und der Lymphe eventuell verändert.

4 Untersuchungsmethoden

Obwohl sich der Nutzen dieses Ansatzes zeigen ließ (Abb. 4.3.11-4) (11), müssen maßgebliche, normative Daten noch veröffentlicht werden. In diesem Fall müssen Daten als Punkte auf bivariaten Ellipsen für Normalwerte (Abb. 4.3.11-5 (12)) präsentiert werden.

4.3.11.3.5 Durchführung

Wie andere elektronische Geräte werden Impedanz-Messgeräte, wenn sie richtig geeicht sind, im Test mit elektronischen Stromkreisen als hochpräzise, zuverlässig und genau funktionierende Geräte empfunden. Diese hohe Präzision beinhaltet die Anwendung in vivo bei richtigem Gebrauch. Wir haben die Zuverlässigkeit der Bioimpedanz-Spektroskopie zur Messung der Armimpedanz in einer Gruppe von 51 Frauen innerhalb von vier Wochen (14) untersucht. Die Zuverlässigkeit war sehr hoch (ICC (2,1): 0,98; 95 % CI: 0,97 bis 0,99). Das Verfahren ist nicht invasiv und dauert höchstens eine Minute. Vergleichsweise dauern reguläre Umfangsmessungen mit einem Maßband zwischen sieben und acht Minuten (15). Das Verfahren wurde sehr gut vom Patienten angenommen wie das folgende Zitat von *Ridner et al.* (16) veranschaulicht: „Es hat weniger als fünf Minuten gedauert und wurde von allen Personen unabhängig vom Alter und Gewicht gut vertragen. Daher ist der Einsatz der bioelektrischen Impedanz, um Extremitäten außerhalb eines Labors zu messen, für Wissenschaftler sehr reizvoll. Zudem dürfte es von Interesse sein, dass mehrere Patienten an dieser Studie ihr Interesse bekundet haben, um bioelektrische Impedanz zu Hause zu nutzen, mit der Möglichkeit, ihre Arme regelmäßig selbst zu kontrollieren. Sie hatten den Eindruck, dass das Gerät einfach zu bedienen sei und die Elektroden und Kabel von ihnen selbst oder einem Familienmitglied problemlos angelegt werden könnten."

4.3.11.4 Bioimpedanz-Messung von Lymphödemen

Derzeit nutzen die meisten Ärzte indirekte Messungen von Lymphödemen. Dies beinhaltet die Tatsache, dass frühzeitige Befundänderungen nicht erkannt werden. Wegweisende Studien, wie die von *Cornish et al.*, haben gezeigt, dass durch die Bioimpedanz-Spektroskopie (BIS) Veränderungen frühzeitiger erkannt werden können, als bei indirekten Messungen. Ausserdem kann die Methode Informationen zur Veränderung des Gewebezustandes liefern.

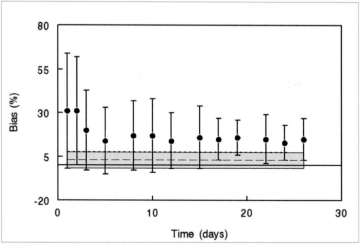

Abb. 4.3.11-6)
Übereinstimmung zwischen Impedanz und Volumenmessungen der Arme von Kontrollpersonen und Patienten mit Lymphödem. Daten werden als systematischer Fehler präsentiert und mit einer Standardabweichung assoziiert.
Legende: • systematischer Fehler ± Standardabweichung bei Patienten;
– – – systematischer Fehler bei Kontrollpersonen; schattierte Fläche = Standardabweichung bei Kontrollpersonen.
(Aus Ward et al., 2006 (13)).

In vorausgehenden Studien wurden Frauen mit einem Lymphödem mit gesunden Frauen verglichen und die Ergebnisse der Bioimpedanz-Spektroskopie (BIS) denen der Volumenbestimmung durch Messungen des Armumfangs in Abständen von 10 cm gegenüber gestellt. Diese Pilotstudie (17) hat das Potenzial für eine Bioimpedanz-Spektroskopie (BIS) in der Beurteilung von Frauen mit Lymphödemen aufgezeigt. Der Widerstand von R_0 war gegenüber R_{50} überlegen, um Personen mit oder ohne Lymphödem zu unterscheiden, und diese Technik konnte zudem schnell durchgeführt werden. Obwohl der Absolutwert kaum Frauen mit und ohne Lymphödem unterschied, zeigte das Verhältnis von R_0 der Nichtbetroffenen im Vergleich zu Betroffenen klare Unterschiede, eine Beobachtung, die von *Cornish et al.* 1996 (18) (Abb. 4.3.11-4) später bestätigt wurde. Die Studie deckte zudem Probleme bezüglich der Abhängigkeit zur Messung von Armvolumina auf. So

4 Untersuchungsmethoden

ergaben Messungen der Frauen in der Kontrollgruppe einen Unterschied innerhalb der Extremitäten von ±100 ml. Was bei der Messung des Armvolumens nicht berücksichtigt wurde, ist der Volumenunterschied innerhalb der Extremitäten bezüglich des dominanten Arms. Um sicherzugehen, dass es zu einer Veränderung aufgrund eines Lymphödems gekommen ist, werden große Unterschiede innerhalb der Extremitäten benötigt, z.B. 150 bis 200 ml. Während es deutliche Beweise bezüglich der Zuverlässigkeit volumetrischer Messungen gibt (19, 20, 21, 22), mangelt es diesen an Sensitivität und Spezifität, die andere Maßnahmen erbringen (23).

Nachdem man davon überzeugt war, dass BIS Frauen mit einem Lymphödem von denen ohne Lymphödem unterscheiden kann, wurde als nächstes die Frage gestellt, ob diese Erkenntnis wichtige Informationen zum Schweregrad des Zustands (18) liefern kann. Die Frauen mit einem Lymphödem aus der ursprünglichen Studie wurden vier Wochen lang während ihrer Therapie begleitet und während des gesamten Therapieverlaufs regelmäßig untersucht. Volumen und Impedanz-Verhältnisse wurden täglich über vier Wochen hinweg gemessen; beide nahmen gegenüber dem Normalwert ab. Ab Tag 28 war das Volumenverhältnis nicht mehr von dem der normalen Kontrollpersonen zu unterscheiden, jedoch war das Impedanz-Verhältnis immer noch ca. 20 % höher als das der Kontrollpersonen (Abb. 4.3.11-6). Diese Ergebnisse zeigen, dass BIS empfindlicher als Umfangsmessungen beim Erkennen eines Lymphödems ist, was sich gleichfalls mit der Meinung des Pflegepersonals deckt.

Die erste Studie bezog Frauen mit einem Lymphödem ein und gesunde Kontrollpersonen ohne Lymphödem-Vorgeschichte. Das Ziel der Folgestudie von *Cornish et al.* war es herauszufinden, ob BIS ein Lymphödem mindestens mit der gleichen, bestenfalls mit mehr Sensitivität als die Umfangsmessungen erkennt. *Cornish et al.* (9) Frauen mit Brustkrebs wurden vor ihrer Operation, einen und drei Monate nach ihrer Operation sowie alle zwei Monate bis zu 24 Monaten nach ihrem Eingriff gemessen. Zusätzlich wurden Daten von 50 Frauen erhoben, die weder eine Brustkrebs-Vorgeschichte noch ein Lymphödem hatten.

Ähnlich wie bei der Pilotstudie wurden sowohl BIS- als auch Armumfangs-Messungen erfasst. Da Armumfangsmaße bei einigen Frauen nur bis zu 40 cm vom Handgelenk gemessen werden konnten, wurde die proximale Messelektrode, ebenfalls 40 cm vom Handgelenk entfernt, platziert. Das ermöglichte einen direkten Vergleich des Armvolumens durch die Messungen mittels Maßband mit dem Widerstand

Untersuchungsmethoden 4

des gleichen Volumens. Für beide Messungen von BIS und Armvolumen wurde die Variabilität der gesammelten Daten der Kontrollgruppe genutzt, um durch Trennpunkte Personen zu identifizieren: Die Definition eines „Lymphödems" ist eine Abweichung der Grundmessung eines Individuums von ≥ 3 Standardabweichungen, abgeleitet von den Daten der Kontrollgruppe. Für Frauen, deren Maße außerhalb dieses Bereichs fielen, wurde eine zweite Messung eine Woche später durchgeführt, um das Vorhandensein eines Lymphödems zu bestätigen.

In der Langzeitstudie (9) entwickelten 19 von 102 Frauen, die aufgrund von Brustkrebs behandelt wurden, ein Lymphödem. Volumetrische Messungen, basierend auf Umfangsmessungen, konnten vor dem Einsatz von BIS bei keiner der Frauen ein Lymphödem identifizieren. Sämtliche Lymphödeme wurden mittels BIS identifiziert. Lediglich bei einer Patientin konnte durch die Umfangsmessung des Arms eine Volumenvermehrung nachgewiesen werden. Die klinische Bestätigung der Lymphödeme variierte zwischen null und zehn Monaten. BIS identifizierte keine Frauen mit einem Risiko für ein Lymphödem, die nicht bereits eines entwickelt hatten. Insgesamt bestätigen diese Ergebnisse die Auffassung, dass die Bioimpedanz-Spektroskopie eine wichtige Rolle in der frühzeitigen Erkennung eines Lymphödems spielt.

Diese Studien haben eindeutig gezeigt, dass bei einseitigen Lymphödemen das Verhältnis von R_0 innerhalb der Extremitäten der Patienten sensitiv genug ist, um ein beginnendes Lymphödem nachzuweisen. BIS wurde ebenfalls eingesetzt, um ein einseitiges Lymphödem der unteren Extremitäten bei einer Gruppe von Patienten mit einem Lymphödem der unteren oder oberen Extremitäten zu bestätigen (24). In einigen Fällen bestand ein beidseitiges Lymphödem, oder die gegenüber liegende Extremität war aus anderen Gründen für eine Messung nicht geeignet. Für solche Sonderfälle wurde eine andere Methode entwickelt.

Das Widerstandsverhältnis zwischen den Extremitäten wurde auf eine Nullfrequenz extrapoliert und dann genutzt, um das Vorhandensein eines Lymphödems zu bestimmen. Außerdem wurde eine alternative Methode erprobt. Diese alternative Methode beobachtet das Verhältnis, abgeleitet durch eine Messung des Widerstands bei „null" und unendlichen Frequenzen. Der Widerstand bei der Nullfrequenz ist ein Zeichen von extrazelluärer Flüssigkeit (ECF), während der bei „unendlich" ein Beweis von intrazelluärer Flüssigkeit (ICF) ist. Da es nur geringfügige Veränderungen im Weichteilgewebe gibt, dafür ICF

4 Untersuchungsmethoden

in frühen Phasen des Lymphödems auftritt, kann der Wechsel im Verhältnis zwischen ECF:ICF beobachtet werden. Dieses Verhältnis ist relativ beständig bei Personen ohne Lymphödem. *Cornish et al.* haben die Sensitivität dieser Messungen an 20 Frauen untersucht, die vor Ihrer Operation und nach der Diagnose Lymphödem (11) gemessen wurden. Die Ergebnisse sind vielversprechend, da diese Messungen fast genauso präzise sind wie Umfangsmessungen bei der Diagnose eines Lymphödems. Dies konnte in einer Querschnittstudie von beidseitigen Lymphödemen der Beine bestätigt werden (Abb. 4.3.11-5 (12)). Bei Personen mit bilateralen Lymphödemen ist eine ödemfreie Extremität, von der das Verhältnis abgeleitet werden kann, nicht erforderlich. Der Vergleich von intra- und extrazellulärer Flüssigkeit des gleichen Gliedmaßes kann stattdessen genutzt werden.

4.3.11.5 Der Stellenwert von BIS zu anderen Messmethoden des Lymphödems

Das Verhältnis zwischen verschiedenen Variablen einschließlich der Bioimpedanz wurde kürzlich veröffentlicht. *Czerniec et al.* präsentierten vorläufige Ergebnisse von 51 Frauen, von denen 33 ein Lymphödem hatten (14). Die Übereinstimmung zwischen BIS, Armumfangsmessung und Armvolumenmessungen mittels Perometer war hoch (rc>0,92), sowohl bei absoluten Messungen als auch bei den prozentualen Unterschieden zwischen den jeweiligen Armen. Einschränkungen der Kongruenzanalyse zeigten jedoch kleine Verzerrungen (1–5 %) zwischen Messungen mit breiter 2SD-Kongruenz. Nur die Bioimpedanz-Messungen entsprachen signifikant der Selbsteinschätzung, die die Teilnehmer von ihren Lymphödemen hatten. Diese Daten zeigen, dass sie nicht austauschbar sind, obwohl diese Messungen auf den gleichen Variablen beruhen.

Ridner et al. (25) untersuchten ebenfalls das Verhältnis zwischen BIS, Perometrie und Armumfangsmessungen. In einer kleinen Gruppe von elf Frauen mit und 14 Frauen ohne ein Lymphödem entdeckten sie ein moderates Verhältnis zwischen diesen Variablen. *Ward et al.* (26) fand heraus, dass BIS und Perometrie einsatzbezogen gleichwertig sind bei der Beurteilung eines Armlymphödems bei Frauen nach Brustkrebsbehandlungen. *Ward et al.* (27) ergänzte diese Arbeit und untersuchte kürzere Abschnitte des Arms In einer Pilotstudie konnte gezeigt werden, dass Daten von Segmenten über eine Entfernung von 25 mm, die mit BIS und Perometrie erhoben wurden, sehr änlich sind (r >0,85).

Untersuchungsmethoden 4

Einige ältere Studien zeigten, dass BIS beim Nachweis von Lymphödemen weniger präzise ist als Volumenmessungen. *Box* (28) fand heraus, dass BIS höchstens die Hälfte der Frauen seiner Untersuchung erfasst hat, die nach einer Brustkrebsoperation eine Volumenzunahme der oberen Extremität von mindstens 200 ml aufwiesen. Die mangelnde Präzision hängt vielleicht mit den Kriterien zusammen, die zur Bestimmung des Lymphödems aufgestellt wurden. Neuere Studien (23) zeigten mehr Sensitivität und Genauigkeit als geometrische Maße, was dazu führte, dass die Autoren folgende Aussage trafen: „Unsere Arbeit wirft Fragen über den Nutzen des Umfangs als Wahl der Messung des Lymphödems sowohl in der Forschung als auch im klinischen Alltag auf und bewertet die bioelektrische Multifrequenz-Impedanzanalys MFBIA (die heute BIS genannt wird) als mögliche Alternative."

Stout Gergich et al. erbrachten den Nachweis für den Nutzen der Früherkennung von Armlymphödemen nach Brustkrebstherapie (29), basierend auf Volumenänderungen von 3 % im Vergleich zu einer Perometermessung. BIS ist demnach gleichwertig wenn man die minimale Abweichung von ca. 140 ml oder 5 % des durchschnittlichen Armvolumens nicht berücksichtigt (30, 31). Es sollte beachtet werden, dass es bei chronischen Lymphödemen einer Veränderung von mehr als 160 ml bedarf, um nicht von einer normalen Schwankung des Volumens, sondern einer wirklichen Veränderung (6) auszugehen.

Die Anwendung von BIS weist auch Nachteile auf. BIS hängt von der Extrapolation der Widerstands-Reaktanz-Kurve bei Nullfrequenz mittels Kurvenanpassung und Bestimmung von R_0 ab. Obwohl dieses Verfahren statistisch belegt und weitgehend automatisiert ist, ist die Software, die einem Impedanz-Messgerät beigefügt ist, nicht frei von Fehlern und bedarf einiger Eingaben auf Seiten des Bedieners. Für Kliniker wäre der Gebrauch eines Geräts mit einer Einzelfrequenz, das präzise und akkurat Messungen des Widerstands bei einer Frequenz nahezu gleich null misst, vorzuziehen. Damit würde ein zusätzliches Benutzertraining entfallen. *Ward et al.* (32) verglichen die Leistung eines früheren BIS-Bioimpedanz-Geräts mit dem einer Einzelfrequenz-Einheit (<30 kHz) und beide mit dem Standard der klinischen Messung von Extremitätenvolumina. Dies ergab eine signifikante Korrelation der beiden Bioimpedanz-Messungen im Vergleich untereinander ($r = 0,87$) und in der unabhängigen Messung ($r = 0,75$). Zumindest zur Bestimmung des Widerstands zwischen den Gliedmaßen ist ein Gerät mit Einzelfrequenz, welches den Widerstand nahe bei null misst, akzeptabel. Da die Grenzen der Übereinstimmung der beiden Geräte sehr weit auseinander lagen, wurde es als nicht angemessen empfunden, die beiden Geräte auszutauschen. Eine kürzlich durchgeführte größere Studie mit aktuellen Impedanz-Geräten (33) stellte größere Übereinstimmungen fest und zeigte, dass Einzelfrequenz-Impedanz-Analysatoren dazu geeignet sind, Überwachungen eines Lymphödems routinemäßig durchzuführen, obwohl immer noch BIS-Geräte zur frühen Erkennung eines Lymphödems empfohlen werden.

Eine häufig gestellte Frage lautet: „Sind Impedanz-Techniken lediglich auf die Bewertung von Volumenänderungen eines Lymphödems begrenzt?" Eine solche Frage ist von besonderer Bedeutung in Bezug auf das Voranschreiten des Lymphödems in fortgeschrittenen Stadien, wenn sich der Zustand nicht nur im Volumen sondern auch in Form verändert und als proteinös, fibriotisch oder „starkes" Lymphödem bezeichnet wird. Diese sind durch Veränderungen im Gewebe des betroffenen Körperteils gekennzeichnet einschließlich eines Anstiegs des Zellmembrangehalts. Wie erwähnt ist die reaktive Komponente der Impedanz im Wesentlichen von der Gewebestruktur abhängig. Dies lässt sich durch die elektrische Eigenschaft der Kapazität nachweisen und wird leicht von BIS-Daten errechnet. Vorangehende Studien haben gezeigt, dass dieser Parameter vielleicht in der Lage ist, zwischen verschiedenen Formen eines Lymphödems zu unterscheiden (34).

4.3.11.6 Schlussfolgerung

BIS wird zum etablierten Mittel, um Messungen des Lymphödems für Forschungszwecke (35, 36) durchzuführen. Untersuchungen von Forschungsdatenbanken und Protokollen weisen auf die wachsende Bedeutung dieses Messinstruments hin. Tatsächlich hat es sich im Forschungsbereich als „Goldstandard" unter Wissenschaftlern in Australien und den USA und im Falle seiner allgemeinen Anwendung als Referenzmethode zur Lymphödemüberwachung entwickelt (29, 30). Da BIS Lymphödeme frühzeitiger erkennen kann, als andere Maßnahmen, sollte es ebenfalls von Klinikern angewandt werden, um Risikopatienten zu überwachen. Der Vorteil einer frühzeitigen Erkennung ist, dass Lymphödeme sofort behandelt werden können und somit das Potenzial erhöht wird, den Zustand zu verbessern und ein Fortschreiten zu vermeiden. *Hayes at al.* (36) haben bereits darauf hingewiesen, dass „die Anwendung von akuraten und zuverlässigen Diagnosemethoden besonders wichtig ist, um unser Verständnis von Vorbeugungs- und Behandlungsstrategien voranzutreiben". Die biolektrische Impedanz-Analyse bietet eine solche Methode.

Danksagung

Die Autoren danken dem National Health and Medical Research Council of Australia, dem Queensland Cancer Fund, Wesley Research Institute, dem Cancer Council of New South Wales und der RT Hall Foundation für die finanzielle Unterstützung ihrer Forschung sowie der ImpediMed Ltd. für die großzügige Bereitstellung ihrer Abbildungen.

▶ Merksatz

- **Die Bioimpedanz-Spektroskopie ermöglicht eine frühzeitige Erkennung von Lymphödemen.**

4.3.11.7 Literatur

1. Rockson SG. Addressing the unmet needs in lymphedema risk management. Lymphatic Research and Biology 2006; 4: 42-46.

2. Kuhnke E. Volumenbestimmung aus Umfangmessungen. Folia Angiologica 1976; 224: 228-232.

3. Caseley-Smith JR. Measuring and representing peripheral oedema and its alterations. Lymphology 1994; 27: 56-70.

4. Ward LC, Czerneic S, Kilbreath SL. Quantitative bioimpedance spectroscopy for the assessment of lymphedema. Breast Cancer Research and Treatment 2009; 117: 541-547.

5. Ward LC, Essex T, Bartlett M et al. Bioimpedance profiling of the limbs: update. J Physics: Conference Series 2010; 224: 012105 doi:10.1088/1742-6596/224/1/012105.

6. Czerniec SA, Ward LC, Lee MJ et al. Segmental measurement of breast cancer-related arm lymphoedema using perometry and bioimpedance spectroscopy. Supportive Care in Cancer 2010; DOI 10.1007/s00520-010-0896-8.

7. Harris R, Piller N. Three case studies indicating the effectiveness of manual lymph drainage on patients with primary and secondary lymphedema using objective measuring tools. Journal of Bodywork and Movement Therapies 2003; 7: 213-221.

8. Moseley A, Piller N. Combined opto-electronic perometry and bio-impedance to measure objectively the effectiveness of a new treatment intervention for chronic secondary leg lymphoedema. Lymphology 2002; 35: 136-143.

9. Cornish BH, Chapman M, Hirst C et al. Early diagnosis of lymph-oedema using multiple frequency bioimpedance. Lymphology 2001; 34: 2-11.

10. L-dex What is l-dex? http://l-dex.com/ ImpediMed, Inc., San Diego. Accessed 23rd May 2010.

11. Cornish BH, Thomas BJ, Ward LC et al. A new technique for the quantification of peripheral edema with application in both unilateral and bilateral cases. Angiology 2002; 53: 41-47.

12. Ward LC, Wittenal A, Isenring E et al. Assessment of bilateral limb lymphoedema by bioelectrical impedance spectroscopy (BIS). 8th Australasian Lymphology Association Conference, 27th-29th May 2010, Melbourne, Australia.

13. Ward LC. Bioelectrical impedance analysis: proven utility in lymphedema risk assessment and therapeutic monitoring. Lymphatic Research and Biology 2006; 4: 51-56.

14. Czerniec SA, Ward LC, Refshauge KM et al. Assessment of breast cancer related arm lymphedema - comparison of physical measurement methods and self-report. Cancer Investigation 2010; 28: 54-62.

15. Hutson P. Assessing changes in arm lymphedema. Bioelectrical impedance versus standard methods. Komen Foundation Conference, 2003.

16. Ridner SH, Dietrich MS, Deng J et al. Bioelectrical impedance for detecting upper limb lymphedema in nonlaboratory settings. Lymphatic Research and Biology 2009; 7: 11-15.

17. Ward LC, Bunce IH, Cornish BH et al. Multi-frequency bioelectrical impedance augments the diagnosis and management of lymphoedema in post-mastectomy patients. European Journal of Clinical Investigation 1992; 22: 751-754.

18. Cornish BH, Bunce IH, Ward LC et al. Bioelectrical impedance for monitoring the efficacy of lymphoedema treatment programmes. Breast Cancer Research and Treatment. 1996; 38: 169-176.

19. Megens AM, Harris SR, Kim-Sing C et al. Measurement of upper extremity volume in women after axillary dissection for breast cancer. Archives of Physical Medicine and Rehabilitation. 2001; 82: 1639-1644.

20. Sander AP, Hajer NM, Hemenway K et al. Upper-extremity volume measurements in women with lymphedema: a comparison of measurements obtained via water displacement with geometrically determined volume. Physical Therapy 2002; 82: 1201-1212.

21. Meijer RS, Rietman JS, Geertzen JH et al. Validity and intra- and interobserver reliability of indirect volume measurements in patients with upper extremity lymphedema. Lymphology 2004; 37: 127-133.

22. Taylor R, Jayasinghe UW, Koelmeyer L et al. Reliability and validity of arm volume measurements for assessment of lymphedema. Physical Therapy 2006; 86: 205-214.

23. Hayes S, Cornish B, Newman B. Comparison of methods to diagnose lymphoedema among breast cancer survivors: 6-month follow-up. Breast Cancer Research and Treatment 2005; 89: 221-226.

24. Warren AG, Janz BA, Slavin SA et al. The use of bioimpedance analysis to evaluate lymphedema. Annals of Plastic Surgery 2007; 58: 541-543.

25. Ridner SH, Montgomery LD, Hepworth JT et al. Comparison of upper limb volume measurement techniques and arm symptoms between healthy volunteers and individuals with known lymphedema. Lymphology 2007; 40: 35-46.

26. Ward LC, Czerniec S, Kilbreath SL. Operational equivalence of bioimpedance indices and perometry for the assessment of unilateral arm lymphedema. Lymphatic Research and Biology 2009: 7; 81-85.

27. Ward LC, Kilbreath SL, Lee M et al. Bioimpedance profiling of limb lymphoedema. IFMBE Proceedings: 13th International Conference on Electrical Bioimpedance. 2007; 17; 624-627.

28. Box RC, Reul-Hirche HM, Bullock-Saxton JE et al. Physiotherapy after breast cancer surgery: results of a randomised controlled study to minimise lymphoedema. Breast Cancer Research and Treatment 2002; 75: 51-64.

29. Stout Gergich NL, Pfalzer LA, McGarvey C et al. Preoperative assessment enables the early detection and successful treatment of lymphedema. Cancer. 2008; 112: 2809-2819.

30. Ward LC. Early detection of lymphoedema: Is BIS ready for prime time as the gold standard? Proceedings of 22nd International Congress of Lymphology, 21st-25th September 2009, Sydney, Australia p90.

31. Ward LC. Early detection of lymphoedema: Is BIS ready for prime time as the gold standard measure? J Lymphoedema 2009; 4: 52-56.

32. Ward LC, Piller NB, Cornish BH. Single or multiple frequency bioelectrical impedance analysis for the assessment of lymphoedema? Annals of the New York Academy of Sciences 2000; 904: 373-376.

33. York SL, Ward LC, Czerniec S et al. Single frequency versus bioimpedance spectroscopy for the assessment of lymphedema. Breast Cancer Research and Treatment 2009; 117: 177-182.

34. Cornish BH, Lingwood BE, Ward LC. Can bioimpedance spectroscopy (BIS) tell us about the form of lymphoedema? IFMBE Proceedings: 13th International Conference on Electrical Bioimpedance 2007; 17: 795-798.

35. Cornish BH. Bioimpedance analysis: scientific background. Lymphatic Research and Biology 2006; 4: 47-50.

36. Hayes S, Janda M, Cornish B et al. Lymphedema secondary to breast cancer: How choice of measure influences diagnosis, prevalence, and identifiable risk factors. Lymphology 2008; 41: 18-28.

37. Ward LC, Kilbreath SL, Cornish BH. Bioelectrical impedance analysis for early detection of lymphoedema. In: Lymphedema – Diagnosis and Therapy. Weissleder H, Schuchhardt C (Hrsg.). Viavital Verlag, Essen 2008; 502-517.

5 Primäres Lymphödem

H. Weissleder, C. Schuchhardt

Das primäre Lymphödem beruht nach heutiger Auffassung auf einer genetisch bedingten Entwicklungsstörung der Lymphgefäße und/oder Lymphknoten (1-4). Es handelt sich um eine meist progressiv verlaufende Erkrankung. Charakteristisch ist die für alle Lymphödemformen typische Anreicherung von Proteinen und Wasser im Interstitium, welche zur chronischen Entzündung mit reaktiver Fibrose des betroffenen Gewebes führt (5).

Über die Häufigkeit primärer Extremitäten-Lymphödeme in der BRD kann nur spekuliert werden. Eine 1990 veröffentlichte epidemiologische Studie, basierend auf einem positiven Hautfaltenzeichen nach Stemmer (6), hat ergeben, dass insgesamt 1,8 % der untersuchten Männer und 12,4 % der Frauen Lymphostasezeichen im Bereich der Vorfüße aufweisen (7). Meist ist diese diskrete Form einer Lymphostase lediglich als Störung und noch nicht als Erkrankung zu werten. Die Zahlen zeigen jedoch, dass die Neigung zum primären Lymphödem der Beine, insbesondere bei Frauen (Verhältnis Frau/Mann etwa 10:1), durchaus häufiger ist, als bisher angenommen. Ein primäres Lymphödem der Arme ist dagegen selten. Für Nordamerika wird die Häufigkeit der primären Lymphödeme mit 1,15 je 100.000 Personen jünger als 20 Jahre angegeben (8).

Die Geschlechtsverteilung der manifesten primären Lymphödeme wird für Frauen mit 87 % und für Männer mit 13 % angegeben (9). Der Altersgipfel der Erstmanifestation liegt bei 17 Jahren. Die vergleichende Gegenüberstellung der Altersgipfel für die Erstmanifestation von primären und sekundären Lymphödemen zum Zeitpunkt der Funktions-Lymphszintigraphie zeigt eine deutliche zeitliche Verschiebung (Abb. 5-1).

Eine anlagebedingte Lymphtransportstörung kann bereits bei der Geburt nachweisbar sein (kongenitales Lymphödem) (10), oder sich erst später, meist zu charakteristischen Zeitpunkten (Pubertät, Gravidität), manifestieren. Das Verhältnis erblich gegenüber sporadisch wird in der Literatur mit 1-3 % für die erbliche Form und 97-99 % für sporadisch auftretende primäre Lymphödeme angegeben (11). In einem anderen Kollektiv von primären Lymphödemen (n = 536) betrug die Zahl der angeborenen Formen (z.B. Nonne-Milroy-Meige-Syndrom) 6,4 % (9). Angaben über eine zusätzliche Lymphangiodys-

5 Primäres Lymphödem

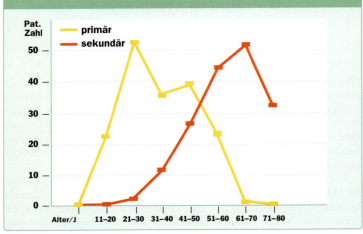

Abb. 5-1)
Häufigkeitsverteilung des Patientenalters bei primären und sekundären Lymphödemen in einem lymphszintigraphischen Patientenkollektiv.

plasie am Körperstamm oder an inneren Organen bei dieser Patientengruppe liegen nicht vor.

Das bisher unter dem Begriff Nonne-Milroy-Meige-Syndrom zusammengefasste **hereditäre Lymphödem** (1) wird in zwei Typen unterteilt (12):

Typ I Nonne-Milroy – Elephantiasis congenita hereditaria: Familiäres, vererbliches kongenitales Lymphödem, das sich bereits bei Geburt oder wenig später manifestiert (Abb. 5-2 und 5-3). Es handelt sich um einen angeborenen Defekt des Lymphgefäßsystems vorwiegend der unteren Körperhälfte mit Aplasie der Lymphkollektoren, Präkollektoren und initialen Lymphgefäße (13-15). Lokalisation des therapeutisch schlecht beeinflussbaren Lymphödems meist distal des Leistenbandes. Schäden des Lymphgefäßsystems im Körperstammbereich können z.B. einen chylösen Aszites bei Lymphangiektasie des Darms (Proteinverlust!), oder einen Pleuraerguss bei Lymphangiektasien der pleuralen Lymphgefäße verursachen. Als weitere Symptome sind Minderwuchs, Hypogenitalismus und Retardierung zu nennen.

Über eine Distiachiasis in Verbindung mit dieser Erkrankung wurde ebenfalls berichtet (16).

Primäres Lymphödem 5

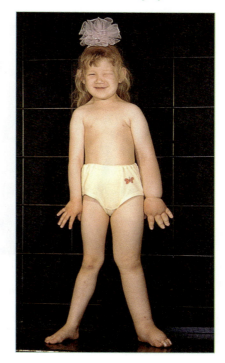

Abb. 5-2)
Angeborenes, einseitiges primäres Lymphödem bei achtjährigem Mädchen. Deutliche Schwellung der linken Gesichtshälfte sowie des linken Armes und Beines.
(Aufnahme Dr. U. Herpertz, St. Blasien).

Typ II Meige – Familiäres nicht kongenitales Lymphoedema praecox: Monogen-erbliches Syndrom mit Lymphödem, das aber erst während der Pubertät auftritt und vorwiegend an den unteren Extremitäten lokalisiert ist. Arme und Gesicht sind selten befallen. Zusätzlich finden sich Anomalien wie partielle häutige Syndaktylien der Zehen, Distichiasis, Myopie, gelbe Nägel, Wirbelanomalien, zerebro-vaskuläre Fehlbildungen, sensoneuraler Hörverlust, Gaumenspalte und Bronchiektasen.

Eine Erstmanifestation des primären Lymphödems vor dem 35. Lebensjahr (83 %) wird als Lymphoedema praecox und danach (17 %) als Lymphoedema tardum bezeichnet. Therapeutisch ergeben sich aus dieser Unterteilung keine Konsequenzen.

Lymphödem-Distichiasis-Syndrom: Hierbei handelt es sich um eine autosomal dominant vererbte Erkrankung. Das Syndrom wird durch eine Mutationen in dem FOXC2-Gen verursacht und ist charakteri-

5 Primäres Lymphödem

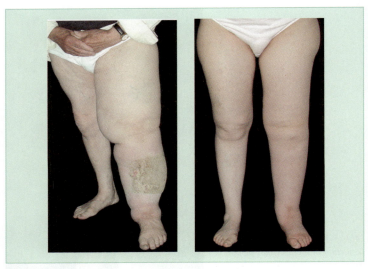

Abb. 5-3)
Hereditäres primäres unilaterales Lymphödem. Linkes Bild Vater, rechts Tochter.

siert durch Lymphödeme der Extremitäten, die meist in der späten Kindheit auftreten, und eine Distichiasis (Doppelreihe von Wimpern). Bei der Hälfte der betroffenen Patienten sind auch venöse Veränderungen nachweisbar (17). Es wurde auch über kardiale Fehlbildungen, Gaumenspalte und extradurale Zysten bei dieser Erkrankung berichtet (18).

5.1 Definition

Weichteilschwellung als Folge einer vermehrten Anreicherung von proteinreicher Flüssigkeit im Interstitium bei Störung des Lymphtransportes durch eine anlagebedingte Dysplasie des Lymphgefäßsystems.

5.2 Pathologische Anatomie

Die Dysplasie der Lymphgefäße (Abb. 5-4) kann unterschiedliche morphologische Veränderungen aufweisen (13). Folgende Formen kommen in Betracht:

Primäres Lymphödem 5

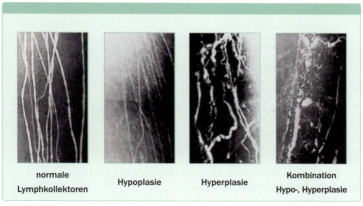

Abb. 5-4)
Verschiedene Formen von Lymphgefäßveränderungen beim primären Lymphödem basierend auf lymphangiographischen Untersuchungen.

- Hypoplasie der Lymphkollektoren (Minusvariante, häufigste Form),
- Hyperplasie der Lymphkollektoren (Plusvariante mit Fehlfunktion),
- Aplasie einzelner Lymphkollektoren (Minusvariante),
- Lymphknotenhypoplasie, meist kombiniert mit Fibrose.

Es bestehen auch Abhängigkeiten zwischen dem Anteil der Fibrose in den regionalen Lymphknoten und Lokalisation der abnormalen Lymphgefäße (Tab. 5-1) (19).
Diese Befunde von Kinmonth konnten aufgrund systematischer Untersuchungen exstirpierter inguinaler und iliakaler Lymphknoten bei Patienten mit ein- oder doppelseitigem, unkompliziertem primärem Lymphödem bestätigt werden (20, 21). Sämtliche untersuchten Lymphknoten zeigten, sowohl in den medullären, aber auch in den kortikalen Abschnitten, abnormale morphologische Veränderungen wie Fibrose, Fibrosklerose, fettige Degeneration und Hyalinisation. Diese Veränderungen waren in den inguinalen Lymphknoten ausgeprägter als in den iliakalen. Auch fanden sich Abhängigkeiten zwischen dem Ausmaß der morphologischen Veränderungen und dem Schweregrad des Lymphödems. Darüber hinaus waren abnormale

5 Primäres Lymphödem

• normale Lymphknoten	10 % Fibrose
• distale Lymphgefäßhypoplasie	11 % „
• distale und proximale Lymphgefäßhypoplasie	34 % „
• proximale Lymphgefäßhypoplasie	41 % „
• Lymphgefäßhyperplasie	28 % „
• Megalymphgefäße, einseitig	11 % „

Tab. 5-1)
Prozentualer Anteil der inguinalen Lymphknotenfibrose in Verbindung mit
peripheren Lymphgefäßveränderungen.
(Nach Kinmonth u. Wolfe, 1980 (19)).

Lymphknotenstrukturen bei einseitigen Lymphödemen auch auf der Seite des klinisch unauffälligen Beines nachweisbar, allerdings weniger ausgeprägt. Das Lymphknotenvolumen lag auf der erkrankten Seite um 16-38 % niedriger als bei vergleichbaren Patienten ohne Lymphödem.

Abweichungen von diesen Befunden wurden lediglich bei Lymphödempatienten mit rezidivierenden Erysipelen beobachtet. Hier dominierte die Hyalinisation der Lymphknoten gegenüber der Fibrose. Veränderungen der Gefäßmuskulatur fanden sich nicht.

Mikroskopische Untersuchungen hypoplastischer Lymphgefäße des Fußrückens der gleichen Patientengruppe ergaben eine Fibrose und Hyalinisation der Media und intraluminale Endothelproliferationen. Es bestand auch hier eine Abhängigkeit vom Schweregrad des Lymphödems (20, 21).

Die Anreicherung eiweißreicher Flüssigkeit im Interstitium führt zu ähnlichen Veränderungen wie bei einer chronischen Entzündung: Zunahme der Vaskularisation, vermehrte Gefäßpermeabilität, Makrophageneinwanderung, gesteigerte Geweberegeneration bzw. -proliferation. Hierdurch sind die für das chronische Lymphödem typischen Gewebereaktionen gut erklärt. Es findet sich auch die für eine chronische Entzündung charakteristische Neigung zur Verfettung und Fibrosklerose sowie die Tendenz zur Entwicklung maligner Tumoren. Ein Lymphödem kann demnach als eine Sonderform der chronischen Entzündung angesehen werden (22-24).

Primäres Lymphödem 5

• Stemmer'sches Zeichen	82 %
• vertiefte natürliche Hautfurchen	77 %
• Schwellung Fußrücken	75 %
• Kissen retromalleolar	63 %
• Wülste Knie (medial)	30 %

Tab. 5-2)
Häufigkeit klinischer Symptome bei primärem Lymphödem der unteren Extremitäten.
(Nach Brunner, 1985 (9)).

5.3 Pathophysiologie

Die Transportkapazität des Lymphgefäßsystems ist beim primären Lymphödem eingeschränkt und reicht zur Bewältigung der normalen lymphpflichtigen Eiweiß- und Wasserlast nicht mehr aus (mechanische Niedrigvolumeninsuffizienz des Lymphgefäßsystems) (25). Es besteht eine lymphatische Hypertension mit Druckwerten in den initialen Lymphgefäßen von $15,0 \pm 5,2$ mmHg (26). Im Vergleich zu den Werten der Gesunden ($7,9 \pm 3,4$ mmHg) bedeutet dies eine deutliche Erhöhung.

Im Laufe der Entwicklung eines Lymphödems wird die proteinreiche interstitielle Flüssigkeit durch fibrosklerotisches Gewebe ersetzt. Die Zunahme der kompakten Kollagenbündel in unmittelbarer Nachbarschaft der Lymph- und Blutgefäße führt zu einer Funktionsverschlechterung der überbelasteten, verbliebenen funktionstüchtigen Lymphkollektoren.

5.4 Diagnostik

Anamnese: Charakteristisch für die aszendierende Form (97 %) des primären Lymphödems (27) ist der schleichende Beginn, die Asymmetrie und eine Häufigkeitsspitze der Erstmanifestation im 17. Lebensjahr. Der Beginn erfolgt in 75 % der Erkrankungen einseitig und in 25 % doppelseitig. Auch bei Befall beider Beine besteht von Anfang an ein deutlicher Seitenunterschied. Bei etwa 25 % der einseitigen Ödeme entwickelt sich später auf der Gegenseite ebenfalls ein Lymphödem (9, 28).

5 Primäres Lymphödem

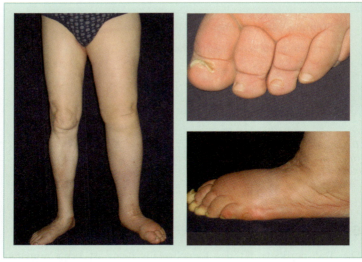

Abb. 5-5)
Primäres Lymphödem linkes Bein seit Pubertät. Verschlimmerung vor zehn Jahren durch rezidivierende Erysipele. Jetzt Stadium II, Vertiefung natürlicher Hautfurchen, Nagelmykose.

Als auslösende Ereignisse werden Schwangerschaft (7 %), Bagatellverletzungen wie Distorsio pedis (6 %) oder örtliche Prellung (3,5 %), sportliche Leistung (1 %), Insektenstich (0,8 %) und lange Autofahrt (0,5 %) oder ein Erysipel angegeben (9).

Das primäre Lymphödem ist schmerzfrei. Begleitende, lymphostatisch bedingte Tendinosen, Arthrosen etc. können allerdings Ursache für Schmerzen und Behinderungen sein.

Inspektion: Anfänglich bestehen eine weiche, später derbe irreversible Schwellung mit vertieften natürlichen Hautfurchen (Tab. 5-2, Abb. 5-5) (Zehen, oberes Sprunggelenk ventral, Kniekehle, inguinal), mehr oder weniger örtlich betonte Schwellungen (Fußrücken, Knöchel, Knieinnenseite, laterale Hüfte) und eine säulenartige Deformierung der Beine.

Palpation: Im Stadium I ist die Schwellung weich. Dellen lassen sich gut eindrücken (Abb. 5-6a), Schmerzen werden dabei nicht angegeben. Mit auftretender interstitieller Fibrose und nachfolgender Sklerose wird es zunehmend schwieriger, Dellen einzudrücken (Abb. 5-6b).

Primäres Lymphödem 5

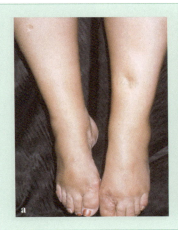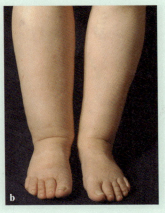

Abb. 5-6)
Primäres Lymphödem. Dellen hinterlassendes, asymmetrisches Stadium I, Operationsnarben beide Großzehen (a).
Bilaterales, asymetrisches Lymphödem Stadium II, rechts ausgeprägter als links (b).

Das Stemmer'sche Zeichen (verbreiterte, verhärtete, schwer oder überhaupt nicht abhebbare Hautfalten an Zehen- und Fingerrücken) ist im Stadium II und III positiv (6). Ein negatives Hautfaltenzeichen schließt allerdings ein Lymphödem nicht aus.

Örtliche Indurationen am lateralen und medialen oder distalen Unterschenkel und medialen Oberschenkel können als Hinweis auf eine länger dauernde Lymphostase angesehen werden.

Bildgebende Untersuchungsverfahren

Bei typischer Anamnese und entsprechenden klinischen Befunden ist eine apparative Diagnostik nicht erforderlich. Früh- oder Kombinationsformen sowie spezielle Fragestellungen können allerdings eine Indikation für bestimmte Untersuchungsverfahren (z.B. indirekte Lymphangiographie, Indocyanin-Grün-Fluoreszenz-Lymphographie, Funktions-Lymphszintigraphie, Kontrast-MRT-Lymphographie) darstellen.

Indirekte Lymphangiographie: Die Methode dient der Objektivierung und Dokumentation morphologischer Lymphgefäßveränderungen. Lymphödem-Frühformen sind nur dann erfassbar, wenn bereits mor-

5 Primäres Lymphödem

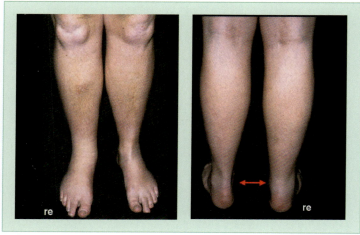

Abb. 5-7)
Primäres Lymphödem Stadium I, rechtes Bein mit Umfangsvermehrung der Wade und Weichteilschwellung im Knöchelbereich und Fußrücken.

phologische Veränderungen vorliegen. So konnten bei 50 % der Patienten mit einseitigen Lymphödemen abnormale Lymphgefäßveränderungen auch auf der Gegenseite nachgewiesen werden (29). Im Rahmen einer Differentialdiagnose sind lediglich Ausschluss oder Nachweis einer lymphogenen Schädigung möglich.

Funktions-Lymphszintigraphie: Der Einsatz erfolgt in erster Linie zur Beurteilung der Restfunktion (Schweregradeinteilung) eines geschädigten peripheren Lymphgefäßsystems (Abb. 5-8). Eine getrennte szintigraphische Darstellung epi- und subfaszialer Lymphstrombahnen der unteren Extremitäten kann die Sicherheit der diagnostischen Aussage insbesondere bei Lymphödem-Frühformen erhöhen (30).

Sonographie, Computer-Tomographie, Magnetresonanz-Tomographie:
Seit einigen Jahren wird auch die farbkodierte Duplexsonographie zur Diagnose und Differentialdiagnose eingesetzt. Bei Patienten mit Lymphoedema praecox und eher mildem Verlauf konnten jeweils einzelne, teilweise unscharf abgrenzbare, echolose Spalten festgestellt werden. Es wird angenommen, dass diese wahrscheinlich freier Flüssigkeit im Gewebe entsprechen. Im Gegensatz dazu zeigte die Subkutis beim Lymphödem mit nicht Dellen hinterlassender Fibrosierung am distalen Unterschenkel kontinuierliche, parallel zur Tibia darstell-

Primäres Lymphödem 5

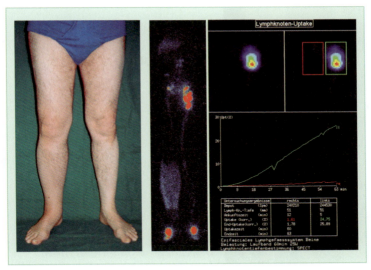

Abb. 5-8)
Primäres Lymphoedema tardum rechtes Bein Stadium II. Im Funktions-Lymphszintigramm deutliche Transportverzögerung und reduzierter Lymphknoten-Uptake auf der rechten Seite. Flächige Radioaktivitatsanreicherung im Unterschenkel (dermal back flow).
(Aufnahme: Dr. W. J. Brauer, Emmendingen).

bare, echoarme Spalten mit einer Breite von 2-3 mm und einem deutlich abgrenzbaren echoreichen Randsaum. Möglicherweise handelt es sich bei den echoreichen Strukturen, welche die echolosen Bezirke begrenzen, um sklerotisch umgewandelte Lymphgefäße, die bei dieser speziellen Form des Lymphödems durch die Dilatation, das Wandödem und die Sklerosierung darstellbar werden (31).

Bei Verdacht auf Vorliegen eines hereditären Lymphödems Typ Nonne-Milroy ermöglicht die Sonographie bereits eine pränatale Diagnose (32, 33).

Veränderungen der Weichteilstrukturen wie Verdickung der Kutis (34), Volumenvermehrung subkutaner Strukturen und Fibrose sind die Hauptsymptome (35). Skelett und Muskulatur bieten meist keine Auffälligkeiten. Lediglich bei lange bestehenden, ausgeprägten Lymphödemen, die mit einer Bewegungseinschränkung der betroffenen Extremitäten einhergehen, finden sich Hinweise für eine Atrophie der Muskulatur.

5 Primäres Lymphödem

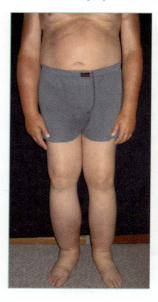

Abb. 5-9)
Doppelseitiges, asymmetrisches primäres Lymphödem der Arme und Beine Stadium II. Bisher keine Entstauungsbehandlung.

Eine Objektivierung epi- und subfaszialer Flüssigkeitsverteilungen (34) und Aussagen über das Ausmaß einer Fibrosierung sind durchaus möglich. Trotzdem kann bei primären lymphostatischen Ödemen der Extremitäten auf den Einsatz der Schnittbildverfahren weitgehend verzichtet werden.

Fluoreszenz-Mikrolymphographie: Die Methode ermöglicht den Nachweis oder Ausschluss morphologischer und in gewissem Umfang auch funktioneller (Permeabilität) Veränderungen (36) in initialen Lymphstromregionen (14, 37-40). Eine routinemäßige Anwendung hat sich nicht durchgesetzt. In Deutschland ist das verwendete Kontrastmittel bisher nicht zugelassen.

Kontrast-MRT-Lymphographie: Zur Beurteilung von Lymphgefäßen und Lymphknoten kann neuerdings auch diese Methode eingesetzt werden. Durch eine intrakutane, interdigitale Injektion von Gadobenate dimeglumine mit 1 % Lidocainzusatz (vier Depots je Fuß) ist eine Darstellung von morphologischen Veränderungen an den Lymphgefäßen anscheinend problemlos möglich. Der Hinweis in einer kürzlich publizierten Studie (41), dass die Methode auch zu einer Funktionsbeurteilung genutzt werden kann, muss bei dem vorliegenden Studiendesign jedoch sehr kritisch gesehen werden.

Primäres Lymphödem 5

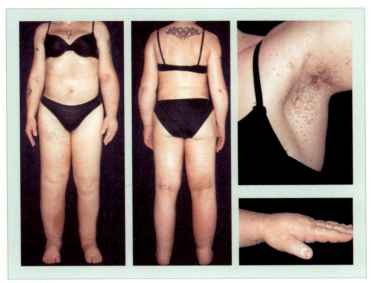

Abb. 5-10)
Seit der Kindheit bestehendes generalisiertes primäres Lymphödem mit papulomatösen Hautveränderungen.

Die Untersuchung der insgesamt 27 Patienten (17 Männer und zehn Frauen mit primärem Lymphödem Stadium I (4) und Stadium II (23)) fand grundsätzlich in liegender Position ohne standardisierte körperliche Belastung statt. Bei diesem Untersuchungsablauf wurden deutliche Unterschiede in der Transportgeschwindigkeit des Kontrastmittel-Lymphgemisches von 0,3-1,48 cm/min) registriert. Der Beginn der Kontrastmittelfüllung der inguinalen Lymphknoten erfolgte zwischen 30 und 40 Minuten nach Injektion. Da bereits unbeabsichtigte, geringe Körperbewegungen während der Untersuchung zu Strömungsänderungen führen können, erscheint das vorliegende Studiendesign zur Funktionsbeurteilung nicht geeignet.

Gegenüber den bekannten morphologischen Befunden mit der direkten und indirekten Lymphographie gab es keine auffallenden Abweichungen. Hypo- und hyperplastische Lymphgefäße waren ebenso darstellbar wie ein dermal back flow. Neu ist lediglich der Hinweis, dass auch die extralymphatische Kontrastmittelanreicherung messbar ist.

5 Primäres Lymphödem

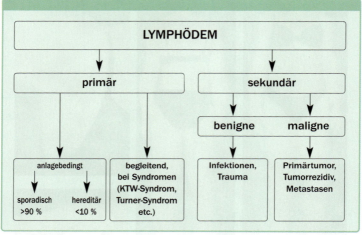

Tab. 5-3)
Einteilungsschema Lymphödeme.

Größe, Form und Struktur der Lymphknoten sind mit der MRT-Technik gut erfassbar. Die Detailerkennbarkeit ist der inzwischen obsoleten direkten Lymphographie allerdings unterlegen.

5.5 Untersuchungsergebnisse

Klinische Untersuchungsbefunde

Das sich aszendierend ausbreitende primäre Lymphödem beginnt meist einseitig im Bereich des Fußes. Betroffen sind anfänglich vor allem die zweite und dritte Zehe, der Fußrücken und die Knöchelregion (Abb. 5-7). In der Anfangsphase ist die Schwellung weich. Der Übergang in eine derbe, irreversible Schwellung mit deutlichem Fußrückenödem, vertieften natürlichen Hautfurchen, positivem Stemmer'schen Zeichen und säulenartiger Deformierung der Beine kann unterschiedlich schnell erfolgen.

Ohne adäquate Therapie verläuft das primäre Lymphödem in der Regel progressiv und zwar meist in Schüben, begünstigt durch heiße Jahreszeit, Schwangerschaften, Traumen und lokale Infektionen.

Primäres Lymphödem 5

- **eindrückbare Delle**
- **Hautfurchenvertiefung**
- **Hautveränderungen**
- **Fibrose/Sklerose mit Konsistenzvermehrung**

Tab. 5-4)
Klinische Zeichen eines Lymphödems.

Eine Stadieneinteilung nach klinischen Gesichtspunkten (Abb. 5-7 bis 5-11) hat sich auch beim primären Lymphödem bewährt:
- **Stadium I:** spontan reversibel, Dellen hinterlassende Weichteil-schwellung, Stemmer'sches Hautfaltenzeichen negativ oder grenz-wertig, keine Fibrose, keine sekundären Hautveränderungen.
- **Stadium II:** spontan irreversible Weichteilschwellung mit mäßig oder deutlich ausgeprägter Fibrose, Dellen kaum eindrückbar, Hautfaltenzeichen nach Stemmer eindeutig positiv, sekundäre Hautveränderungen.
- **Stadium III:** Elephantiasis mit meist ausgeprägten Hautverände-rungen.

Es wird empfohlen, ergänzende Parameter (Volumenbestimmung, Fibrosierungsgrad, Ödemlokalisation und -ausbreitung) zur exakteren Einteilung mit zu berücksichtigen (s. auch Kapitel 3 „Pathophysiologie des Lymphgefäßsystems").

Ergänzend zu dieser Stadieneinteilung nach klinischen Befunden wurde eine Einteilung der Lymphödeme aus mikrolymphatischer Sicht vorgeschlagen (42, 43). Dies setzt allerdings eine indirekte Lymphan-giographie und Fluoreszenz-Mikrolymphographie voraus. Beide Methoden sind aber für die Diagnose eines unkomplizierten Lymphö-dems nicht erforderlich.

5.6 Differentialdiagnose

Da ein primäres Beinlymphödem auch akut (5,5 %) beginnen kann (9), ist eine exakte Abgrenzung vom Initialödem der Phlebothrombose für die korrekte Therapie eine wichtige Voraussetzung. Bei dieser Konstel-lation empfiehlt sich die sonographische und gegebenenfalls phlebo-graphische Abklärung.

5 Primäres Lymphödem

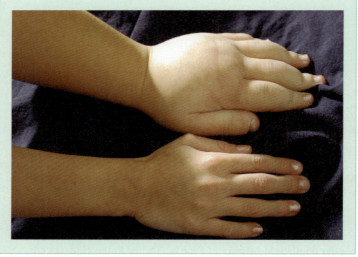

Abb. 5-11)
Primäres Lymphödem des Armes bei halbseitigem Extremitätenlymphödem links.

Eine Abgrenzung gegenüber dem Lipödem, das bei Frauen ebenfalls im gleichen Lebensalter auftritt wie das primäre Lymphödem, ist aufgrund der klinischen Symptome nicht schwierig. Bei einem unkomplizierten Lipödem sind Knöchel und Fuß ödemfrei. Das Stemmer'sche Zeichen ist negativ. Es findet sich ein supramalleolärer Fettwulst. Die krankhaften Veränderungen treten immer symmetrisch auf, und das Gewebe ist druckschmerzhaft. Über Spontanschmerzen wurde ebenfalls berichtet.

Differentialdiagnostische Fehlschlüsse sind bei der selten auftretenden deszendierenden Ausbreitung des primären Lymphödems möglich. Eine maligne Ursache muss in jedem Fall ausgeschlossen werden (Tab. 5-3). Das häufig einseitige maligne Lymphödem der Extremitäten entwickelt sich rasch und zentrifugal. Die innerhalb von Wochen zunehmende Schwellung geht mit Spannungsschmerzen einher. Schmerzen können auch Folge einer zusätzlichen nervalen Tumorinfiltration sein. Zusätzlich finden sich neurologische Symptome wie Paresen und Paralysen (s. auch Kapitel 6.6 „Malignes Lymphödem").

Primäres Lymphödem **5**

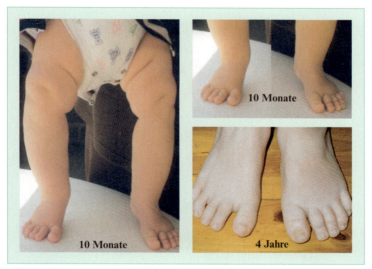

Abb. 5-12)
Angeborenes, Lymphödem Typ Nonne-Milroy. Sonographisch in der
23. Schwangerschaftswoche Nachweis von Ödemen an Unterschenkeln und
Füßen. Guter therapeutischer Erfolg durch zweimal wöchentlich Manuelle
Lymphdrainage seit Geburt. Bisher keine Kompression.

Kombinationsformen wie Phlebo-Lymphödeme oder Lipo-Lymphödeme sind aufgrund einer entsprechenden Symptomkonstellation meist ohne Schwierigkeiten von den reinen primären Lymphödemen abzugrenzen.

5.7 Krankheitsverlauf

Das unbehandelte Lymphödem verläuft meist progredient. Rezidivierende Erysipele zählen zu den wichtigsten Komplikationen. Die Häufigkeitsangaben schwanken zwischen 20 % (9) und 35 % (44). Die mit hohem Fieber und Schüttelfrost beginnende schmerzhafte Weichteilentzündung wird in 70 % der Fälle durch Bagatelltraumen wie Schnitt- und Stichverletzungen, aber auch Verbrennungen, Insektenstiche und Interdigitalmykosen ausgelöst (45, 46).

Weitere Begleiterkrankungen sind die lymphostatische Arthropathie (47), Periostosen, Ligamentosen, Hautveränderungen (z.B.

5 Primäres Lymphödem

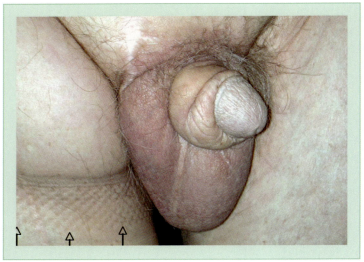

Abb. 5-13)
Genitalödem bei primärem Lymphödem. Die bandartige Einschnürung im proximalen Oberschenkel ist durch einen zu kurzen Kompressionsstrumpf bedingt. Das bedeutet Fehlversorgung: Bei diesem Patienten wäre ein Kompressionsstrumpf mit halber Hose indiziert.
(Aufnahme: M. Eid, Montreal/Kanada).

Papillomatose, Xanthome, Pigmentierungen) (46), Fußmykosen, lymphokutane Fisteln sowie Änderungen der Statik mit entsprechenden Beschwerden (9). Die orthopädischen Komplikationen verschlechtern ein bestehendes Lymphödem.

Maligne Entartungen der beteiligten Gewebe sind nicht sehr häufig. Das Angiosarkom (Stewart-Treves-Syndrom), ein seltener Subtyp von Weichteilsarkomen, und das Kaposi-Sarkom wurden vereinzelt beschrieben (48, 49). Die Dauer des Lymphödems bis zur Sarkomentstehung wird bei primären Lymphödemformen mit 20-30 Jahren angegeben (50). Die Fünf-Jahres-Überlebensrate differiert nach Literaturangaben zwischen 8,5 % und 13,5 % (Informationen über das Stewart-Treves-Syndrom auf dem Boden sekundärer Lymphödeme s. Kapitel 6.5.1 und 6.6).

Primäres Lymphödem 5

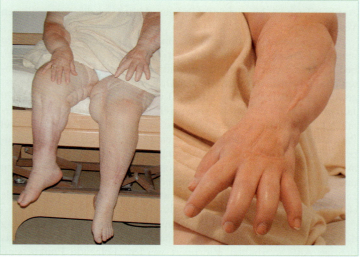

Abb. 5-14)
Primäres Lymphödem der Arme und Beine bei einer 42-jährigen Patientin (Erstmanifestation 15. Lebensjahr). Insgesamt über 30 Resektionsoperationen und lymphovenöse Shunts im Ausland. Versteifung des linken Hand- und Kniegelenkes durch Narben.

5.8 Therapie

Der progrediente Verlauf lymphostatischer Ödeme im Kindes- und Erwachsenenalter mit Bindegewebsproliferation, späterer Fibrose und Sklerose sowie Beeinträchtigung des lokalen Stoffwechsels erfordert den frühzeitigen Beginn einer konservativen Langzeitbehandlung in Form einer kombinierten physikalischen Entstauungstherapie (Abb. 5-12). Diese besteht in ambulanter oder stationärer Manueller Lymphdrainage, Bandagierung, Bewegungstherapie mit gymnastischen Entstauungsübungen, Hautpflege (Infektverhütung) und abschließender Versorgung mit medizinischen Kompressionsstrümpfen (flachgestrickte Kompressionsstrümpfe oder -strumpfhosen nach Maß). Eine Fehlversorgung (Abb. 5-13) kann zu einer Verschlimmerung des Lymphödems führen.

Ein Erysipel erfordert eine Unterbrechung der physikalischen Entstauungsbehandlung bis zum Abklingen der akuten Symptome unter

5 Primäres Lymphödem

Antibiotika oder bis zur vollständigen Abheilung der entzündlichen Veränderungen.

Als begleitende Maßnahme ist eine orthopädische Betreuung zu nennen. Sie dient in erster Linie der Linderung von Metatarsalgien, bedingt durch eine Spreizfußdeformität, die bei Lymphödem-Patienten häufig beobachtet wird. Bei der Untersuchung von 50 zufällig ausgewählten Patienten mit primärem Lymphödem im Alter von 13-70 Jahren hatten 45 (90 %) am geschwollenen Bein eine Spreizfußdeformität (27). Die Behandlung chronischer Mykosen (Fußmykosen bei Patienten mit Lymphödemen sind dreimal häufiger als in der Normalpopulation), ekzematöser Veränderungen und Allergien gehört ebenso in das Therapiekonzept wie eine konsequente Schmerzbekämpfung und die Korrektur von Haltungsschäden (27, 51). Bei Periostosen, Ligamentosen und Tendomyosen wird empfohlen, entsprechende elektrotherapeutische Maßnahmen durchzuführen.

Da verschiedene äußere Einwirkungen zu einer Verschlimmerung des Lymphödems führen können, müssen die Betroffenen über das richtige Alltagsverhalten informiert werden. Folgende Punkte sind dabei zu berücksichtigen: Keine einengenden Kleidungsstücke, Vermeidung von Verletzungen, Abschnürungen, Hitzeeinwirkungen, Frostschäden und übermäßige Belastungen der betroffenen Extremitäten (s. auch Tab. 6.5.1-4).

Medikamentöse Behandlung

Basierend auf experimentellen und klinischen Studien wird teilweise die Auffassung vertreten, dass Benzopyron-Präparate eine ödemprotektive und reduzierende Wirkung haben. Für das primäre Lymphödem liegen bisher keine überzeugenden Behandlungsergebnisse vor. Darüber hinaus sind Cumarin-Präparate lebertoxisch (s. auch Kapitel 14.1.4 „Medikamentöse Entstauungsbehandlung") und deshalb kontraindiziert.

Operative Behandlung

Voraussetzung für eine effektive autogene Lymphgefäßtransplantation zur Verbesserung der lymphatischen Transportkapazität ist ein geeignetes Transplantat. Diese Voraussetzung entfällt bei primären Lymphödemen.

Zu den operativen Möglichkeiten einer Lymphödembehandlung zählt auch die Anlegung lymphovenöser Anastomosen (52-55). Diese Behandlungsform bleibt, wie alle operativen Maßnahmen, ausgewähl-

Primäres Lymphödem 5

ten Fällen vorbehalten. Leider sind die Langzeitergebnisse wenig überzeugend.

Eine Resektionsbehandlung durch epifasziale Reduktion des ödematösen Gewebes empfiehlt sich nur bei ganz speziellen Verlaufsformen (56) und fortgeschrittenen Lymphödemstadien. Die Erfolge entsprechen nicht immer den Erwartungen (Abb. 5-14). Zur Vermeidung eines Rezidivs ist nach solchen Eingriffen eine lebenslange konservative Entstauungsbehandlung erforderlich (57).

Kongenitale primäre Lymphödeme der äußeren männlichen Genitalien sind zwar extrem selten, eine erfolgreiche chirurgische Therapie scheint jedoch möglich (58, 59).

Zur Behandlung therapieresistenter Lymphödeme wird seit wenigen Jahren vereinzelt auch die Liposuktion eingesetzt (60, 61). Ergebnisse liegen allerdings nur von wenigen Patienten vor. Neben der Volumenreduktion wird eine Reduzierung der Erysipelhäufigkeit erwähnt.

▶ Merksatz

- Das primäre Lymphödem ist eine chronisch verlaufende Erkrankung auf dem Boden einer genetisch bedingten Entwicklungsstörung des Lymphgefäßsystems.

5.9 Literatur

1. Ferrell RE, Levinson KL, Esman JH et al. Hereditary lymphedema: evidence for linkage and genetic heterogeneity. Hum Mol Genet 1998; 7: 2073-2078.

2. Ferrell RE. Research perspectives in inherited lymphatic disease. Ann N Y Acad Sci 2002; 979: 39-51; discussion 76-39.

3. Levinson KL, Feingold E, Ferrell RE et al. Age of onset in hereditary lymphedema. J Pediatr 2003; 142: 704-708.

4. Ghalamkarpour A, Holnthoner W, Saharinen P et al. Recessive primary congenital lymphoedema caused by a VEGFR3 mutation. J Med Genet 2009; 46: 399-404.

5. Casley-Smith JR, Földi M, Ryan TJ et al. Summary of The 10th International Congress of Lymphology Working Group Discussions and Recomendations, Adelaide, Australia, August 10-17, 1985. Lymphology 1985; 18: 175-180.

6. Stemmer R. Ein klinisches Zeichen zur Früh-und Differentialdiagnose des Lymphödems. Vasa 1976; 5: 262-262.

7. Schwarz U. Die Häufigkeit des primären Lymphödems. Eine epidemiologische Studie an über 1000 Probanden. Vasomed aktuell 1990; 1: 29-34.

8. Smeltzer DM, Stickler GB, Schirger A. Primary lymphedema in children and adolescents: a follow-up study and review. Pediatrics 1985; 76: 206-218.

9. Brunner U. Klinik und Farbstofftest beim primären Lymphödem der Beine. In: GDL (Hrsg.). 1. Kongress Gesellschaft Deutschsprachiger Lymphologen. Wien. Perimed, Erlangen 1985; 39-47.

10. Hennekam RCM, Geerdink RA, Hamel BCJ et al. Autosomal Recessive Intestinal Lymphangiectasia and Lymphedema,with Facial and Mental Retardation. Am J Med Genet 1989; 34: 593-600.

11. Bader C, Detmar M. Hereditaere Lymphoedeme. medgen 2006; 18: 349-354.

12. Leiber B. Lymphödem. In: Burg G, Kunze J, Pongratz D, Scheurlen PG, Schinzel A, Spranger J (Hrsg.). Die klinischen Syndrome. Urban & Schwarzenberg, München - Wien - Baltimore 1990; 443-444.

13. Kinmonth JB. The lymphatics,diseases, lymphography and surgery. Edward Arnold, London 1972.

14. Bollinger A, Isenring A, Franzeck G et al. Fluorescence-microlymphography in various forms of primary lymphedema. In: Bollinger A, Partsch H, Wolfe JHN (Hrsg.). The initial lymphatics. Thieme, Stuttgart - New York 1985; 140-146.

15. Witte MH, Erickson R, Bernas M et al. Phenotypic and genotypic heterogeneity in familial Milroy lymphedema. Lymphology 1998; 31: 145-155.

16. Kolin T, Johns KJ, Wadlington WB et al. Hereditary lymphedema and distichiasis. Arch Ophthalmol 1991; 109: 980-981.

17. Vreeburg M, Heitink MV, Damstra RJ et al. Lymphedema-distichiasis syndrome: a distinct type of primary lymphedema caused by mutations in the FOXC2 gene. Int J Dermatol 2008; 47 Suppl 1: 52-55.

18. Fang J, Dagenais SL, Erickson RP et al. Mutations in FOXC2 (MFH-1), a forkhead family transcription factor, are responsible for

the hereditary lymphedema-distichiasis syndrome. Am J Hum Genet 2000; 67: 1382-1388.

19. Kinmonth JB, Wolfe JH. Fibrosis in the Lymphnodes in primary lymphoedema. Histological and clinical Studies in 74 patients with lower limb edema. Ann R Coll Surg Engl 1980; 62: 344354.

20. Rada IO, Tudose N, Bibescu Roxin R. Lympho-nodal Fibrosclerosis in Primary Lymphedema. Part One: Considerations on Lymphonodal Fibrosclerosis in Primary Lymphedema. Lymphology 1983; 16: 217-222.

21. Rada IO, Tudose N, Bibescu Roxin R. Lympho-nodal Fibrosclerosis in Primary Lymphedema. Part Two: Consequences of Lymphonodal Fibrosclerosis on Lymph Stasis in Primary Lymphedema. Lymphology 1983; 16: 223-227.

22. Casley-Smith JR. The Importance of the Lymphatic System. Angiology 1985; 36: 201-202.

23. Casley-Smith J. The Pathophysiology of Lymphoedema. In: Heim LR (Hrsg.). IXth International Congress of Lymphology. Tel Aviv, Israel. Immunology Research Foundation, INC., Newburgh, USA 1983; 125-130.

24. Gaffney RM, Casley-Smith JR. "Lymphoedema" without lymphostasis: Excess proteins as the cause of chronic inflammation. In: Weissleder H, Bartos V, Clodius L, Malek P (Hrsg.). Progress in Lymphology. Avicenum Czechoslovak Medical Press, Prag 1981; 213-216.

25. Földi M, Kubik S. Lehrbuch der Lymphologie für Mediziner und Physiotherapeuten. G. Fischer, Stuttgart - Jena - Lübeck - Ulm 1999.

26. Zaugg-Vesti B, Dörffler-Melly J, Spiegel M et al. Lymphatic Capillary Pressure in Patients with Primary Lymphedema. Microvascular Research 1993; 46: 128-134.

27. Brunner U, Frei-Fleischlin C. Gegenwärtiger Stand der kombinierten physikalischen Entstauungstherapie beim primären und sekundären Lymphödem der Beine. Vasa 1993; 22: 8-18.

28. Brunner U. Vaskuläre Erkrankungen bei Lipödem der Beine. Schweiz med Wschr. 1982; 112: 1130-1137.

29. Stöberl C, Partsch H. Zur Diagnose und Therapie des Lymphödems. Phlebol u Proktol 1989; 18: 24-29.

30. Bräutigam P, Földi E, Schaiper I et al. Analysis of Lymphatic Drainage in Various Forms of Leg Edema Using Two Compartment Lymphoscintigraphy. Lymphology 1998; 31: 43-55.

31. Marshall M. Differentialdiagnostische Abgrenzung des Lipödems gegenüber dem Lymph- und Phlebödem mittels hochauflösender (Duplex-) Sonographie. Lymphol 1996; 20: 79-86.

32. Makhoul IR, Sujov P, Ghanem N et al. Prenatal diagnosis of Milroy's primary congenital lymphedema. Prenat Diagn 2002; 22: 823-826.

33. Lev-Sagie A, Hamani Y, Raas-Rothschild A et al.. Prenatal ultrasonographic diagnosis of atypical Nonne-Milroy lymphedema. Ultrasound Obstet Gynecol 2003; 21: 72-74.

34. Idy-Peretti I, Bittoun J, Alliot FA et al. Lymphedematous skin and subcutis: in vivo high resolution magnetic resonance imaging evaluation. J Invest Dermatol 1998; 110: 782-787.

35. Insua EM, Viano J, Martinez V. Magnetic Resonance Imaging of Peripheral Lymphedema. Lymphology 1997; 30: 24-25.

36. Huber M, Hess U, Bollinger H. Measurement of the permeability of cutaneous lymph capillaries in the healthy subjects and in patients with primary lymphoedema. In: Bollinger A, Partsch H, Wolfe JHN (Hrsg.). The initial lymphatics. Thieme, Stuttgart - New York 1985; 110-116.

37. Bollinger A, Franzek UK, Hoffmann U. Bildgebende Darstellung der kutanen Blut- und Lymphkapillaren durch Videomikroskopie mit und ohne Fluoreszenzfarbstoffe. Internist 1994; 35: 557-563.

38. Fischer M, Costanzo U, Hoffmann U et al. Flow velocity of cutaneous lymphatic capillaries in patients with primary lymphedema. Int J Microcirc Clin Exp 1997; 17: 143-149.

39. Allegra C, Sarcinella R, Bartolo M Jr. Morphologic and functional changes of the microlymphatic network in patients with advancing stages of primary lymphedema. Lymphology 2002; 35: 114-120.

40. Bollinger A, Stanton AW, Mortimer PS. Morphologic and functional changes of the microlymphatic network in patients with advancing stages of primary lymphedema. Lymphology 2003; 36: 92-93; author reply 93-94.

41. Liu NF, Lu Q, Jiang ZH et al. Anatomic and functional evaluation of the lymphatics and lymph nodes in diagnosis of lymphatic circula-

tion disorders with contrast magnetic resonance lymphangiography. J Vasc Surg 2009; 49: 980-987.

42. Partsch H, Stöberl C, Urbanek A et al. Clinical use of indirect lymphography in different forms of leg edema. Lympholoy 1988; 21: 152-160.

43. Bollinger A, Partsch H, Wolfe JHN. The Initial Lymphatics. Thieme, Stuttgart 1985.

44. Benda K, Svestkova S. Incidence rate of recurrent erysipelas in our lymphedema patients. In: Witte MH, Witte CL (Hrsg.). 14th International Congress of Lymphology. Washington, D.C.: International Society of Lymphology, 1993; 519-522.

45. Herpertz U. Das Erysipel bei Ödempatienten. In: Clodius L, Baumeister RGH, Földi E et al. (Hrsg.). Lymphologica, Jahresband. Medikon, München 1989; 57-59.

46. Herpertz U. Lymphödem und Erysipel. LymphForsch 1998; 2: 100-105.

47. Huth F. General Pathology of the Lymphvascular System. In: Földi M, Casley-Smith JR (Hrsg.). Lymphangiology. Schattauer, Stuttgart - New York 1983; 215-334.

48. Dürr H, Pellengahr C, Nerlich A et al. Stewart-Treves syndrome as a rare complication of the hereditary lymphedema. VASA 2004; 33: 42-45.

49. Mendez R, Capdevila A, Tellado MG et al. Kaposiform hemangioendothelioma associated with Milroy's disease (primary hereditary lymphedema). J Pediatr Surg 2003; 38: E9-12.

50. Hellbom B, Smola MG. Lymphangiosarkom als seltene maligne Folge des chronischen Lymphödems. In: Baumeister RGH (Hrsg.). Lymphologica, Jahresband. Medikon, München 1990; 114-115.

51. Brunner U, Fleischlin C. Grundpfeiler eines Behandlungsplanes für das primäre Lymphödem der Beine. In: GDL (Hrsg.). Ödem. Perimed, Erlangen 1986; 87-90.

52. Olszewski WL. Surgical lympho-venous anastomoses for treatment of lymphedema. Europ J Lymph. 1991; 2: 79-91.

53. Gloviczki P, Fisher J, Hollier L et al. Microsurgical lymphovenous anastomosis for treatment of lymphedema: a critical review. J Vasc Surg 1988; 7: 647-652.

54. Ingianni G. 9 years experience in the treatment of secondary arm-lymphedema by micro-lympho-venous anastomosis. Europ J Lymphol 1991; 2: 92-95.

55. Mulkens PJM, Vernaus H, Nieuborg L. Lymphovenöse Anastomosen bei Patientinnen mit Postmastektomie-Lymphödem. vasomed 1996; 8: 395-400.

56. Grieb N, Schneider W, Berger A. Indikation zur Radikaloperation beim Lymphödem der Extremitäten und im Genitalbereich. In: Berens v. Rautenfeld D, Weissleder H (Hrsg.). Lymphologica 1991. Hannover. Kagerer Kommunikation, Bonn 1991; 143-145.

57. Kim DI, Huh SH, Hwang JH et al. Excisional surgery for chronic advanced lymphedema. Surg Today 2004; 34: 134-137.

58. Bolt RJ, Peelen W, Nikkels PG et al. Congenital lymphoedema of the genitalia. Eur J Pediatr 1998; 157: 943-946.

59. Tammer ME, Plogmeier K, Schneider W. Surgical therapy of scrotal edema in elephantiasis congenita hereditaria (Meige type). Urologe A 2002; 41: 493-495.

60. Brorson H, Ohlin K, Olsson G et al. Controlled compression and liposuction treatment for lower extremity lymphedema. Lymphology 2008; 41: 52-63.

61. Espinosa-de-Los-Monteros A, Hinojosa CA, Abarca L et al. Compression therapy and liposuction of lower legs for bilateral hereditary primary lymphedema praecox. J Vasc Surg 2009; 49: 222-224.

6 Sekundäres Lymphödem

6.1 Lymphödem durch Entzündung oder Filarien

H. Weissleder, C. Schuchhardt

Lokale Entzündungen werden in Westeuropa selten als alleinige Ursache einer Störung des Lymphtransportes angetroffen. Ursächlich handelt es sich bei dieser Lymphödemform um Folgen einer Lymphangitis oder Lymphadenitis nach Gewebeverletzungen und/oder Weichteilinfektionen.

Das Erysipel (häufigste Komplikation bei Lymphödem) und parasitär bedingte Lymphödeme nehmen zwar eine gewisse Sonderstellung ein, werden aber trotzdem an dieser Stelle mit abgehandelt.

6.1.1 Lymphödem durch Entzündung

6.1.1.1 Definition

Entzündliches Lymphödem: Mechanische Insuffizienz des lymphatischen Drainagesystems durch Einengung oder Obliteration der Lymphstrombahn (Lymphgefäße und/oder Lymphknoten) als Folge eines akuten oder chronisch entzündlichen Prozesses, kombiniert mit dynamischer Insuffizienz des lymphatischen Drainagesystems durch Anstieg der lymphpflichtigen Last bei vermehrter Gefäßpermeabilität und Hyperämie in der Entzündungsregion.

Das **Erysipel** ist eine akute, zu Rezidiven neigende bakterielle Entzündung der Haut, meist hervorgerufen durch Streptokokken, seltener durch Staphylokokken (1). Die Erkrankung tritt nicht nur bei älteren und immungeschwächten Personen auf, sondern auch bei Neugeborenen und Kleinkindern im Anschluss an eine bakterielle Infektion durch Verletzung der Hautbarriere. Als prädisponierende Faktoren werden ein sehr junges Alter, Diabetes mellitus, eine herabgesetzte Immunität und ein nephrotisches Syndrom angegeben (2). In einer kürzlich publizierten epidemiologischen Studie, basierend auf 428 Patienten, die wegen eines Erysipels stationär behandelt wurden, finden sich folgende Angaben über die Häufigkeit von Zusatzerkrankungen: Diabetes mellitus 41,6 %, chronische venöse Insuffizienz 36,2 %, kardiovaskuläre

6.1 Lymphödem durch Entzündung oder Filarien

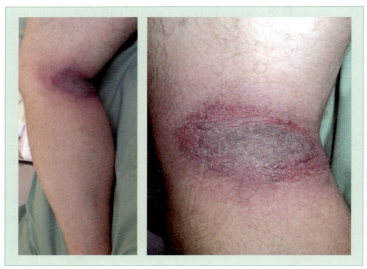

Abb. 6.1-1)
51-jähriger Patient, kein Lymphödem. Vor zwei Wochen Insektenstich linke Kniekehle. Seit vier Tagen Erysipel mit Rötung, Schwellung, Fieber, Schüttelfrost. (Aufnahme: Dr. A. Miller, Berlin).

Erkrankungen 33,2 %, Adipositas 12,1 %, chronisches Lymphödem 4,2 %, Ulkus an unteren Extremitäten 2,6 % (3).

In den USA wird anstelle von Erysipel der nicht exakt definierte Begriff Zellulitis verwendet. Er kann als Sammelbecken für verschiedene Arten von Gewebeentzündungen, mit und ohne Beteiligung des subkutanen Fettgewebes und ohne scharfe Abgrenzung zum Nachbargewebe, betrachtet werden (4, 5).

Die Erysipelhäufigkeit wird bei der gesunden Bevölkerung mit 0,001 % angegeben (Abb. 6.1-1). Bei Lymphödemen bestehen Abhängigkeiten zum Schweregrad der Erkrankung. Im Stadium III kann mit einer Häufigkeit zwischen 50 und 70 % gerechnet werden (6, 7).

Patienten mit Lymphödem und Lymphödem-Kombinationsformen sind demnach besonders gefährdet. Neben dem Lymphödem können auch die chronische venöse Insuffizienz (8), Traumen und Adipositas und infektionsfördernde Krankheitsbilder (Diabetes mellitus, Alkoholismus, immunsuppressive Behandlungen) (9) als Risikofaktoren angesehen werden (Abb. 6.1-2). Patienten mit idiopathischen, orthostati-

Lymphödem durch Entzündung oder Filarien 6.1

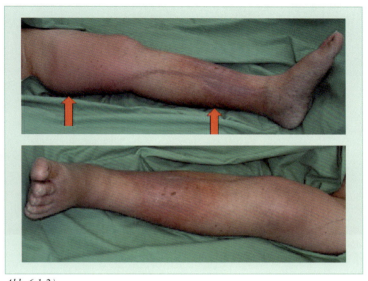

Abb. 6.1-2)
Im Jahr 2000 insgesamt dreimal Entnahme von Venen aus dem Unterschenkel für Bypass-Operation wegen einer koronaren Herzkrankung. Seit drei Tagen Erysipel mit Rötung, Schwellung und Überwärmung linker Ober- und Unterschenkel (Pfeilmarkierung).
(Aufnahme: Dr. A. Miller, Berlin).

schen, traumatischen, artifiziellen, ischämischen und rheumatischen Ödemen sollen von der Erkrankung weitgehend verschont bleiben (10). Ebenso treten bei einem reinen Lipödem ohne Lymphostase Erysipelinfekte nicht gehäuft auf.

6.1.1.2 Pathologische Anatomie

Bei entzündlichen Lymphgefäßerkrankungen ist die ganze Gefäßwand der dünnwandigen Lymphgefäße von einem entzündlichen Rundzellinfiltrat durchsetzt (11). Lymphkollektoren zeigen histologisch überwiegend teils herdförmige, teils diffuse rundzellige Infiltrate zwischen Intima und Media. Die paralymphatischen Blutgefäße sind dilatiert und von einem dichten perivaskulären, überwiegend rundzelligen Infiltrat umgeben. Die Endothelzellen der Gefäße sind geschwollen, zum

6.1 Lymphödem durch Entzündung oder Filarien

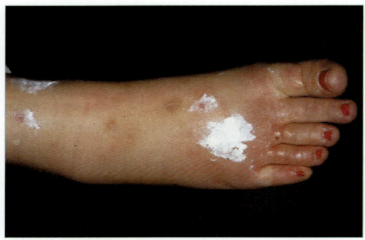

Abb. 6.1-3)
Akutes Lymphödem gesamter Fuß, ausgelöst durch mehrere Spinnenbisse.

Teil auch abgelöst. Entlang der ebenfalls dilatierten Vasa vasorum lassen sich die infiltrativen Veränderungen bis zur Intima verfolgen (12). Besonders dichte Anhäufungen von Lymphozyten und spärlichen Leukozyten sind an der Intima-Mediagrenze festzustellen. Im Gegensatz zu diesen entzündlichen Veränderungen der Lymphkollektoren selbst, findet man gelegentlich polymorphzellige Infiltrationen entlang der die Lymphbahnen begleitenden Blutgefäße (Perilymphangitis).

Lymphangitiden können letztlich zu einer Obliteration von Lymphgefäßen führen. Ähnliche Verhältnisse finden sich bei Lymphadenitiden. Hier kommt es zu einer Strombahneinengung infolge Obliteration der Rand- und Intermediärsinus.

6.1.1.3 Pathophysiologie

Das Vorhandensein eines entzündlichen Ödems ist gleichbedeutend mit irgendeiner Form der Insuffizienz des Lymphgefäßsystems, verbunden mit der Unfähigkeit des mononukleär-phagozytierenden Systems, die rückgestauten Plasmaproteine extralymphatisch zu bewältigen (13).

Das anatomisch und funktionell intakte Lymphgefäßsystem reagiert auf einen Anstieg der lymphpflichtigen Eiweiß- und/oder Wasserlast

Lymphödem durch Entzündung oder Filarien 6.1

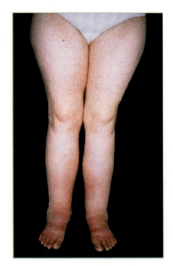

Abb. 6.1-4)
Sekundäres Lymphödem beider Unterschenkel bei chronischer Neurodermitis mit rezidivierenden Erysipelen. Entzündliche Hautveränderungen und Pigmentierungen distaler Unterschenkel und Fuß.

mit einer erhöhten Transportleistung. Bei entzündlichen Prozessen können funktionelle und organische Ursachen zu einer Einschränkung der Lymphdrainage führen. Es muss davon ausgegangen werden, dass immer mehrere Insuffizienzformen miteinander kombiniert vorhanden sind.

6.1.1.4 Diagnostik

Anamnese: Das klinische Bild des **entzündlichen Lymphödems** wird von der Art und Lokalisation der Schädigung bestimmt. Es kann eine ganze Extremität betreffen, aber auch als umschriebene Form auftreten (Abb. 6.1-3). Ursächlich wären Lymphangitiden, Lymphadenitiden (Bakterien, Viren, Pilze, Parasiten), Erysipele (rezidivierend) und das postthrombotische Syndrom zu nennen. Der Schmerz ist ein häufiges Symptom dieser Krankheitsgruppe.

Inspektion: Die **akute Lymphangitis** oberflächlich verlaufender Lymphkollektoren ist häufig an einem mehr oder weniger ausgeprägten roten Streifen zu erkennen, der seinen Ausgang von einer peripheren Verletzung oder lokalen Entzündung nimmt und zentralwärts bis zu den meist vergrößerten, druckschmerzhaften regionalen Lymphknoten ver-

6.1 Lymphödem durch Entzündung oder Filarien

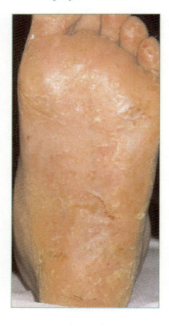

Abb. 6.1-5)
Rezidivierende entzündliche Hautveränderungen mit lokalen Läsionen bei chronischer Neurodermitis. Gleiche Patientin wie bei Abb. 6.1-4.

folgt werden kann. Im Gegensatz dazu führen Entzündungen der initialen Lymphgefäße und Präkollektoren zu einer netzförmigen Ausbreitung. Bei chronischen Lymphgefäßerkrankungen steht die Weichteilschwellung als Hauptsymptom im Vordergrund.

Auch chronische, über Jahrzehnte ablaufende Hauterkrankungen, beispielsweise die **Neurodermitis diffusa** oder eine **Psoriasis,** können als Sekundärkomplikation Lymphödeme entwickeln (Abb. 6.1-4 und 6.1-5). Ausgenommen sind allerdings regionale, reaktive Lymphknotenvergrößerungen (dermatopathische Adenopathie) im Abstromgebiet der entzündlichen Hautprozesse (14).

Die im Zusammenhang mit einer **sympathischen Reflexdystrophie** (Morbus Sudeck) auftretenden lokalen Weichteilschwellungen lassen sich ebenfalls in die Gruppe der durch Entzündung bedingten Ödeme einreihen. Neuerdings wird das Krankheitsbild auch als **„complex regional pain syndrom (CRPS)"** beschrieben und als eine schmerzhafte Osteoporose mit Weichteilbeteiligung definiert. Ursächlich handelt es sich vorwiegend um Traumafolgen, zum Beispiel Frakturen und Operationen. Auch Bagatelltraumen können ein CRPS auslösen (15-19).

Lymphödem durch Entzündung oder Filarien 6.1

Die Pathogenese der Erkrankung ist noch nicht völlig aufgeklärt. Wahrscheinlich spielt das sympathische vasokonstriktorische System mit einer Venokonstriktion und nachfolgender venöser-kapillärer Stase und Ödembildung die entscheidende Rolle. Das gute Ansprechen auf die Manuelle Lymphdrainagebehandlung könnte auch für eine Vasokonstriktion der beteiligten Lymphgefäße (Lymphangiospasmus) sprechen.

Die bekannten drei Stadien der sympathischen Reflexdystrophie, die hyperämische, die dystrophische und schließlich die atrophische Phase, zeigen sehr unterschiedliche und insgesamt unspezifische klinische Symptome. Das lokale, schmerzhafte Ödem ist sehr wahrscheinlich Folge einer gesteigerten Kapillarfiltration durch Erhöhung des kapillaren Filtrationsdruckes verbunden mit einer Permeabilitätsstörung. Lymphszintigraphisch konnte zusätzlich noch ein verzögerter Lymphtransport nachgewiesen werden (18). Interessant ist auch die Beobachtung, dass nach einer chemischen lumbalen Sympathektomie mithilfe der Lymphszintigraphie eine Normalisierung der vorher verminderten Lymphströmung nachgewiesen werden konnte (20).

In dem Stadium I und zum Teil auch II des complex regional pain syndromes (CRPS) hat sich der Einsatz der Manuellen Lymphdrainage als eine zusätzliche therapeutische Maßnahme bewährt. In einer vergleichenden Studie konnte beispielsweise nachgewiesen werden, dass sich Ödeme und auch die Schmerzen unter ergänzender MLD deutlicher besserten als ohne diese Therapie (21). Wichtig erscheint der Hinweis, dass auch bei einem jahrelang bestehendem Ödem eine vollständige Rückbildung erreicht werden kann (22).

Palpation: Akute Lymphangitiden und Lymphadenitiden sind als druckschmerzhafter Strang bzw. Knoten meist gut zu tasten. Das Begleitödem bei oder nach Entzündungen ist weich, Dellen lassen sich sehr gut eindrücken. Während der Entzündung ist die Schwellung schmerzhaft.

Bei Erysipelen ist der betroffene Hautbezirk überwärmt und schmerzhaft. Schmerzhafte Vergrößerungen lokaler Lymphknoten werden in etwa 50 % der Erkrankungen angetroffen (10).

Labor: Antistreptolysintiter, C-reaktives Protein und Blutsenkung sind bei der akuten Form erhöht. Außerdem finden sich eine Leukozytose, Linksverschiebung und toxische Granulierung der segmentkernigen Granulozyten. Die eosinophilen Granulozyten fehlen häufig.

6.1 Lymphödem durch Entzündung oder Filarien

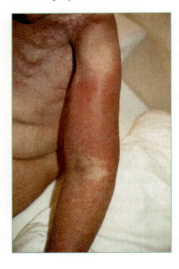

Abb. 6.1-6)
*Typisches Erysipel bei sekundärem Armlymphödem.
(Aufnahme: Dr. U. Herpertz, St. Blasien).*

Bildgebende Untersuchungsverfahren

Bei den durch Entzündung bedingten sekundären Lymphödemen ist eine Diagnose in der Regel allein aufgrund der klinischen Basisuntersuchung möglich. Der Einsatz bildgebender Untersuchungsverfahren bleibt besonderen Fragestellungen vorbehalten. So wird beispielsweise empfohlen, zur Differenzierung einer nicht nekrotisierenden Zellulitis von einer nekrotisierenden Weichteilinfektion im Faszien- oder Muskelbereich die Magnetresonanz-Tomographie einzusetzen. Die Methode besitzt einen guten Gewebekontrast und hat eine hohe Sensitivität bei Flüssigkeitsnachweis. T2-gewichtete Aufnahmen haben die größere Aussagefähigkeit (23). Die bisher nur tierexperimentell erprobte Antikörper-Magnetresonanz-Tomographie (24) ist ein Verfahren, welches in Zukunft bei der Erfassung lokaler Entzündungsprozesse sicher an Bedeutung gewinnen wird.

Szintigraphische Methoden, insbesondere die 99mTc-Nanokolloidszintigraphie, dienen der Diagnostik von lokalisierten Weichteilentzündungen (25).

Einschmelzende Gewebeprozesse und Filarien (26) lassen sich meist durch eine Ultraschalluntersuchung abgrenzen und exakt lokalisieren.

Die Durchführung einer indirekten Lymphangiographie und Lymphszintigraphie ist nur dann indiziert, wenn neben dem entzünd-

Lymphödem durch Entzündung oder Filarien 6.1

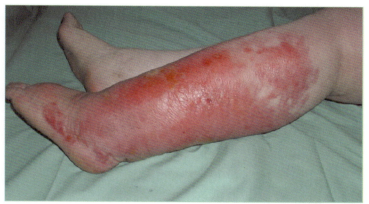

Abb. 6.1-7)
59-jährige Patientin. Primäres Lymphödem linkes Bein. Manifestation nach erster Schwangerschaft. 1984 erstmals Erysipel, 1997 Rezidiv. Seit zwei Tagen Rötung linker Unterschenkel, heiße Haut, Fieber und Schüttelfrost. (Aufnahme: Dr. A. Miller, Berlin).

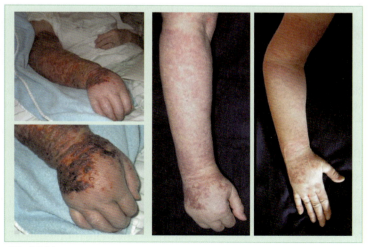

Abb. 6.1-8)
Erysipel bei sekundärem Armlymphödem, zunächst auswärts mit Rivanol®-Umschlägen behandelt. Dadurch Entwicklung einer bullös nekrotisierenden Verlaufsform. Allmähliches Abheilen nach Einleitung einer stationären KPE unter antibiotischer Behandlung.

6.1 Lymphödem durch Entzündung oder Filarien

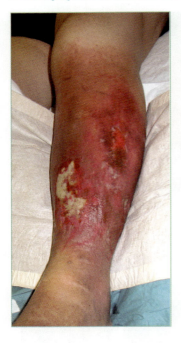

Abb. 6.1-9)
Nekrotisierendes Erysipel linker Unterschenkel bei primärem Lymphödem und extremer Adipositas.
(Aufnahme: Dr. W. J. Brauer, Emmendingen).

lichen Prozess eine primäre Lymphangiopathie besteht und der Nachweis morphologischer und funktioneller Veränderungen gefordert wird.

6.1.1.5 Untersuchungsergebnisse

Klinische Untersuchungsbefunde

Ein **Erysipel** ist gekennzeichnet durch eine flächenhaft fortschreitende Rötung, die sich gegenüber der gesunden Haut gut abgrenzen lässt (Abb. 6.1-6 bis 6.1-9). Blasenbildungen und phlegmonöse Veränderungen sind Hinweis auf eine schwere Verlaufsform der Erkrankung, (Abb. 6.1-8 und 6.1-9) die mit einer erhöhter Mortalitätsrate einhergeht (27). Mitigierte Verlaufsformen wurden ebenfalls beobachtet (7, 28).

Die schmerzhafte Weichteilentzündung, beginnt meist mit hohem Fieber und Schüttelfrost aus vollem Wohlbefinden (Tab. 6.1-1). Häufig

Lymphödem durch Entzündung oder Filarien 6.1

- subakuter Beginn aus vollem Wohlbefinden heraus
- hohes Fieber, Schüttelfrost, Erbrechen
- flächige, sich rasch ausbreitende, heiße Hautrötung
- schweres Krankheitsgefühl
- Dopplersonographie und Phlebographie unauffällig

Tab. 6.1-1)
Symptome der akuten Erysipelinfektion.

Erysipel und Lymphödem

· Stadium I:	1 %
· Stadium II:	27 %
· Stadium III:	72 %

Tab. 6.1-2)
Ergebnisse einer retrospektiven Auswertung über die Erysipelhäufigkeit in Abhängigkeit vom Lymphödemstadium.
(Nach Angaben von Benda und Svestkova, 1993 (6))

finden sich vergrößerte, schmerzhafte Lymphknoten im regionalen Drainagegebiet. Bevorzugte Lokalisation sind die Extremitäten, aber auch Erysipele der lymphgestauten Mamma nach Mammakarzinombehandlung sind häufig. Erysipele in den übrigen Körperregionen sind ebenfalls möglich.

Die Häufigkeit der Erysipele wird bei primären und sekundären Lymphödemen aufgrund einer retrospektiven Auswertung mit insgesamt 26,3 % (209 von 794 Patienten) angegeben (6). Frauen waren in dieser Studie mit 42 % etwas weniger betroffen als Männer mit 58 %. Nach den vorliegenden Ergebnissen besteht eine deutliche Abhängigkeit zwischen Erysipelhäufigkeit und Lymphödemstadium (Tab. 6.1-2).

6.1 Lymphödem durch Entzündung oder Filarien

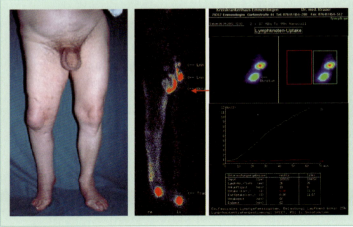

Abb. 6.1-10)
Seit Kindheit rezidivierende Erysipele rechtes Bein (etwa 200).
Im statischen Lymphszintigramm homogene Radioaktivitätsanreicherung im
Ober- und Unterschenkel als Ausdruck eines „dermal back flow".
Blockade pelvin, Abfluss über skrotale Lymphgefäße zur Gegenseite. Funktions-
Lymphszintigramm: erhebliche Transportstörung im rechten Bein.
(Aufnahme: Dr. W. J. Brauer, Emmendingen)

Aufgrund statistischer Angaben können als auslösende Ursache in 70 % Bagatellverletzungen wie Schnitt- und Dornenverletzungen, Mückenstiche (Abb. 6.1-1), lokale Verbrennungen, Interdigitalmykosen und Strahlenulzera angesehen werden (10, 29). Bei den restlichen Patienten dieser Gruppe wird eine hämatogene Keimeinschwemmung in das Ödemgebiet vermutet.

Wenn eine Erysipelinfektion an einer klinisch bis dahin unauffälligen Extremität rezidivierend auftritt und zu bleibenden Schäden an den beteiligten Lymphgefäßen und Lymphknoten führt, stellt sich die Frage, ob das resultierende Lymphödem als Folgeerkrankung des entzündlichen Prozesses (sekundäres Lymphödem) oder als Erstmanifestation eines primären Lymphödems bei vorbestehender latenter Lymphangiopathie eingestuft werden muss. Bei einem gesunden Lymphgefäßsystem führt eine einmalige Erysipelinfektion sicher nicht sofort zu einem Lymphödem. Wesentlich häufiger wird die Erkrankung im Verlauf primärer oder posttraumatischer sekundärer Lymphödeme gesehen (Komplikation Nr. 1!). In diesem Zusammenhang muss

Lymphödem durch Entzündung oder Filarien 6.1

- **Thrombose, Thrombophlebitis**
- **allergisches Ekzem**
- **Insektenstichreaktion**
- **Hypodermitis**
- **Lymphangiosis carcinomatosa**
- **lymphödemtypische Hyperämie**

Tab. 6.1-3)
Häufige Fehldiagnosen bei erysipelinfiziertem Lymphödem.

das Lymphödem als eigentliche Erysipelursache angesehen werden. Lokalisation und Ausmaß der Lymphdrainagestörung lassen sich mit Hilfe der Funktions-Lymphszintigraphie erfassen (Abb. 6.1-10).

Auffallend ist, dass trotz typischer Befunde (lokale Rötung, Schmerzen, hohes Fieber und Schüttelfrost) das Erysipel in einem gewissen Prozentsatz nicht als solches erkannt wird. Bei einer Befragung gaben etwa 30 % der Patienten mit Rezidiv-Erysipelen bei Lymphödemen an, dass die Erkrankung bei der Erstmanifestation nicht diagnostiziert wurde (10). Eine differenzialdiagnostische Abgrenzung gegenüber der Lymphangiomatosis carcinomatosa und Thrombophlebitis ist aus therapeutischen Gründen erforderlich. Andere Ursachen der Hautveränderungen wie akute Ekzeme, Erythromelalgie, Allergien etc. müssen ausgeschlossen werden.

Die häufigsten Fehldiagnosen bei entzündlich bedingten Lymphödemen lauten Thrombophlebitis, Beinvenenthrombose, akutes Ekzem, Lymphangitis und unklare Entzündung (10). Diese Erkrankungen sind also bei differenzialdiagnostischen Erwägungen auszuschließen (Tab. 6.1-3).

Erysipelerfahrene Patienten können beginnende Rezidive aufgrund bestimmter Beschwerden meist voraussagen. Zu den Symptomen gehören Schmerzen im Bereich der regionalen Lymphknoten, Übelkeit, Fieber, Kopfschmerzen, manchmal auch abdominale Beschwerden.

6.1.1.6 Krankheitsverlauf

Der Krankheitsverlauf ist abhängig von der Grunderkrankung, dem Zeitpunkt des Therapiebeginns und dem Krankheitsstadium.

6.1 Lymphödem durch Entzündung oder Filarien

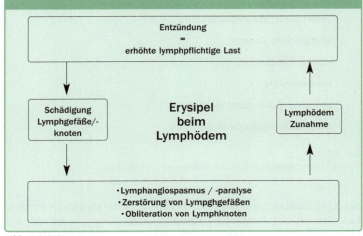

Abb. 6.1-11)
Ablaufschema zur Darstellung der Abhängigkeit der Lymphödementwicklung von der Häufigkeit der Erysipelinfektion. Rezidivierende Erysipele führen zu einer zunehmenden Einschränkung der lymphatischen Transportkapazität.

Bei fehlender spezifischer Behandlung führt die Erysipelinfektion zu einer mehrere Tage anhaltenden, hochfieberhaften, bakteriellen Erkrankung mit den Gefahren der zunehmenden Dehydratation, der Entwicklung einer septischen Streuung und eines septischen Kreislaufschocks. Begleitet wird das entzündliche Geschehen von Störungen der Mikrozirkulation und funktionellen und organischen Veränderungen am betroffenen Lymphgefäßsystem (Abb. 6.1-11). Nach Überwindung der Infektion kommt es zur Defektheilung mit einer evtl. persistierender Lymphostase und nicht selten auch einer blanden weiterschwelenden Streptokokkeninfektion, welche gegebenenfalls einer monate- bis jahrelangen Penicillinbehandlung bedarf.

Aufgrund einer 2003 veröffentlichten Studie kann bei hospitalisierten Zellulitis (Erysipel)-Patienten mit einer Mortalitätsrate von 5 % (16/332 Patienten) gerechnet werden. Basierend auf den vorliegenden Ergebnissen haben multimorbide Patienten ein höheres Komplikationsrisiko (30).

Lymphödem durch Entzündung oder Filarien 6.1

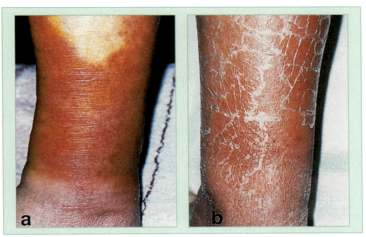

Abb. 6.1-12)
Erysipel bei sekundärem Lymphödem vor (a) Behandlungsbeginn und während der Abheilung (b) unter antibiotischer Therapie.

6.1.1.7 Therapie

Das **Erysipel** erfordert eine konsequente antibiotische Therapie mit Penicillin G (Abb. 6.1-12). Bei parenteraler Verabreichung kann eine Million internationale Einheiten (I.E.) als ausreichend angesehen werden. Bei oraler Applikation werden mindestens drei Millionen Einheiten täglich empfohlen (10). Manche Autoren empfehlen bei den akuten Formen auch höhere Dosen (z.B. zehn Millionen Einheiten Penicillin G i.v. täglich über einen Zeitraum von mindestens 14 Tagen) (31). Bei Penicillin-Allergie: Erythromycin, neuere Makrolid-Antibiotika oder Clindamycin.

Bei einem dritten Rezidiv innerhalb von neun Monaten ist es unabdingbar, anschließend eine langzeitige (mindestens neun Monate dauernde oder gar permanente) antibiotische Therapie einzuleiten. In Verbindung mit einer konsequenten Hautpflege und konservativen Entstauungsbehandlung wird das Ziel verfolgt, weitere Schäden durch Erysipelrezidive am betroffenen Lymphgefäßsystem und dem Bindegewebe von Haut und Subkutis zu verhindern (32).

Eine antibiotische Dauertherapie beinhaltet alle zwei Wochen 2,4 Mega I.E. Benzylpenicillin-Benzathin (Pendysin®, Tardocillin®)

6.1 Lymphödem durch Entzündung oder Filarien

- zu kurze Behandlungsdauer (mindestens 14 Tage)
- zu niedrige Dosierung
- kein erregerspezifisches Antibiotikum
- Antibiotikaresistenz
- falsche Diagnose

Tab. 6.1-4)
Mögliche Ursachen eines Therapieversagens beim Erysipel.

intramuskulär verabreicht. Alternativ ist auch eine „zyklische Antibiose" möglich (alle drei Monate für zehn Tage Penicillin intravenös, 10 Mega I.E..). Insgesamt 14 von 15 Patienten, die in dieser Weise über ein Jahr behandelt wurden, waren auch noch ein Jahr nach Therapieende rezidivfrei (33).

Bei bullösen Erysipelen weist die Häufigkeit des MRSA- (Methicillin-resistenter Staphylococcus aureus) Nachweises daraufhin, dass eine Behandlung mit ß-Laktamase empfindlichen Penicillinen nicht ausreicht (34). In solchen Fällen wird empfohlen, MRSA mit Vancomycin oder anderen Antibiotika zu behandeln, die sich bisher als effektiv erwiesen haben. Obwohl Vancomycin oft Leben rettet, kann sich auch diese Substanz als resistent erweisen. Mögliche Ursachen eines Versagens der Therapie sind in Tab. 6.1-4 zusammengestellt.

Unspezifische Zusatzbehandlung: Feuchte Umschläge (befeuchtetes Leinentuch), um über Verdunstung eine oberflächliche Abkühlung des überwärmten entzündlichen Hautareals zu ermöglichen (Verdunstungskälte!). Die Notwendigkeit einer symptomatischen Behandlung der Allgemeinsymptome Fieber, Übelkeit, Erbrechen ist abhängig vom Schweregrad der Erscheinungen.

Eine Aufklärung der Patienten über eine Erysipelprophylaxe (Hautpflege, Vermeidung von Bagatellverletzungen der betroffenen Extremität, Sanierung interdigitaler Mykosen) (35) wie auch die Ausstattung der Patienten mit einem Antibiotikum für die Haus- und Reise-Apotheke gehören mit zum therapeutischen Gesamtkonzept. Daraus kann jedoch nicht der Schluss gezogen werden, dass eine prophylaktische Antibiotikatherapie gerechtfertigt sei. Bei einer randomisierten prospektiven Studie bei 66 Patientinnen mit Lymphödemen nach

Lymphödem durch Entzündung oder Filarien 6.1

Brustkrebstherapie wird beispielsweise die Häufigkeit einer lokalen Infektion (Erysipel oder Lymphangitis) mit nur 4,5 % angegeben (36)

Patienten mit Lymphödemen erhalten nach Abklingen der entzündlichen Veränderungen eine Kombinierte Physikalische Entstauungstherapie. Während der Entzündung ist die Manuelle Lymphdrainage (MLD) in dem betroffenen Bezirk kontraindiziert.

Abschließend ist noch erwähnenswert, dass Patienten mit einem Erysipel als Erstsymptom bereits häufig in der nicht betroffenen Extremität Zeichen einer latenten Lymphdrainagestörung aufweisen. Diese Aussage basiert auf Ergebnissen einer prospektiven Studie. Bei 40 Patienten mit einseitigem Erysipel der Extremitäten ohne typische Risikofaktoren (z.B. Diabetes, CVI, Lymphödem) wurde vier Monate nach der Infektion ein lymphszintigraphischer Funktionstest durchgeführt (37). Eine Lymphdrainagestörung fand sich bei 33 Patienten in der betroffenen und bei 26 (79 %) in der nicht betroffenen Extremität.

Aufgrund dieser Ergebnisse wird empfohlen, sich bei der Behandlung von Erysipelen nicht nur auf die Infektion zu konzentrieren, sondern auch mögliche lymphologische Ursachen zu beachten. Eine frühzeitige Diagnose und Therapie einer Lymphdrainagestörung verbessert das Langzeitergebnis dieser chronischen Erkrankung und ermöglicht eine Reduzierung von Erysipelrezidiven.

> ▶ Merksätze
>
> - **Das Erysipel ist die häufigste Komplikation bei primären und-sekundären Lymphödemen.**
>
> - **Rezidivierende Erysipele führen zu einer zunehmenden Einschränkung der lymphatischen Transportkapazität.**

6.1.1.8 Literatur

1. Bernard P. Management of common bacterial infections of the skin. Curr Opin Infect Dis 2008; 21:122-128.

2. Celestin R, Brown J, Kihiczak G et al. Erysipelas: a common potentially dangerous infection. Acta Dermatovenerol Alp Panonica Adriat 2007; 16:123-127.

3. Pereira de Godoy JM, Massari PG, Rosinha MY et al. Epidemiological Data and Comorbidities of 428 Patients Hospitalized With Erysipelas. Angiology 2010.

4. Grosshans E. Erysipelas. Clinicopathological classification and terminology. Ann Dermatol Venereol 2001; 128: 307-311.

5. Stulberg DL, Penrod MA, Blatny RA. Common bacterial skin infections. Am Fam Physician 2002; 66: 119-124.

6. Benda K, Svestkova S. Incidence rate of recurrent erysipelas in our lymphedema patients. In: Witte MH, Witte CL (Hrsg.). 14th International Congress of Lymphology. International Society of Lymphology, Washington D.C. 1993; 519-522.

7. Herpertz U. Lymphödem und Erysipel. LymphForsch 1998; 2: 100-105.

8. Weinmann EE, Poluksht N, Chayen D et al. Surgery of the superficial venous system in elderly patients. Vasc Endovascular Surg 2003; 37: 111-115.

9. Rouzier R, Haddad B, Dubernard G et al. Inguinofemoral dissection for carcinoma of the vulva: effect of modifications of extent and technique on morbidity and survival. J Am Coll Surg 2003; 196: 442-450.

10. Herpertz U. Das Erysipel bei Ödempatienten. In: Clodius L, Baumeister RGH, Földi E et al. (Hrsg.). Lymphologica, Jahresband. Medikon, München 1989; 57-59.

11. Kaindl F, Mannheimer E, Pfleger L. Lymphgefäße. In: Heberer G, Rau G, Schoop W (Hrsg.). Angiologie. Thieme, Stuttgart 1974; 801-829..

12. Kaindl F, Mannheimer E, Pfleger-Schwarz B et al. Lymphangiographie und Lymphadenographie der Extremitäten. Thieme, Stuttgart 1960.

13. Földi M. Ödeme bei entzündlich-rheumatischen und traumatischen Prozessen. Orthopädische Praxis 1978; XIV: 625-629.

14. Braun-Falco O, Plewig G, Wolff HH. Dermatologie und Venerologie. Springer, Berlin - Heidelberg - New York - Tokyo 1984.

15. Blumberg H, Jänig W. Clinical manifestations of reflex sympathetic dystrophy and sympathetically maintained pain. In: Wall P, Melzack R, (Hrsg.). Textbook of pain. Churchill, Livingston, Edinburgh, Scottland 1993; 685-698.

16. Uhl M, Hauer MP, Allmann KH et al. Frühdiagnostik der Reflexdystrophie mittels MRT: Beobachtungen an 24 Patienten. LymphForsch 1997; 1: 72-75.

17. Haag M. Sonderformen und differentialdiagnostische Aspekte der Reflexdystrophie. LymphForsch 1998; 2: 29-32.

18. Brauer WJ, Herpertz U, Schleinzer P. Lymphszintigraphische Funktionsdiagnostik bei sympathischer Reflexdystrophie - Fallbericht. LymphForsch 1999; 3: 98-100.

19. van der Laan L, Goris RJA. Sudeck-Syndrom: Hatte Sudeck recht? Unfallchirurg 1997; 100: 90-99.

20. Howarth D, Burstal R, Hayes C et al. Autonomic regulation of lymphatic flow in the lower extremity demonstrated on lymphoscintigraphy in patients with reflex sympathetic dystrophy. Clin Nucl Med 1999; 24: 383-387.

21. Duman I, Ozdemir A, Tan AK et al. The efficacy of manual lymphatic drainage therapy in the management of limb edema secondary to reflex sympathetic dystrophy. Rheumatol Int 2009; 29: 759-763.

22. Safaz I, Tok F, Taskaynatan MA et al. Manual lymphatic drainage in management of edema in a case with CRPS: why the(y) wait? Rheumatol Int 2009; DOI 10.1007/s00296-009-1187-x.

23. Rahmouni A, Chosidow O, Mathieu D et al. MR Imaging in Acute Infectious Cellulitis. Radiology 1994; 192: 493-496.

24. Weissleder R, Lee AS, Fischman AJ et al. Polyclonal Human Immunoglobulin G Labeled with Polymeric Iron Oxide: Antibody MR Imaging. Radiology 1991; 181: 245-249.

25. Wiesenack R. Vergleich von 99mTc-MDP- und 99mTc-Nanokolloidszintigraphie in der Diagnostik der Osteomyelitis und Weichteilentzündung der Extremitäten nach Trauma oder Operation. In: Freiburg FRG, 1992.

26. Aguiar-Santos AM, Leal-Cruz M, Netto MJ et al. Lymph scrotum: an unusual urological presentation of lymphatic filariasis. A case series study. Rev Inst Med Trop Sao Paulo 2009; 51: 179-183.

27. Nielsen NO, Bloch P, Simonsen PE. Lymphatic filariasis-specific immune responses in relation to lymphoedema grade and infection status. II. Humoral responses. Trans R Soc Trop Med Hyg 2002; 96: 453-458.

28. Bonnetblanc JM, Bedane C. Erysipelas: recognition and management. Am J Clin Dermatol 2003; 4: 157-163.

29. Dupuy A, Benchikhi H, Roujeau JC et al. Risk factors for erysipelas of the leg (cellulitis): case-control study. Bmj 1999; 318: 1591-1594.

30. Carratala J, Roson B, Fernandez-Sabe N et al. Factors associated with complications and mortality in adult patients hospitalized for infectious cellulitis. Eur J Clin Microbiol Infect Dis 2003; 22: 151-157.

31. Allard P, Stücker M, Altmeyer P. Klinik, Therapie und Komplikationen des Erysipels. Dermatologie und Ästhetik 1998; 1: 6-7.

32. Marsch WC. Erysipel (Wundrose): Verschiedene klinische Bilder und ihre Differenzialdiagnosen. LymphForsch 2005; 9: 28-32.

33. Allard P, Stücker M, von Kobyletzki G et al. Zyklische intravenöse Antibiose als effizientes Therapiekonzept des chronisch-rezidivierenden Erysipels. Hautarzt 1999; 50: 3438.

34. Krasagakis K, Samonis G, Maniatakis P et al. Bullous erysipelas: clinical presentation, staphylococcal involvement and methicillin resistance. Dermatology 2006; 212: 31-35.

35. Badger CM, Preston NJ, Seers K et al. WITHDRAWN: Antibiotics / anti-inflammatories for reducing acute inflammatory episodes in lymphoedema of the limbs. Cochrane Database Syst Rev 2009:CD003143.

36. Pereira de Godoy JM, Azoubel LM, Guerreiro Godoy Mde F. Erysipelas and lymphangitis in patients undergoing lymphedema treatment after breast-cancer therapy. Acta Dermatovenerol Alp Panonica Adriat 2009; 18: 63-65.

37. Damstra RJ, van Steensel MA, Boomsma JH et al.. Erysipelas as a sign of subclinical primary lymphoedema: a prospective quantitative scintigraphic study of 40 patients with unilateral erysipelas of the leg. Br J Dermatol 2008; 158: 1210-1215.

Lymphödem durch Entzündung oder Filarien 6.1

6.1.2 Lymphödem durch Filariasis

Bisher wurde eine Infektion durch Filarien in Europa extrem selten beobachtet. Der steigende Massentourismus, Flüchtlingsströme, militärische und humanitäre Einsätze in tropischen Ländern könnten diese Situation allerdings ändern. Deshalb sollte bei entsprechender Anamnese und Symptomen differentialdiagnostisch an eine Filarieninfektion gedacht werden, insbesondere bei nicht einzuordnenden chylösen Erkrankungen (Chylaszites, Chylurie und Chylothorax) oder anderen Zeichen einer chronischen Lymphostase (1).

6.1.2.1 Definition

Unter Filariasis versteht man eine Gruppe von Nematoden-Infektionen, die im Spätstadium zu lymphostatischen Ödemen führen. Ursächlich sind hierfür Veränderungen an Lymphgefäßen und Lymphknoten als lokale Folgen einer allergischen Gewebsreaktion auf Filarienantigene anzuschuldigen. Die Erkrankung ist in tropischen und subtropischen Regionen endemisch (Abb. 6.1-13). Man schätzt die Zahl der infizierten Personen auf 120 Millionen in 83 Ländern (2). Allein für Indien wird die Infektionsrate mit 45 Millionen Personen angegeben (3). Nach Schätzungen kann jährlich mit sechs Millionen Neuinfektionen in dieser Region gerechnet werden. Bei etwa 16 Millionen Personen besteht bereits eine chronische Schädigung (Lymphödem).

Der Begriff „lymphatische Filariasis" wird für Erkrankungen gebraucht, die durch Infektionen mit Filaria Wuchereria bancrofti oder den verschiedenen Arten der Brugia malayi hervorgerufen werden. Die Larven werden durch Moskitostich auf den Menschen übertragen. In den Lymphgefäßen erfolgt dann die Entwicklung zu erwachsenen Würmern beiderlei Geschlechtes. Die Länge der ausgewachsenen Würmer zeigt Geschlechtsunterschiede und wird bei der Wuchereria bancrofti für die männlichen Filarien mit 35 mm und die weiblichen mit 80-100 mm angegeben. Ausgewachsene Brugia-malayi-Filarien sind etwa halb so lang. Während des reproduktiven Stadiums der erwachsenen Würmer von fünf bis zehn Jahren lassen sich die von den weiblichen Würmern produzierten Mikrofilarien (Länge: 200-300 µm) im Blut nachweisen.

Neuerdings wird berichtet, dass nicht alle Filarien positiven Personen eine lymphostatische Filariasis entwickeln. Möglicherweise ist zusätzlich ein genetischer Faktor ausschlaggebend für die Entwicklung des Filaria-Lymphödems (4).

6.1 Lymphödem durch Entzündung oder Filarien

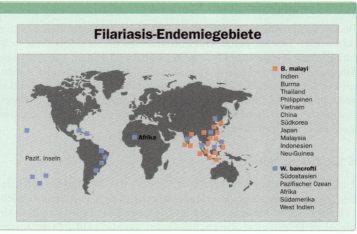

Abb. 6.1-13)
Endemiegebiete der Filariasis.
(Nach Angaben von Plorde 1980 (3) und Yamauchi 1983 (1)).

6.1.2.2 Pathologische Anatomie

Filarien führen zu einer chronischen Lymphangitis und Lymphadenitis. Die entzündlichen Veränderungen (Nachweis von Lymphozyten, Plasmazellen und eosinophilen Granulozyten) werden vorwiegend in der Nachbarschaft von abgestoßenen Larvenanteilen und abgestorbenen oder sterbenden erwachsenen Würmern gefunden. Daraus entwickelt sich eine granulomatöse Reaktion.

Die Lymphgefäße sind erweitert und elongiert. Ihre Mediamuskulatur zeigt eine progressive Dysplasie (5). Von der fibromuskulären Hyperplasie mit Verdickung der Lymphgefäßwand sind auch die Lymphgefäßklappen betroffen. Sklerosezonen finden sich in unmittelbarer Nachbarschaft abgestorbener Filarien.

Durch elektronenmikroskopische Untersuchungen bei Brugia malayi infizierten Katzen konnte nachgewiesen werden, dass die Thromben anfänglich aus Schichten von Fibrin und Erythrozyten bestehen (Phase 1). Es wird angenommen, dass die Erythrozyten durch die entzündlich geschädigte Gefäßwand in das Lymphgefäß gelangen (6). Später lassen sich phagozytierende Zellen und Fibroblasten an der

Lymphödem durch Entzündung oder Filarien 6.1

Filariasis	
akutes Stadium	**chronisches Stadium**
– Lymphangitis, -adenitis	– Lymphödem Extremität
– Fieber	– Orchitis
– Kopfschmerzen	– Epididymitis
– Übelkeit	– Funikulitis
– Brechreiz	– Hydrozele
– Muskelschmerzen	– Chylurie

Tab. 6.1-5)
Filariasis: Gegenüberstellung der häufigsten klinischen Befunde des akuten und chronischen Stadiums.

Thrombusoberfläche nachweisen (Phase 2). Im letzten Stadium (Phase 3) besteht die Thrombusoberfläche aus Fibroblasten und Endothelzellen. Parallel konnten strukturelle Veränderungen der benachbarten Gefäßwand nachgewiesen werden. Diese war abgeflacht und so verändert, dass die Endothelzellen nicht mehr abgegrenzt werden konnten. Die Lumenverlegung durch Thromben in Kombination mit entzündlichen Veränderungen der Lymphgefäßwand dürfte einen wichtigen Faktor bei der Entwicklung der Lymphostase darstellen (7). Durch Brugia malayi bedingte entzündliche Lymphknotenveränderungen spielen hierbei ebenfalls eine wichtige Rolle (8).

6.1.2.3 Pathophysiologie

Die Hyperplasie des lymphatischen Endothels, akute Lymphangitiden und Lymphthromben bilden die Basis für eine sich im Laufe der Jahre entwickelnde permanente Obstruktion. Eine gleichzeitig bestehende Erhöhung der Kapillarpermeabilität führt zu einer vermehrten Flüssigkeitsanreicherung im Interstitium. Als Ursache für eine Dekompensation des Lymphgefäßsystems sind also organische Veränderungen und eine erhöhte lymphpflichtige Last anzusehen.

6.1 Lymphödem durch Entzündung oder Filarien

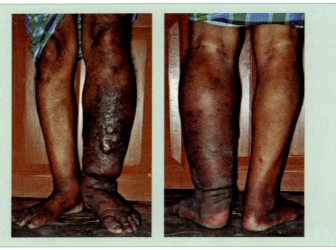

Abb. 6.1-14)
Lymphatische Filariasis bei einem 30-jährigen Mann aus Indien. Lymphödem des linken Beines, vorwiegend Unterschenkel.
(Aufnahme: H. Pritschow, Waldkirch).

6.1.2.4 Diagnostik

Anamnese: Die durchschnittliche Inkubationszeit der Erkrankung wird mit acht bis zwölf Monaten angegeben. Mit den ersten Symptomen kann innerhalb der ersten drei Monate nach Infektion gerechnet werden. Dabei ist zu beachten, dass leichte Infektionen auch asymptomatisch verlaufen können.

Das **akute Stadium** ist charakterisiert durch episodisches Auftreten von Lymphangitis und Lymphadenitis, meist in Verbindung mit Fieber, Kopfschmerzen, Übelkeit, Erbrechen und Muskelschmerzen (Tab. 6.1-5). Ein Befall der abdominalen Lymphknoten kann zum Bild eines akuten Abdomens führen (5). Die akuten Reaktionen dauern einige Tage und klingen dann ohne Therapie ab. Ein Wiederauftreten ist nach Wochen oder Monaten möglich. Wiederholungen dieser Attacken führen meist Jahre später zu Obstruktionen im Lymphgefäßsystem.

Die Lymphzirkulationsstörungen sind Reaktionsfolgen des lymphatischen Gewebes auf Antigene der Parasiten. Die Antigene stammen aus der äußeren Hülle und der Flüssigkeit der Larven und entstehen

Lymphödem durch Entzündung oder Filarien 6.1

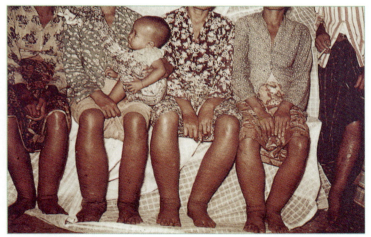

Abb. 6.1.15)
Asymmetrische Unterschenkelödeme als Folge einer Filariasis bei mehreren Mitgliedern einer Familie.
(Aufnahme: Tan Tjin Joe, MD, PhD, Dept. of Radiology, University of North Sumatra, Medan/Indonesien).

bei der Transformation in erwachsene Würmer oder wenn diese verletzt werden oder absterben (9).

Lymphknoten reagieren auf die Antigene mit Erweiterungen der Sinus und intranodulärer Stase. Daraus resultiert eine lymphatische Hypertension mit zentrifugalem Reflux.

Das **chronische Stadium** (Lymphostase durch Obstruktionen im Lymphgefäßsystem) folgt etwa zehn bis 15 Jahre später (Tab 6.1-5). Die klinische Manifestation ist abhängig von der Filarienart (Brugia malayi/timori oder Wuchereria bancrofti).

Brugia-Filariasis: Die Lymphadenitis tritt häufig inguinal auf und wird von einer retrograden Lymphangitis mit Abszessbildung, Ulzeration und narbigen Veränderungen gefolgt. Das Lymphödem ist meist distal des Knies und bei Befall der oberen Extremität häufig am Unterarm lokalisiert.

Bancroftia-Filariasis: Bei dieser Infektion findet sich häufig ein Befall der Lymphgefäße der männlichen Genitalien. Dies führt zu Funikulitis, Orchitis, Epididymitis oder Hydrozele. Das Lymphödem befällt in abfallender Häufigkeit die gesamte untere oder obere Extre-

6.1 Lymphödem durch Entzündung oder Filarien

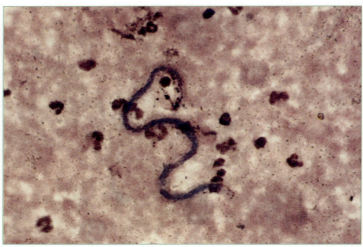

Abb. 6.1-16)
Filarie Brugia malayi im peripheren Blutausstrich.
(Aufnahme: E. Kosin, MD, PhD, Dept. of Parasitology, University of North Sumatra, Medan/Indonesien).

mität, Skrotum, Vulva und Mamma. Eine Chylurie tritt in den meisten endemischen Regionen auf, ist aber nicht sehr zahlreich (5).

In Endemiegebieten sind Lymphödeme der Beine bei Frauen häufiger (68 %) als bei Männern (32 %). Die Häufigkeit wird bei Jugendlichen (zehntes bis 20. Lebensjahr) mit 28 % und bei 20-40-jährigen mit 36 % angegeben (10). Aufgrund neuerer Erkenntnisse scheinen bei der Lymphödementwicklung sekundäre bakterielle Infektionen eine wichtige Rolle zu spielen (11, 12).

Die Häufigkeit einer Hydrozele wird aufgrund einer randomisierten Studie in einem indischen Endemiegebiet mit 28,8 % angegeben. Bei einem Fünftel der Patienten konnten weder Filarien im Blut noch eine Lymphadenitis nachgewiesen werden. Eine Kombination mit einem Lymphödem der Extremitäten fand sich in 5,6 % der insgesamt 1524 untersuchten Männer dieser Studie (13).

Inspektion: Die Lymphödeme treten erst im Spätstadium der Erkrankung auf. Sie werden bevorzugt an den Unterschenkeln (Abb. 6.1-14 und 6.1-15) und seltener an den Unterarmen beobachtet (14).

Lymphödem durch Entzündung oder Filarien 6.1

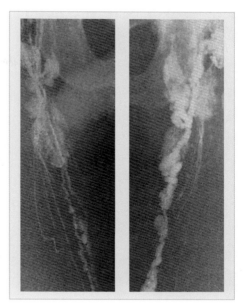

Abb. 6.1-17)
Lymphödem nach Infektion mit Brugia malayi. Vergrößerte inguinale Lymphknoten mit Konturdefekten und aufgelockerter, fleckförmiger Anreicherung des öligen Kontrastmittels. Zum Teil varizenähnliche Erweiterungen mit Konturunregelmäßigkeiten im Verlauf der afferenten epifaszialen Lymphkollektoren des Oberschenkels. (Lymphographie: Tan Tjin Joe, MD, PhD, Dept. of Radiology, University of North Sumatra, Medan/ Indonesien).

Palpation: In frühen Stadien der Lymphostase (Jahre nach Erstinfektion) durch Filarien wird das Weichteilgewebe zuerst ödematös und später fibrotisch. Sekundärinfektionen durch Streptokokken sind häufig.
Labor: Nachweis der Mikrofilarien im peripheren Blut (Abb. 6.1-16). Dabei sollte beachtet werden, dass tagsüber die Anzahl geringer ist als nachts zwischen 21.00 und 2.00 Uhr (5). Nach Lymphographie mit öligem Kontrastmittel konnte vereinzelt ein geringer Anstieg der Mikrofilarien im peripheren Blut registriert werden (14). Ein Parasitennachweis in Biopsiepräparaten ist ebenfalls möglich. Filarien spezifische Antigene sind nachweisbar (15).

6.1.2.5 Untersuchungsergebnisse

Bildgebende Untersuchungsverfahren

Lymphographische Untersuchungen ermöglichen eine diagnostisch verwertbare Darstellung der durch Filarien verursachten morphologischen Veränderungen an Lymphgefäßen und Lymphknoten. Bisher

6.1 Lymphödem durch Entzündung oder Filarien

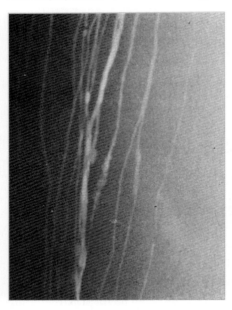

Abb. 6.1-18)
Typische Lymphgefäßveränderungen bei Infektion mit Brugia malayi. Umschriebene Lumenerweiterungen mit unregelmäßigen und z.T. unscharfen Konturen. (Lymphographie: Tan Tjin Joe, MD, PhD, Dept. of Radiology, University of North Sumatra, Medan/Indonesien).

kam vorwiegend die direkte Lymphographie mit Verwendung öliger Kontrastmittel zum Einsatz. Neuerdings werden auch CT, MRT und die Sonographie zur Erfassung morphologischer Veränderungen eingesetzt. Die Lymphszintigraphie ermöglicht zusätzlich Aussagen über funktionelle Störungen am Lymphgefäßsystem (16, 17).

Folgende Abnormalitäten wurden bisher registriert: dilatierte, korkenzieherartig verlaufende Lymphkollektoren, Kaliberdifferenzen, Lymphgefäßblockaden mit Umgehungskreislauf und „dermal back flow" (14). Außerdem sind sowohl englumige, aber auch varikös erweiterte Lymphgefäße nachweisbar. Lokale Gefäßwandläsionen mit umschriebener Dilatation und Konturunregelmäßigkeiten können als typisch für eine Filariasis angesehen werden (Abb. 6.1-17 und 6.1-18). Lymphfisteln wurden vereinzelt beobachtet.

Die genannten lymphographischen Symptome fanden sich auch bei Patienten mit tropischer Eosinophilie unbekannter Ursache und fehlendem Nachweis von lymphostatischen Ödemen oder Filariasis. Möglicherweise handelt es sich hierbei um eine okkulte Filarieninfektion.

Lymphödem durch Entzündung oder Filarien 6.1

Erwähnenswert ist die Tatsache, daß abnormale lymphographische Befunde auch an ödemfreien Extremitäten von infizierten Patienten nachgewiesen werden konnten. Eine klinisch relevante Lymphostase ist erst nach Versagen der Kompensationsmöglichkeiten zu erwarten. Reaktive Hyperplasien durch die Allergene der Filarien führen zu Vergrößerungen der Lymphknoten. Lymphographisch ist dieser Befund charakterisiert durch eine aufgelockerte, fleckförmige Kontrastmittelanreicherung in den vergrößerten Lymphknoten. Einzelne Speicherdefekte in vergrößerten inguinalen Lymphknoten wurden ebenfalls beobachtet. Unterbrechungen der Randkonturen und perinoduläre Kontrastmittelextravasate sind dagegen typische Hinweise für eine Schädigung durch Filarien. Es handelt sich hierbei um die Folgen einer lokalen Kapselläsion.

Bei Bancrofti-Filariasis ermöglicht die Anwendung der Farb-Doppler-Sonographie im Skrotalbereich den Nachweis von subklinischen Hydrozelen und erwachsenen Würmern in dilatierten Lymphgefäßen (18). In einer anderen Studie konnten bei 15 von 35 Frauen mit einer Mikrofilarämie Filarien in Lymphgefäßen der Hüftmuskulatur nachgewiesen werden. Daraus wird der Schluss gezogen, dass die Sonographie sowohl zur Diagnostik als auch zur Therapiebeurteilung bei Filaria Bancrofti infizierten Patienten geeignet ist. (19, 20).

Ultraschalluntersuchungen wurden auch bei Befall mit Brugia malayi erfolgreich eingesetzt. Dabei konnten beispielsweise bei vier von 32 Patienten in Indien und Indonesien Wurmnester in Brustbereich, Hüfte, Unterschenkel aber auch in inguinalen Lymphknoten lokalisiert werden (21, 22). Es wird allerdings daraufhin gewiesen, dass die Wurmnester bei Brugia-malayi-Infektion nicht so zeitbeständig sind wie bei der Bacncrofti-Filariasis.

Über eine erfolgreiche Lokalisation von Brugia-malayi-Parasiten in Lymphgefäßen der Axilla, der Hüfte im Trochanterbereich und der Poplitealregion bei drei bis15-jährigen Kindern liegen ebenfalls Ergebnisse vor (23).

6.1.2.6 Krankheitsverlauf

Unbehandelt kann das postinfektiöse Stadium einer Filariasis ohne Nachweis einer Lymphostase 10-15 Jahre dauern. Da bei Nachweis einer Akutinfektion in unseren Regionen mit der rechtzeitigen Einleitung einer speziellen Behandlung gerechnet werden kann, sind chronische Stadien der Erkrankung mit der typischen Lymphödemlokalisation bei diesen Patienten kaum zu erwarten.

6.1.2.7 Therapie

Konservativ: Die akute Filariasis kann erfolgreich medikamentös mit Diethylcarbamazincitrat (DEC) behandelt werden (24). Die Dosierung beträgt täglich 6 mg/kg Körpergewicht über eine Periode von drei bis vier Wochen. Wiederholungen und Langzeitbehandlungen sind möglich (25-27). Durch Einzeldosen-Langzeitbehandlungen in Endemiegebieten entweder mit DEC (6 mg/kg) oder in Kombination mit Ivermectin (400 µg/kg) läßt sich die Rate der Mikrofilarämie deutlich reduzieren. Eine Änderung der Lymphödemhäufigkeit wurde bei dieser Therapieform nicht beobachtet. Ausgeprägte Hydrozelen traten allerdings weniger häufig auf (28).

Neuerdings wird vorgeschlagen, Albendazole in Kombination mit anderen Antihelminthika (Diethylcarbamazin oder Ivermectin) zur Behandlung der lymphatischen Filariasis (Mikrofilarämie) einzusetzen. Es wird auch über Erfolge einer solchen Behandlung berichtet (29-31). Bisher liegen aber nur unzureichende Studien vor, die ein solches Vorgehen generell rechtfertigen würden (32).

Bei allergischen Reaktionen durch die absterbenden Parasiten ist die zusätzliche Gabe von Antihistaminika oder Steroiden empfehlenswert (5). Eine Entstauungsbehandlung ist nur bei Nachweis einer Lymphostase erforderlich. Kürzlich wurde über den Einsatz der physikalischen Entstauungsbehandlung bei Filarien bedingten Lymphödemen berichtet. Danach lassen sich durch die pneumatische Kompression anscheinend die besten Ergebnisse erzielen (33). Aufgrund des suboptimalen Studiendesigns und der geringen Patientenzahlen sind endgültige Schlussfolgerungen noch nicht möglich.

Die in Symbiose mit den Makrofilarien lebenden Wolbachia-Bakterien scheinen bei der Produktion von Mikrofilarien eine wesentliche Rolle zu spielen. Aus dieser Tatsache ergibt sich ein neuer Therapieansatz.

In einer kürzlich publizierten Studie konnte nachgewiesen werden, dass nach einer 21-tägigen Doxycyclin-Behandlung (200 mg/täglich) die Anzahl der Wolbachia-Endobakterien um 90 % reduziert werden konnten. Vier Wochen später erhielten die Patienten eine einmalige Dosis DEC (6 mg/kg Körpergewicht täglich) zur Therapieunterstützung.

Nach zwölf Monaten waren alle Patienten dieser Gruppe frei von Mikrofilarien, im Gegensatz zu der Kontrollgruppe mit zehn Tagen Doxycyclin-Behandlung (42,9 %) und Placebo 37,5 %).

Es waren auch weniger skrotale Wurmnester (6,7 %) gegenüber der Kontrollgruppe mit zehn Tagen Doxycyclin-Behandlung (60 %) und

Lymphödem durch Entzündung oder Filarien 6.1

Placebo (66,7 %) nachweisbar. Nach der 21-tägigen Doxycyclin- und DEC-Behandlung wurde auch eine Reduzierung der skrotalen Lymphgefäßdurchmesser registriert. Auch fand sich eine reduzierte Häufigkeit des sogenannten Filarien-Tanzzeichens im Skrotalbereich. Bei den beiden Kontrollgruppen waren dagegen keine Änderungen nachweisbar (22).

Aus den Ergebnissen wird geschlossen, dass Doxycyclin die Bakterien abtötet und über diesen Weg die Embryogenese der Filarien blockiert. Bezüglich weiterer Details zum Thema einschließlich Ergebnisvergleich mit Studien anderer Autoren wird auf den Originalbeitrag (22) und andere Ergebnisse der Arbeitsgruppe um A. Hoerauf verwiesen (34, 35, 36).

Operativ: Eine durch Filarien bedingte Elephantiasis (chronisches Stadium) wurde in Ländern mit endemischem Auftreten zum Teil erfolgreich operativ mit unterschiedlichen Anastomoseverfahren (lymphovenös (37, 38) oder lymphnodovenös (39, 40)) und/oder Resektionsmethoden behandelt. Eine zusätzliche DEC-Therapie ist in solchen Fällen indiziert (41).

Neuerdings wird auch über den Einsatz der sogenannten Lymphosuktion berichtet. Darunter wird eine Absaugung subkutanen ödematösen Gewebes verstanden. Die Methode wurde vereinzelt bei langjährigen, mäßig ausgeprägten Lymphödemen der Unterschenkel eingesetzt (3). Die Lymphosuktion erfolgte unter DEC-Schutz (6 mg/kg Körpergewicht täglich). Bezogen auf den Ausgangswert wird die Volumenreduktion mit durchschnittlich 2287 ml angegeben. Ernsthafte Komplikationen wurden nicht beobachtet. Bei sämtlichen Patienten trat allerdings nach längerem Stehen ein Ödem im Knöchelbereich auf, sodass eine Kompressionsbehandlung erforderlich war.

Die bisher vorliegenden Ergebnisse während einer Nachbeobachtungszeit bis zu fünf Jahren bezeichnen die Autoren als vielversprechend (3). Bei ausgeprägten Lymphödemformen wird neben der Lymphosuktion zu einer ergänzenden operativen Gewebsentfernung geraten (23).

Ausblick: Durch vorbeugende Maßnahmen wie Moskitovernichtung, Prophylaxe mit Antihelminthika und systematischer Hautpflege lassen sich Filarienendemien eindämmen und auch vermeiden. Aus den Ergebnissen einer kürzlich publizierten epidemiologischen Studie, die auf 9426 Bluttests zum Nachweis von Mikrofilarien und Untersuchungen zum Nachweis von Brugia-Malayi-Antikörpern bei 3049 Kindern

6.1 Lymphödem durch Entzündung oder Filarien

und 1526 Erwachsenen basiert, ist zu entnehmen, dass in bestimmten Regionen von Korea die lymphatische Filariasis bereits eliminiert werden konnte (42).

Erwähnenswert ist auch die Tatsache, dass durch ein weltweites, WHO unterstütztes „globales Programm zur Ausrottung der lymphatischen Filariasis" in den ersten acht Jahren bei mehr als 1,9 Milliarden Menschen in 48 Ländern Behandlungen mit den Antihelminthika Albendazol, Ivermectin und Diethylcarbamazin durchgeführt werden konnten (43).

Nach den vorliegenden Angaben haben bisher etwa 57 Millionen Menschen in Ländern mit endemischer lymphatischer Filariasis von dieser Behandlung profitiert. Darüber hinaus wird erwähnt, dass die Übertragung einer Filarien-Infektion bei etwa 6,6 Millionen Neugeborenen verhindert werden konnte. Bei einer bereits bestehenden Erkrankung war eine drastische Reduzierung der Morbidität bei 9,5 Millionen Menschen möglich (43).

Einzelheiten über positive Ergebnisse, die in den letzten zehn Jahren in Tansania (Tanzania Lymphatic Filariasis Elimination Programme) registriert wurden, finden sich in dem Beitrag von Mackenzie et al. 2009 (44).

6.1.2.8 Literatur

1. Schick C, Thalhammer A, Balzer JO et al. Cystic lymph node enlargement of the neck: filariasis as a rare differential diagnosis in MRI. Eur Radiol 2002; 12: 2349-2351.

2. Shenoy RK. Clinical and pathological aspects of filarial lymphedema and its management. Korean J Parasitol 2008; 46: 119-125.

3. Agarwal R, Bhatnagar SK, Chandra R. Lymphosuction - a new treatment modality for chronic filarial lymphedema. Eur J Plast Surg 1998; 21: 113-117.

4. Cuenco KT, Halloran ME, Louis-Charles J et al. A family study of lymphedema of the leg in a lymphatic filariasis-endemic area. Am J Trop Med Hyg 2004; 70: 180-184.

5. Plorde JJ. Filariasis. In: Isselbacher KJ, Adams RD et al. (Hrsg.). Harrison´s Principles of Internal Medicine. 9th ed. McGraw-Hill, New York 1980; 895-899.

6. Fader R, Ewert A, Folse D. Thrombus formation in lymphatic vessels associated with Brugia malayi. Lymphology 1984; 17: 3-9.

7. Fader R, Ewert A. Evolution of lymph thrombi experimental Brugia malayi infections: A scanning electron microscopy study. Lymphology 1986; 19: 146-152.

8. Dennis VA, Lasater BL, Blanchard JL et al. Histopathological, lymphoscintigraphical, and immunological changes in the inguinal lymph nodes of rhesus monkeys during the early course of infection with Brugia malayi. Exp Parasitol 1998; 89: 143-152.

9. Yamauchi S. Lymphatic Filariasis. In: Földi M, Casley-Smith JR (Hrsg.). Lymphangiology. Schattauer, Stuttgart - New York 1983; 748-767.

10. Manokaran G. Treatment of Filarial Lymphoedema - Past, Present and Future in India. In: Witte M, Witte C (Hrsg.). 14th International Congress of Lymphology. Int. Soc. of Lymphology, Washington D.C. 1993; 369-373.

11. Olszewski WL, Jamal S, Dworczynski A et al. Bacteriological Studies of the Skin, Tissue Fluid and Lymph in Filarial Lymphedema. In: Witte MH, Witte LC, eds. International Congress of Lymphology. Int. Soc. of Lymphology, Washington D.C. 1993; 345-348.

12. Olszewski WL, Jamal S, Kubicka U et al. Immunhistology of Skin in various Stages of Filarial Lymphedema. In: Witte MH, Witte LC (Hrsg.). International Congress of Lymphology. Int. Soc. of Lymphology, Washington D.C. 1993; 349-352.

13. Kar SK, Mania J. Filarial Hydrocele and its treatment with DEC. In: Witte M, Witte C (Hrsg.). 14th International Congress of Lymphology. Int. Soc. of Lymphology, Washington D.C. 1993; 364-368.

14. Tan TJ, Kosin E, Tan TH. Lymphographic Abnormalities in Patients with Brugia Malayi Filariasis and Idiopathic Tropical Eosinophilia. Lymphology 1985; 18: 169-172.

15. Nielsen NO, Bloch P, Simonsen PE. Lymphatic filariasis-specific immune responses in relation to lymphoedema grade and infection status. II. Humoral responses. Trans R Soc Trop Med Hyg 2002; 96: 453-458.

16. Blacksin MF, Lin SS, Trofa AF. Filariasis of the ankle: magnetic resonance imaging. Foot Ankle Int 1999; 20: 738-740.

17. Witte CL, Witte MH, Unger EC et al. Advances in imaging of lymph flow disorders. Radiographics 2000; 20: 1697-1719.

18. Chaubal NG, Pradhan GM, Chaubal JN et al. Dance of live adult filarial worms is a reliable sign of scrotal filarial infection. J Ultrasound Med 2003; 22: 765-769; quiz 770-762.

19. Mand S, Debrah A, Batsa L et al. Reliable and frequent detection of adult Wuchereria bancrofti in Ghanaian women by ultrasonography. Trop Med Int Health 2004; 9: 1111-1114.

20. Faris R, Hussain O, El Setouhy M et al. Bancroftian filariasis in Egypt: visualization of adult worms and subclinical lymphatic pathology by scrotal ultrasound. Am J Trop Med Hyg 1998; 59: 864-867.

21. Mand S, Supali T, Djuardi J et al. Detection of adult Brugia malayi filariae by ultrasonography in humans in India and Indonesia. Trop Med Int Health 2006; 11: 1375-1381.

22. Mand S, Pfarr K, Sahoo PK et al. Macrofilaricidal activity and amelioration of lymphatic pathology in bancroftian filariasis after 3 weeks of doxycycline followed by single-dose diethylcarbamazine. Am J Trop Med Hyg 2009; 81: 702-711.

23. Shenoy RK, Suma TK, Kumaraswami V et al. Doppler ultrasonography reveals adult-worm nests in the lymph vessels of children with brugian filariasis. Ann Trop Med Parasitol 2007; 101: 173-180.

24. Bockarie MJ, Tisch DJ, Kastens W et al. Mass treatment to eliminate filariasis in Papua New Guinea. N Engl J Med 2002; 347: 1841-1848.

25. Khan AM, Dutta P, Khan SA et al. Long-term effect of diethylcarbamazine citrate on microfilaraemia status in treated individuals. Indian J Med Res 1998; 108: 134-138.

26. Mataika JU, Kimura E, Koroivueta J et al. Efficacy of five annual single doses of diethylcarbamazine for treatment of lymphatic filariasis in Fiji. Bull World Health Organ 1998; 76: 575-579.

27. Meyrowitsch DW, Simonsen PE. Long-term effect of mass diethylcarbamazine chemotherapy on bancroftian filariasis, results at four years after start of treatment. Trans R Soc Trop Med Hyg 1998; 92: 98-103.

28. Bockarie MJ, Alexander ND, Hyun P et al. Randomised community-based trial of annual single-dose diethylcarbamazine with or

without ivermectin against Wuchereria bancrofti infection in human beings and mosquitoes. Lancet 1998; 351: 162-168.

29. El Setouhy M, Ramzy RM, Ahmed ES et al. A randomized clinical trial comparing single- and multi-dose combination therapy with diethylcarbamazine and albendazole for treatment of bancroftian filariasis. Am J Trop Med Hyg 2004; 70: 191-196.

30. Fischer P, Supali T, Maizels RM. Lymphatic filariasis and Brugia timori: prospects for elimination. Trends Parasitol 2004; 20: 351-355.

31. Sunish IP, Rajendran R, Mani TR et al. Impact of single dose of diethylcarbamazine and other antifilarial drug combinations on bancroftian filarial infection variables: assessment after 2 years. Parasitol Int 2006; 55: 233-236.

32. Addiss D, Critchley J, Ejere H et al. Albendazole for lymphatic filariasis. Cochrane Database Syst Rev 2004: CD003753.

33. Gogia SB, Appavoo NC, Mohan A et al. Comparative results of non-operative multi-modal therapy for filarial lymphoedema. Indian J Plast Surg 2009; 42: 22-30.

34. Supali T, Djuardi Y, Pfarr KM et al. Doxycycline treatment of Brugia malayi-infected persons reduces microfilaremia and adverse reactions after diethylcarbamazine and albendazole treatment. Clin Infect Dis 2008; 46: 1385-1393.

35. Hoerauf A. Filariasis: new drugs and new opportunities for lymphatic filariasis and onchocerciasis. Curr Opin Infect Dis 2008; 21: 673-681.

36. Debrah AY, Mand S, Marfo-Debrekyei Y et al. Macrofilaricidal effect of 4 weeks of treatment with doxycycline on Wuchereria bancrofti. Trop Med Int Health 2007; 12: 1433-1441.

37. Jamal S. Lymphovenous Anastomosis in Filarial Lymphedema. Lymphology 1981; 14: 64-68.

38. Huang GK. Ergebnisse mikrochirurgischer lymphovenöser Anastomosen bei Lymphödemen-Bericht über 110 Fälle. Langenbecks Archiv für Chirurgie 1989; 374: 194-199.

39. Jamal S. Lymphnodovenous Shunt in the Treatment of Filarial Elephantiasis. In: Weissleder H, Bartos V, Clodius L, Malek P (Hrsg.). VVIIth International Congress of Lymphology, Florence. Avicenum Medical Press, Prague 1979; 250-251.

40. Wongtrungkapun R. Microsurgical lymphonodovenous implantation for chronic lymphedema. J Med Assoc Thai 2004; 87: 877-882.

41. Witte MH. 12th International WHO/TDR/FIL Conference on Lymphatic and Immunopathology in Filariasis. Lymphology 1985; 18: 148-158.

42. Cheun HI, Lee JS, Cho SH et al. Elimination of lymphatic filariasis in the Republic of Korea: an epidemiological survey of formerly endemic areas, 2002-2006. Trop Med Int Health 2009; 14: 445-449.

43. Hooper PJ, Bradley MH, Biswas G et al. The Global Programme to Eliminate Lymphatic Filariasis: health impact during its first 8 years (2000-2007). Ann Trop Med Parasitol 2009; 103 Suppl 1: S17-21.

44. Mackenzie CD, Lazarus WM, Mwakitalu ME et al. Lymphatic filariasis: patients and the global elimination programme. Ann Trop Med Parasitol 2009; 103 Suppl 1: S41-51.

6.2 Posttraumatisches Lymphödem

H. Weissleder, C. Schuchhardt

Die Ursachen für ein traumatisch bedingtes lymphostatisches Extremitätenödem sind zahlreich. Gewebeverletzungen durch Gewalteinwirkung, Verbrennungen (1, 2) oder Verätzungen (Säure oder Lauge mit Nekrosen) können sämtlich bei entsprechender Beteiligung der Lymphgefäße und Lymphknoten eine Behinderung der Lymphdrainage auslösen. Auch jeder operative Eingriff führt durch die Gewebeverletzung zu einer Unterbrechung von Lymphgefäßen sowie durch die sofort ausgeschütteten Gewebsmediatoren zu einem lokalen Lymphangiospasmus. Damit besteht bei jedem traumatischen Ödem neben den sonstigen Ödemursachen wie Membranzerstörungen oder reaktiver Hyperämie ein zusätzlicher lymphostatischer Faktor.

6.2.1 Definition

Drei Möglichkeiten sind vorstellbar:

• Akutes posttraumatisches Ödem:

Zeitlich begrenzte Weichteilschwellung hauptsächlich durch eine Gewebeverletzung mit Zelluntergängen, Blutgefäßzerreißungen bedingter Flüssigkeitsaustritt in das Interstitium, begleitet von einer passageren Lymphabfluss-Störung (z.b. traumatisches Ödem bei Luxationen, Distorsionen, Knie- oder Hüft-TEP).

Hier ist das Ödem durch eine begleitende Lymphgefäßschädigung bedingt (Abb. 6.2-1), ohne dass eine wesentliche Einschränkung der Transportkapazität vorliegt. Die Mitbeteiligung des Lymphgefäßsystems an dem vorliegenden traumatischen Ödem erklärt den sinnvollen Einsatz der Manuellen Lymphdrainage als prophylaktische Heilmaßnahme (3, 4).

• Akutes posttraumatisches Lymphödem:

Lymphabfluss-Störung als Folge einer unmittelbaren Lymphgefäßverletzung, z.b. bei entsprechenden Traumen oder chirurgischen Eingriffen mit Ödementwicklung über einen Zeitraum bis zu sechs Monaten (Abb. 6.2-2 und 6.2-3). Hier ist das entstehende Ödem in erster Linie durch eine erhebliche Schädigung mit Austritt proteinreicher Flüssigkeit in das Interstitium und einer mechanischen Insuffizienz des

6.2 Posttraumatisches Lymphödem

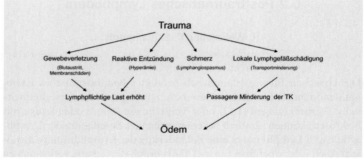

Abb. 6.2-1)
Ursachen einer vorübergehenden Lymphabfluss-Störung bei posttraumatischen Ödemen (TK = Transportkapazität).

Lymphgefäßsystems bedingt. Das damit verbundene Missverhältnis von Transportkapazität und lymphpflichtiger Last (kombinierte Insuffizienz) ist häufig spontan rückbildungsfähig (z.B. durch Steigerung der Lymphangiomotorik, Neubildung von Lymphgefäßen, Kollateralgefäßentwicklung, lympho-lymphatische Anastomosen).

Voraussetzung für ein akutes posttraumatisches Lymphödem ist eine lokale Schädigung der Blut- und Lymphgefäße in der betroffenen Region. Nach neueren Erkenntnissen kann davon ausgegangen werden, dass ein Trauma neben der lokalen Gefäßverletzung auch über eine lokale Ischämie und Scherwirkungen die Struktur und Funktion der endothelialen Glykokalyx und somit die Barrierefunktion der Blutgefäße beeinträchtigt und auch über diesen Weg die Mikrozirkulation beeinflusst (5).

Auf der anderen Seite wird durch eine Verletzung der Lymphgefäße nicht nur deren Transportfunktion reduziert, sondern es kommt auch zum Austritt von Lymphflüssigkeit in der betroffenen Region. Die nachweisbare posttraumatische Weichteilschwellung (akutes Lymphödem) ist demnach multifaktoriell und somit Folge eines komplexen Geschehens.

Nicht vergessen werden darf die Tatsache, dass es als physiologische Reaktion des Organismus auf ein Trauma in der Nachbarschaft der geschädigten Region zu einer vermehrten Durchblutung kommt (6). Die damit verbundene Hyperämie führt zu einer erhöhten Filtration in das interstitielle Gewebe und wirkt unterstützend auf die Ödembildung.

Posttraumatisches Lymphödem 6.2

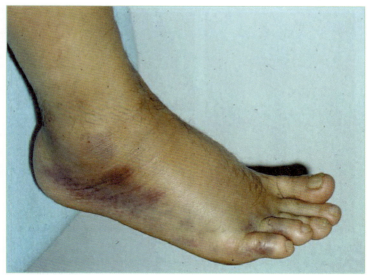

Abb. 6.2-2)
Distorsionstrauma des Sprunggelenks mit deutlicher Weichteilschwellung (Hämatom und lokales Lymphödem?).
(Aufnahme: H. Pritschow, Waldkirch).

Ein „akutes Lymphödem" entsteht meist in Stunden und kann in den nachfolgenden Tagen an Ausdehnung zunehmen. Das Leitsymptom Hämatom (Abb. 6.2-2) ist bereits frühzeitig nachweisbar, Ausnahmen sind subfaszial lokalisierte Gewebeschäden.

Die Diagnose kann meist durch die Basisdiagnostik, Anamnese, Inspektion und Palpation gestellt werden. Bildgebende Verfahren wie Funktions-Lymphszintigraphie, indirekte Lymphangiographie, Indocyanid-Fluoreszenz-Lymphographie oder Kontrast-MRT-Lymphographie sind nur selten erforderlich und lediglich dann indiziert, wenn die Lymphgefäßschäden dokumentiert werden müssen.

Ein typisches Beispiel zeigt die Abbildung 6.2-3. Es handelt sich um ein akutes posttraumatisches, dellbares Ödem nach Muskelriss in der rechten Wade mit subfaszialem Hämatom, das erst vier Tage nach dem Trauma an der Fußinnenseite sichtbar wurde. Die Umfangsdifferenz betrug am Tage nach dem Trauma in Wadenmitte 3,0 cm, am Knöchel 1,0 cm, jeweils im Vergleich zur gesunden Seite.

6.2 Posttraumatisches Lymphödem

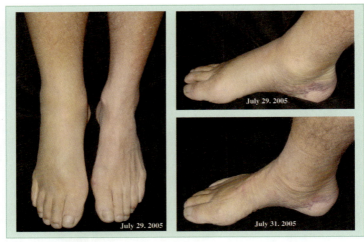

Abb. 6.2-3)
a) Akutes posttraumatisches, dellbares Lymphödem nach Muskelriss mit subfaszialem Hämatom. rechte Wade. Verlaufskontrolle während Manueller Lymphdrainage und Kompressionsbandage.

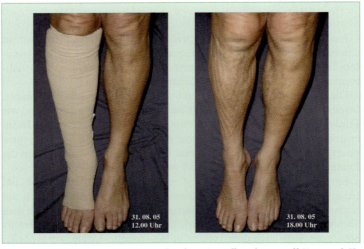

b) Lymphologischer Kompressionsverband mit Lamellenschaumstoff Komprex® II.

Posttraumatisches Lymphödem 6.2

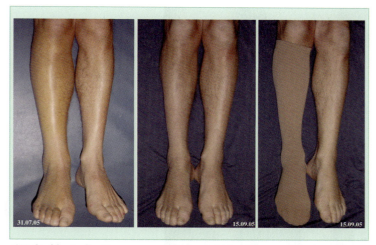

c) Verlaufskontrolle: Versorgung mit flachgestricktem Kompressionsstrumpf mediven® mondi Klasse 3.

In Ermangelung einer Manuellen Lymphdrainage (MLD) (Auslandsaufenthalt) erfolgte die Behandlung in der ersten Woche lediglich mit Kompressionsbandage. Während dieser Zeit konnte keine messbare Volumenabnahme nachgewiesen werden (Abb. 6.2-3a). Die Manuelle Lymphdrainage zu Beginn der zweiten Woche führte dagegen zu einer erheblichen Volumenreduktion bereits während der ersten Behandlung. Die Langzeittherapie erfolgte anschließend mit Hilfe eines flachgestrickten Kompressionsstrumpfes Klasse II während des Tages. Wegen des bestehenden Restödems retromalleolär sowie im Schienenbein- und Wadenbereich, verbunden mit fibrotischen Gewebeveränderungen, wurde in der sechsten Woche nach Trauma eine erneute Serie Manueller Lymphdrainage, kombiniert mit einem lymphologischen Kompressionsverband unter Verwendung einer Polsterung mit Komprex® II, durchgeführt (Abb. 6.2-3b). Daran anschließend erfolgte die Versorgung mit einem flachgestrickten Kompressionsstrumpf Klasse III (Abb. 6.2-3c). Unter dieser Voraussetzung kam es zu einer kontinuierlichen Besserung des gesamten Beschwerdebildes. In der 18. Woche nach dem Trauma bestand lediglich noch ein umschriebener Spannungsschmerz im distalen Wadenbereich. Darüber hinaus war in diesem Bereich und prätibial ein mildes, dellbares Lymphödem nachweis-

6.2 Posttraumatisches Lymphödem

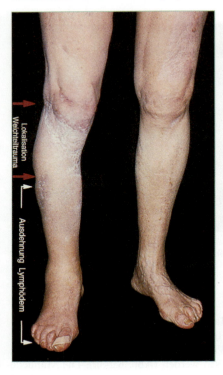

Abb. 6.2-4)
Posttraumatisches Unterschenkellymphödem (chronisch) nach schwerer Weichteilverletzung im Knie-Unterschenkel-Bereich (Autounfall).

bar. Im Laufe der folgenden Wochen bildeten sich alle Symptome vollständig zurück.

Eine venöse Abfluss-Störung im Schädigungsgebiet konnte sonographisch ausgeschlossen werden. Bei dieser Untersuchung fanden sich lediglich Strukturveränderungen in einem Teil der Wadenmuskulatur.

Zusammenfassend ist festzustellen, dass ein akutes Lymphödem durch den Einsatz der KPE sehr effektiv behandelt werden kann. Diese Behandlungsmethode ist bei allen Fällen mit einer reduzierten Transportkapazität des Lymphdrainagesystems indiziert und in der Lage, die Rehabilitationszeit zu verkürzen sowie die Entwicklung eines chronischen Lymphödems zu verhindern. Deshalb sollte auf diese Behandlungsform, auch wegen des wirksamen prophylaktischen Effektes, beim

Posttraumatisches Lymphödem 6.2

akuten Lymphödem nicht verzichtet werden. Die physikalische Entstauungstherapie ist bereits am ersten posttraumatischen Tag indiziert (Ödemrückbildung, Schmerzreduktion) und erfolgreich.

Vergleichende Untersuchungen bei Patienten mit posttraumatischen Ödemen der Hand nach Radiusfraktur bestätigen den positiven Einfluss der Manuellen Lymphdrainage. Die Studie umfasste 51 Patienten, die in zwei Gruppen eingeteilt wurden. Patienten der experimentellen Gruppe, die zusätzlich zur konventionellen Therapie sechsmal MLD erhalten hatten, zeigten gegenüber der Kontrollgruppe eine deutlichere Ödemabnahme (4).

· **Chronisches posttraumatisches Lymphödem** (älter als sechs Monate) als Folge einer traumatisch bedingten dauerhaften Einschränkung der Transportkapazität des Lymphgefäßsystems durch eine Schädigung der Lymphgefäße und/oder Lymphknoten (Abb. 6.2-4 und 6.2-5).

Das durch Trauma entstandene lokalisierte Lymphödem einer Extremität wird als eine umschriebene Schwellung mit pathologisch strukturierten Lymphgefäßen definiert (7). Die Lymphkollektoren distal und proximal der Läsion sind in diesen Fällen unauffällig.

6.2.2 Pathologische Anatomie

Folgende Veränderungen liegen vor: Strömungsbehinderung durch Kontinuitätsunterbrechung oder Lumenverlegung (Lymphthromben, Obliterationen, Narbenfolgen). Sekundäre Lymphangiektasien (sekundäre Lymphgefäßvarizen) als Ursache posttraumatischer hochgradiger Drosselung des Lymphstroms, aber Fehlen eines vollständigen Verschlusses. Intra- und perilymphatische Fibrosierungen der Lymphkollektoren bei sekundären Beinödemen können schließlich zu Wandveränderungen mit Elastika-Degeneration führen (8).

Entzündliche Veränderungen der Lymphgefäße sind gekennzeichnet durch rundzellige Infiltrate zwischen Intima und Media. Besonders dichte Anhäufungen von Lymphozyten und spärlichen Leukozyten sind an der Intima-Mediagrenze festzustellen. Im Gegensatz zu diesen entzündlichen Veränderungen der Lymphkollektoren selbst, findet man gelegentlich polymorphzellige Infiltrationen entlang der die Lymphgefäße begleitenden Blutgefäße (9, 10). Diese sind dilatiert, gestaut und von einem dichten perivaskulären, überwiegend rundzelligen Infiltrat umgeben. Entlang der ebenfalls dilatierten Vasa vasorum lässt sich das Infiltrat bis zur Intima verfolgen (9, 10).

6.2.3 Pathophysiologie

Das chronische Lymphödem nach Trauma ist zu unterscheiden von der unmittelbar posttraumatisch auftretenden Weichteilschwellung, bedingt durch Gewebeuntergang, Hämatome, reaktive Hyperämie (lymphpflichtige Last erhöht), meist verbunden mit einer Läsion der Lymphgefäße (akute Einschränkung der Transportkapazität). Diese Konstellation führt in der Regel nur zu einem passageren Ödem (11, 12), da sich im Rahmen der Heilungsvorgänge mit Regeneration der Lymphgefäße, Bildung von Anastomosen und Kollateralgefäßen die Transportfunktion des Lymphgefäßsystems wieder bessert und die lymphpflichtige Last auf Normalwerte zurückgeht (13).

Bedeutungsvoll für eine bleibende lymphogene Schädigung sind die während der Wundheilung möglichen Sekundärinfektionen mit Lymphangitis und Lymphadenitis. Durch Lumeneinengung oder -verlegung der Lymphkollektoren und Fibrosierungen der Lymphknoten kommt es hierbei zur zusätzlichen Behinderung des Lymphstroms. Wundinfektionen führen darüber hinaus zu einer Schädigung der endothelialen Glykokalyx mit Permeabilitatsstörung der Blutkapillaren. Die dadurch bedingte Erhöhung der lymphpflichtigen Last kann ebenfalls Ursache einer länger bestehenden Weichteilschwellung sein. Auch postoperative Serome, speziell nach Operation eines Mammakarzinoms, führen gehäuft zu chronischen Lymphödemen.

Traumatisch bedingte Läsionen ohne Sekundärheilung sind nur dann als Ursache einer dauerhaften Einschränkung der Transportkapazität anzuschuldigen, wenn ausgeprägte Weichteilverletzungen oder Verletzungen im Engpassbereich der Lymphkollektoren (Leiste, mediodorsaler Kniebereich, Achselhöhle, Ellenbeuge) vorliegen. Das Lymphödem ist dann Ausdruck einer Defektheilung.

Lokalisierte, posttraumatische Lymphödeme nach stumpfen Traumen sind ursächlich vorwiegend auf mechanisch bedingte Lymphgefäßläsionen mit Reduktion der Transportkapazität zurückzuführen (7). Eine zusätzliche Erhöhung der lymphpflichtigen Wasser- und Eiweißlast (dynamische Komponente) als Folge einer Entzündung oder venösen Insuffizienz wirkt auch hier verschlimmernd.

6.2.4 Diagnostik

Anamnese: Ein posttraumatisches Ödem steht in direktem zeitlichen Zusammenhang mit dem Unfallereignis oder der iatrogenen Schädigung. Wie für das posttraumatisch dekompensierte primäre Lymphödem ist die Schmerzhaftigkeit der Schwellung als Folge einer gleichzei-

Posttraumatisches Lymphödem 6.2

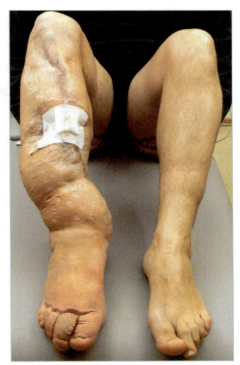

Abb. 6.2-5)
Posttraumatisches, chronisches Lymphödem rechter Unterschenkel nach multiplen Frakturen als Folge eines Verkehrsunfalls.
(Aufnahme: D. Tomson, Lausanne/Schweiz).

tigen Schädigung von Ligamenten, subkutanem Bindegewebe und Periost auch für das echte posttraumatische Lymphödem charakteristisch (6). Die lokalisierte akute oder chronische Lymphödemform im Zusammenhang mit einer Wundheilungsstörung ist durch eine umschriebene, häufig schmerzhafte Weichteilschwellung mit Konsistenzerhöhung charakterisiert (7).

Inspektion: Der Nachweis von adäquaten posttraumatischen Gewebeveränderungen ist bereits richtungsweisend (Abb. 6.2-5 und 6.2-6). Lymphostatische Weichteilschwellungen können sowohl regional auftreten, aber auch eine ganze Extremität und benachbarte Rumpfquadranten befallen. Die Ausdehnung ist abhängig von der Lokalisation und dem Ausmaß der Schädigung des Lymphgefäßsystems. Bei lokalen Formen fehlen die klinischen Zeichen eines Lymphödems der gesamten Extremität.

6.2 Posttraumatisches Lymphödem

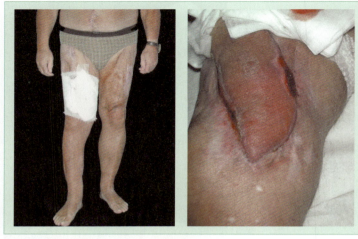

Abb. 6.2-6)
64-jähriger Patient, im März 1999 Flexverletzung (Winkelschleifer) am rechten Oberschenkel. Ungenügende chirurgische Versorgung. Anschließend Weichteilinfektion. Zahllose operative Revisionen, später auch phlegmonöse Mitbeteiligung des Unterschenkels. Multiple Keimbesiedlungen zuletzt MRSA (Methicillin resistenter Staphylococcus aureus). Im August 2004 erneutes Wunddebridement mit Versuch der Entfernung erkrankten Gewebes sowie anschließende Transplantation eines myokutanen Lappens von der vorderen Bauchwand. Weiterhin bestehender Weichteilinfekt. Als Folge dieser Maßnahmen sekundäres Lymphödem beider Beine, insbesondere rechter Unterschenkel.

Palpation: Der Tastbefund bei Extremitätenlymphödemen als Folge einer traumatischen Schädigung in der Extremitätenwurzel ist abhängig vom Erkrankungsstadium. Im Stadium I lassen sich Dellen gut eindrücken. Durch Fibrosierung kutaner und subkutaner Strukturen (Stadium II und III), die im Laufe der Erkrankung auftreten, wird das Eindrücken von Dellen zunehmend schwieriger.

Lokalisierte Lymphödeme nach stumpfem Trauma zeigen umschriebene, druckschmerzhafte Schwellungen mit Konsistenzerhöhung. Die benachbarten Hautregionen sind unauffällig.

Spezialuntersuchungen

Zur Objektivierung lokaler Schäden am Lymphgefäßsystem haben die indirekte Lymphangiographie, die Funktions-Lymphszintigraphie

Posttraumatisches Lymphödem 6.2

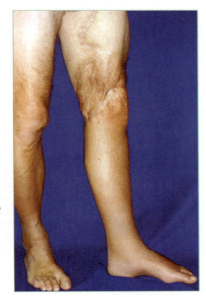

Abb. 6.2-7)
Posttraumatisches
chronisches Lymphödem vorwiegend
linker Unterschenkel nach Ober-
schenkelfraktur mit massiven
Weichteilquetschungen und späterer
Hauttransplantation.
(Aufnahme: H. Pritschow,
Waldkirch).

sowie neuerdings die Indocyanin-Grün-Fluoreszenz-Lymphographie und die Kontrast-MRT-Lymphographie den früher üblichen Farbstofftest und die direkte Lymphographie (Abb. 6.2-8) vollständig verdrängt.

Zum Nachweis oder Ausschluss einer lokalen Lymphgefäßschädigung, z.B. im Rahmen versicherungsrechtlicher Abklärungen, kann die indirekte Lymphangiographie weiterhelfen. Die intradermale Kontrastmittelinfusion in unmittelbarer Nachbarschaft der Schwellung vermittelt Aussagen über die morphologischen Lymphgefäßveränderungen im Ödembereich.

Störungen der Transportkapazität der Lymphgefäße bei benignen Ödemformen (posttraumatisch, postentzündlich, parasitär) und malignen Erkrankungen führen zu ähnlichen lymphangiographischen Veränderungen. Die häufigsten Befunde sind erweiterte, geschlängelt verlaufende periphere Lymphkollektoren und netzförmig angeordnete erweiterte initiale Lymphgefäße, bedingt durch Rückstau des Kontrastmittels in periphere Stromgebiete. Diese Konstellation bedeutet jedoch nicht, dass alle Lymphkollektoren geschädigt sein müssen. Normalka-

6.2 Posttraumatisches Lymphödem

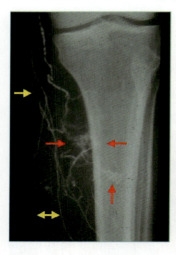

Abb. 6.2-8)
Lokales Lymphödem in Wadenmitte nach Pferdetritt. Direkte Lymphographie sechs Monate nach Trauma. Lokale Defekte an mehreren Lymphkollektoren mit Austritt des Lymph-Kontrastmittel-Gemisches ins Interstitium (rote Pfeile). Normal strukturierte Lymphkollektoren (gelbe Pfeile).

librige, unauffällige Lymphkollektoren sind in diesem Zusammenhang durchaus keine Seltenheit (Abb. 6.2-8). Eine fehlende Darstellung von Lymphgefäßen ist bei korrekter Untersuchungstechnik Ausdruck einer schweren Schädigung.

Lymphgefäßveränderungen nach einem lokalen stumpfen Trauma sind charakterisiert durch Nachweis netzförmiger Strukturen („dermal backflow"), diffuser Extravasation sowie Kaliber- und Verlaufsdifferenzen (Lymphkollektoren etwas erweitert, manchmal rarefiziert, geschlängelter Verlauf) im geschädigten Bereich (7). Konturunterbrechungen der Lymphgefäße und Kollateralgefäße wurden ebenfalls beobachtet. Distal und proximal der lokalen Schädigung ist das epifasziale Lymphgefäßsystem unauffällig, sofern keine primäre Schädigung vorliegt.

Eine Kombination mit der Funktions-Lymphszintigraphie komplettiert das Untersuchungsergebnis, da zusätzliche Informationen über funktionelle Störungen der Lymphdrainage die diagnostische Aussage erhöhen.

Sekundäre Lymphödeme zeigen je nach Ausprägung mehr oder weniger verlängerte Transportzeiten und erniedrigte Lymphknoten-Uptakewerte.

Lymphkollektoren und Lymphknoten der betroffenen Extremitäten stellen sich im statischen Szintigramm, bedingt durch den reduzierten

Posttraumatisches Lymphödem 6.2

Abb. 6.2-9)
a) Sekundäres Lymphödem rechter Unterschenkel nach Trauma mit ausgedehnter Weichteilquetschung.
Zustand nach Hauttransplantation und nachfolgender Phlebothrombose zuerst rechts, später auch links. Beinödeme beiderseits.

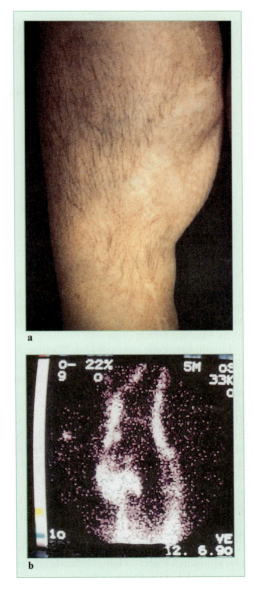

b) Lymphszintigraphie: umschriebene flächige Radioaktivitätsanreicherung („dermal backflow") im distalen Unterschenkel rechts als Ausdruck einer lokalen Lymphgefäßschädigung.

6.2 Posttraumatisches Lymphödem

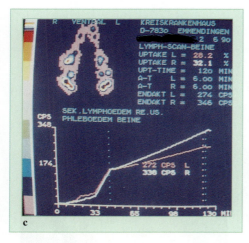

c) Im Funktionsszintigramm erhöhte Uptakewerte als Hinweis auf vermehrten Transport bei zusätzlich bestehendem postthrombotischem Ödem.

Transport des Radiopharmakons, weniger intensiv dar als unter normalen Bedingungen. Bei ausgeprägten chronischen Lymphödemformen gelingt ein szintigraphischer Nachweis von Lymphkollektoren und Lymphknoten häufig nicht.

Lokalisierte oder generalisierte flächige Anreicherungen der radioaktiven Substanz (Abb. 6.2-9b) sind Ausdruck eines „dermal backflows", bedingt durch eine Klappeninsuffizienz in den Lymphkollektoren.

Durch den Einsatz lymphszintigraphischer Untersuchungen nach Gewebetransplantation sind auch Aussagen über die Regenerierungsfähigkeit von Lymphgefäßen möglich. Da Narben Barrieren für eine Wiedervereinigung der Lymphgefäße darstellen, wird angenommen, dass die Regeneration über perivaskuläre Lymphgefäße der anastomosierten Blutgefäße erfolgt (13).

6.2.5 Untersuchungsergebnisse

Klinische Untersuchungsbefunde

Die klinischen Untersuchungsbefunde entsprechen, abgesehen von den traumatischen Gewebeveränderungen mit Schmerzen und Funktionseinschränkung, denen eines Lymphödems anderer Ursache. Es besteht

Posttraumatisches Lymphödem 6.2

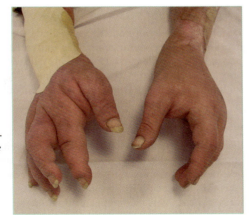

Abb. 6.2-10)
Posttraumatisches, sekundäres Lymphödem beider Hände als Folge rezidivierender Phlegmonen an beiden Unterarmen (teilweise chirurgisch versorgt) nach regelmäßigen Heroininjektionen.
(Aufnahme: P. Merz, Basel/Schweiz)

in der Regel ein zeitlicher Zusammenhang mit dem auslösenden Ereignis. Die Konsistenz des ödematösen Gewebes ist abhängig von dem Zeitpunkt des Auftretens und der Dauer der lymphogenen Abflussbehinderung.

6.2.6 Differenzialdiagnose

Die Entwicklung eines posttraumatischen Lymphödems ist an gewisse Voraussetzungen (anatomische Verhältnisse, Ausmaß der Schädigung und Kompensationsmöglichkeiten) gebunden. Ist dies nicht der Fall, muss differenzialdiagnostisch an die Verschlimmerung einer bis dahin nicht erkannten Lymphangiopathie, aber auch an ein artifizielles Lymphödem gedacht werden. Beide Begleitursachen können im Rahmen einer Begutachtung zu diagnostischen Schwierigkeiten führen. Die Abklärung erfordert meist den Einsatz von bildgebenden Untersuchungsverfahren.

Neben direkten Schädigungen des Lymphgefäßsystems können auch andere Ursachen für eine chronische Schwellung der Extremitäten verantwortlich sein (Abb. 6.2-10). Deshalb muss im Rahmen einer differenzialdiagnostischen Abklärung auch an entzündliche Veränderungen des periartikulären Gewebes, Thrombosen der tiefen Venen und neurogene Störungen der Permeabilität und Durchblutung („complex regional pain syndrome", CRPS) gedacht werden.

6.2.7 Therapie

Da chronische Lymphödeme unbehandelt zur Progression mit meist irreversiblen Fibrosierungen neigen und außerdem einen guten Nährboden für Erysipele darstellen, ist eine frühzeitige Entstauungsbehandlung unbedingt anzustreben. Störungen der Wundheilung wirken verschlimmernd auf das Ödem und sollten unbedingt vermieden werden.

Konservative Maßnahmen

Im Vordergrund der Behandlung unkomplizierter Lymphödeme steht die Kombinierte Physikalische Entstauungsbehandlung. Die Heilungsaussichten sind größer, wenn das Trauma auf ein bis dahin nicht geschädigtes Lymphgefäßsystem trifft, da hier eine bessere Ausgangslage für Kompensationsmöglichkeiten (Regeneration, Kollateralisation) besteht. Vorschädigungen durch latente oder manifeste primäre Lymphangiopathien verschlechtern die Heilungschancen.

Die Manuelle Lymphdrainage ist Hauptbestandteil der Entstauungsbehandlung. Präventiv eingesetzt kann diese Methode nach diagnostischer oder therapeutischer Lymphknotenentfernung auch einen Beitrag zur Vermeidung eines sekundären Lymphödems darstellen (14).

Bei lokalisierten posttraumatischen Ödemen nach Prellungen, Distorsionen, Frakturen, Luxation oder bestimmten operativen Eingriffen ist eine MLD ebenfalls effektiv (6, 15, 16). Die Behandlung ergänzt sinnvoll die krankengymnastische Mobilisierung und andere therapeutische Maßnahmen und wird von den Patienten als schmerzlindernd angegeben.

Es wird auch über gute Erfahrungen mit der MLD bei Ödemen berichtet, die im Rahmen eines CRPS auftreten. Dabei wird das Ziel verfolgt, die Transportkapazität des Lymphgefäßsystems durch eine Beeinflussung des Lymphangiospasmus zu verbessern, den Gewebedruck zu vermindern und die lokalen Schmerzen zu reduzieren. Eine Bandagierung erfolgt bei diesen Patienten nicht (6) oder nur mit minimaler Kompression.

Operative Maßnahmen

Die Lymphgefäßtransplantation unter atraumatischer mikrochirurgischer Technik mit spannungsfreien Anastomosen ist auch bei posttraumatischen Lymphödemen, die sich konservativ nicht bessern lassen, eine Behandlungsmethode der Wahl (17). Da die zeitlich aufwendige Methode nur an einzelnen Zentren durchgeführt wird (18-21), ist an einen routinemäßigen Einsatz zum gegenwärtigen Zeitpunkt noch nicht zu denken (s. auch Kapitel 14.3).

Posttraumatisches Lymphödem 6.2

Bei Versagen konservativer Maßnahmen kann auch der Versuch einer chirurgischen Lymphödembehandlung mit Anlage von lympho-venösen Anastomosen unternommen werden. Diese Behandlung hat unter gewissen Voraussetzungen auch Langzeiterfolge bei sekundären Lymphödemen zu verzeichnen (22-24), bleibt aber ausgewählten Erkrankungen vorbehalten.

▶ Merksätze

- **Ein posttraumatisches Hämatom kann als Hinweis auf eine gleichzeitig bestehende Lymphgefäßschädigung angesehen werden.**

- **Das chronische posttraumatische Lymphödem ist Folge einer nicht kompensierbaren sekundären Schädigung des Lymph-gefäßsystems.**

6.2.8 Literatur

1. Anand S, Lal H, Dhaon BK. Lymphedema of the lower extremity as a complication of local burns. Burns 1998; 24: 767-769.

2. Hettrick H, Nof L, Ward S et al. Incidence and prevalence of lymph-edema in patients following burn injury: a five-year retrospective and three-month prospective study. Lymphat Res Biol 2004; 2: 11-24.

3. Kessler T, de Bruin E, Brunner F et al. Effect of manual lymph drainage after hindfoot operations. Physiother Res Int 2003; 8: 101-110.

4. Härén K, Wiberg M. A prospective randomized controlled trial of manual lymph drainage (MLD) for the reduction of hand oedema after distal radius fracture. Hand Therapy 2006; 11: 41-47.

5. Chappell D, Jacob M, Becker BF et al. Expedition Glykokalyx - ein neu entdecktes „Great Barrier Reef". Anaesthesist 2008; 57: 959-969.

6. Werner GT, Goede G. Mögliche Indikationen der manuellen Lymph-drainage. In: Baumeister RGH (Hrsg.). Lymphologica-Jahresband. Medikon, München 1990; 129-131.

7. Partsch H. Lokalisiertes Lymphödem der Extremität. In: GDL (Hrsg.). Ödem. Perimed, Erlangen 1986; 124-127.

6.2 Posttraumatisches Lymphödem

8. Frick A, Wiebecke B, Baumeister RGH. Histologische Befunde von Lymphgefäßen, gewonnen bei Lymphgefäßtransplantationen. In: Baumeister RGH (Hrsg.). Lymphologica, Jahresband. Medikon, München 1990; 106-108.

9. Kaindl F, Mannheimer E, Pfleger-Schwarz B et al. Lymphangiographie und Lymphadenographie der Extremitäten. Thieme, Stuttgart 1960.

10. Kaindl F, Mannheimer E, Pfleger L. Lymphgefäße. In: Heberer G, Rau G, Schoop W (Hrsg.). Angiologie. Thieme, Stuttgart 1974; 801-829.

11. Schmidt KR, Welter H, Pfeifer KJ et al. Lymphangiographische Untersuchungen zum Extremitätenödem nach rekonstruktiven Gefäßeingriffen im Femoropoplitealbereich. Fortschr Röntgenstr 1978; 128: 194-202.

12. Beltz L, Picard JD. Lymphangiopathies. In: Viamonte jr. M, Rüttimann A, (Hrsg.). Atlas of Lymphographie. Thieme, Stuttgart - New York 1980; 131-214.

13. Slavin SA, Upton J et al. An Investigation of Lymphatic Function Following Free-Tissue Transfer. Plast Reconstr Surg 1997; 99: 730-741.

14. Hutzschenreuter P, Mörler H, Brümmer H. Manuelle Lymphdrainage vor und nach Lymphknotenexstirpation. In: Lymphologen GD (Hrsg.). Ödem. Perimed, Erlangen 1986; 92-97.

15. Härén K, Wiberg MA. Prospective randomized controlled trial of manual lymph drainage (MLD) for the reduction of hand oedema after distal radius fracture. Hand Therapy 2006; 11: 41-47.

16. Kessler T, de Bruin E, Brunner F et al. Effect of manual lymph drainage after hindfoot operations. Physiother Res Int 2003; 8: 101-110.

17. Mailänder P, Berger A, Müller JA et al. Autologe Lymphgefäß-Transplantation bei posttraumatischem Lymphödem. In: Baumeister RGH, Clodius L, Földi E et al. (Hrsg.). Lymphologica, Jahresband. Medikon, München 1990; 63-65.

18. Baumeister RGH. Physikalische Therapie und Mikrochirurgie des Lymphödems - Gegensatz oder Ergänzung. In: Baumeister RGH (Hrsg.). Lymphologica, Jahresband. Medikon, München 1990; 127-128.

19. Baumeister RGH, Frick A, Hofmann T et al. 10 years of experience with autogenous microsurgical lymphvessel-transplantation. Europ J Lymphol 1991; 2: 62-67.

20. Baumeister RGH. Rekonstruktive Mikrochirurgie zur Therapie von Lymphödemen. vasomed 1993; 5: 560-568.

21. Baumeister RG, Frick A. The microsurgical lymph vessel transplantation. Handchir Mikrochir Plast Chir 2003; 35: 202-209.

22. Mulkens PJM, Vernaus H, Nieuborg L. Lymphovenöse Anastomosen bei Patientinnen mit Postmastektomie-Lymphödem. vasomed 1996; 8: 395-400.

23. Mulkens PJM, Vernaus H, Nieuborg L. Anlage einer kollateralen Zirkulation bei Postmastektomie-Lymphödemen. In: Rabe E (Hrsg.). 39. Jahrestagung Deutsche Gesellschaft für Phlebologie, Bonn. vasomed 1997; 9 (Suppl 4): 23.

24. Ingianni G. Microsurgical lympho-venous anastomosis in the treatment of secondary lymphoedema of the upper extremity. Handchir Mikrochir Plast Chir 2003; 35: 216-220.

6.3 Iatrogene Schäden des Lymphgefäßsystems

H. Weissleder, C. Schuchhardt

Über die Häufigkeit iatrogen bedingter Läsionen am peripheren Lymphgefäßsystem gibt es mit Ausnahme des Postmastektomie-Lymphödems (32–42 %) (1, 2) und des postrekonstruktiven Lymphödems (50–100 %) (3–9) wenig konkrete Angaben. Eine retrospektive Auswertung von 2679 arteriellen Operationen mit Inzision in der Leistenregion ergab in 1,53 % eine Komplikation mit Beteiligung des Lymphgefäßsystems (10). Lymphokutane Fisteln wurden bei 28 und Lymphozelen bei 13 Patienten registriert. Die höchste Komplikationsrate fand sich mit 8,1 % bei Patienten mit aortobifemoralen Bypass-Operationen, bedingt durch aneurysmatische Erkrankungen. Für die isolierte Inzision in der Leiste wird die Häufigkeit mit 5,3 % der Fälle angegeben. Bei femorotibialen Bypass-Operationen war die Komplikationsrate mit 0,5 % am niedrigsten.

Mit dem Auftreten von Lymphozelen nach gynäkologischen und urologischen Eingriffen kann in ungefähr 20–40 % (11, 12) und nach Nierentransplantationen in 0,6–18 % der Fälle gerechnet werden (13).

Lymphorrhagien im Inguinalbereich wurden nach chirurgischen Eingriffen am arteriellen System bei 2 % der betroffenen Patienten registriert (3). Nach Varizenoperationen beläuft sich die Häufigkeit auf 0,1–0,2 %.

6.3.1 Definition

Durch diagnostische oder therapeutische ärztliche Maßnahmen entstandene Schäden an Lymphgefäßen und/oder Lymphknoten (Tab. 6.3-1).

6.3.2 Pathologische Anatomie

Als direkte Folgen einer lokalen Unterbrechung der Lymphströmung nach Durchtrennung, Unterbindung und Obliteration von Lymphgefäßen und/oder Lymphknotenentfernungen werden Gefäßverschlüsse, Kollateralgefäße, Lymphozelen, Lymphzysten und Veränderungen der Gefäßlumina beobachtet. Kaliberdifferenzen histologisch intakter Lymphkollektoren sind meist Folge einer unterschiedlichen Volumenbelastung. Analog zur arteriellen Strombahn führt eine verminderte

Iatrogene Schäden des Lymphgefäßsystems 6.3

- diagnostische und therapeutische Lymphknotenexstirpation
- Verletzung im Bereich der physiologischen Lymphgefäßbündelungen (beispielsweise nach Venenentnahme für
  Bypass-Operationen)
- nach Varizenoperationen
- nach Meniskus- und anderen orthopädischen Operationen
- nach rekonstruktiven Gefäßeingriffen im Femoropoplitealbereich
- Komplikationen nach Arterienpunktion in der Leiste
- Bestrahlung der Lymphabflusswege

Tab. 6.3-1)
Mögliche Ursachen iatrogen bedingter sekundärer Lymphödeme.

Durchströmung zur Kaliberabnahme und eine vermehrte Durchströmung zu einer Kaliberzunahme der betroffenen Lymphgefäße.

Intra- und perilymphatische Fibrosierungen mit Lumeneinengungen
der Lymphgefäße fanden sich bei sekundären Beinödemen nach inguinaler Lymphknotenexstirpation, Unterleibsoperationen und Bestrah-
lungen (14).

6.3.3 Pathophysiologie

Die Strömungsunterbrechung nach Durchtrennung oder Ligatur der
Lymphgefäße oder nach Lymphknotenexstirpation führt zu einer
Abflussbehinderung in den zuführenden Gefäßabschnitten des regio-
nalen Drainagegebietes. Daraus resultiert in Abhängigkeit von den
Kompensationsmöglichkeiten eine mehr oder weniger ausgeprägte
Akkumulation eiweißreicher Flüssigkeit im Interstitium mit den sich
daraus ergebenden Folgen. Wundinfektionen verstärken den Effekt
durch die vermehrte Volumenbelastung der Lymphgefäße.

6.3 Iatrogene Schäden des Lymphgefäßsystems

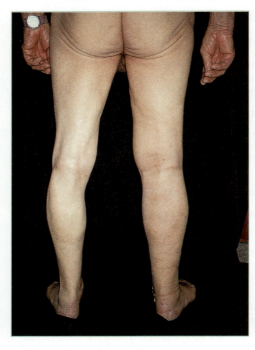

Abb. 6.3-1) Postrekonstrutives Lymphödem rechtes Bein nach Rekanalisation in der Leiste.

6.3.4 Schädigungsformen nach arterieller Gefäßrekonstruktion

Lymphödem

Nach erfolgreichen rekonstruktiven Gefäßeingriffen wegen chronischer arterieller Verschlusskrankheit an der unteren Extremität kann in einem hohen Prozentsatz (45,9 % (3), 50 % (4), 50 % (14), 15-85 % (5), 50–100 % (6)) aller Patienten mit der Entwicklung von Lymphödemen gerechnet werden (Abb. 6.3-1). Die Häufigkeit dieser Lymphödeme ist abhängig von der Art und Größe des operativen Eingriffs und dem damit verbundenen Ausmaß der lymphogenen Schädigung.

Ursächlich handelt es sich vorwiegend um eine Einschränkung der Transportkapazität der Lymphgefäße, bedingt durch intraoperative Lymphgefäßdurchtrennungen unterschiedlicher Zahl und Lokalisation (Tab. 6.3-2). Das postrekonstruktive Lymphödem entwickelt sich distal der Lymphgefäßschädigung.

Iatrogene Schäden des Lymphgefäßsystems 6.3

- **Reduktion der Lymphkollektorenzahl durch Operation (mechanische Insuffizienz des Lymphgefäßsystems)**
- **durch Ischämie vorgeschädigtes Gewebe (vermehrte Filtration, Permeabilitätsstörungen, Reperfusionssyndrom, Kollektorschaden)**
- **vorbestehende Lymphangiopathie**

Tab. 6.3-2)
Mögliche Ursachen des postrekonstruktiven Ödems der Extremitäten.

- **Ausmaß der Weichteiltraumatisierung**
- **Länge des Bypasses**
- **begleitende Infektion**
- **Erst- oder Zweiteingriff**

Tab. 6.3-3)
Abhängigkeit des lymphogenen Schädigungsgrades.

- **Grad der Lymphgefäßschädigung (siehe auch Tab. 6.3-3)**
- **latente Vorschädigung (primäre Lymphangiopathie)**
- **Vorschädigung durch chronische venöse Insuffizienz**

Tab. 6.3-4)
Abhängigkeit des Ausmaßes der Lymphödementwicklung bei iatrogener Schädigung des Lymphgefäßsystems.

Lymphangiographische Untersuchungen zwischen dem dritten und neunten postoperativen Tag nach erfolgreichem femoropoplitealen Bypass haben gezeigt, dass in über 70 % der untersuchten Extremitäten Lymphgefäßverletzungen zu erwarten sind (6). Es bestand ein eindeutiger Zusammenhang zwischen der Umfangzunahme der Unter- beziehungsweise Oberschenkel und der Zahl der erhaltenen Lymphgefäße in Knie- und Leistenhöhe. Bei mehr als drei intakten Lymphgefäßen trat eine Umfangzunahme von nur 1–2 cm auf, während nach operativ

6.3 Iatrogene Schäden des Lymphgefäßsystems

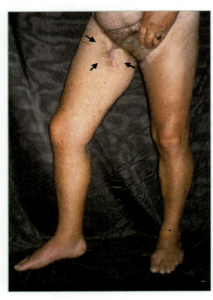

Abb. 6.3-2)
Sekundäres Lymphödem rechtes Bein nach Arteriographie, verbunden mit lokaler Nachblutung, Hämatomausräumung und postoperativem Abszess. Eingezogene breitflächige Narbe im proximalen Oberschenkel (Pfeilmarkierung).

bedingter Unterbrechung sämtlicher Lymphkollektoren in Knie- oder Leistenhöhe Umfangzunahmen bis zu 7 cm beobachtet wurden (6).

Rezidiveingriffe, stärkere Weichteiltraumatisierungen und sekundäre Entzündungen wirken ödemverstärkend (Tab. 6.3-3). Es konnte auch eine Abhängigkeit der Weichteilschwellung von der Länge des femoropoplitealen Bypass nachgewiesen werden.

Bei Fehlen einer primären Lymphangiopathie (Tab. 6.3-4) bildet sich das postrekonstruktive lymphostatische Ödem meist innerhalb von Wochen und Monaten vollständig zurück (7), sofern die operative Lymphgefäßläsion nicht zu ausgeprägt war.

Im Zusammenhang mit arteriellen Gefäßdarstellungen wurden vereinzelt sekundäre Lymphödeme beobachtet (Abb. 6.3-2). Als ursächlich sind hierfür vorwiegend operative Eingriffe zur Therapie lokaler Komplikationen durch Arterienpunktion (Aneurysma spurium, Hämatom) anzusehen.

Postischämisches Ödem

Von dem erwähnten postrekonstruktiven Lymphödem sollten solche Ödeme unterschieden werden, die als Folge einer lokalen Ischämie, in der Regel 24 Stunden nach Rekonstruktion der arteriellen Strombahn, auftreten. Es handelt sich hierbei wahrscheinlich um die Folgen einer gestörten Vasoregulation der betroffenen Gefäßabschnitte. Trifft die verbesserte Durchblutung nach Rekonstruktion auf ein vorgeschädigtes Gefäßsystem, führt dies zu einer vorübergehenden Erhöhung der lymphpflichtigen Last, die durch ein ebenfalls häufig vorgeschädigtes Lymphgefäßsystem zu bewältigen ist.

Die Bedeutung des postischämischen Ödems im Zusammenhang mit einer postrekonstruktiven Extremitätenschwellung wird unterschiedlich diskutiert. Da die Schwellung meist das gesamte Bein betrifft und nicht nur die ischämisch vorgeschädigten Anteile, wurde früher der erhöhten kapillaren Filtration nach vorangegangener arterieller Ischämie als Ursache der postoperativen Beinschwellung anscheinend keine große Bedeutung beigemessen (15). Im Gegensatz dazu steht die aktuelle Auffassung, dass die Ursache des postrekonstruktiven Ödems eindeutig als Zusammenspiel von postischämischer Membranschädigung mit erhöhtem kapillaren Eiweißaustritt und intraoperativer Lymphgefäßschädigung anzusehen ist (4). Tierexperimentell konnte nach Revaskularisation einer primär blockierten Arterie eine deutliche Albuminretention im Extravasalraum nachgewiesen werden (5). Die Lymphkollektoren wiesen hierbei keinerlei morphologische Schädigungen auf.

Aktuelle postoperative Untersuchen weisen darauf hin, dass durch eine Ischämie/Reperfusion Schäden an der endothelialen Glykokalyx ausgelöst werden (16). Nach Operationen an der Aorta ascendens mit kardiopulmonalem Bypass (n = 12) und der infrarenalen Aorta (n=6) konnten erhöhte Komponenten der Glykokalyx, nämlich Syndecan-1 und Heparansulfat, im arteriellen Blut der betroffenen Patienten nachgewiesen werden. Die Ergebnisse bestätigen erstmals Glykokalyxschäden am menschlichen Gefäßsystem (16).

Die Permeabilitätsstörung der vaskulären Barriere wäre demnach ursächlich auf diese Schäden zurückzuführen. Die daraus resultierende erhöhte Filtration mit vermehrter Ausschwemmung von Makromolekülen kann als Folge dieser Funktionsstörung angesehen werden.

Die geänderte Albuminkinetik scheint demnach ein wichtiger Bestandteil bei der Entwicklung postrekonstruktiver Ödeme zu sein (17). Nach der Operation war eine signifikante Reduktion der Gesamteiweiß- und Albuminfraktion im Serum nachweisbar. Isotopenstudien mit radioaktiv markiertem Albumin zeigten eine auf das Dreifache erhöhte Albuminanreicherung in der operierten gegenüber der nicht operierten Extremität. Daraus wird geschlossen, dass neben der Reduktion des intravasalen onkotischen Druckes die gesteigerte Kapil-

6.3 Iatrogene Schäden des Lymphgefäßsystems

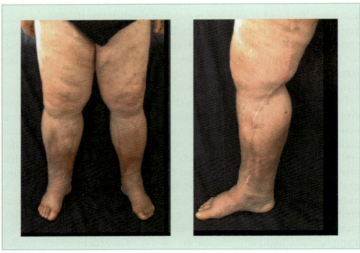

Abb. 6.3-3)
Iatrogenes Lymphödem beider Beine nach mehrfacher Venenentnahme für Bypass-Operationen wegen einer koronaren Herzerkrankung.

lardurchlässigkeit gegenüber Protein mit entsprechender Akkumulation osmotisch aktiver Albuminmoleküle im Interstitium ausschlaggebend für die Ödementwicklung ist. Wahrscheinlich handelt es sich jedoch um verschiedene Mechanismen, die sich in ihrer Wirkung addieren (17). Die erhöhte Kapillarpermeabilität ist möglicherweise die Basisursache.

6.3.5 Schädigungsformen nach Eingriffen am Venensystem

Lymphödem

Die Entnahme der Vena saphena magna als Transplantat ist meist mit einer Schädigung benachbarter Lymphgefäße verbunden. Regionale Läsionen mit Einschränkungen der Lymphgefäß-Transportfunktion können die Folge sein (Abb. 6.3-3). Über die Häufigkeit von Lymphödemen nach Stripping-Operationen liegen keine verbindlichen Zahlen vor. Wie die Erfahrungen der eigenen Arbeitsgruppe gezeigt haben, ist

Iatrogene Schäden des Lymphgefäßsystems 6.3

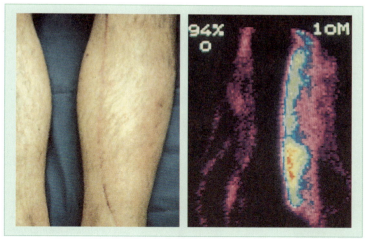

Abb. 6.3-4)
Zustand nach Entnahme der distalen Vena saphena magna links für aortokoronare Bypass-Operation. Postoperatives Unterschenkelödem. Die Funktions-Lymphszintigraphie zehn Monate später zeigt eine breitflächige Radioaktivitätsanreicherung im Narbenbereich als Ausdruck einer lokalen Schädigung. Der Lymphtransport war nur gering verzögert.

der Anteil postoperativer Lymphödeme äußerst gering. Voraussetzung ist allerdings eine minimalinvasive Operationstechnik.

Bei Venenentnahmen zur Bypass-Operation wurden lokale Weichteilschwellungen auch in unmittelbarer Nachbarschaft der Narben beobachtet (Abb. 6.3-4).

6.3.6 Schädigungsformen nach abdomino-pelvinen Operationen

Lymphödem

Hierbei handelt es sich um eine mechanisch bedingte lymphogene Abflussbehinderung als Folge operativer Maßnahmen bei Karzinompatienten (Abb. 6.3-5). Durch Entfernung oder Schädigung inguinaler, pelviner oder lumbaler Lymphknoten entwickelt sich ein Missverhältnis zwischen lymphatischer Transportkapazität und der zu transportierenden lymphpflichtigen Last. Die Ödeme beginnen meist am proximalen Oberschenkel und zeigen eine zentrifugale Ausbreitungstendenz.

6.3 Iatrogene Schäden des Lymphgefäßsystems

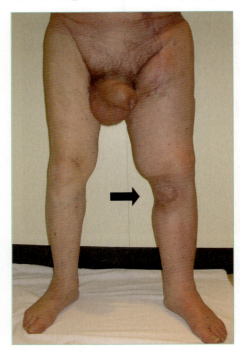

Abb. 6.3-5)
Postoperatives chronisches Lymphödem des linken Beines einschließlich Hüfte und Genitalien nach Entfernung eines malignen Melanoms im medialen proximalen Unterschenkel (Pfeilmarkierung) und inguinopelviner „lymph node dissection".
(Aufnahme: M. Eid, Montreal/Kanada).

Lymphödeme können auch nach Entfernung gutartiger Tumoren auftreten, sofern eine Schädigung der benachbarten Lymphgefäße und/oder Lymphknoten damit verbunden ist (Abb. 6.3-6).

6.3.7 Schädigungsformen nach Operationen am Lymphgefäßsystem

Lymphödem, Lymphzysten und Lymphozelen

Die diagnostische Entfernung eines oder mehrerer Lymphknoten oder eine so genannte radikale Lymphknotendissektion führen nicht zwangsläufig zur Entwicklung eines Lymphödems. Ausschlaggebend sind die anatomischen Verhältnisse und die lokalen Kompensationsmöglichkeiten (18).

Nach einer radikalen Ausräumung unauffälliger axillärer Lymphknoten bei 21 Patienten mit einem malignen Melanom der oberen

Iatrogene Schäden des Lymphgefäßsystems 6.3

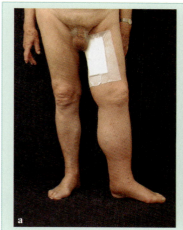
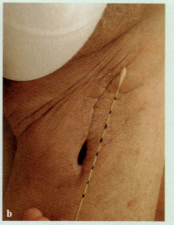

Abb. 6.3-6)
Sekundäres Lymphödem nach operativer Entfernung eines Liposarkoms in der linken Leiste. Im Jahre 2003 Größenzunahme eines Knotens im ehemaligen Tumorbereich. Sonographisch umschriebene Flüssigkeitsansammlung, kein Tumorrezidiv (a). Trotzdem erfolgte im Januar 2005 unter der Diagnose Rezidivverdacht eine erneute Operation. Histologisch pseudozystisch regressiv verändertes Hämatom, kein Tumor. Als Komplikation Defektheilung mit 5 cm langer Resthöhle (b). Zunahme des iatrogenen Lymphödems.

Extremitäten wurde beispielsweise nur einmal ein Lymphödem beobachtet (19). Als Reparationszeichen fanden sich lymphographisch strangförmig und retikulär angeordnete Kollateralgefäße sowie lymphovenöse Anastomosen. Diese Beobachtung steht allerdings im Gegensatz zu anderen Literaturangaben. Bei einer inguinalen radikalen Lymphknotendissektion wird beispielsweise eine Lymphödemhäufigkeit von 29 % gegenüber 6 % bei axillarer Dissektion angegeben (18).

In einer 2006 publizierten Studie wird zwar über eine geringere Komplikationsrate nach inguinaler Sentinel-Lymphknoten-Biopsie (SLNB) bei Patienten mit kutanem malignem Melanom berichtet. Lymphödeme wurden in diesem Kollektiv bei 6 % registriert. Erfolgte jedoch im Anschluss an die SLNB eine inguinale Lymphknotendissektion, muss wegen häufiger Wundinfektionen mit einem erhöhten Risiko gerechnet werden. Die Lymphödemhäufigkeit wird bei dieser Konstellation mit 64 % angegeben (20).

6.3 Iatrogene Schäden des Lymphgefäßsystems

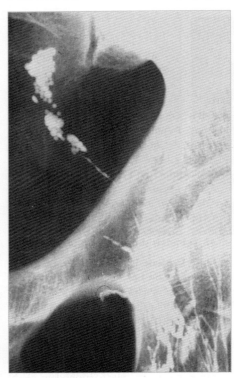

Abb. 6.3-7)
Direkte Lymphographie. Beginnende Füllung (tropfenförmige Kontrastmittelanreicherung) einer pelvinen Lymphozele nach operativ-diagnostischer Intervention bei einer Lymphangiomatose.

Ähnliche Ergebnisse finden sich in einer 2010 publizierten Studie über postoperative Komplikationen bei malignen Melanomen (n = 53). Die Häufigkeit der Wundkomplikationen wird mit 77,4 % und der Lymphödeme mit 45 % angegeben. Eine bestehende Adipositas muss als Risikofaktor angesehen werden (21).

Der Einsatz von Robotern bei der laparoskopischen Technik in der gynäkologischen Onkologie bietet gegenüber der konventionellen Laparoskopie bezogen auf die Komplikationsrate noch keine Vorteile. In einer Übersichtarbeit wird nach Auswertung von 27 Artikeln berichtet, dass beim Einsatz der Roboter bei der Therapie zervikaler Krebserkrankungen bisher mehr Lymphzysten, Lymphozelen, und Lymphödeme beobachtet wurden als mit konventioneller Technik (22).

Über das Auftreten eines Lymphödems der unteren Extremitäten nach Unterbindung des zervikalen Ductus thoracicus haben *Raguse et*

Iatrogene Schäden des Lymphgefäßsystems 6.3

al. berichtet. Unter Manueller Lymphdrainage konnte jedoch nach zwei Wochen eine vollständige Rückbildung der Lymphödeme erreicht werden (23).

Lymphzysten, Lymphozelen, Lymphorrhoe und die Ausbildung lymphovenöser Anastomosen sind die häufigsten Folgen therapeutischer Lymphadenektomien (24). In einer retrospektiven Auswertung von posttherapeutischen Komplikationen bei 101 von 172 behandelten Patienten mit Vulvakarzinom wird die Komplikationsrate nach alleiniger inguinofemoraler Lymphknotendissektion mit insgesamt 66 % angegeben. Die Anzahl der Lymphozelen mit einem Durchmesser von mehr als 4 cm betrug 40 % (12).

Lymphozelen, auch als falsche Lymphzysten oder Pseudozysten bezeichnet, sind umschriebene Ansammlungen von Lymphe im Verletzungsbereich. Die Wand ist nicht wie bei der Zyste von Gefäßendothel ausgekleidet, sondern wird durch das benachbarte Bindegewebe gebildet. Lymphozelen entstehen nach Operationen (25), wenn die Lymphgefäße nicht ausreichend unterbunden werden (Abb. 6.3-6, 6.3-7).

Die Frequenz postoperativer Lymphozelen nach Nierentransplantationen beträgt nach Literaturangaben 0,6–18,0 %. Als Hauptursache gelten die operative Durchtrennung iliakaler Lymphgefäße sowie die Zerstörung von Lymphgefäßen der Spendernieren im Kapsel- und Hilusbereich (13, 26).

Es erscheint empfehlenswert, zwischen großen Lymphozelen, die aufgrund einer Läsion der Beckenlymphgefäße entstehen, und vorwiegend kleinen Lymphozelen bei Abstoßungskrisen, die durch eine im Rahmen der immunologischen Reaktion gesteigerten renalen Lymphsekretion zustande kommen, zu unterscheiden (27).

5 % aller Abstoßungen bei Nierentransplantationen gehen anscheinend auf eine verstärkte entzündungsbedingte Lymphangiogenese zurück, welche als Mediator für die gegen das Transplantat gerichtete Immunantwort gilt. Ähnliche Abstoßungsprobleme bestehen bei Hornhauttransplantationen. Durch medikamentöse Suppression der Lymphangiogenese wird hier versucht, eine niedrigere Transplantatabstoßungsrate zu erreichen (28, 29).

Jede fünfte urologische und gynäkologische Operation führt zu postoperativen Lymphozelen (27). Die überwiegende Mehrzahl der postoperativen Lymphozelen tritt nach radikaler retroperitonealer Lymphadenektomie wegen maligner Hodentumoren oder Prostatakarzinom auf.

In einer 2008 publizierten Studie über die Häufigkeit von Lymphzysten (wahrscheinlich Lymphozelen) nach bilateraler pelviner Lymphadenektomie wegen gynäkologischer Karzinome (n = 108) finden sich nachfolgende Ergebnisse:

Bei insgesamt 48 Patientinnen (44,4 %) wurden während der Beobachtungsperiode einseitige oder doppelseitige Lymphzysten nachgewiesen und zwar 26 links, 16 rechts und sechs beidseitig. Lediglich in einer Lymphzyste entwickelte sich eine Infektion, die übrigen waren asymptomatisch. Die sonographischen Untersuchungen wurden zwei und sechs Wochen sowie drei, sechs, neun und zwölf Monate nach der Tumoroperation durchgeführt (30).

Chylöse Lymphozelen sind extrem selten. Nach operativer Behandlung maligner Magentumoren konnte ein solcher Befund beispielsweise nur einmal unter 1714 Operationen beobachtet werden. Die perihepatische Lymphozele trat drei Monate nach dem ausgedehnten operativen Eingriff auf und wurde aufgrund unklarer abdominaler Beschwerden entdeckt (31).

Auffallend gering sind die bisher berichteten lymphogenen Komplikationen bei autogenen Lymphgefäßtransplantationen. Bei insgesamt 95 operierten Patienten entwickelte sich nur bei einer Patientin eine passagere Lymphzyste in der Leiste (32).

Lymphzysten treten meist in Verbindung mit kongenitalen Dysplasien zentraler oder peripherer Lymphgefäße auf (33). Erworbene iatrogen bedingte Zysten werden nach operativen Eingriffen als Folgen einer intravasalen Drucksteigerung nach lokaler Strömungsbehinderung beobachtet. Über die Häufigkeit beider Formen liegen keine Angaben vor.

6.3.8 Chylöse Erkrankungen und Lymphfisteln

Chylöse Flüssigkeitsanreicherungen finden sich in vorgebildeten Höhlen (Thorax, Abdomen, Gallenwege, Nierenhohlsystem). Von traumatischen Ursachen abgesehen, handelt es sich meist um Folgen eines malignen Tumors. Idiopathische Formen (34) und andere Ursachen wie beispielsweise benigne Tumoren, Lymphangiomatose oder Lymphangiektasien sind weniger häufig. In einer Studie basierend auf 35 Patienten mit primären Chyluserkrankungen konnte allerdings in 66 % der Patienten (bei 23 von 35 Patienten) eine Lymphangiektasie als Ursache nachgewiesen werden (35).

Für den Chylothorax wird die Häufigkeit traumatischer gegenüber nicht traumatischer Ursachen mit 28 % angegeben. Mit einem iatrogenen Chylothorax kann beispielsweise in 0,24–0,5 % aller intrathorakalen Operationen gerechnet werden (36). Die Angaben über Verletzungen des Ductus thoracicus bei thorakalen Operationen schwanken geringgradig zwischen 0,5–2 % (37) und 1–4 % (38). Bei Kindern wurde ein iatrogener Chylothorax auch als Folge einer Thrombose der Vena cava cranialis nach zentralem Venenkatheter und nach kardiochirurgischen Eingriffen beobachtet (39). Patienten mit Thrombosen in der oberen Körperregion und gleichzeitigem Chylothorax bilden ein hohes Risiko für den Misserfolg einer Ductus-thoracicus-Ligatur und haben außerdem ein erhöhtes Mortalitätsrisiko (40).

Lymphfisteln treten nach Verletzungen von Lymphgefäßen oder radikalen Lymphknotenexstirpationen auf.

6.3.9 Radiogene Schäden

Über Strahlenschäden an den Lymphgefäßen gibt es unterschiedliche Meinungen. Es wird sowohl über Nachweis (41, 42) als auch Fehlen von Schäden berichtet. Die Spätreaktionen wie Fibrosen, Nekrosen oder Funktionsstörungen sind wahrscheinlich Folge einer komplexen Gewebereaktion, deren Hauptursache vermutlich eine chronische Vaskulitis ist (43).

Aufgrund pathologisch anatomischer Untersuchungen gehören Lymphkollektoren des Erwachsenen zu den strahlenresistenten Geweben des menschlichen Organismus (44). Eine Ausnahme bilden möglicherweise Lymphgefäße in der Regenerationsphase (45, 46). Über Endothelschäden an den initialen Lymphgefäßen berichten *Mann et al.* (47). Neben Ödem, Vakuolisierung und Nekrose der Endothelzellen werden teilweise dilatierte aber auch durch perivaskuläre Fibrose eingeengte Lumina erwähnt. Zu ähnlichen Ergebnissen kommen auch die Autoren einer 2010 publizierten Studie (48).

Auch tierexperimentelle und eigene lymphographische Untersuchungen haben gezeigt, dass Lymphkollektoren und Lymphknoten unterschiedlich auf ionisierende Strahlen reagieren.

Eine therapeutische Strahlendosis verursacht eine Größenabnahme der betroffenen Lymphknoten, verbunden mit einer Reduktion ihrer Speicherkapazität gegenüber Röntgenkontrastmittel. Die Veränderungen sind dosisabhängig. Je höher die Strahlendosis, umso ausgeprägter sind die Veränderungen, die histologisch mit einer Zellverarmung, abnehmender Follikelgröße, einem Verlust der Keimzentren und schließlich mit einer Hyalinisierung und Fibrose einhergehen (44).

Als Anpassungsvorgang an die intranoduläre Strömungsbehinderung kann lymphographisch eine Lumenreduktion der afferenten und efferenten Lymphgefäße beobachtet werden. Lymphödeme als Spätfolgen sind möglich (Abb. 6.3-8 und 6.3-9). Bei der in Abb. 6.3-10 vor-

6.3 Iatrogene Schäden des Lymphgefäßsystems

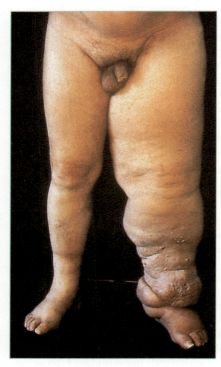

Abb. 6.3-8)
Chronisches, sekundäres Lymphödem linkes Bein (Stadium III) als Folge einer perkutanen Strahlentherapie inguinal vor 20 Jahren nach Operation eines Hodenkarzinoms. Eine Lymphknotenentfernung wurde nicht durchgeführt. Bis zur stationären Aufnahme 1997 keine physikalische Entstauungsbehandlung. (Aufnahme: Dr. U. Herpertz, St. Blasien).

gestellten Patientin wurde 1980 wegen eines Morbus Hodgkin eine total nodale Bestrahlung und eine obere Mantelfeldbestrahlung durchgeführt. Etwa 19 Jahre nach der Strahlenbehandlung kam es zur langsamen Entwicklung eines sekundären Beinlymphödems rechts. Hinweise für ein Hodgkinrezidiv fanden sich nicht. Während der Behandlung in einer lymphologischen Klinik konnten neben einem geringen Aszites rezidivierende Durchfälle sowie eine Hypoproteinämie nachgewiesen werden. Die in den folgenden Jahren an Intensität zunehmenden chylösen Pleuraergüsse konnten erfolgreich und langfristig mit einer Octreotid-Behandlung zum Versiegen gebracht werden (49).

Iatrogene Schäden des Lymphgefäßsystems 6.3

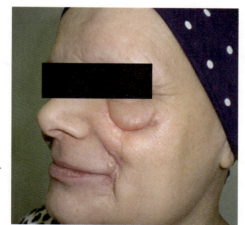

Abb. 6.3-9)
Halbseitiges Lymphödem des Gesichtes links nach Strahlentherapie eines Plattenepithelkarzinoms an der linken Wange.
(Aufnahme: Dr. H. Lenschow, Höchenschwand).

6.3.10 Schäden durch Lymphographie-Kontrastmittel

Wie histologische Untersuchungen gezeigt haben (Abb. 6.3-11), führt die Verwendung öliger Kontrastmittel zu mechanischen Schäden an den Lymphknoten (Zerreißung der Sinus) und einer Fremdkörperreaktion mit Bildung von Riesenzellen und nachfolgender bindegewebiger Umwandlung des Lymphknotens (50). Gesunde Lymphknoten tolerieren die dadurch bedingten Einschränkungen der Transportkapazität. Bei vorgeschädigten und hypoplastischen Lymphknoten können diese Veränderungen jedoch zur Verschlimmerung der vorhandenen Lymphostase führen. Die Indikationen für die Anwendung der Methode sind inzwischen sehr eingeschränkt und konzentrieren sich in letzter Zeit auf die prätherapeutische Lokalisation von Lymphfisteln sowie die Darstellung der Cisterna chyli bei geplanter perkutaner Embolisation des Ductus thoracicus (51).

Über Dauerschäden nach intradermaler Infusion nicht ionischer, wasserlöslicher Kontrastmittel bei der indirekten Lymphangiographie ist bisher nichts bekannt.

6.3.11 Schäden durch Medikamente

In einer kürzlich veröffentlichten Publikation wird über zwei Patienten berichtet, bei denen nach Nierentransplantation und nachfolgender Sirolimus-Immunsuppression Lymphödeme der unteren Extremitäten

6.3 Iatrogene Schäden des Lymphgefäßsystems

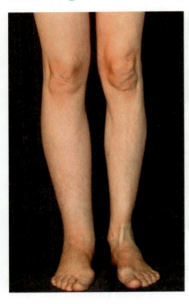

Abb. 6.3-10)
Sekundäres, postradiogenes Lymphödem des rechten Beines.

auftraten. Eine Reduzierung der Immunsuppression und Manuelle Lymphdrainage führte bei einem Patienten zu einer deutlichen Ödemreduzierung. Beim zweiten Patienten konnte ein ähnliches Ergebnis durch Umstellung auf ein anderes Medikament erreicht werden (52). Das Auftreten eines Lymphödems als Folge einer Sirolimus-Behandlung wurde auch in einer anderen Studie beschrieben (53).

6.3.12 Untersuchungsergebnisse

Basisdiagnostik

Größere Lymphzysten und Lymphozelen nach Nierentransplantation sind wegen ihrer Hinweissymptome (Rückenschmerzen, Oberschenkelschmerzen, Druck im Becken), hervorgerufen durch Harnblasenkompression, Ureterverdrängung oder Obstruktion der ableitenden Harnwege mit Hydronephrose und Hydroureter, nicht schwirig zu diagnostizieren (26). Beinödem, Oligurie, Thrombophlebitis und Fistelbildung sind als Folgeerkrankungen ebenfalls möglich.

Iatrogene Schäden des Lymphgefäßsystems 6.3

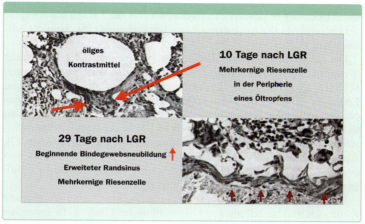

Abb. 6.3-11)
Morphologische Lymphknotenveränderungen nach intralymphatischer Infusion eines öligen Kontrastmittels. LGR = Lymphographie..
(Untersuchungsergebnisse von Oehlert et al., 1966 (50))

Bildgebende Untersuchungsverfahren

Die Sonographie kann bei der Erfassung zystischer Strukturen als die Methode der Wahl angesehen werden. Eine lymphographische oder lymphszintigraphische Darstellung von Lymphzysten ist nur möglich, wenn eine Verbindung zu den mit dieser Methode darstellbaren Lymphstromgebieten besteht.

Pelvine Lymphozelen und solche nach Nierentransplantationen sind auch szintigraphisch erfassbar.

Computer-Tomographie und Magnetresonanz-Tomographie haben ihre Bedeutung bei einer weitergehenden Diagnostik, insbesondere bei Vorliegen einer malignen Erkrankung und umschriebenen entzündlichen Prozessen (54).

Funktions-Lymphszintigraphie und indirekte Lymphangiographie können bei der Lymphödemdiagnostik hilfreich sein, sofern mit der üblichen Basisdiagnostik (Anamnese, Inspektion, Palpation) eine endgültige Abklärung der bestehenden Weichteilschwellung nicht möglich ist. Eine Indikation zur Lymphszintigraphie ist auch dann gegeben, wenn Aussagen über die Restfunktion des geschädigten Systems (beispielsweise Gutachten) erforderlich sind (Abb. 6.3-12 und 6.3-13). Bei der Abklärung chylöser Erkrankungen kann die Lymphszintigraphie und neuerdings die Magnetresonanz-Tomographie (55) ebenfalls hilfreich sein.

Die inzwischen obsolete direkte Lymphographie scheint der nicht invasiven Funktionsszintigraphie bei der Erfassung lymphogener Schäden nach femoropoplitealer Rekonstruktion unterlegen zu sein. Lediglich in 33 % der untersuchten Patienten konnten lymphographisch abnormale Befunde nachgewiesen werden. Dagegen fanden sich beim gleichen Patientenkollektiv in 100 % auf lymphszintigraphischem Wege Befunde, die für eine traumatische Läsion sprachen (7). Als prätherapeutische Maßnahme, z.B. bei der Embolisation von iatrogenen Defekten des Ductus thoracicus, hat die direkte Lymphographie auch heute noch ihre Berechtigung (56-58).

Periphere Lymphfisteln erfordern manchmal eine retrograde Kontrastmitteldarstellung zur Lokalisation der Ursache. In speziellen Fällen, beispielsweise im Rahmen einer Differenzierung von Wunden, die größere Flüssigkeitsmengen sezernieren, kann auch der Einsatz der Fluoreszenz-Mikrolymphographie hilfreich sein (59). Oft ist es schwierig, Serome und Lymphfisteln nach Operationen zu unterscheiden.

6.3.13 Therapie

Die beste Behandlung iatrogener Schäden ist ihre Vermeidung. Deshalb sollte sich beispielsweise die diagnostische Lymphknotenentnahme auf einen halben bis einen Lymphknoten beschränken. Diagnostische „Ausräumungen" sind abzulehnen. Im Übrigen ist eine Anpassung der Operationstechnik an die Besonderheiten des Lymphgefäßverlaufs unbedingt anzustreben. In diesem Zusammenhang kann die Kenntnis der anatomischen Besonderheiten des Lymphgefäßsystems sehr hilfreich sein. Eine intraoperative Schonung der Lymphgefäße ist also unbedingt erforderlich.

Lymphödeme

Ausgeprägte lymphostatische Ödeme sollten konservativ behandelt werden. Im Vordergrund der therapeutischen Maßnahmen steht die Kombinierte Physikalische Entstauungsbehandlung.

Eine medikamentöse Prophylaxe und Therapie der postrekonstruktiven Ödeme scheint möglich. Der ödemprotektive Wert von Benzopyronen bei Patienten mit femoropoplitealem Bypass konnte beispielsweise in einer 1986 publizierten Doppelblindstudie nachgewiesen werden (4). Die Behandlung wurde beginnend mit Suppositorien und

Iatrogene Schäden des Lymphgefäßsystems 6.3

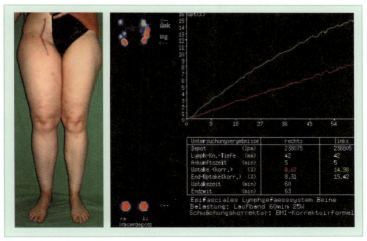

Abb. 6.3-12
Iatrogenes Lymphödem rechtes Bein. Nach laparoskopischer Entfernung eines Ovarialfibroms Entwicklung eines großen Hämatoms mit nachfolgender Bein-Beckenvenenthrombose. Direkt nach Thrombektomie und Anlegen eines AV-Shunts Auftreten eines Beinödems. Lymphogene Schädigung als Ursache durch Funktions-Lymphszintigraphie bestätigt.

postoperativ mit dreimal zwei Dragees Venalot® (ein Dragee enthält 30 mg Cumarin und 90 mg Troxerutin) durchgeführt. In der Venalot®-Gruppe (n=18) betrug die postoperative Volumenzunahme der Extremität gegenüber der Placebo-Gruppe (n=17) durchschnittlich nur 60 %. Neuere Studien zur positiven Benzopyronwirkung bei Lymphödemen sind nicht bekannt. Da Cumarin lebertoxisch ist (s. auch Kapitel 14.1.4), sollte auf eine Langzeittherapie verzichtet werden.

Lymphzysten und Lymphozelen

Die Behandlung ist abhängig vom Beschwerdebild. Bei asymptomatischen Lymphzysten ist eine abwartende Haltung ratsam. Kleine Lymphozelen bilden sich in den meisten Fällen nach einigen Wochen oder Monaten spontan zurück. Große, symptomatische Lymphozelen erfordern eine ein- oder mehrmalige kurative Drainage (Erfolgsquote 69–100 % (60)) oder eine chirurgische Revision (13), beispielsweise eine Fensterung mit innerer Drainage. Eine Fensterung kann inzwischen auch laparoskopisch durchgeführt werden (39, 40). Die laparoskopische Therapie zeigt Vorteile gegenüber dem konventionellen Verfahren

6.3 Iatrogene Schäden des Lymphgefäßsystems

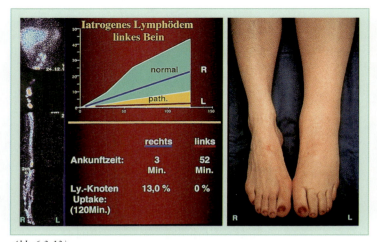

Abb. 6.3-13)
Iatrogenes Lymphödem linkes Bein nach Entfernung vergrößerter Lymphknoten aus der Inguinalregion (histologisch Lymphadenitis). Funktions-Lymphszintigraphie: erhebliche Störung des Lymphtransportes links mit fehlender Darstellung der Lymphkollektoren des vorderen epifaszialen Bündels.

bezüglich des kosmetischen Ergebnisses und der stationären Verweildauer.

Der Versuch, Lymphozelen durch mehrfach evakuierende Punktionen zu veröden, führt meist nicht zu einem Dauererfolg (27) und ist mit einer höheren Infektionsquote verbunden (10).

Chylöse Erkrankungen und Lymphfisteln

Die Behandlungsstrategie ist abhängig von der Ursache und reicht von einer operativen Intervention (35, 40, 61-63) über kurative Drainagen bis zu diätetischen Maßnahmen (MCT-Diät®) und der Verwendung von Octreotiden (47).

Der Einsatz der perkutanen Katheterdrainage in Verbindung mit nachfolgender Verödung des Ductus thoracicus scheint ebenfalls möglich. In einer retrospektiven Studie, basierend auf insgesamt 109 Patienten, davon 106 Patienten mit Chylothorax (44 % links, 43 % rechts und 13 % beiderseits), wird die Häufigkeit einer erfolgreichen

Iatrogene Schäden des Lymphgefäßsystems 6.3

Embolisation von 73 Patienten (Erfolgsrate Spirale 84 %, sklerosieren-de Flüssigkeit 91 %) mit 90 % angegeben (56). Bei fehlendem Erfolg wurde als alternative Maßnahme eine Ductus-thoracicus-Blockierung durch „needle interruption" durchgeführt. Die klinische Erfolgsrate der Duktus-Nadel-Unterbrechung lag bei 72 % (13 von 18 Patienten). Bei diesem Verfahren handelt es sich um eine radiologische, interventionelle Technik, bei der perkutan mit einer Nadel versucht wird, durch Verletzung des Duktus einen Verschluss zu erreichen (64).

Bei Chylothorax wird über gute Erfolge nach Anlegung eines pleuroperitonealen Shunts berichtet. Die Behandlung sollte rechtzeitig vor Auftreten von Störungen durch den Verlust von Elektrolyten, Proteinen, Fett, fettlöslichen Vitaminen und Lymphozyten durchgeführt werden (39). Bei Versagen ist auch die Anlage eines pleurovenösen Shunts möglich (65).

Lymphokutane Fisteln nach gefäßrekonstruktiven Eingriffen sollten wegen der damit verbundenen Infektionsgefahr operativ versorgt werden (10).

> ►Merksatz
>
> • Operative Eingriffe aus diagnostischen und therapeutischen Gründen sind die häufigsten Ursachen für iatrogene Schäden am Lymphgefäßsystem. Strenge Indikationsstellung ist die beste Vorbeugung.

6.3.14 Literatur

1. Göltner E, Gass P, Haas JP et al. The Importance of Volumetry,Lymphszintigraphy and Computertomography in the Diagnosis of Brachial Edema after Mastectomie. Lymphology 1988; 21: 134-143.

2. Schünemann H, Willich N. Lymphödeme nach Mammakarzinom - Eine Studie über 5868 Fälle. Dtsch med Wschr 1997; 122: 536-541.

3. Jimenez Cossio JA. Iatrogene Schäden am Lymphsystem. In: Partsch H, Stöberl C, Földi E et al. (Hrsg.). Ödem. Perimed, Erlangen 1988; 146-147.

4. Orend KH, Becker HM. Benzopyrone in der Therapie des postrekonstruktiven Ödems. In: Mannheimer E, Partsch H, Mostbeck A et al. (Hrsg.). Ödem. Perimed, Erlangen 1986; 143-146.

6.3 Iatrogene Schäden des Lymphgefäßsystems

5. Wildeshaus KH, Fritz P, Husfeld KJ et al. Das postrekonstruktive Ödem. In: Partsch H, Stöberl C, Földi E et al. (Hrsg.). Ödem. Perimed, Erlangen 1988; 133-139.

6. Schmidt KR, Welter H, Pfeifer KJ et al. Lymphangiographische Untersuchungen zum Extremitätenödem nach rekonstruktiven Gefäßeingriffen im Femoropoplitealbereich. Fortschr Röntgenstr 1978; 128: 194-202.

7. Herreros J, Serena A, Casillas JA et al. Study of venous and lymphatic components in the production of edema following femoropopliteal by-pass. J Cardiovasc Surg 1988; 29 :540-546.

8. Haaverstad R, Fougner R, Myhre HO. Venous haemodynamics and the occurrence of leg oedema in patients with popliteal aneurysm. Eur J Vasc Endovasc Surg 1995; 9: 204-210.

9. Haaverstad R, Johnsen H, Saether OD et al. Lymph drainage and the development of post-reconstructive leg oedema is not influenced by the type of inguinal incision. A prospective randomised study in patients undergoing femoropopliteal bypass surgery. Eur J Vasc Endovasc Surg 1995; 10: 316-322.

10. Tyndall SH, Shephard AD, Wilczewski JM et al. Groin lymphatic complications after arterial reconstruction. J Vasc Surg 1994; 19: 858-864.

11. Beltz L, Picard JD. Lymphangiopathies. In: Viamonte jr. M, Rüttimann A (Hrsg.). Atlas of Lymphographie. Thieme, Stuttgart - New York 1980; 131-214.

12. Gaarenstroom KN, Kenter GG, Trimbos JB et al. Postoperative complications after vulvectomy and inguinofemoral lymphadenectomy using separate groin incisions. Int J Gynecol Cancer 2003; 13: 522-527.

13. Schurawitzki H, Karnel F, Mostbeck G et al. Radiologische Therapie von symptomatischen Lymphozelen nach Nierentransplantation. Fortschr Röntgenstr 1990; 152: 71-75.

14. Frick A, Wiebecke B, Baumeister RGH. Histologische Befunde von Lymphgefäßen, gewonnen bei Lymphgefäßtransplantationen. In: Baumeister RGH (Hrsg.). Lymphologica, Jahresband. Medikon, München 1990; 106-108.

15. Roth FJ, Laubach K, Trede M. Lymphogene Ursachen der Bein-schwellung nach rekonstruktiven Gefäßoperationen. Fortschr Röntgenstr 1972; 117: 135-140.

16. Rehm M, Bruegger D, Christ F et al. Shedding of the endothelial glycocalyx in patients undergoing major vascular surgery with global and regional ischemia. Circulation 2007; 116: 1896-1906.

17. Campbell H, Harris PL. Albumin kinetics and oedema following reconstructive arterial surgery of the lower limb. J Cardiovasc Surg 1985; 26: 110-115.

18. Serpell JW, Carne PW, Bailey M. Radical lymph node dissection for melanoma. ANZ J Surg 2003; 73: 294-299.

19. Müller RP, Tilkorn H, Peters PE. Lymphography of the upper limb following radical axillary lymph node dissection. In: Weissleder H, Bartos V, Clodius L et al. (Hrsg.). VIIth International Congress of Lymphology. Florenz. Avicenum Czechoslovak Medical Press, Prag, 1979; 226-229.

20. de Vries M, Vonkeman WG, van Ginkel RJ et al. Morbidity after inguinal sentinel lymph node biopsy and completion lymph node dissection in patients with cutaneous melanoma. Eur J Surg Oncol 2006; 32: 785-789.

21. Chang SB, Askew RL, Xing Y et al. Prospective Assessment of Postoperative Complications and Associated Costs Following Inguinal Lymph Node Dissection (ILND) in Melanoma Patients. Ann Surg Oncol 2010; PMID: 20336388.

22. Cho JE, Nezhat FR. Robotics and gynecologic oncology: review of the literature. J Minim Invasive Gynecol 2009; 16: 669-681.

23. Raguse JD, Pfitzmann R, Bier J et al. Lower-extremity lymphedema following neck dissection - an uncommon complication after cervical ligation of the thoracic duct. Oral Oncol 2007; 43: 835-837.

24. Wolf G. Lymphographische Befunde nach Lymphadenektomien. Ein Beitrag zum Problem der Lymphgefäßregeneration. Fortschr Röntgenstr 1973; 119: 35-42.

25. Jones TR, Carlisle MR, Hofmann LV et al. Lymphoscintigraphy in the diagnosis of lymphatic leak after surgical repair of femoral artery injury. Clin Nucl Med 2001; 26: 14-17.

26. Mott C, Schreiber MH. Lymphoceles following renal transplantation. Amer J Roentgenol 1974; 122: 821-825.

27. Wernecke K, Heckemann R, Jakubowski HD. Perirenale Raumforderungen nach Nierentransplantation. Fortschr Röntgenstr 1982; 137: 403-409.

28. Dietrich T, Bock F, Yuen D et al. Cutting edge: Lymphatic vessels, not blood vessels, primarily mediate immune rejections after transplantation. J Immunol 2010; 184: 535-539.

29. Attuil-Audenis V, Duthey A, Patey N et al. Lymphoid neogenesis and lymphangiogenesis: two newcomers in the pathophysiology of chronic rejection Nephrol Ther 2009; 5: 91-96.

30. Tam KF, Lam KW, Chan KK et al. Natural history of pelvic lymphocysts as observed by ultrasonography after bilateral pelvic lymphadenectomy. Ultrasound Obstet Gynecol 2008; 32: 87-90.

31. Jähne J, Meyer HJ, Milbradt H et al. Chylöse Lymphocele. DMW 1988; 113: 1440-1442.

32. Baumeister RGH, Frick A, Hofmann T et al. 10 years of experience with autogenous microsurgical lymphvessel-transplantation. Europ J Lymphol 1991; 2: 62-67.

33. Johnson BF, Manzo R, Bergelin RSJ et al. Flow charateristics in the deep veins of the leg during quiet respiration and with compression of the plantar veins. J Vasc Invest 1997; 3: 80-86.

34. Dagenais F, Ferraro P, Duranceau A. Spontaneous chylothorax associated with primary lymphedema and a lymphangioma malformation. Ann Thorac Surg 1999; 67: 1480-1482.

35. Noel AA, Gloviczki P, Bender CE et al. Treatment of symptomatic primary chylous disorders. J Vasc Surg 2001; 34: 785-791.

36. Valentine VG, Raffin TA. The Management of Chylothorax. Chest 1992; 102: 586-591.

37. Sieczka EM, Harvey JC. Early thoracic duct ligation for postoperative chylothorax. J Surg Oncol 1996; 61: 56-60.

38. Smoke A, Delegge MH. Chyle leaks: consensus on management? Nutr Clin Pract 2008; 23: 529-532.

39. Murphy MC, Newman BM, Rodgers M. Pleuroperitoneal Shunts in the Management of Persistent Chylothorax. Ann Thorac Surg 1989; 48: 195-200.

40. Nath DS, Savla J, Khemani RG et al. Thoracic duct ligation for persistent chylothorax after pediatric cardiothoracic surgery. Ann Thorac Surg 2009; 88: 246-251; discussion 251-242.

41. Koshima I. Ultrastructural observations of lymphatic vessels in lymphedema in human extremities. Plast Reconstr Surg 1996; 97: 397-407.

42. Herrmann A, Helmhold P, Becker A et al. Lymphgefäßsystem und Strahlentherapie. LymphForsch 1999; 3: 86-89.

43. Ewald H. Strahlentherapie bei HNO-Tumoren und Lymphödemrisiko. Lymphol 1996; 20: 15-20.

44. Sauer R. Lymphographische Veränderungen nach Strahlentherapie. In: Lüning M, Wiljasalo M, Weissleder H (Hsrg.). Lymphographie bei malignen Tumoren. Thieme, Stuttgart - New York 1983; 313-318.

45. Huth F. General Pathology of the Lymphvascular System. In: Földi M, Casley-Smith JR (Hrsg.). Lymphangiology. Schattauer, Stuttgart - New York 1983; 215-334.

46. Meek AG. Breast Radiotherapy and Lymphedema. Cancer 1998; 83: 2788-2797.

47. Mann W, Beck C, Freudenberg N et al. The effect of irradiation on the inner laryngeal lymphatics HNO 1981; 29: 381-387.

48. Avraham T, Yan A, Zampell JC et al. Radiation therapy causes loss of dermal lymphatic vessels and interferes with lymphatic function by TGF-ß1-mediated tissue fibrosis. Am J Physiol Cell Physiol 2010; 299: C589-C605.

49. Schuchhardt C. Octreotidbehandlung chylöser Pleuraergüsse - eine neue therapeutische Möglichkeit? Lymphforsch 2008; 12: 36-40.

50. Oehlert W, Weissleder H, Gollasch D. Lymphogramm und histologisches Bild bei normalen und pathologisch veränderten Lymphknoten. Fortschr Röntgenstr 1966; 104: 751-758.

51. Weissleder H. Ist die direkte Lymphographie heute noch aktuell? LymphForsch 2009; 13: 83-85.

52. Romagnoli J, Citterio F, Nanni G et al. Severe limb lymphedema in sirolimus-treated patients. Transplant Proc 2005; 37: 834-836.

53. Ibanez JP, Monteverde ML, Goldberg J et al. Sirolimus in pediatric renal transplantation. Transplant Proc 2005; 37: 682-684.

54. Kellner W, Küffer G, Pfluger T er al. MR Imaging of Soft-Tissue Changes after Percutaneous Transluminal Angioplasty and Stent Placement. Radiology 1997; 202: 327-331.

55. Liu N, Wang C, Sun M. Noncontrast three-dimensional magnetic resonance imaging vs lymphoscintigraphy in the evaluation of lymph circulation disorders: A comparative study. J Vasc Surg 2005; 41: 69-75.

56. Itkin M, Kucharczuk JC, Kwak A et al. Nonoperative thoracic duct embolization for traumatic thoracic duct leak: Experience in 109 patients. J Thorac Cardiovasc Surg 2010; 139: 584-590.

57. Matsumoto T, Yamagami T, Kato T et al. The effectiveness of lymphangiography as a treatment method for various chyle leakages. Br J Radiol 2009; 82: 286-290.

58. Boffa D, Sands M, Rice T et al. A critical evaluation of a percutaneous diagnostic and treatment strategy for chylothorax after thoracic surgery. European Journal of Cardio-thoracic Surgery 2008; 33: 435-439.

59. Fischer M, Franzek UK, Bollinger A. Rhythmischer Lymphaustritt aus einer Lymphfistel. Vasa 1996; 25: 358-361.

60. Kim JK, Jong YY, Kim YH et al. Postoperative Pelvic Lymphocele: Treatment with Simple Percutaneous Catheter Drainage. Radiology 1999: 390-394.

61. Ohta T, Hosaka M, Ishibashi H et al. Chylous reflux into the lower limb with septic shok successfully treated by resection of the retroperitoneal megalymphatics. VASA 1998; 27: 46-49.

62. Shen WB, Sun YG, Geng WD et al. Lymphogenous cyst-vein shunt in the management of chylothorax and chylorrhea. Lymphology 2001; 34: 166-169.

63. Abalmasov KG, Malinin AA. Pathogenesis and treatment strategies for lymphorrhea and lymphocele after vascular surgeries on the lower extremities. Khirurgiia (Mosk) 2004: 23-30.

64. Cope C, Kaiser LR. Management of unremitting chylothorax by percutaneous embolization and blockage of retroperitoneal lymphatic vessels in 42 patients. J Vasc Interv Radiol 2002; 13: 1139-1148.

65. Tanaka E, Matsumoto K, Shindo T et al. Implantation of a pleurovenous shunt for massive chylothorax in a patient with yellow nail syndrome. Thorax 2005; 60: 254-255.

6.4 Artifizielles Lymphödem

C. Schuchhardt, H. Weissleder

Die Flucht in die Krankheit ist ein wenig bekanntes Krankheitsbild, das immer wieder zu peinlichen Fehldeutungen Anlass gibt. Für den Arzt, der eine Krankheit und ihre Symptome erwartet, ist es unvorstellbar, dass ein Patient oft schwerste, ja lebensgefährliche Krankheitsbilder selber verursacht. Der in der Regel häufige Arztwechsel führt zu weiteren Informationsverlusten. Künstlich induzierte Krankheitsbilder sind in allen Disziplinen der Medizin bekannt. Insbesondere Chirurgen, Hautärzte und Internisten werden mit der breiten Palette der möglichen Formen einer Selbstschädigung konfrontiert (1, 2).

Die Häufigkeit artifiziell produzierter Symptome in der allgemeinen Bevölkerung wird mit 0,05–0,4 % angegeben. Am häufigsten werden diese Schäden allerdings in der Dermatologie registriert. Bei 2 % aller dermatologischen Patienten muss mit artifiziell erzeugten Symptomen gerechnet werden (3).

Bei Patienten in allgemeinen Krankenhäusern wird die Häufigkeit von vorgetäuschten Erkrankungen mit 0,5–1 % angegeben. Meist dauert es mehrere Jahre, bis die Krankheit korrekt erkannt wird. Während dieser Zeit können enorme Kosten entstehen (4–6).

In der Rentenversicherungs-Begutachtung wird geschätzt, dass bereits jeder 20. Schaden nicht „astrein" ist (7). Neben der gewöhnlichen Simulation zur Erlangung eines Vorteils (8) kennen wir das „Münchhausen-Syndrom" bei selbsterzeugten chronischen Erkrankungen mit zum Teil schweren Verläufen bis hin zum Suizid (6). Hier sind gestörte Persönlichkeitsstrukturen mit selbstdestruktiven Tendenzen für das Geschehen verantwortlich (1, 4, 9).

Plausibel klingende Schilderungen der Krankheitsentwicklung, überzeugend präsentierte Symptome, dramatische Komplikationen wie schwere Infektionen, hämorrhagische Diathesen, hypoglykämische Schocks oder erhebliche Haut- und Weichteilschäden lassen oft eine Selbstverstümmelung unvorstellbar erscheinen.

In der angiologischen, speziell der lymphangiologischen Praxis, sind chronische Ödemzustände, provoziert durch den Patienten selber, meist in Form einer Abschnürung, weniger durch Beklopfen, nicht so selten. Unter 1000 Patienten, die zur Abklärung eines Extremitätenödems unter verschiedenen Überweisungsdiagnosen wie primäres Lymphödem, posttraumatisches Lymphödem oder beispielsweise Morbus

6.4 Artifizielles Lymphödem

- Extremitätenödem durch Abschnürung
- Handrückenödem durch Beklopfen
- Extremitätenödem durch Immobilisation
- seltene Formen durch Einreiben von Chemikalien

Tab. 6.4-1)
Mögliche Ursachen eines artifiziellen Extremitätenödems.

Sudeck („complex regional pain syndrome", CRPS) zur Untersuchung geschickt werden, muss bei zehn Patienten mit einem selbst verursachten Ödem gerechnet werden. Die von uns bisher erfassten Patienten wiesen etwas häufiger Armödeme als Beinödeme auf.

6.4.1 Definition

Lymphödem der Extremitäten, hervorgerufen durch Selbsteinwirkung des Patienten, in der Regel durch Abschnürung, seltener durch traumatisierendes Beklopfen oder Immobilisation (Tab. 6.4-1) (10, 11).

6.4.2 Pathologische Anatomie

Histologische Untersuchungsergebnisse über morphologische Lymphgefäßveränderungen durch Selbstschädigung liegen bisher nicht vor. Denkbar wären umschriebene Gefäßwandschädigungen durch die Abschnürung und eine prästenotische Lumenerweiterung der betroffenen Lymphkollektoren. Im fortgeschrittenen Stadium können ähnliche Veränderungen wie bei den anderen Formen sekundärer Lymphödeme erwartet werden.

6.4.3 Pathophysiologie

Die strangulationsbedingte Drosselung führt zunächst zu einer Störung des venösen Rückflusses mit rascher Dekompensation des Lymphgefäßsystems, zunächst bedingt durch eine Erhöhung der lymphpflichtigen Last. Abhängig von Stärke und Dauer der Druckapplikation entwickelt sich zusätzlich eine mechanische Insuffizienz der betroffenen

Artifizielles Lymphödem 6.4

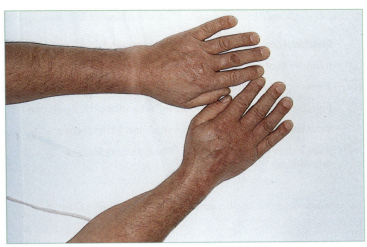

Abb. 6.4-1
Handrückenödem links durch chronisches Beklopfen.

Lymphgefäße. Der daraus resultierende Proteinstau im Gewebe führt zu den bekannten Sekundärkomplikationen der chronischen Lymphostase.

Im Gegensatz zum primären Lymphödem besteht jedoch hauptsächlich eine mechanische Insuffizienz funktioneller Art, das heißt, die Lymphgefäße sind zunächst nicht organisch geschädigt, wie beispielsweise Untersuchungen mit der indirekten Lymphangiographie gezeigt haben. Erst die langjährige chronische Abschnürung führt zur mechanischen Insuffizienz organischer Art. Dann ist das artifizielle Lymphödem weder klinisch noch lymphangiographisch von einem Lymphödem anderer Genese zu trennen.

Bei den sogenannten „Klopfern" führt das dauernde Beklopfen, beispielsweise des Handrückens, zu einer chronischen Kapillarwandschädigung mit Austritt eiweißreicher Flüssigkeit in das Interstitium (12). Die chronische Überlastung der Lymphtransportkapazität mit daraus resultierender Schädigung der Lymphgefäßwand führt auf die Dauer zum Lymphödem (Abb. 6.4-1).

6.4 Artifizielles Lymphödem

- **Beschwerden über die jeweiligen Vorbehandler**
- **häufiger Arztwechsel**
- **schmerzhaftes Extremitätenödem**
- **therapierefraktär gegenüber allen Behandlungsmaßnahmen**
- **Verschlechterung unter therapeutischen Maßnahmen**
- **vollständige Rückbildung durch Ruhigstellung im Gipsverband**

Tab. 6.4-2)
Typische anamnestische Angaben der Patienten mit artifiziellen Ödemen.

6.4.4 Diagnostik

Anamnese: Ein typischer Krankheitsverlauf (Tab. 6.4-2) lenkt schon früh den Verdacht auf das Vorliegen einer selbst verursachten Weichteilschwellung. Zu Beginn steht häufig ein Bagatelltrauma, meist als BG-Fall, dann wird über eine deutliche Verschlechterung unter praktisch allen durchgeführten Therapiemaßnahmen berichtet. Der Wunsch nach intensiver Diagnostik lässt auf die atypische Ursache der Erkrankung schließen. Die Angabe von Schmerzen in der geschwollenen Extremität ist bereits auffällig, das unkomplizierte Lymphödem ist schmerzfrei.

Unverständliche plötzliche Ödemverschlechterungen oder ein plötzliches Ödem der gegenseitigen Extremität während therapeutischer Maßnahmen sind Hinweise auf eine Selbstschädigung (13).

Bei Patienten ab dem 35. Lebensjahr ist meist ein Rentenbegehren oder eine andere Vorteilserlangung Hintergrund des chronischen Ödemgeschehens.

Da verschiedene Medikamente (Östrogene, Steroide und Kalziumantagonisten (14, 15), Reboundeffekt nach Diuretikaeinnahme) (16, 17) ödeminduzierend sein können, ist eine ausführliche Medikamentenanamnese wichtig (13). Auch extreme Diätformen, wie streng vegetarische Diäten oder ein Verhalten im Sinne einer Anorexie, können zu Ödemen führen, dann natürlich immer symmetrisch die Extremitäten erfassend. Sowohl die Einnahme genannter Medikamente wie bestimmte Diätformen können ihrerseits bereits eine Form der Selbstschädigung sein.

Artifizielles Lymphödem 6.4

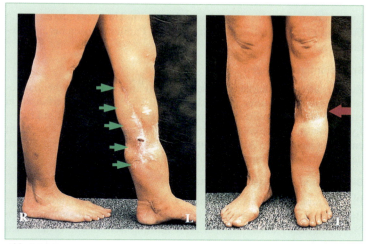

Abb. 6.4-2)
Artifizielles Lymphödem linker Unterschenkel durch Abschnürung (roter Pfeil) bei einer 32-jährigen Frau. Schräg verlaufende Narbe mit zentralem Defekt (grüne Pfeile) nach operativer Therapie eines Weichteilabszesses mit nachfolgender Osteomyelitis.
(Aufnahmen: H. Pritschow, Waldkirch).

Inspektion: Strangulationen der Extremitäten führen nicht nur zu lymphogenen, sondern auch zu venösen Abfluss-Störungen. Deshalb kann das dadurch induzierte Ödem sowohl hautfarben aber auch livide sein.

Proximal eines Lymphödems der Extremitäten muss sehr sorgfältig nach zirkulären Schnürfurchen gefahndet werden (Abb. 6.4-2). Im Bereich der Abschnürung finden sich meist Hautveränderungen (14), wie oberflächliche Hautläsionen, kleinere Einblutungen, bei chronischer Abschnürung braune Hautpigmentierungen und ein trophischer Umbau mit entsprechenden Weichteilatrophien. Je nach Raffinesse des Patienten können diese direkten Schädigungszeichen auch fehlen, indem der Abschnürort täglich gewechselt wird. Beweisend für eine Abschnürung ist der meist nachweisbare „Kalibersprung" der Extremität mit unmittelbarer Volumenzunahme distal der Schnürstelle (Abb. 6.4-2).

Palpation: Der Tastbefund ist, ähnlich wie bei Lymphödemen primärer oder sekundärer Genese, abhängig vom klinischen Stadium. So findet sich zu Beginn ein weiches, tiefe Dellen hinterlassendes, gut verschiebbares Ödem, später ein zunehmend fibrotisch durchsetztes chronisches

6.4 Artifizielles Lymphödem

Lymphödem mit den typischen sekundären Hautveränderungen in Form von Hyperkeratosen, Pachydermien, Papillomatosen bis zu Ulzerationen.

Spezialuntersuchungen

Zur Bestätigung oder zum Ausschluss der klinischen Verdachtsdiagnose sind aus der Gruppe der bildgebenden Untersuchungsverfahren in erster Linie die indirekte Lymphangiographie und die Funktions-Lymphszintigraphie empfehlenswert. Bei einer vermuteten, aber nicht eindeutig sichtbaren Abschnürung kann zur weiteren Abklärung auch der Einsatz von Schnittbildverfahren hilfreich sein.

Bildgebende Untersuchungsverfahren

Phlebographie und Arteriographie ergeben in der Regel unauffällige Befunde. Schnittbildverfahren können im Zusammenhang mit dem Nachweis oder Ausschluss einer Abschnürung wertvolle Informationen liefern. Durch die sagittale Magnetresonanz-Tomographie (18) der betroffenen Extremität lassen sich beispielsweise Abweichungen von der normalen Weichteilstruktur proximal und distal einer vermuteten Abschnürung dokumentieren. Auch die Computer-Tomographie ist in der Lage, bei der Ursachenforschung wertvolle Hinweise zu geben. Eine routinemäßige Anwendung dieser Untersuchungsverfahren ist nicht erforderlich.

Diagnostisch ergiebiger sind lediglich die indirekte Lymphangiographie in Kombination mit der qualitativen und quantitativen Lymphszintigraphie. Bei den eigenen vier untersuchten Patienten mit deutlichen, Dellen hinterlassenden Extremitätenödemen, die ein bis vier Jahre bestanden, fand sich eine erhebliche Diskrepanz zwischen klinischen und lymphangiographischen Befunden. Trotz ausgeprägter Schwellungen der Extremitäten waren die lymphangiographischen Veränderungen im Gegensatz zu primären und anderen sekundären Lymphödemen nur sehr diskret. Distal des Abschnürungsbereiches fanden sich im Vergleich zur gesunden Seite nur gering dilatierte, etwas geschlängelt verlaufende Lymphkollektoren mit Kaliberdifferenzen (Abb. 6.4-3b und c). Proximal der Stauung waren die Lumina der Lymphkollektoren normal. Gefäßverschlüsse, Kollateralgefäße oder ein Reflux in periphere Stromgebiete wurden bei den bisher untersuchten Patienten nicht registriert. Solche Veränderungen sind aber bei fortgeschrittenen Ödemformen durchaus denkbar.

Lymphszintigraphisch fanden sich bei eigenen Patienten weder bei der qualitativen noch der quantitativen Auswertung Hinweise auf eine

Artifizielles Lymphödem 6.4

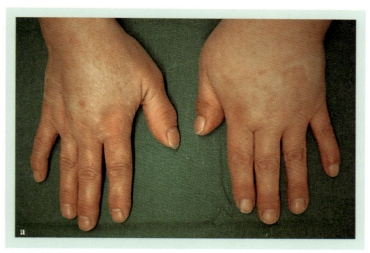

Abb. 6.4-3a)
a) Handrückenödem links durch chronisches Beklopfen.

Lymphdrainagestörung in der jeweils betroffenen Extremität (Abb. 6.4-4). *Kittner* berichtet über einen deutlich beschleunigten Transport bei einer jungen Frau mit einem artifiziellen Lymphödem des linken Beines (19).

Spätformen artifizieller Lymphödeme lassen sich lymphangiographisch und lymphszintigraphisch wahrscheinlich nicht von anderen Lymphödemformen unterscheiden. Bei Missachtung anamnestischer Angaben und klinischer Untersuchungsbefunde könnte dadurch die falsche Initialdiagnose „primäres Lymphödem" zementiert werden.

6.4.5 Untersuchungsergebnisse

Klinische Untersuchungsbefunde

Artifizielle Lymphödeme der Extremitäten finden sich in fast sämtlichen Altersgruppen. Der jüngste Patient aus unserem Kollektiv (16 Frauen, zehn Männer) war 13 Jahre, der älteste 57 Jahre alt. Ödeme der Arme waren bei 15 und der Beine bei elf der Betroffenen nachweisbar. Insgesamt sechs Patienten wiesen Ödeme an mehreren Extremitäten auf.

6.4 Artifizielles Lymphödem

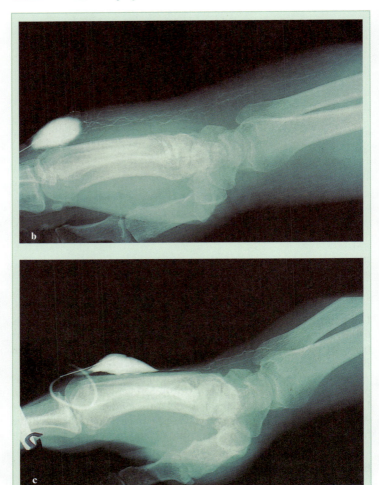

Abb. 6.4-3b-c)
Indirekte Lymphangiographie bei artifiziellem Lymphödem.
b) Deutliche Weichteilschwellung linke Hand und Unterarm. Etwas geschlängelt verlaufende, sonst unauffällige periphere Lymphkollektoren. Keine lymphangiographischen Hinweise für eine Abflussbehinderung.
c) Rechte Hand Normalbefund.

Artifizielles Lymphödem 6.4

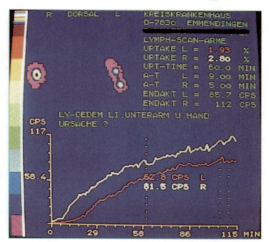

Abb. 6.4-4)
Funktions-Lymph-
szintigramm beider
Arme der Patientin
aus Abb. 6.4-3.
Seitengleicher Ver-
lauf der Zeit-
Radioaktivitätskur-
ven, Lymphknoten-
Uptakewerte und
Transportzeiten
zwar seitendifferent,
aber beiderseits im
Normbereich.

Die klinische Untersuchung des artifiziellen Lymphödems der Extremitäten setzt eine genaue Kenntnis der natürlich vorkommenden peripheren Ödemzustände voraus (16). Der Gedanke an eine Selbstschädigung, der für den Kundigen nahe liegt, war lediglich bei vier der 26 Patienten den an der Behandlung beteiligten Voruntersuchern gekommen. Das Entscheidende ist, dass an einen Artefakt gedacht wird.

Bei allen aufgeführten artifiziellen Ödemen wurde die Selbstschädigung von den Patienten mehr oder weniger direkt bestätigt. Von der Gesamtgruppe versprachen sich neun Patienten einen Gewinn wie Rente, Schadensersatz oder Schmerzensgeld und sind somit als Simulanten einzustufen. Die Mehrheit der Patienten (insgesamt 15) muss als psychisch belastet im Sinne einer gestörten Persönlichkeitsstruktur angesehen werden. Bei fünf Patienten der letzteren Gruppe fanden sich ein oder mehrere Suizidversuche in der Vorgeschichte. Lediglich bei zwei Patienten war die Ursache der Selbstschädigung nicht eruierbar.

6.4.6 Differenzialdiagnose

Ein durch Selbstschädigung hervorgerufenes Lymphödem der Extremitäten lässt sich bei Kenntnis der anamnestischen Eigenarten und Vorliegen typischer klinischer Befunde in der Regel gut von Lymphödemen anderer Genese abgrenzen.

6.4 Artifizielles Lymphödem

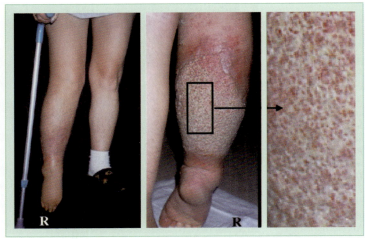

Abb. 6.4-5)
Artifizielles Lymphödem rechtes Bein hervorgerufen durch Nichtbenutzung. Ausgeprägte sekundäre, lymphostatisch bedingte Hautveränderungen (Papillomatosis cutis lymphostatica).

In erster Linie wird das artifizielle Lymphödem mit einem posttraumatischen Lymphödem (was es im Prinzip auch ist) verwechselt, insbesondere, wenn deutliche Zeichen der Sudeck'schen Dystrophie (CRPS) bestehen (20). Seltener wird das Vorliegen eines idiopathischen Ödems diskutiert, vor allem wenn kein initiales Trauma angegeben wird und eventuell eine beiderseitige Ödemmanifestation vorliegt. Gelegentlich ist beim traumatischen Handrückenödem eine chronische Hautallergie als Ödemursache schwer abzugrenzen. Meist sind es der atypische Verlauf, die Refraktärität auf jede Therapiemaßnahme und ein detektivisches Gespür, welche am Ende zur richtigen Diagnose führen.

Auch die in seltenen Fällen praktizierte Ruhigstellung einer Extremität kann bei entsprechender Dauer zu einem artifiziellen Ödem führen, wie das folgende Beispiel zeigt. Bei der 38-jährigen Patientin mit erheblich veränderter Persönlichkeitsstruktur entwickelte sich durch eine zweieinhalbjährige Nichtbenutzung des rechten Beines ein Ödem mit Stauungsdermatose und ausgeprägter Papillomatosis cutis lymphostatica (Abb. 6.4-5). Bei der Klinikeinweisung bestand außerdem eine muskuläre Atrophie des betroffenen Beines und Versteifung des Kniegelenkes sowie eine Spitzfußstellung. Die Fortbewegung erfolgte

Artifizielles Lymphödem 6.4

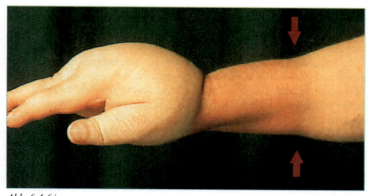

Abb. 6.4-6)
Rezidiv eines artifiziellen Ödems der rechten Hand bei einer Patientin mit schizophren, zwanghafter Persönlichkeitsstuktur. Schnürfurche im distalen Unterarm abgrenzbar (Pfeilmarkierung).
(Aufnahme: W. Schneider, Bad Berleburg).

mit Hilfe von Krücken. Funktions-lymphszintigraphisch fand sich eine normale Transportzeit und ein seitengleicher Lymphknoten-Uptake. Daraus lässt sich schließen, dass die Pumptätigkeit der Lymphangione nicht gestört war. Die Unterstützung des Lymphtransportes durch Muskel- und Gelenkpumpe fehlte allerdings.

6.4.7 Therapie

Ursache des artifiziellen Lymphödems ist die selbstschädigende Maßnahme. So muss im Vordergrund der Therapie die konsequente Aufklärung des Patienten mit entsprechender Aufarbeitung der psychischen Problematik stehen. Hierzu ist immer die Zusammenarbeit mit entsprechend geschulten Psychotherapeuten (Psychiater oder Psychologen) anzustreben (5, 21). Viele Patienten mit Münchhausen-Syndrom lehnen jedoch eine psychiatrische Betreuung ab. Daraus resultiert eine schlechte Prognose.

Zur Vermeidung von Folgeschäden durch das Ödem sollte eine zügige Entödematisierung unter stationären Bedingungen in einer lymphologischen Klinik angestrebt werden. Eine enge Kooperation zwischen Patient, niedergelassenen Ärzten und Krankenhaus ist empfehlenswert (22).

6.4 Artifizielles Lymphödem

Nicht sehr ausgeprägte artifizielle Lymphödeme bilden sich nach Beendigung der Selbstschädigung auch ohne physikalische Entstauungsmaßnahmen in kurzer Zeit völlig zurück.

In fortgeschrittenen Stadien mit schweren sekundären Hautveränderungen als Zeichen der oft langjährigen Abschnürmaßnahmen ist die konsequente physikalische Entstauungsbehandlung mit zweimal täglicher Manueller Lymphdrainage und lymphologischen Kompressionsbandagen unerlässlich. Im Gegensatz zur Behandlung primärer Lymphödeme ist jedoch beim artifiziellen Lymphödem mit einer Rückbildung des Ödems und der sekundären Gewebsveränderungen innerhalb eines Jahres zu rechnen.

Die Gesamtbehandlung sollte wegen der notwendigen Kontrolle des Patienten in der Regel stationär beginnen und ambulant engmaschig weitergeführt werden. Bis zur völligen Rückbildung der Hautveränderungen ist das regelmäßige Tragen von Kompressionsstrümpfen nach Maß unbedingt erforderlich.

Wegen der häufig gestörten Persönlichkeitsstruktur sind ergänzende psychotherapeutische Maßnahmen empfehlenswert (23).

Unverständliche plötzliche Ödemverschlechterungen oder das Auftreten von Ödemen an anderen Extremitäten während der Behandlung gelten als Hinweise auf eine Fortsetzung der Selbstschädigung (Abb. 6.4-6).

Kontrolluntersuchungen mit bildgebenden Untersuchungsverfahren während oder nach der Therapie sind bei gesicherter Diagnose nicht erforderlich, können allerdings aus versicherungsrechtlichen und ähnlichen Gründen hin und wieder ratsam sein.

▶Merksatz

- **Die Diagnose Lymphödem durch Selbstschädigung ist meist aufgrund typischer anamnestischer Angaben möglich.**

6.4.8 Literatur

1. Bock KG, Overkamp F. Vorgetäuschte Krankheit. Klin Wschr 1986; 64: 149-164.

2. Falagas ME, Christopoulou M, Rosmarakis ES et al. Munchhausen's syndrome presenting as severe panniculitis. Int J Clin Pract 2004; 58: 720-722.

3. Harth W, Taube KM, Gieler U. Facticious disorders in dermatology. J Dtsch Dermatol Ges 2010; 8: 361-373.

4. Rothenhausler HB, Kapfhammer HP. Munchhausen patients in general hospitals - Clinical features and treatment approaches in C-L psychiatry settings. Psychiatr Prax 2002; 29: 381-387.

5. Huffman JC, Stern TA. The diagnosis and treatment of Munchausen's syndrome. Gen Hosp Psychiatry 2003; 25: 358-363.

6. Lauwers R, Van De Winkel N, Vanderbruggen N et al. Munchhausen syndrome in the emergency department mostly difficult, sometimes easy to diagnose: a case report and review of the literature. World J Emerg Surg 2009; 4: 38.

7. Combach R. Versicherungsbetrug: Beliebter „Volkssport". Dtsch Ärztebl Ä 1988; 85: B 409.

8. Voigtlaender H. Das artifizielle traumatische Handrückenödem. Prakt Arzt 1977: 19: 3030-3032.

9. Fliege H, Scholler G, Rose M et al. Factitious disorders and pathological self-harm in a hospital population: an interdisciplinary challenge. Gen Hosp Psychiatry 2002; 24: 164-171.

10. Stoberl C, Musalek M, Partsch H. Artificial edema of the extremity. Hautarzt 1994; 45: 149-153.

11. Al-Qattan MM. Factitious disorders of the upper limb in Saudi Arabia. J Hand Surg [Br] 2001; 26: 414-421.

12. Voigtlaender H. Selbstverstümmelung. Med Sachverst 1983; 79: 34-35.

13. Herpertz U. Differentialdiagnose der Ödeme. Lymphologie 1988; 12: 42-47.

14. Schuchhardt C. Hautveränderungen bei artefiziellem Lymphödem. In: Clodius, Baumeister RGH, Földi E et al. (Hrsg.). Lymphologica. Medikon, München 1989; 54-55.

15. Bollinger A, Franzeck UK. Das dicke Bein. DMW 1992; 117: 541-548.

16. Jäger K, Schneider E, Bollinger A. Der Selbststau, ein oft verkanntes Krankheitsbild. Schweiz Rundsch Med (Praxis) 1984; 73: 1209-1213.

17. Middeke M, Pinter W, Jahn M et al. Diuretika induzierte Ödeme. DMW 1990; 116: 1270-1273.

18. Duewell S, Hagspiel KD, Zuber J et al. Swollen Lower Extremity: Role of MRI Imaging. Radiology 1992; 184: 227-231.

19. Kittner C, Kroger J, Rohrbeck R et al. Lymphatic outflow scintigraphy in a case of artificial edema of the lower limb. Nuklearmedizin 1994; 33: 268-270.

20. Nwaejike N, Archbold H, Wilson DS. Factitious lymphoedema as a psychiatric condition mimicking reflex sympathetic dystrophy: a case report. J Med Case Reports 2008; 2: 216.

21. de Fontaine S, Van Geertruyden J, Preud'homme X et al. Munchhausen syndrome. Ann Plast Surg 2001; 46: 153-158.

22. Schneider W. Ein Fall von heimlicher Selbstbeschädigung – artifizielles Handödem durch Selbstabschnürung. Lymphol 1995; 19: 51-54.

23. Gattaz WF, Dressing H, Hewer W et al. Munchhausen syndrome: diagnosis and management. Rev Assoc Med Bras 2003; 49: 220-224.

6.5 Sekundäres Lymphödem in der Tumornachsorge

Sekundäre Lymphödeme nach Krebsbehandlung sind weit häufiger, als allgemein angenommen wird. Etwa ein Drittel der wegen Brustkrebs behandelten Frauen entwickelt ein sekundäres Armlymphödem unterschiedlichen Schweregrades. Relativ spärlich sind allerdings die Hinweise über eine Lymphödemlokalisation im Thoraxbereich und der behandelten Brust (1).

Ungewöhnlich ist dagegen das Auftreten von Lymphödemen der unteren Extremitäten als Folge einer Brustkrebsbehandlung. Es wurde bisher lediglich über eine 60-jährige Patientin berichtet, bei der dreieinhalb Jahre nach einer Brustkrebsentfernung (Quadrantenresektion, axilläre Lymphknotendissektion, kombiniert mit Strahlen- (60 Gy) und Chemotherapie progredient verlaufende bilaterale Beinödeme auftraten. Ursächlich konnte eine strahleninduzierte konstriktive Perikarditis nachgewiesen werden. Die anschließende Perikardektomie führte zu einer dramatischen Rückbildung der als Lymphödem bezeichneten Beinschwellung, die möglicherweise nur durch eine dynamische Insuffizienz des Lymphgefäßsystems bedingt war (2).

Die therapeutische Lymphknotendissektion beim Prostatakarzinom führt in Verbindung mit einer nachfolgenden Strahlentherapie bei 66 % der betroffenen Patienten zu einem Lymphödem eines oder beider Beine und/oder des Genitales (3). Weniger aggressive chirurgische Maßnahmen der letzten Jahre, wie auch eine ausgefeiltere Bestrahlungstechnik, konnten das Ausmaß sekundärer Lymphödeme mindern und deren Häufigkeit reduzieren.

In etwa 10 % aller nach Tumorbehandlung auftretenden sekundären Lymphödeme ist ein Lokalrezidiv beziehungsweise eine Metastasierung des ursprünglichen Primärtumors die Ursache der eingetretenen Gliedmaßenschwellung. Bei jedem neu aufgetretenen Lymphödem muss daher in erster Linie die Suche nach dem Tumorrezidiv einsetzen. Erst nach Ausschluss desselben darf man sich mit der Diagnose eines therapiebedingten, das heißt „nur" durch Operation und/oder Bestrahlung verursachten sekundären Lymphödems zufrieden geben.

6.5 Sekundäres Lymphödem in der Tumornachsorge

6.5.1 Armlymphödem nach Mammakarzinom

H. Weissleder, C. Schuchhardt

Definition: Posttherapeutisches Lymphödem (Operation, Strahlen- und oder Chemotherapie) als Folge einer lokalen Schädigung von Lymphgefäßen/-knoten und/oder Entfernung von Lymphknoten.

Das **Armlymphödem** nach Mammakarzinom ist die häufigste Komplikation einer kurativen Behandlung. Häufigkeit und Schweregrad sind abhängig vom Krankheitsstadium, der Behandlungsart, dem Ausmaß der Schädigung der lokalen Lymphregion, postoperativen Wundkomplikationen und den Kompensationsmöglichkeiten des Organismus. Auch die Adipositas wird als Risikofaktor angesehen (4-6). Neben der Einschränkung der Lymphtransportkapazität spielen sehr wahrscheinlich auch Störungen in der Mikrozirkulation, bedingt durch posttherapeutische arterielle und venöse Strömungsänderungen in der axillo-subklavikulären Region, bei der Ödementstehung und -ausprägung eine wichtige Rolle.

Es konnte nachgewiesen werden, dass der Blutfluss im Ödemarm durchschnittlich um 68 % und im noch nicht ödematisierten Arm um 38 % höher ist (aktive Hyperämie) als auf der jeweils gesunden Seite. Das Verhältnis Blutflusserhöhung zu Blutflussreduzierung betrug bei Ödempatientinnen 27:4 und bei der ödemfreien Kontrollgruppe 6:0 (7). Die Ursache für die Strömungserhöhung wird in einer nervalen Schädigung durch die Krebstherapie gesehen (Verlust der sympathischen Vasokonstriktionskontrolle). Noch nicht bekannt ist der Einfluss einer posttraumatischen Schädigung der endothelialen Glykokalyx der Blutgefäße im Operationsbereich. Eine vorübergehende Störung des lokalen transvaskulären Flüssigkeitsaustausches ist denkbar.

Bei Untersuchungen der Venen im axillo-subklavikulären Bereich fanden sich in 56,8 % Hinweise für eine venöse Strömungsbehinderung (passive Hyperämie) und in weiteren 13,6 % eine venöse Stauung. Als Hauptursachen werden Gefäßverschlüsse unterschiedlicher Ursache mit Kollateralkreislauf (43 %) und Lumeneinengungen (14 %) angegeben (8, 9). Die Beeinträchtigung des venösen Abflusses als Folge einer axillären Lymphknotendissektion kann ein höheres Risiko bezüglich einer Lymphödementwicklung darstellen (10).

Die Häufigkeit des Armlymphödems ist abhängig vom Tumorstadium, der Radikalität des operativen Eingriffs, der Anzahl der entfernten Lymphknoten, der Strahlentherapie, dem Patientenalter und dem

Sekundäres Armlymphödem	
Patientinnen gesamt: n = 5868	Armlymphödem gesamt: n = 1405 (24 %)
radikale Mastektomie ohne Strahlentherapie: mit Strahlentherapie, einschließlich Axilla:	22,3 % 44,4 %
modifizierte radikale Mastektomie ohne Strahlentherapie: mit Strahlentherapie:	19,1 % 28,9 %
brusterhaltende Operation ohne Strahlentherapie: mit Strahlentherapie, einschließlich Axilla:	6,7 % 10,1 %

Tab. 6.5.1-1)
Häufigkeit eines sekundären Armlymphödems nach Brustkrebsbehandlung in Abhängigkeit vom Therapiemodus.
(Nach Angaben von Willich und Schünemann, 1997 (12))

Körpergewicht (11). Bei Mastektomie und kompletter axillärer Lymph-knotendissektion sowie nachfolgender Strahlentherapie kann mit einem Auftreten in bis zu 44 % der Fälle gerechnet werden (Tab. 6.5.1-1).

Basierend auf einer retrospektiven Studie (n = 102) wird die Lymph-ödemhäufigkeit nach axillärer Lymphknotendissektion (ALND) mit 43,3 %, nach Sentinel-Lymphknoten-Biopsie (SLNB) mit 22,2 % und beides kombiniert mit 25 % angegeben. Ohne Lymphknotendissektion oder Biopsie trat nach Brustkrebsbehandlung bei zwei von neun Patientinnen ein Lymphödem auf (13). Weitaus günstiger sind die Ergebnisse einer anderen Studie. Für die ALND-Gruppe wird die Wahrscheinlichkeit, ein Lymphödem zu entwickeln, mit 27 % (n=13/48) und diejenige nach SLNB mit 2,6 % (n = 2/77) angegeben (14).

Eine 2007 publizierte prospektive Schweizer MulticCenter-Studie über die Morbidität nach SLNB im Vergleich zu SLNB mit anschlie-ßender kompletter axillärer Lymphknotenentfernung (n = 659) ergab folgende Resultate:

6.5 Sekundäres Lymphödem in der Tumornachsorge

Komplikationen	SLNB (n = 730)	SLNB + ALND (n = 164)
Lymphödem	6 %	34 %
Armschmerzen	14 %	38 %
Serome	7 %	24 %
Infektion	3 %	9 %

SLNB: Sentinel-Lymphknoten-Biopsie
ALND: axilläre Lymphknotendissektion

Tab. 6.5.1-2)
Gegenüberstellung der postoperativen Komplikationshäufigkeit nach Sentinel-Lymphknoten-Biopsie allein und in Kombination mit einer axillären Lymphknotendissektion.
(Nach Angaben von Blanchard et al., 2003 (24))

- Nachweis eines Lymphödems: 3,5 % versus 19,1 % (p <0.0001),
- Einschränkung der Schulterbewegung: 3,5 % versus 11,3 %,
- Schulter-Armschmerzen: 8,1 % versus 21,1 % (p <0,0001),
- Taubheitsgefühl: 10,9 % versus 37,7 % (p <0.0001).

Die Ergebnisse bestätigen die Tatsache, dass die Morbidität nach SLNB allein zwar nicht zu vernachlässigen ist, aber deutlich niedriger liegt als bei einer axillären Lymphknotendissektion (15, 16).

Ähnliche Ergebnisse stammen aus einer anderen Multicenter Studie (n=1031). Auch hier wurden die Ergebnisse der SLNB denjenigen nach axillärer Lymphknotendissektion in Zusammenhang mit einer Brustkrebsentfernung gegenübergestellt (17).

Für die modifizierte radikale Mastektomie mit axillärer Lymphadenektomie und nachfolgender Telekobaltbestrahlung der Brustwand und Axilla wird die Ödemhäufigkeit mit 42 % angegeben. In 17 % der betroffenen Patientinnen betrug das Ödemvolumen mehr als 400 ml (18). In einer amerikanischen Studie werden ähnliche Ergebnisse (35 % bzw. 17,5 %) mitgeteilt (19). Bei einer Lumpektomie mit axillärer Lymphknotendissektion muss immerhin in 25 % der Patientinnen mit leichteren Lymphödemen (Ödemvolumen 150–400 ml) gerechnet werden (20). Interessant ist der Hinweis, dass die Durchführung einer kompletten axillären Lymphknotendissektion auch mit einer minima-

Sekundäres Lymphödem in der Tumornachsorge 6.5

Lymphödem nach Brustkrebsbehandlung	
Häufigkeit	Lokalisation
29 %	Lymphödem Rumpfquadrant und Brust (219/751)
38 %	Lymphödem Rumpfquadrant und Arm (284/751)
17 %	Lymphödem Arm (127/751)
84 %	Lymphödem total (631/751)

Tab. 6.5.1-3)
Lymphödemhäufigkeit und Lokalisation nach Brustkrebsbehandlung. Ergebnisse anlässlich einer Erhebung in einer lymphologischen Reha-Klinik der Jahre 1997–2000 (n=751).
(Nach Angaben von Schuchhardt, 2004 (1)).

len Langzeit-Morbiditätsrate möglich ist (21). Die Häufigkeit eines Lymphödems nach Brustkrebsbehandlung zeigt demnach eine deutliche Abhängigkeit von der Invasität des jeweiligen Eingriffs aber auch von den nachfolgenden operativen Maßnahmen im Lymphdrainagebereich der Mamma. So führte beispielsweise die Einpflanzung eines Venenports auf der ipsilateralen Seite in 3,6 % zur Entwicklung eines Lymphödems in dem vorher unauffälligen Arm (22).

Durch eine minimalinvasive Therapie, die inzwischen bei etwa 70 % der Frauen mit Brustkrebs durchgeführt wird, lässt sich eine deutliche Reduzierung der Lymphödemhäufigkeit erreichen (12). Bei 240 Patientinnen, die eine perkutane Strahlenbehandlung wegen eines lokalisierten Brustkrebses nach einer Lymphknotendissektion (Level I und II) erhalten hatten, wurden systematische Untersuchungen zur Lymphödementwicklung durchgeführt. Die Häufigkeit der Lymphödementwicklung betrug in der ipsilaterale Brust 9,6 %, im entsprechenden Arm 7,6 % sowie bei Arm und Brust kombiniert 1,8 % (23). Der durchschnittliche Zeitraum der Nachbeobachtung wird mit 27 Monaten angegeben.

In einer vergleichenden Studie über die Komplikationshäufigkeit nach alleiniger Entfernung des oder der Sentinel-Lymphknoten oder in Kombination mit axillärer Lymphknotendissektion bei Patientinnen mit invasivem Brustkrebs fanden sich folgende Ergebnisse (24):

6.5 Sekundäres Lymphödem in der Tumornachsorge

Risikofaktoren
• Nahtdehiszenz
• Wundinfektion
• Seromentwicklung
• Adipositas
• Krankengymnastik (zu früh, zu intensiv)
• Alter

Tab. 6.5.1-4
Risikofaktoren zur Entwicklung eines sekundären Rumpf- und Armlymphödems nach Therapie eines Mammakarzinoms.

Von den 1253 Patientinnen hatten 894 (71 %) einen negativen Lymphknotenbefund und zwar 730 aufgrund einer alleinigen SLNB und 164 nach SLNB in Kombination mit ALND. Bei negativem SLND-Befund (n = 685) fand sich eine axilläre Rezidivquote von 0,1 % (Beobachtungszeit: 2,4 ± 0,9 Jahre). Eine Gegenüberstellung der postoperativen Komplikationsrate sowohl nach alleiniger SLNB als auch bei Kombination der SLNB mit ALND findet sich in Tab 6.5.1-2.

In einer anderen Publikation wird die Lymphödemhäufigkeit nach endoskopischer ALND mit 6 % (drei von 52 Patienten) angegeben. Die Nachbeobachtungszeit betrug bei diesem Kollektiv durchschnittlich 71,9 Monate (elf bis 96 Monate) (25).

Die Lymphödemhäufigkeit der Brust ein Jahr nach Operation wird von *Ronka et al.* wie folgt angegeben (26):
• 48 % bei Frauen mit Metastasen in axillären Lymphknoten,
• 35 % bei Frauen mit unauffälligem Befund bei axillärer Lymphknotendissektion,
• 23 % bei Frauen nach Sentinel-Lymphknoten-Biopsie.

Von Bedeutung ist auch die Tatsache, dass eine zusätzliche axilläre Strahlenbehandlung das Risiko, ein Lymphödem zu entwickeln, um das 2,4-fache und eine Reduktion der Arm-Mobilität um das 2,6-fache erhöht (27). Die komplette axilläre Lymphknotendissektion mit ergänzender Strahlentherapie ist als hohes Risiko für eine Lymphödementwicklung anzusehen (28). Bei dieser Kombination wird die Lymphödemhäufigkeit in einer kürzlich publizierten Studie mit 38,7 % angegeben (29).

Sekundäres Lymphödem in der Tumornachsorge 6.5

Armlymphödem nach Brustkrebsbehandlung	
Patientenalter	**Ödemhäufigkeit**
<55 Jahre →	14 % (19/87)
>55 Jahre →	22 % (13/96)

Tab. 6.5.1-5)
Häufigkeit eines posttherapeutischen Armlymphödems in Abhängigkeit zum Patientenalter (n = 183). Lymphödemdiagnose basierend auf Umfangmessungen.
(Nach Angaben von Kiel und Rademacher, 1996 (19)).

Wie bisherige Ergebnisse außerdem zeigen, führt eine Beschränkung der perkutanen Strahlenbehandlung auf die Mammaregion bei dieser Patientengruppe zu einer weiteren Reduktion der Häufigkeit des posttherapeutischen Armlymphödems. Als neuer Problemkreis kann jetzt jedoch das Lymphödem der verbliebenen Brust angesehen werden (Tab. 6.5.1-3).

Da nach der Tumorektomie in der Regel auch eine perkutane Strahlentherapie der operierten Brust durchgeführt wird, kommt es in dem weichen, einer Ödematisierung wenig Widerstand leistenden Gewebe praktisch immer zu einem leichten chronischen Ödem. Dieses kann im Laufe der Zeit alle Stadien des Lymphödems durchlaufen (1).

Es scheinen auch Korrelationen zwischen Häufigkeit und Schweregrad eines Lymphödems und dem Körpergewicht zu bestehen. Bei adipösen Patientinnen wurde in einem größeren Prozentsatz ein posttherapeutisches Armlymphödem registriert (23, 30-32). Die **Adipositas mit einem BMI >30** kann demnach auch zu den **Risikofaktoren** gerechnet werden, die eine Lymphödementwicklung begünstigen (Tab. 6.5.1.-4).

Für eine Abhängigkeit der Ödemhäufigkeit vom Alter der Patientinnen gibt es unterschiedliche Hinweise (Tab. 6.5.1-5). Frauen, die älter als 55 Jahre waren, entwickelten in 22 % und solche, die jünger als 55 Jahre waren, in 14 % klinisch signifikante Lymphödeme (19). Es wird auch über ein vermehrtes Auftreten von Beschwerden (statistisch signifikant) bei berufstätigen Frauen im ersten postoperativen Jahr berichtet (19).

Andere Verhältniszahlen finden sich in einer 2005 publizierten Studie. Hier wird beispielsweise die Lymphödemhäufigkeit nach Brustkrebsbehandlung bei Frauen jünger als 60 Jahre mit 40,2 % und bei älteren Frauen mit 30,6 % angegeben (33).

6.5 Sekundäres Lymphödem in der Tumornachsorge

Monate	n	Prozent
0–6	143	29 %
7–12	165	33 %
13–24	159	31 %
>24	33	7 %
gesamt	500	100 %

Tab. 6.5.1-6)
Zeitpunkt des Auftretens eines Lymphödems nach Brustkrebsbehandlung.
Ausgewertet wurden die Angaben von 500 Patientinnen.

Mit Spätödemen nach dem zweiten postoperativen Jahr muss in etwa 10 % der Fälle gerechnet werden (1).

Verschlechterung bereits bestehender Lymphödeme. In einer retrospektiven Studie konnte nachgewiesen werden, dass milde Arm-Lymphödeme nach brusterhaltender Krebsbehandlung bei bis zu 50 % der Betroffenen progredient verlaufen. Die Auswertung der Ergebnisse basierte auf 1713 Patientinnen aus den Jahren 1977–2002 mit einem Tumorstadium I oder II. Patientencharakteristika und Behandlungsdetails wurden berücksichtigt (34).

Insgesamt konnten bei 266 (16 %) von 1713 Patientinnen Lymphödeme nachgewiesen. Davon hatten 109 ein mildes Armlymphödem mit einer Umfangsdifferenz gegenüber dem gesunden Arm von weniger als 2 cm. Nach einem Jahr zeigten 79 % dieser Frauen noch keine Verschlechterung. Bei der Kontrolle nach drei Jahren betrug die Anzahl 66 % und nach fünf Jahren 52 %. Patientinnen mit Adipositas, positiven Lymphknoten in der Axilla oder Strahlenbehandlung der Supraklavikularregion hatten ein höheres Risiko bezüglich der Verschlechterung eines posttherapeutischen milden Lymphödems (34). Aus den Ergebnissen wird der Schluss gezogen, dass auch bei geringen Lymphödemen eine konsequente Entstauungsbehandlung indiziert ist.

Grundsätzlich kann zum Thema Literaturangaben über die Häufigkeit von Lymphödemen nach Brustkrebsbehandlung festgestellt werden, dass diese nicht nur bezogen auf die Therapie deutliche Unterschiede zeigen (35), sondern auch von den verwendeten Messmethoden abhängig, von Studie zu Studie differieren und ein Vergleich schwierig

Sekundäres Lymphödem in der Tumornachsorge 6.5

• Spannungsgefühl	62,1 %
• Schweregefühl	61,4 %
• Schmerzen	47,5 %
• Bewegungseinschränkungen	37,2 %
• Taubheitsgefühl oder Dysästhesien	34,2 %
• Paresen oder Kraftminderung	13,2 %

Tab. 6.5.1-7)
Zusammenstellung anamnestischer Angaben über die Häufigkeit subjektiver
Beschwerden bei stationären Patienten einer lymphologischen Spezialklinik.
(Nach Angaben von Pfaff, 1988 (46)).

ist. Seit den 1960er-Jahren ist jedoch eine deutlich rückläufige Tendenz nachweisbar. Ursächlich spielt hierbei die Frühdiagnose durch Vorsorgeuntersuchungen und die dadurch bedingte weniger invasive Therapie sicher eine wichtige Rolle (36). Darüber hinaus hat sich gezeigt, dass der Einsatz der „Sentinel-Lymphknoten-Diagnostik" zu einer weiteren Einschränkung der Operationsradikalität (37, 38) und damit verbunden zu einer zusätzlichen Reduzierung der posttherapeutischen Lymphödemhäufigkeit geführt hat (39). Auch die Methode der Tumorbildgebung mit Protease aktivierten Fluoreszenzmarkern verfolgt das Ziel, Karzinome bereits im Frühstadium zu erfassen (40–42). Durch die sich daraus ergebende nicht invasive Therapie in der Axillarregion ist eine weitere Reduktion der Lymphödemhäufigkeit zu erwarten.

Das Auftreten einer Armschwellung nach längerem ödemfreien Intervall kann auch erstes Zeichen eines Rezidivtumors sein (43).

6.5.1.1 Definition

Posttherapeutisches Armlymphödem als Folge einer mechanischen Lymphabflussbehinderung. Es handelt sich dabei um eine therapiebedingte, lokale Schädigung des axillären Lymphgefäßsystems mit Unterbrechung oder Einengung der Lymphstrombahn nach Lymphknotenexstirpation und/oder perkutaner Strahlentherapie der regionalen Lymphabflussgebiete.

6.5 Sekundäres Lymphödem in der Tumornachsorge

• Strahlenfibrose	48,5 %
• Erysipel	35,2 %
• Bewegungseinschränkung Schulter	30,2 %
• Plexusschaden/Paresen	22,2 %
• venöses Kompressionssyndrom	22,2 %
• radiogenes Ulkus	5,3 %

Tab. 6.5.1-8)
Zusammenstellung der häufigsten anamnestisch ermittelten Begleiterkrankungen
vor Beginn einer stationären Komplexen Physikalischen Entstauungsbehandlung.
Patientenkollektiv wie Tab. 6.5.1-7.
(Nach Angaben von Pfaff, 1988 (46)).

6.5.1.2 Pathologische Anatomie

Lymphgefäße im proximalen Anteil eines Postmastektomie-Ödems zeigen histologisch unterschiedlich ausgeprägte fibrotische Veränderungen der Gefäßwand mit Lumeneinengungen, aber auch prästenotisch varikös aufgeweitete Lymphkollektoren. Darüber hinaus werden zum Teil erhebliche perilymphatische Fibrosierungen beobachtet (44).

Die Durchtrennung oder Unterbindung von Lymphgefäßen und Lymphknotenexstirpationen werden mit der Ausbildung von Kollateralgefäßen beantwortet. Eine Strahlentherapie scheint diesen Regenerationsprozess zu stören. An den nicht entfernten Lymphknoten verursacht die Telekobaltbehandlung eine Strahlenreaktion mit nachfolgender Fibrose. Die damit verbundene Obliteration eines Teiles der Lymphknotensinus führt schließlich zu einer irreversiblen intranodulären Strömungsbehinderung.

Nicht bestrahlte Lymphknoten, die Bestandteil eines lymphatischen Kollateralkreislaufes sind, zeigen Erweiterungen ihrer Sinus als Folge der vermehrten Volumenbelastung. Eine dadurch bedingte Größenzunahme dieser Lymphknoten ist möglich.

6.5.1.3 Pathophysiologie

Lymphödeme als Ausdruck einer Insuffizienz des Lymphgefäßsystems sind dann zu erwarten, wenn die vorhandene Transportkapazität des

Systems nicht mehr ausreicht, die anfallende lymphpflichtige Eiweiß- und Wasserlast zu bewältigen, und sämtliche Kompensationsmechanismen erschöpft sind. Beim Lymphödem nach Brustoperation und Axillarrevision, mit und ohne Strahlentherapie, handelt es sich um eine mechanische Insuffizienz des Lymphgefäßsystems. Wie bei primären Lymphödemen ist die Folge ein Proteinstau im Gewebe, der unbehandelt zur Fibrosklerose führt. Darüber hinaus werden Stoffwechselvorgänge im Interstitium durch das Ödem beeinträchtigt und durch eine lokale Immunschwäche das Auftreten entzündlicher Prozesse mit ihren negativen Folgen für die Lymphzirkulation erleichtert.

6.5.1.4 Diagnostik

Anamnese: Ein mehr oder weniger stark ausgeprägtes Armlymphödem ist häufig bereits unmittelbar nach der Tumortherapie vorhanden, wird aber von den Patientinnen erst nach Auftreten subjektiver Beschwerden registriert. Etwa 90 % der Lymphödeme nach Brustoperation treten innerhalb von zwei Jahren nach der Tumorbehandlung auf (Tab. 6.5.1-6). Der Beginn ist meist schleichend mit zunächst passageren, bald aber permanenten Ödemen im Hand- und Unterarmbereich. Prädilektionsstelle des frühen Ödemnachweises ist das dorso-ulnar gelegene Hautareal in Ellenbogennähe.

Als subjektive, posttherapeutische Beschwerden werden am häufigsten Spannungs- und Schweregefühl im Arm angegeben (Tab. 6.5.1-7). In einer neueren Studie finden sich für Häufigkeit und Bewegungseinschränkung ähnliche Prozentangaben, bei Schwäche oder Taubheitsgefühle liegen die Angaben jedoch deutlich höher (45). Bei Patientinnen mit einem Lymphödem des Armes wurden diese Beschwerden häufiger beobachtet.

Obwohl seit einigen Jahren weniger invasive Behandlungsmethoden eingesetzt werden, ist die Dysfunktion der oberen Extremitäten nach wie vor die häufigste Komplikation nach einer Brustkrebsbehandlung. Anhaltende Schmerzen, verbunden mit einer Bewegungseinschränkung, führen bei dieser Patientengruppe eher zu einer **Einschränkung der Lebensqualität** als ein sekundäres chronisches Lymphödem. Andere individuelle Symptome, die zu einer Beeinträchtigung der Lebensqualität führen, sind Schwierigkeiten beim Schreiben, Schweregefühl in Arm oder Hand, Hautveränderungen und das äußere Erscheinungsbild (47).

Die Prävalenz für die Dysfunktion wird mit 24,6 %, 20,9 % und 26,8 % bei der Kontrolle nach drei, sechs und zwölf Monaten angegeben. Eine optimale Funktion ist jedoch Grundvoraussetzung für die

6.5 Sekundäres Lymphödem in der Tumornachsorge

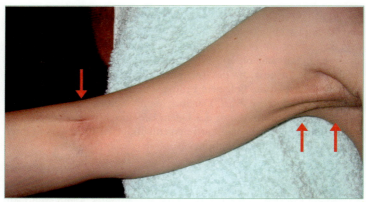

Abb. 6.5.1-1)
Axillary web syndrome. Zwei strangförmige Gewebeverdickungen im Axillarbereich, weniger ausgeprägt in der Ellenbeuge (Pfeilmarkierung).
(Aufnahme: D. Tomson, Lausanne/Schweiz).

Aufrechterhaltung einer unabhängigen Lebensform. Die Vermeidung physischer aber auch psychosozialer Belastungen muss deshalb oberstes Ziel sein (48).

Zur Gruppe der posttherapeutischen Dysfunktionen wird auch das „axillary web syndrome" (AWS) gerechnet. Hierbei handelt es sich um spontan rückbildungsfähige Gewebeveränderungen als Folge einer Lymphknotenentfernung aus der Axillarregion. Die Erkrankung ist charakterisiert durch eine oder mehrere strangförmige Gewebeverdickungen in der Axilla, die häufig bis in die Ellenbeuge (Abb. 6.5.1-1), seltener bis zum Daumengrundgelenk reichen. Eine Einschränkung der Schulterbeweglichkeit gehört zum Krankheitsbild. Die Häufigkeit wird nach axillärer Lymphknotendissektion mit 46 % angegeben.

Histologisch konnten thrombosierte, aber auch dilatierte Lymphgefäße und thrombosierte Venen im Rekanalisationsstadium nachgewiesen werden. Die AWS-Häufigkeit wird mit 6 % (44 von 750 Patientinnen) angegeben. Ein Lymphödem entwickelte sich bei 11 % der betroffenen Frauen (49).

Orthopädische Begleiterkrankungen wie Halswirbelsäulen- und Schulter-Arm-Syndrom als Folge einer lymphostatischen Arthropathie werden ebenfalls nicht selten registriert (Tab. 6.5.1-8). Weniger invasive Behandlungsstrategien haben in den letzten Jahren zu einer deutlichen Reduktion der Therapie bedingten Morbidität geführt (50, 51, 52).

Sekundäres Lymphödem in der Tumornachsorge 6.5

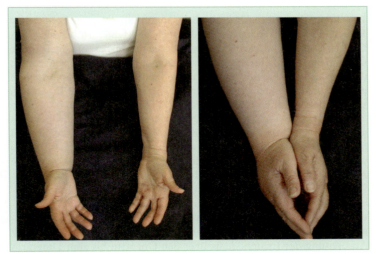

Abb. 6.5.1-2)
Ausgeprägtes sekundäres Armlymphödem rechts nach Brustkrebsbehandlung.

Patientinnen, die neben einer Brustoperation noch eine perkutane Strahlentherapie erhalten haben, berichten auch über Taubheitsgefühl in der Axillarregion. Diese Beschwerden können allerdings auch Folge der Mastektomie sein, wenn bei der Operation der Nervus intercostobrachialis verletzt wurde.

Erysipele sind bei länger bestehenden Lymphödemen der Arme eine ernstzunehmende Komplikation, deren Häufigkeit mit 2,85 % angegeben wird (53). Diese Prozentangabe entspricht nicht den Ergebnissen der deutschsprachigen Literatur (Tab. 6.5.1-8).

Sehr schmerzhafte Erysipele wurden auch beim isolierten Mammaödem nach brusterhaltender Operation beobachtet (54).

Aufgrund von Literaturangaben haben sich die meisten Frauen zwei Jahre nach der Brustkrebsbehandlung an den veränderten körperlichen Zustand gewöhnt. Ein bestimmter Anteil klagt jedoch über **psychische Beschwerden** einschließlich Depression und Angst vor einem erneuten Tumor oder Langzeitkomplikationen als Folge der Therapie sowie über sexuelle Probleme. Bemerkenswert ist die Tatsache, dass Patientinnen mit manifesten Lymphödemen vermehrt Adaptationsprobleme haben (55).

6.5 Sekundäres Lymphödem in der Tumornachsorge

Inspektion: Im Gegensatz zu dem anamnestisch meist genannten Beginn des Lymphödems im Handwurzel- und Unterarmbereich (Abb. 6.5.1-2) ist davon auszugehen, dass sich bei der Inspektion die früheste Ödemmanifestation im Bereich des oberen dorsalen Rumpfquadranten, der dorsalen Hängefalte des Oberarms oder der dorso-ulnaren Region des proximalen Unterarms findet. Es wird empfohlen, die Inspektion immer von ventral und dorsal durchzuführen (Abb. 6.5.1-3).

Zunächst entwickelt sich die Lymphstauung vom Ort der Schädigung, das heißt der Axilla, zentrifugal aus. Dabei scheint der Rumpf früher und intensiver beteiligt zu sein als der Arm (Tab. 6.5.1-3). Dies wäre auch verständlich, da bei der Axillarevision versucht wird, die Armkollektoren möglichst zu schonen. So findet sich als generelles Frühzeichen einer Lymphabfluss-Störung nach axillärer Lymphknotendissektion eine Ödementwicklung im Bereich der dorsalen und ventralen Brustwand des betroffenen Quadranten wie auch der betroffenen Mamma. Nach eigenen Erfahrungen kommt es erst später zu einer Ausbreitung des Lymphödems über den Oberarm bis zum Unterarm der betroffenen Seite (1).

Impressionseffekte in der Restbrust, hervorgerufen durch BH-Ränder oder -Nähte, sind Hinweise auf ein Mammaödem (Abb. 6.5.1-4).

Hautveränderungen nach perkutaner Strahlentherapie lassen sich auch aufgrund anamnestischer Angaben und entsprechender Symptome von anderen dermatogenen Prozessen abgrenzen. Zyanotische Hautverfärbungen und der Nachweis von erweiterten oberflächlichen Venen sprechen für eine zusätzliche venöse Abflussbehinderung.

Palpation: In der akuten Phase findet sich bei ausgeprägten Formen meist ein glänzendes, spannendes, gelegentlich tiefe Dellen hinterlassendes Ödem. Zu diesem Zeitpunkt ist die Konsistenz des betroffenen Armes einschließlich Hand und Finger zunächst weich. Bei chronischen Lymphödemen lassen sich als Folge der inzwischen eingetretenen Bindegewebsproliferation Dellen nur mäßig gut eindrücken. Das Hautfaltenzeichen am Fingerrücken ist nun positiv. Bei Verdacht auf Lymphödeme im Bereich der Thoraxwand kann die Bestimmung der Hautfaltendicke im Seitenvergleich hilfreich sein (Abb. 6.5.1-5).

Mammaödeme nach brusterhaltender Therapie und nachfolgender Strahlentherapie sind bevorzugt in den kaudalen Abschnitten lokalisiert und lassen sich palpatorisch meist problemlos erfassen.

Volumenmessung: Zur Bestimmung des Armvolumens hat *Lette 2006* einen Bauplan für ein preiswertes Gerät auf der Grundlage der Wasserverdrängungsmethode publiziert (56). Von der Möglichkeit, das Armvolumen zu Hause zu bestimmen, verspricht sich der Autor einen

Sekundäres Lymphödem in der Tumornachsorge 6.5

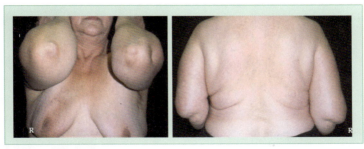

Abb. 6.5.1-3)
Sekundäres Lymphodem des rechten Armes. Inspektion immer von ventral und dorsal.

positiven Einfluss auf das Management von Lymphödemen. Erwähnenswert ist auch der Hinweis, dass die Häufigkeit des Lymphödemnachweises auch von der verwendeten Volumenmessmethode abhängig ist (45).

Labor: Bei komplikationslosem Verlauf beschränken sich die Laboruntersuchungen auf die Bedürfnisse der onkologischen Nachsorge.

Spezialuntersuchungen

Lymphographische Untersuchungen sind in der Regel nicht erforderlich. Eine Phlebographie sollte nur dann durchgeführt werden, wenn sich aus den Ergebnissen therapeutische Konsequenzen ergeben (beispielsweise eine Phlebothrombose) und die nicht invasive Sonographie keine eindeutigen Ergebnisse liefert.

Fluoreszenz-Mikrolymphographie: Untersuchungen an der Volarseite des Unterarms haben gezeigt, dass es bei Postmastektomie-Lymphödemen infolge der kutanen Stauung zu einer stärkeren Ausdehnung des benutzten Farbstoffes kommt. Erkennbare morphologische Veränderungen an den initialen Lymphgefäßen wurden nicht beobachtet.

Rezidivierende Erysipele führen zu einer lokalen Zerstörung der kapillaren Lymphstrombahn. Initiale Lymphgefäße sind zu diesem Zeitpunkt nur noch vereinzelt oder überhaupt nicht darstellbar (57).

Lymphszintigraphie: Lymphszintigraphische Untersuchungen haben das Ziel, den Funktionszustand des geschädigten Lymphgefäßsystems und somit den Schweregrad der Erkrankung zu bestimmen. Bei geplanten autogenen Lymphgefäßtransplantationen ist die nicht invasive, kombinierte quantitative und qualitative Lymphszintigraphie als

6.5 Sekundäres Lymphödem in der Tumornachsorge

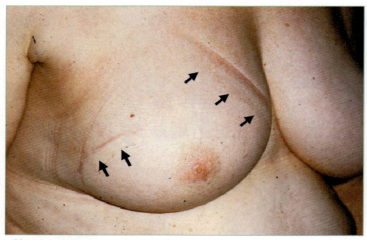

Abb. 6.5.1-4)
Mammaödem nach Lumpektomie und perkutaner Strahlentherapie. Deutliche Impressionseffekte in der ödematösen Brust durch BH.

Ausgangs- und Verlaufsuntersuchung zur Beurteilung von Morphologie und Funktion des Lymphgefäßsystems obligat.

Die Befunde der Funktions-Lymphszintigraphie sind gekennzeichnet durch eine Transportverzögerung und erniedrigte Lymphknoten-Uptakewerte im Axillarbereich. Flächige Radioaktivitätsausbreitungen („dermal backflow") im qualitativen Lymphszintigramm sprechen für eine Stauung in der peripheren Lymphstrombahn (58, 59). Kontrolluntersuchungen nach einer Kombinierten Physikalischen Entstauungstherapie oder einer Lymphgefäßtransplantation geben Aufschluss über den Therapieeffekt.

Bei Patienten mit erheblich verzögerten Transportzeiten konnten in 29 % auch venöse Schädigungen nachgewiesen werden. Eine ergänzende phlebologische Diagnostik wird in solchen Fällen zum Ausschluss oder Nachweis einer venösen Beteiligung empfohlen (60).

Computer-Tomographie (CT) und Magnetresonanz-Tomographie (MRT): Diese Untersuchungen erlauben Aussagen über die Lokalisation der interstitiellen Flüssigkeitsverteilung. Bei geringen Armschwellungen ist das Lymphödem ausschließlich im epifaszialen Bereich nachweisbar. Mittelschwere Formen zeigen eine epi- und subfasziale Vertei-

Sekundäres Lymphödem in der Tumornachsorge 6.5

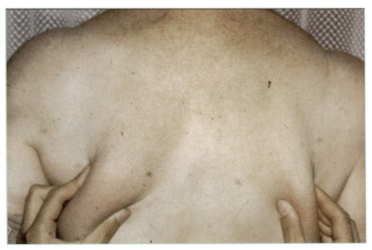

Abb. 6.5.1-5)
Positives Hautfaltenzeichen bei Brustwandödem links. Beachte Seitenvergleich.
(Aufnahme: H. Pritschow, Waldkirch).

lung. Dieser Verteilungsmechanismus scheint sich bei ausgeprägten Lymphödemen wieder zu Gunsten des epifaszialen Kompartiments zu ändern (61).

Computer-Tomographie und Magnetresonanz-Tomographie haben ihre Bedeutung bei der Primärdiagnostik des Tumors (Stadieneinteilung) und bei onkologischen Verlaufskontrollen. Bei Patientinnen mit bekanntem Brustkrebs wird die MRT beispielsweise zur exakten Beurteilung der Tumorausbreitung und Erfassung vorhandener Tumorabsiedlungen in der betroffenen Brust, aber auch zur Diagnostik okkulter Tumoren in der kontralateralen Brust eingesetzt (62).

Für die Lymphödembeurteilung sind CT und MRT entbehrlich.

6.5.1.5 Untersuchungsergebnisse

Klinische Untersuchungsbefunde

Posttherapeutische Weichteilschwellungen nach Mammakarzinom sind in der Regel lymphostatische Ödeme. Eine zusätzliche Einengung der venösen Strombahn führt zur Ausbildung leicht erkennbarer Kollate-

6.5 Sekundäres Lymphödem in der Tumornachsorge

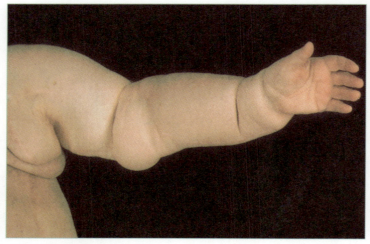

Abb. 6.5.1-6)
Armlymphödem nach Mastektomie vor acht Jahren. Zustand nach Expressionsbehandlung und Fadendrainage nach Handley. Ausgeprägte Weichteilschwellung des gesamten Armes einschließlich Axillarregion.

ralgefäße. Bei klinischem Verdacht auf eine frische Thrombose ist allerdings eine weitere Abklärung notwendig. Dabei steht der Einsatz nicht invasiver bildgebender Untersuchungsverfahren an erster Stelle.

Als häufigste Komplikation wird ein Erysipel angegeben (s. auch Kapitel 6.1). Die Häufigkeit ist abhängig von der Ödemdauer, dem Stadium und der Konsequenz einer Infektionsprophylaxe. Seltenere Komplikationen sind Lymphzysten und lymphokutane Fisteln vorwiegend im Bereich der Axilla. Letztere dienen ebenfalls als Eintrittspforte für Infektionen.

6.5.1.6 Krankheitsverlauf

Die Volumenmessung eines Armes beispielsweise nach Mammakarzinom-Behandlung wie auch zur Erfassung des Therapieergebnisses nach Behandlung eines sekundären Armlymphödems ist die entscheidende Maßnahme zur Qualitätssicherung bei der Diagnoseerstellung und der Beurteilung des Therapieeffektes (63). Anzustreben ist die präoperative Messung der Armumfänge, um über einen sicheren Ausgangswert des

Sekundäres Lymphödem in der Tumornachsorge 6.5

eventuell später betroffenen Armes zu verfügen. Vergleiche mit dem gesunden Arm sind immer unsicher, da der dominante Arm in der Regel ein höheres Volumen aufweist.

Die drei wichtigsten Methoden zur Volumenbestimmung sind:
1. die Armvolumenbestimmung mit dem Maßband und die Berechnung des Volumens nach dem Scheibenmodell von Kuhnke,
2. die Volumenverdrängungsmessung durch Eintauchen in eine Flüssigkeit (Plethysmographie),
3. Die optoelektronische Volumenerfassung (Perometer) (64).

Jede der drei Methoden weist Vor- und Nachteile auf. Die Reproduzierbarkeit der optoelektronischen Methode liegt bei Neupositionierung bei +/-1 % (Herstellerangabe). Die Überprüfung ergab eine mittlere **Reproduzierbarkeit von +/-1,2 %** (66). Dabei hatte der dominante Arm bei gesunden Probanden ein um 60–90 ml größeres Volumen. Dieser Wert ist sehr konstant.

Volumenveränderungen während und nach Behandlung lassen sich so kontinuierlich erfassen und mit der gesunden Seite vergleichen. So können Ödemrezidive schnell nachgewiesen und der nötigen Behandlung zugeführt werden. Die Volumenmessung im frühen postoperativen Stadium lässt anscheinend keine Aussagen über die zu erwartende Lymphödeminzidenz zu. Bei 84 Patientinnen konnte drei bis 16 Tage nach modifizierter radikaler Mastektomie (ohne Strahlentherapie) mit Hilfe der optoelektronischen Volumetrie keine Volumenzunahme auf der operierten Seite nachgewiesen werden (65).

Messungen des Armumfanges sind mit einer höheren Fehlerquote behaftet, dienen lediglich der groben Orientierung, ermöglichen aber keine detaillierten Aussagen über Befundänderungen.

Differenzialdiagnostisch ist die Tatsache von Bedeutung, dass in einen Kollateralkreislauf eingeschaltete Lymphknoten infolge der Volumenbelastung an Größe zunehmen können. Vor einer Exstirpation solcher Lymphknoten, die sich naturgemäß verschlimmernd auf eine bereits vorhandene Strömungsbehinderung auswirkt, empfiehlt sich die Durchführung einer Lymphszintigraphie. Homogene, verstärkte Radioaktivitätsanreicherungen in den vergrößerten Lymphknoten sprechen eher für einen benignen Prozess. Eine kontinuierliche Größenzunahme muss demgegenüber als Hinweis auf ein metastatisches Geschehen betrachtet werden. Als weitere Möglichkeit einer risikoarmen diagnostischen Abklärung kommt auch die farbkodierte Duplexsonographie (66) und eine Feinnadelbiopsie infrage.

6.5 Sekundäres Lymphödem in der Tumornachsorge

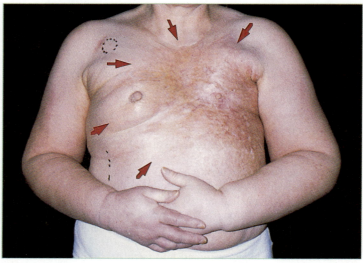

Abb. 6.5.1-7)
Malignes Lymphödem beider Arme bei ausgedehnter Lymphangiosis carcinomatosa (Pfeilmarkierung) der vorderen Brustwand drei Jahre nach Behandlung eines Mammakarzinoms links (Tumorentfernung, Chemotherapie).

Das vorwiegend durch Streptokokken hervorgerufene **Erysipel** ist aufgrund seiner meist typischen Symptome – flächenhafte Hautrötung mit Überwärmung der befallenen Region, Fieber, Übelkeit, Schüttelfrost – erkennbar. Es tritt in der Regel als akute Zusatzerkrankung aus völligem Wohlbefinden auf, gefolgt von einer raschen Krankheitsprogression, die innerhalb weniger Stunden zum hochfieberhaften, bakteriellen Infekt führt. Gelegentlich werden auch blande, schwelende Prozesse mit Überwärmung und Rötung der Haut im Sinne einer Hypodermitis beobachtet.

Von diesen Zuständen gilt es die kutane Form der **Lymphangiosis carcinomatosa** abzugrenzen. Auch diese Erkrankung beginnt mit Hautveränderungen, allerdings in einem Zeitraum von Tagen und Wochen. Die palpatorisch erfassbaren kleinstknotigen Unregelmäßigkeiten der Hautoberfläche sowie die damit verbundene rötliche Hautverfärbung zeigen im weiteren Verlauf eine Ausbreitungsprogredienz (Abb. 6.5.1-7). Eine differenzialdiagnostische Abgrenzung gegenüber dem Erysipel ist auch aufgrund der Anamnese und der subjektiven Symptome möglich.

Sekundäres Lymphödem in der Tumornachsorge 6.5

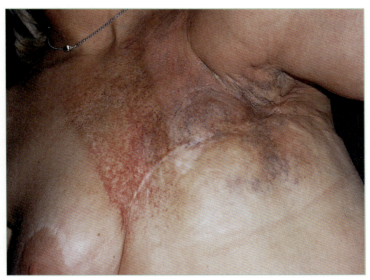

Abb. 6.5.1-8)
Radiogene Hautveränderungen (Teleangiektasien) im vorderen Brustwand- und Schulterbereich.

Radiogene Hautschäden mit Teleangiektasien (Abb. 6.5.1-8 und 6.5.1.9), Hypo- und Hyperpigmentierungen, aber auch Hautatrophien bieten differenzialdiagnostisch in der Regel keine Probleme.

Stewart-Treves-Syndrom (Angiosarkom)

Das **Stewart-Treves-Syndrom** (Angiosarkom) ist ein seltener, aggressiver, maligner Tumor des vaskulären Endothels (Abb. 6.5.1-10 und 6.5.1-11). In der normalen Haut findet sich dieser Tumortyp extrem selten. Bei lymphostatischen Hautveränderungen ist das Auftreten nicht ungewöhnlich. Auch die postoperative Strahlentherapie, beispielsweise im Rahmen einer Brustkrebsbehandlung, kann als auslösender Faktor angesehen werden (67, 68). In diesem Zusammenhang wird über eine besondere Form des Angiosarkoms berichtet. Der nach brusterhaltener Therapie und nachfolgender Strahlentherapie bei 27 Frauen beobachtete Tumor ist charakterisiert durch ein kürzeres Zeitintervall (durchschnittlich 59 Monate) bis zum Auftreten und eine teilweise fehlende Beziehung zum Lymphödem. Postoperative Rezidive wurden bei insgesamt 20 von 22 und Fernmetastasen bei neun von 22 Betroffenen regis-

6.5 Sekundäres Lymphödem in der Tumornachsorge

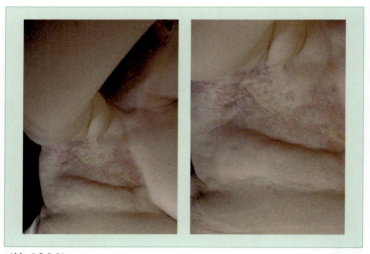

Abb. 6.5.1-9)
70-jährige Patientin. Vor 30 Jahren Mastektomie rechts und perkutane Strahlentherapie. Jetzt ausgeprägte Strahlenfibrose mit Teleangiektasien und deutlicher Bewegungseinschränkung im Schultergelenk. Sekundäres Lymphödem rechter Arm.
(Aufnahme: H. Pritschow, Waldkirch).

triert. Die mittlere Überlebenszeit wird mit 33,5 Monaten angegeben (45).

Chronische Lymphödeme und Hautveränderungen nach einer Strahlentherapie sind demnach als Risikofaktoren bei der Entstehung eines Angiosarkoms anzusehen (68). Deshalb sollte allen Patienten nach operativer Tumorbehandlung, verbunden mit einer perkutanen Strahlentherapie, eine langfristige, regelmäßige Nachuntersuchung empfohlen werden (69).

Häufigkeit

In den ersten 16 Jahren nach der Publikation von Stewart und Treves (1948) (70) wurden insgesamt 64 Angiosarkome (sechs bei primärem und 58 bei sekundärem Lymphödem) beschrieben (71). Inzwischen ist die Zahl der publizierten Fälle auf mehr als 400 angewachsen (72).

Bei länger bestehendem Lymphödem kann sich nach durchschnittlich 10,6 Jahren (5,6–18 Jahre) ein maligner Tumor des vaskulären Endothels entwickeln (67, 70). Die Inzidenz nach Mastektomie mit axillärer Lymphknotendissektion und nachfolgender Bestrahlung wird mit

Sekundäres Lymphödem in der Tumornachsorge 6.5

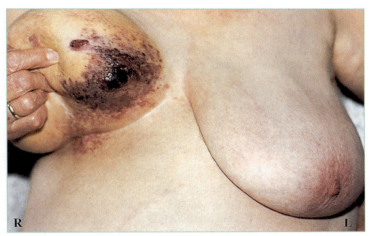

Abb. 6.5.1-10)
Stewart-Treves-Syndrom rechte Mamma, fünf Jahre nach brusterhaltender Therapie eines Mammakarzinoms, nachfolgender perkutaner Strahlentherapie und adjuvanten Gabe von Tamoxifen. Keine Fernmetastasen.
(Aufnahme: Dr. M. Poleska und Dr. A. Löseke, Krefeld).

0,45 % für diejenigen Frauen angegeben, die fünf Jahre nach oben genannter Therapie überlebten (73).

Erwähnenswert sind auch andere Literaturhinweise zum Thema Angiosarkom-Häufigkeit. Das absolute Risiko, nach Brustkrebsbehandlung ein Angiosarkom zu entwickeln, wird mit 1,3 je 10.000 (0,013 %) Personen/Jahr deutlich niedriger angegeben (67). In einer 2009 publizierten Studie, basierend auf Ergebnissen von 5000 Patientinnen nach Brustkrebstherapie, wird eine Häufigkeit von 0,1–0,2 % genannt. Von den insgesamt erfassten elf Tumoren wurden sechs als postradiogene und drei als primäre Angiosarkome identifiziert (74).

Die **Diagnose** basiert vorwiegend auf klinischen Kriterien. Blaurötliche, schwärzlich-blaue, rasch an Größe zunehmende, frühzeitig ulzerierende und leicht blutende Knoten (Abb. 6.5.1-9) sprechen für das Vorliegen eines Angiosarkoms (75–78). Diagnostische Schwierigkeiten sind bei atypischen Symptomen zu erwarten (79). Knotige Veränderungen in Verbindung mit einer Diskoloration in einem Bestrahlungsgebiet sind ebenfalls wichtige Hinweissymptome.

In einer Studie über 16 Postmastektomie-Patientinnen mit Stewart-Treves-Syndrom werden folgende Symptome erwähnt: Hautverände-

6.5 Sekundäres Lymphödem in der Tumornachsorge

rungen ähnlich einer Quetschung (sechs Patientinnen), zunehmende Schwellung (vier), rötlicher Knoten (zwei), tastbarer Tumor (zwei), blasige Strukturen (eine), nicht heilende Wunde mit Blutung (eine) (80). Bildgebende Untersuchungsverfahren haben bisher keine Bedeutung erlangt. Bei unklaren subkutanen, nodulären Strukturen kann der Einsatz der Kernspin-Tomographie hilfreich sein (81, 82).

Therapeutisch stehen chirurgische Maßnahmen im Vordergrund. Je nach Lokalisation und Ausbreitung des Tumors erfolgt entweder eine großzügige lokale Exzision oder Amputation (83, 84). Es wird aber auch über Einzelfälle einer erfolgreichen Strahlenbehandlung berichtet (85).

Brady berichtet über eine Fünf-Jahres-Überlebensrate von 29 % (86). In einer 1998 publizierten schwedischen Studie wurden posttherapeutische Sarkome in den ödematösen Weichteilen bei insgesamt 116 von 122.991 untersuchten Frauen registriert. Davon waren 40 Angiosarkome und 76 Sarkome anderen Typs (87).

Da Angiosarkome zu einer frühzeitigen Metastasierung neigen (Abb. 6.5.1-10 und 6.5.1-11), ist ihre Prognose schlecht. Die posttherapeutische Rezidivrate wird von *Stewart* mit elf von 16 behandelten Patientinnen angegeben (80). Das rezidivfreie Intervall betrug durchschnittlich 10,9 Monate. Lediglich bei einer frühzeitigen Diagnose und Therapie ist mit längeren Überlebenszeiten zu rechnen.

In einer ausführlichen Übersichtsarbeit basierend auf Literaturergebnissen aus den Jahren 1966-1998 wird über insgesamt 160 Patienten berichtet. Bei 92 dieser Patienten konnte aufgrund der vorliegenden Daten das Verhältnis zwischen Initialbehandlung und Krankheitsverlauf exakt analysiert werden. Das Durchschnittsalter der Patienten aller vier Gruppen (Amputation, weite Exzision, Strahlentherapie, regionale Chemotherapie) lag bei etwa 65 Jahren. Es fanden sich keine signifikanten Unterschiede zwischen der Gruppe, die mit einer weiten Tumorexzision (n = 16), und denen, die initial mit einer Amputation oder Exartikulation der Extremität (n = 45) behandelt wurden. Die durchschnittliche Überlebenszeit liegt nach Literaturangaben für behandelte Patienten bei 20 Monaten und für nicht behandelte bei fünf bis acht Monaten. Auch bei frühzeitiger chirurgischer Intervention wird die Langzeit-Überlebensrate als schlecht bezeichnet. In der Gruppe mit initialer regionaler Chemotherapie (n=7) oder Strahlentherapie (n=24) war die Langzeit-Überlebenszeit noch geringer (84, 88). Aufgrund von Literaturangaben (zitiert bei *Dürr*) schwankt die Fünf-Jahres-Überlebensrate zwischen 8,5 und 13,5 % (89).

Sekundäres Lymphödem in der Tumornachsorge 6.5

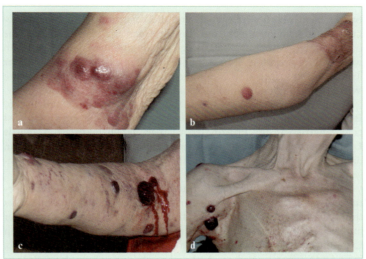

Abb. 6.5.1-11)
Stewart-Treves-Syndrom rechter Oberarm vor und nach operativer Entfernung (a und b). Wenige Monate später generalisiertes Rezidiv mit multiplen, zum Teil blutenden Knoten an Extremitäten (c und d) und Körperstamm.
(Aufnahme: Primarius Dr. W. Döller, Wolfsberg, Österreich).

Die Pathogenese der Erkrankung ist nach wie vor unklar. Aufgrund experimenteller Untersuchungen scheinen Lymphödem bedingte Änderungen der Immunfunktion eine wichtige Rolle zu spielen. Die beste Prophylaxe ist deshalb die Vermeidung eines Lymphödems. Es ist zu hoffen, dass neue Erkenntnisse in der Molekularpathogenese und Angiogenese der Angiosarkome auch zu effektiveren Behandlungsmethoden führen werden.

6.5.1.7 Therapie

Konservative Entstauungsbehandlung

Die primäre Therapie des posttherapeutischen sekundären Lymphödems (akute Form) ist konservativ und sollte möglichst frühzeitig einsetzen, um eine Progredienz der Erkrankung mit Fibrosierung weitgehend auszuschließen. Dadurch lassen sich auch die Häufigkeit einer

6.5 Sekundäres Lymphödem in der Tumornachsorge

bakteriellen Infektion (Erysipel) und die bei chronischen Lymphödemen auftretenden subjektiven Beschwerden reduzieren. Auch die ödembedingte psychische Belastung kann dadurch in Grenzen gehalten werden. Hauptziel der Entstauungsbehandlung ist die Erhöhung der Transportkapazität des Lymphgefäßsystems und möglichst eine Wiederherstellung des Normalzustandes.

Wenn rund 20–30 % der Patientinnen nach Mammakarzinom-Behandlung ein chronisches sekundäres Lymphödem entwickeln, ist eine langfristige, im Prinzip lebenslange, **prophylaktische Manuelle Lymphdrainagebehandlung** weder sinnvoll noch ökonomisch vertretbar, da unter diesen Voraussetzungen 70–80 % der Patientinnen überflüssigerweise behandelt werden.

Anders ist die Situation im Zeitraum direkt im Anschluss an die operative und gegebenenfalls strahlentherapeutische Behandlung. Das traumatische Ödem der postoperativen Wundheilungsphase ist sicher mitbedingt durch eine lokale Unterfunktion der physiologischen Lymphdrainage nach Schädigung von Lymphgefäßen.

In der Regenerationsphase der lokal geschädigten Lymphgefäße lässt sich die Entwicklung von Kollateralgefäßen positiv beeinflussen. Der Einsatz der Manuellen Lymphdrainage wirkt über den Weg eines vermehrten Lymphtransports (90, 91) stimulierend auf die Kollateralentwicklung.

Mit der Manuellen Lymphdrainage kann direkt nach der Operation begonnen werden. Da die Behandlung eine Fernwirkung auslöst, wirkt sie entödematisierend und fördernd auf die Kollateralgefäßentwicklung, auch ohne dass die Wunde selber behandelt werden muss. Die Behandlung kann mit etwa zwei- bis dreimal Manueller Lymphdrainage pro Woche beginnen und über drei Monate fortgeführt werden. Erfahrungen, dass hierunter verstärkt Lymphödeme auftreten (92), können nicht bestätigt werden. Zu erwarten ist eher das Gegenteil (93).

In einer kürzlich publizierten Studie konnte beispielsweise nachgewiesen werden, dass eine frühzeitige Physiotherapie (Manuelle Lymphdrainage, Massage des Narbengewebes und Bewegungsübungen des Schultergelenkes über einen Zeitraum von drei Wochen) als effektive Maßnahme angesehen werden kann, um das Risiko einer Lymphödementwicklung nach Brustkrebsbehandlung mit axillärer Lymphknotenentfernung zu reduzieren.

In der Kontrollgruppe dieser randomisierten Studie (insgesamt 116 Patientinnen) entwickelten 14 (25 %) ein Lymphödem des Armes während der Beobachtungszeit von einem Jahr. In der Physiotherapiegrup-

Sekundäres Lymphödem in der Tumornachsorge 6.5

Vermeidung von:

- Stich- und Schnittverletzungen, Bissen, Kratzern

- Verbrennungen (z.B. heißes Wasser, Bügeleisen, Sonne)

- körperlichen Belastungen (z.B. Fenster putzen, Tragen schwerer Gegenstände)

- Abschnürungen (z.B. Armbanduhr, Schmuck)

- Hitze (Sauna)

- Frostschäden

- exzessiven sportlichen Belastungen

- diagnostischen Maßnahmen am betroffenen Arm (z.B. Injektionen, Blutentnahmen, Blutdruckmessungen)

- Mistelinjektionen im betroffenen Rumpfquadranten

Tab. 6.5.1-9)
Vorsichtsmaßnahmen zur Vermeidung zusätzlicher Störungen der Lymphzirkulation des Armes nach Behandlung eines Mammakarzinoms.

pe wurde lediglich bei vier Frauen ein sekundäres Lymphödem registriert (7 %) (94).

Auch eine eingeleitete Strahlentherapie stellt nicht unbedingt eine Kontraindikation für die Manuelle Lymphdrainage dar. Die bestrahlte Region sollte allerdings ausgespart werden. Durch die Fernwirkung der Manuellen Lymphdrainage ist ein entödematisierender Effekt auch auf das Strahlenödem zu erwarten.

In letzter Zeit wird auch die Low-Level-Lasertherapie bei der Behandlung von posttherapeutischen Lymphödemen des Armes eingesetzt (95) (s. Kapitel 14.5.1).

Prophylaktische Maßnahmen: Patientinnen mit behandelten Mammakarzinomen erhalten frühzeitig Instruktionen über das Alltagsverhalten. Dabei wird zur Minderung der Lymphödemgefährdung die Beachtung prophylaktischer Maßnahmen empfohlen (Tab. 6.5.1-9). Einengende Kleidungsstücke (zum Beispiel fehlerhafte BH-Versorgung mit Einschnürungen supraklavikular, submammär und im Bereich der lateralen Thoraxwand) und jede übermäßige Belastung des betroffenen

6.5 Sekundäres Lymphödem in der Tumornachsorge

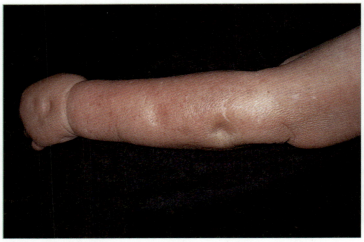

Abb. 6.5.1-12)
Postmastektomie-Lymphödem. Erhebliche Zunahme im Unterarmbereich nach mehreren Messerstichen (Überfall).

Armes sollten vermieden werden. Dies kann auch berufliche Konsequenzen haben.

Nach den Ergebnissen einer Studie mit unterschiedlichem Rehabilitationsprogamm, durchgeführt bei Patientinnen nach Brustkrebsoperation mit axillärer Lymphknotendissektion (n = 204), scheinen **körperliche Aktivitäten** während des normalen täglichen Lebens keinen negativen Einfluss auszuüben. Beide Gruppen (Einschränkung (n=100), gegenüber Nichteinschränkung (n = 104) der körperliche Aktivitäten) zeigten zwar eine Zunahme des Armvolumens während der zweijährigen Beobachtungszeit, Unterschiede in den Ergebnissen fanden sich allerdings nicht (96).

Langdauernde **Interkontinentalflüge** (Kanada-Australien, etwa 18 Stunden) haben anscheinend keinen negativen Einfluss auf die mögliche Entwicklung eines Lymphödems des Armes bei Frauen nach Brustkrebsbehandlung. In einer 2010 publizierten prospektiven Studie wurden vor Flugbeginn und danach Untersuchungen bei 60 körperlich aktiven, vorwiegend ödemfreien Patientinnen durchgeführt. Die Messungen der extrazellulären Flüssigkeit in beiden Armen erfolgten mit einem „single-frequency-bioimpedance"-Gerät, sowohl innerhalb eines Zeitrahmens von zwei Wochen als auch unmittelbar vor Flugbeginn

Sekundäres Lymphödem in der Tumornachsorge 6.5

nach Australien, bei der dortigen Ankunft und sechs Wochen nach Rückkehr.

Das Bioimpedanz-Verhältnis vor und nach Flug wurde bei 95 % der Patientinnen nicht negativ beeinflusst. In der Restgruppe konnte bei zwei Frauen eine Verschlimmerung des bereits bestehenden Lymphödems registriert werden. Bei vier der anfänglich ödemfreien Patientinnen fanden sich direkt nach der Reise gering erhöhte Werte als Hinweis auf ein Lymphödem. Die Ergebnisse normalisierten sich allerdings bei drei der Betroffenen. **Das Risiko, während einer langen Flugreise ein Lymphödem zu entwickeln, wird deshalb als gering bezeichnet.** Die Autoren empfehlen jedoch weitere Studien, um diese Aussage zu bestätigen (97).

Verletzungen und lokale Entzündungen haben im Gegensatz dazu negative Auswirkungen auf das Lymphödem. Das Gleiche gilt für Hitzeeinwirkungen.

Wenn auch vereinzelt über komplikationslose operative Eingriffe am Postmastektomie-Arm berichtet wird (98), sollte möglichst darauf verzichtet werden. Beobachtungen aus der Praxis bestätigen immer wieder den schädigenden Einfluss von Eingriffen aber auch Verletzungen (Abb. 6.5.1-12) am ödematösen und ödemfreien Arm. Zu den problematischen operativen Maßnahmen zählen beispielsweise Eingriffe bei den nachfolgend genannten Erkrankungen:

- Karpaltunnelsyndrom,
- schnellender Finger,
- Dupuytren-Kontraktur,
- Tennisellenbogen.

Eine Nichtbeachtung der erwähnten Vorsichtsmaßnahmen kann durchaus zur Verschlimmerung eines bereits bestehenden Lymphödems führen, aber auch das Auftreten einer Lymphostase bei vorher unauffälligem Arm begünstigen.

Nach eigenen Erfahrungen wirken sich auch operative oder transluminale Eingriffe am venösen System des betroffenen Armes, beispielsweise bei Subklaviathrombose, die fälschlicherweise als Lymphödemauslöser interpretiert wird, in der Regel eher ödemverstärkend aus.

Blutdruckmessungen, Blutentnahmen und Injektionen sollten nur am gesunden Arm erfolgen.

Die auch **ambulant** durchführbare Kombinierte Physikalische Entstauungsbehandlung (KPE) des Lymphödems nach Ablatio mammae muss möglichst frühzeitig einsetzen, da der Erfolg hierbei besser und dauerhafter ist.

6.5 Sekundäres Lymphödem in der Tumornachsorge

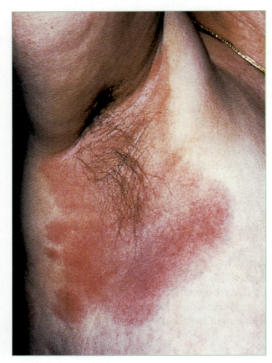

Abb. 6.5.1-13)
Axilläre Mykose mit
Übergreifen auf die
Mammaregion.

Die Dauer der postoperativen Behandlung richtet sich nach Befund und Erfolg und schwankt zwischen einigen Monaten und einem Jahr. Regelmäßige Kontrolluntersuchungen dienen der frühzeitigen Rezidiverfassung und der gegebenenfalls notwendigen erneuten Entstauungsbehandlung.

Infektionen der chronisch gestauten Haut (Abb. 6.5.1-13) sind relativ häufig und müssen schnell und konsequent behandelt werden. Neben der Sanierung der Eintrittspforten ist je nach Ursache entweder eine antibiotische, antimykotische oder antivirale Therapie erforderlich (99).

Eine bereits eingeleitete adjuvante Chemotherapie kann fortgeführt werden. Bei Unklarheiten empfiehlt es sich, einen Onkologen zu konsultieren. Subjektive Beschwerden, insbesondere Schmerzen, erfordern eine symptomatische Behandlung.

Sekundäres Lymphödem in der Tumornachsorge 6.5

Die **Wassertherapie** nach Tidhar verfolgt das Ziel, bestehende milde, posttherapeutische Lymphödeme der Arme nach Brustkrebstherapie zu reduzieren und die Lebensqualität der betroffenen Patientinnen zu verbessern (100). Die Übungen werden nach einem bestimmten Ablaufschema, ähnlich wie bei der MLD, durchgeführt. Dazu wird ein Pool mit 1,2 m Tiefe und einer Wassertemperatur von 32–33°C benötigt. Die Behandlung findet unter Anleitung in kleinen Gruppen einmal wöchentlich (45 Minuten) statt.

In der randomisierten Studie konnte zwar keine Ödemreduzierung nachgewiesen werden, der positive therapeutische Effekt wird hingegen in einer Verbesserung der Lebensqualität gesehen (100).

Stationäre Behandlungen sind nur dann erforderlich, wenn ein länger bestehendes Lymphödem erfolglos ambulant behandelt wurde (Abb. 6.5.1-6 und 6.5.1-14). Darüber hinaus sollten Patienten mit Ödemkomplikationen (beispielsweise Erysipel, lymphokutane Fisteln, neurologische Veränderungen und starke Schmerzen) von vorneherein stationär behandelt werden. Der Unterschied zur ambulanten Entstauungsbehandlung liegt in der intensiveren Durchführung der therapeutischen Maßnahmen wie zweimal täglicher Manueller Lymphdrainage, konsequenter, kontrollierter Bandagierung und Entstauungsgymnastik sowie der Anleitung zu einer späteren Selbstbandagierung und Infektionsprophylaxe.

Im Anschluss an die meist drei- bis vierwöchige stationäre Behandlung ist eine ambulante Fortführung der Entstauungstherapie bis zur Ödemfreiheit unerlässlich. Das Tragen eines nach Maß angefertigten flachgestrickten Kompressionsarmstrumpfes ist Bestandteil der Behandlung (Abb. 6.5.1-15). Die weitere Behandlungsstrategie und der endgültige Therapieerfolg hängen vom Verlauf, aber auch von der Motivation der Patientin und ihrer Mitarbeit ab.

Im Verlauf der Kompressionsstrumpftherapie müssen sowohl physische als auch psychische Belastungen der Patientinnen berücksichtigt werden (101). Letztere können sich negativ auf die Compliance auswirken. Während der Behandlung sollte deshalb sowohl eine ärztliche, als auch eine psychologische Beratung und Betreuung gewährleistet sein. Die psychologische Beratung spielt insofern eine wichtige Rolle, da die der aktuellen Störung letztlich zugrunde liegende Krebserkrankung möglicherweise für die Betroffenen immer noch im Vordergrund steht. Erst wenn diese Thematik subjektiv zumindest in Teilen kontrollierbar ist, kann eine fundierte Therapiebereitschaft insbesondere für die Kompressionsstrumpftherapie aufgebaut werden (102). Als Kontraindikationen einer Kombinierten Physikalischen Entstauungs-

6.5 Sekundäres Lymphödem in der Tumornachsorge

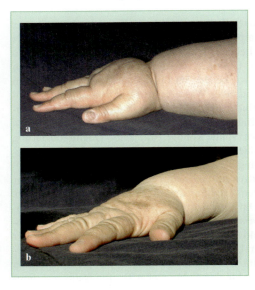

Abb. 6.5.1.-14)
Posttherapeutisches
Armlymphödem bei
Mammakarzinom vor
(a) und nach (b) einer
vierwöchigen physikalischen Entstauungstherapie.

behandlung gelten frische Thrombosen, eine kardiale Dekompensation und lokoregionäre Metastasen.

Beim isolierten Mammalymphödem wird therapeutisch ebenfalls die rumpfbetonte (zentrale) Manuelle Lymphdrainage eingesetzt. Als besonderer Schwerpunkt des Behandlungskonzeptes wird dabei das Anlernen der Patientin zur Selbstbehandlung gesehen. Eine milde Kompression der Brust kann durch verschiedenste Schaumstoffeinlagen in das Büstenhalterkörbchen erzielt werden (103).

Medikamentöse Behandlung

Benzopyron-Präparate (Cumarin) sollen eine ödemprotektive und ödemreduzierende Wirkung haben. Überzeugende Behandlungsergebnisse liegen nicht vor (104).

Daraus ergibt sich die Schlussfolgerung, dass Cumarin nicht als eine effektive Behandlungsform für Armlymphödeme nach Brustkrebsbehandlung angesehen werden kann.

Darüber hinaus fanden die Autoren bei 6 % der mit Cumarin behandelten Patientinnen serologisch Hinweise für eine Leberschädigung. Eine medikamentöse Dauerbehandlung von chronischen Lymphödemen mit Cumarin-Präparaten ist deshalb auch wegen der lebertoxischen Wirkung dieser Substanz (104, 105) nicht empfehlenswert.

In letzter Zeit wurde auch über alternative Methoden zur konservativen Behandlung von sekundären Lymphödemen berichtet (siehe Kapitel 14.5). Überzeugende Ergebnisse und Langzeitstudien liegen noch nicht vor.

Operative Behandlung

Während konservative Maßnahmen dazu dienen, die lymphatische Transportkapazität durch Öffnung neuer Stromgebiete und Lumenzunahme vorhandener Lymphgefäße zu verbessern, haben operative Rekonstruktionstechniken das Ziel, Gefäßverschlüsse zu überbrücken.

Die Durchführung operativer therapeutischer Maßnahmen, wie die autogene Lymphgefäßtransplantation (106), lymphovenöse Anastomosen (107, 108) oder mikrochirurgische Lymphknoten-Transplantationen (109), sollte erst dann diskutiert werden, wenn durch konsequente ambulante und stationäre entstauende Maßnahmen eine Progression des Lymphödems nicht verhindert werden kann (s. auch Kapitel 14.3 „Operative Maßnahmen").

Seit einigen Jahren wird auch die Gewebeabsaugung zur Behandlung sekundärer Armlymphödeme eingesetzt (110-117). Die Liposuktion führt zwar zu einer schnellen und erheblichen Volumenreduktion des ödematösen Armes. Diese geht aber zu Lasten einer zusätzlichen Schädigung des Lymphgefäßsystems. Langzeitergebnisse liegen bisher nur von einer spezialisierten Arbeitsgruppe vor (Tab. 6.5.1-10). Die Ergebnisse sind zwar ermutigend, für eine endgültige Beurteilung allerdings nicht ausreichend.

Es wird beispielsweise über 81 Frauen mit langjährigen postoperativen Armlymphödemen nach Behandlung eines Mammakarzinoms Stadium II (Fibrose und Lipohypertrophie) berichtet. Nach anamnestischen Angaben hatte bei allen Frauen die vorangegangene physikalische Entstauungsbehandlung mit Manueller Lymphdrainage und/oder pneumatischer Kompression weder subjektiv noch objektiv zu dem gewünschten Erfolg geführt. Durch die Liposuktion von durchschnittlich 1750 ml (570-3195 ml) konnte eine durchschnittliche Ödemreduktion über 100 % erzielt werden (Tab. 6.5.1-10). Die Volumenreduktion liegt demnach höher als die Volumenvermehrung des Lymphödems vor der Absaugung (112).

Bei einzelnen Patientinnen dieser Gruppe wurden mithilfe der Laser-Doppler-Untersuchung auch Messungen der Hautdurchblutung vor sowie drei und zwölf Monate nach Liposuktion durchgeführt. Vor der Behandlung fand sich eine reduzierte Blutströmung in der Haut des Lymphödemarmes. Durch die Liposuktion konnte eine deutliche Ver-

6.5 Sekundäres Lymphödem in der Tumornachsorge

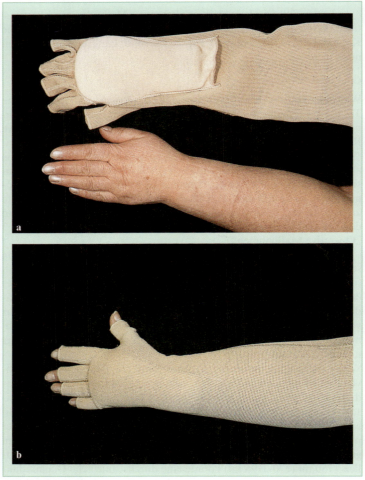

Abb. 6.5.1-15)
Sekundäres Lymphödem linker Arm nach manueller Entstauung, daneben Kompressionsarmstrumpf mit Handteil und Polstermaterial (a), nach Anziehen (b).

Sekundäres Lymphödem in der Tumornachsorge 6.5

durchschnittliches Volumen präoperativ	
Volumen Lymphödem:	1750 ml (570–3195 ml)
Volumen entfernt:	1980 ml (845–3850 ml)

durchschnittliches Volumen postoperativ	
3 Monate	95 % (n=81)
6 Monate	101 % (n=80)
1 Jahr	107 % (n=78)
2 Jahre	110 % (n=70)
8 Jahre	120 % (n=15)
9 Jahre	115 % (n= 8)

Tab. 6.5.1-10)
Ergebnisse einer Liposuktion bei speziellen Formen eines sekundären Armlymphödems.
(Nach Angaben von Brorson, 2003 (112)).

besserung der Hautdurchblutung erzielt werden. Die posttherapeutischen Messwerte entsprachen denjenigen der gesunden Gegenseite. Mit der Verbesserung der Hautdurchblutung kam es zu einer Reduzierung der Infekthäufigkeit (116).

Interessant und aufschlussreich für die endgültige Beurteilung ist auch die Beobachtung im Zusammenhang mit der nachfolgenden Langzeit-Kompressionsbehandlung. Bei sechs Frauen der Liposuktionsgruppe wurde ein Jahr nach Therapiebeginn die Kompression für eine Woche entfernt. Sämtliche Patientinnen entwickelten in diesem kurzen Zeitraum eine Zunahme des Armvolumens von 135–775 ml. Durch erneute Kompressionsbestrumpfung konnte die Volumenzunahme innerhalb von 14 Tagen wieder rückgängig gemacht werden (117).

Diese Beobachtung und die Ergebnisse ergänzender lymphszintigraphischer Untersuchungen bestätigen die Annahme, dass durch die invasive Lipo-Lymphosuktion die bestehende Funktionseinschränkung des Lymphgefäßsystems nicht behoben, sondern eher verschlechtert wird.

Die bisher vorliegenden Ergebnisse lassen lediglich den Schluss zu, dass eine Gewebeabsaugung in Kombination mit einer Kompressionstherapie zu einer schnellen und erheblichen Volumenreduktion des lymphödematösen Armes führt. Für die betroffene Patientin mag

6.5 Sekundäres Lymphödem in der Tumornachsorge

damit eine Verbesserung der Lebensqualität verbunden sein. Dieses Ergebnis geht aber zu Lasten einer zusätzlichen Schädigung des oberflächlichen Lymphgefäßsystems.

Deshalb kann zum gegenwärtigen Zeitpunkt eine Gewebeabsaugung beim chronischen Lymphödem nicht als therapeutische Alternative zu einer qualifiziert durchgeführten Kombinierten Physikalischen Entstauungsbehandlung angesehen werden. In besonders gelagerten Einzelfällen, wie oben erwähnt, mag diese Methode eine Berechtigung haben. Die Indikation sollte jedoch zurückhaltend und erst nach vollständiger Ausschöpfung konservativer Behandlungsmethoden gestellt werden.

▶ Merksätze

- **Sekundäre Lymphödeme nach Therapie eines Mammakarzinoms sind häufig.**

- **Die Frühzeichen einer lymphatischen Abfluss-Störung nach Mammakarzinom-Behandlung finden sich dorsal (dorsaler Rumpfquadrant, dorsaler Oberarm)!**

- **Auch bei geringen Lymphödemen ist eine konsequente Entstauungsbehandlung indiziert.**

6.5.1.8 Literatur

1. Schuchhardt C. das Lymphödem der Thoraxwand und der verbliebenen Brust nach brusterhaltender Therapie und Bestrahlung. Lymph-Forsch 2004; 8: 82-84.

2. Granel B, Gaudy C, Serratrice J et al. Severe lower limbs lymphedema following breast carcinoma treatment revealing radiation-induced constrictive pericarditis - a case report. Angiology 2005; 56: 119-121.

3. Pilepich MV, Asbell SO, Mulholland GS et al. Surgical staging in carcinoma of the prostate: the RTOG experience. Radiation Therapy Oncology Group. Prostate 1984; 5: 471-476.

4. Park JH, Lee WH, Chung HS. Incidence and risk factors of breast cancer lymphoedema. J Clin Nurs 2008; 17: 1450-1459.

5. Meeske KA, Sullivan-Halley J, Smith AW et al. Risk factors for arm lymphedema following breast cancer diagnosis in Black women and White women. Breast Cancer Res Treat 2009; 113: 383-391.

6. Swenson KK, Nissen MJ, Leach JW et al. Case-control study to evaluate predictors of lymphedema after breast cancer surgery. Oncol Nurs Forum 2009; 36: 185-193.

7. Svensson WE, Mortimer PS, Tohno E et al. Colour Doppler Demonstrates Venous Flow Abnormalities in Breast Cancer Patients with Chronic Arm Swelling. Eur J Cancer 1994; 30A: 657-660.

8. Svensson WE, Mortimer PS, Tohno E et al. Increased Arterial Inflow demonstrated by Doppler Ultrasound in Arm Swelling Following Breast Cancer Treatment. Eur J Cancer 1994; 30A: 661-664.

9. Mortimer PS. The Pathophysiology of Lymphedema. Cancer 1998; 83: 2798-2802.

10. Pain SJ, Vowler S, Purushotham AD. Axillary vein abnormalities contribute to development of lymphoedema after surgery for breast cancer. Br J Surg 2005; 92: 311-315.

11. Tsai RJ, Dennis LK, Lynch CF et al. The risk of developing arm lymphedema among breast cancer survivors: a meta-analysis of treatment factors. Ann Surg Oncol 2009; 16: 1959-1972.

12. Schünemann H, Willich N. Lymphödeme nach Mammakarzinom - eine Studie über 5868 Fälle. Dtsch med Wschr 1997; 122: 536-541.

13. Armer J, Fu MR, Wainstock JM et al. Lymphedema following breast cancer treatment, including sentinel lymph node biopsy. Lymphology 2004; 37: 73-91.

14. Golshan M, Martin WJ, Dowlatshahi K. Sentinel lymph node biopsy lowers the rate of lymphedema when compared with standard axillary lymph node dissection. Am Surg 2003; 69: 209-211; discussion 212.

15. Langer I, Guller U, Berclaz G et al. Morbidity of sentinel lymph node biopsy (SLN) alone versus SLN and completion axillary lymph node dissection after breast cancer surgery: a prospective Swiss multicenter study on 659 patients. Ann Surg 2007; 245: 452-461.

16. Celebioglu F, Perbeck L, Frisell J et al. Lymph Drainage Studied by Lymphoscintigraphy in the Arms after Sentinel Node Biopsy Compared with Axillary Lymph Node Dissection Following Conservative Breast Cancer Surgery. Acta Radiol 2007; 48: 488-495.

17. Mansel RE, Fallowfield L, Kissin M et al. Randomized multicenter trial of sentinel node biopsy versus standard axillary treatment in operable breast cancer: the ALMANAC Trial. J Natl Cancer Inst 2006; 98: 599-609.

18. Recht A, Houlihan MJ. Axillary Lymph Nodes and Breast Cancer. Cancer 1995; 76: 1491-1512.

19. Kiel KD, Rademacher AW. Early-Stage Breast Cancer: Arm Edema after Wide Excision and Breast Irradiation. Radiology 1996; 198: 279-283.

20. Keshtgar MRS, Ell PJ. Sentinel lymph node detection and imaging. Eur J Nucl Med 1999; 26: 57-67.

21. Silberman AW, McVay C, Cohen JS et al. Comparative morbidity of axillary lymph node dissection and the sentinel lymph node technique: implicati ons for patients with breast cancer. Ann Surg 2004; 240: 1-6.

22. Gandhi RT, Getrajdman GI, Brown KT et al. Placement of subcutaneous chest wall ports ipsilateral to axillary lymph node dissection. J Vasc Interv Radiol 2003; 14: 1063-1065.

23. Goffman TE, Laronga C, Wilson L et al. Lymphedema of the arm and breast in irradiated breast cancer patients: risks in an era of dramatically changing axillary surgery. Breast J 2004; 10: 405-411.

24. Blanchard DK, Donohue JH, Reynolds C et al. Relapse and morbidity in patients undergoing sentinel lymph node biopsy alone or with axillary dissection for breast cancer. Arch Surg 2003; 138: 482-487; discussion 487-488.

25. Langer I, Kocher T, Guller U et al. Long-term outcomes of breast cancer patients after endoscopic axillary lymph node dissection: a prospective analysis of 52 patients. Breast Cancer Res Treat 2005; 90: 85-91.

26. Ronka RH, Pamilo MS, von Smitten KA et al. Breast lymphedema after breast conserving treatment. Acta Oncol 2004; 43: 551-557.

27. Schijven MP, Vingerhoets AJ, Rutten HJ et al. Comparison of morbidity between axillary lymph node dissection and sentinel node biopsy. Eur J Surg Oncol 2003; 29: 341-350.

28. Ozaslan C, Kuru B. Lymphedema after treatment of breast cancer. Am J Surg 2004; 187: 69-72.

29. Johansson K, Branje E. Arm lymphoedema in a cohort of breast cancer survivors 10 years after diagnosis. Acta Oncol 2010; 49: 166-173.

30. van der Veen P, De Voogdt N, Lievens P et al. Lymphedema development following breast cancer surgery with full axillary resection. Lymphology 2004; 37: 206-208.

31. Werner RS, McCormick B, Petrek J et al. Arm Edema in Conservatively Managed Breast Cancer: Obesity Is a Major Predictive Factor. Radiology 1991; 180: 170-184.

32. Lucy K, Helyer LK, Varnic M et al. Obesity is a Risk Factor for Developing Postoperative Lymphedema in Breast Cancer Patients. Breast J 2010; 16 (1): 48-54.

33. Armer J, Fu MR. Age differences in post-breast cancer lymphedema signs and symptoms. Cancer Nurs 2005; 28: 200-207; quiz 208-209.

34. Bar Ad V, Cheville A, Solin LJ et al. Time course of mild arm lymphedema after breast conservation treatment for early-stage breast cancer. Int J Radiat Oncol Biol Phys 2010; 76: 85-90.

35. Lawenda BD, Mondry TE, Johnstone PA. Lymphedema: A primer on the identification and management of a chronic condition in oncologic treatment. CA Cancer J Clin 2009; 59: 8-24.

36. Petrek AJ, Heelan MC. Incidence of Breast Carcinoma-Related Lymphedema. Cancer 1998; 83: 2776-2781.

37. Liberman L, Cody HS, Hill ADK et al. Sentinel Lymph Node Biopsy after Percutaneous Diagnosis of Nonpalpable Breast Cancer. Radiology 1999; 211: 835-844.

38. Valdes Olmos RA, Jansen L, Muller SH et al. Contribution of nuclear medicine to lymphatic mapping and sentinel node identification in oncology. Rev Esp Med Nucl 1999; 18: 111-121.

39. Pressman PI. Surgical Treatment and Lymphedema. Cancer 1998; 83: 2782-2787.

40. Weissleder R, Cheng HC, Marecos E et al. Non-invasive In Vivo Mapping of Tumour Vascular and Interstitial Volume Fractions. Eur J Cancer 1998; 34: 1448-1454.

41. Weissleder R, Tung CH, Mahmood U et al. In vivo imaging of tumors with protease-activated near-infrared fluorescent probes. Nat. Biotechnol 1999; 17: 375-378.

42. Weissleder R. Molecular Imaging: Exploring the Next Frontier. Radiology 1999; 212: 609-614.

43. Schuchhardt C, Földi E, Földi M. Diagnostic - Therapy - Long Term Observation of Lymphedema following Cancer Treatment. J Exper Clin Hematology 1985; 51: 175-175.

44. Frick A, Baumeister RGH. Ergebnisse der autogenen Lymphgefäß-Transplantation. In: Baumeister RGH (Hrsg.). Lymphologica, Jahresband. Medikon, München 1990; 59-62.

45. Hayes SC, Janda M, Cornish B et al. Lymphedema after breast cancer: incidence, risk factors, and effect on upper body function. J Clin Oncol 2008; 26: 3536-3542.

46. Pfaff A. Einseitiges sekundäres Postmastektomie-Armlymphödem. Ztsch Lymphologie 1988; 1/2: 19-23.

47. Hormes J, Bryan C, Lytle L et al. Impact of lymphedema and arm symptoms on quality of life in breast cancer survivors. Lymphology 2010; 43: 1-13.

48. Yang EJ, Park WB, Seo KS et al. Longitudinal change of treatment-related upper limb dysfunction and its impact on late dysfunction in breast cancer survivors: a prospective cohort study. J Surg Oncol 2010; 101: 84-91.

49. Moskovitz AH, Anderson BO, Yeung RS et al. Axillary web syndrome after axillary dissection. Am J Surg 2001; 181: 434-439.

50. Bosompra K, Ashikaga T, O'brien PJ eat l. Swelling, Numbness, Pain, and Their Relationship to Arm Function Among Breast Cancer Survivors: A Disablement Process Model Perspective. The Breast J 2002; 8: 338-348.

51. Rampaul RS, Mullinger K, Macmillan RD et al. Incidence of clinically signiocant lymphoedema as a complication following surgery for primary operable breast cancer. Eur J Cancer 2003; 39: 2165-2167.

52. Voogd AC, Ververs JM, Vingerhoets AJ et al. Lymphoedema and reduced shoulder function as indicators of quality of life after axillary lymph node dissection for invasive breast cancer. Br J Surg 2003; 90: 76-81.

53. Ben Salah H, Siala W, Maaloul I et al. Erysipelas after breast cancer treatment. Tunis Med 2002; 80: 465-468.

Sekundäres Lymphödem in der Tumornachsorge 6.5

54. Földi E. Sekundäre Lymphödeme nach Brustkrebsbehandlung - Lymphödemkomplikationen. In: Kaiserling E, Kröber SM, Ruck P (Hrsg.). Lymphologica 97, Tübingen. Kagerer Kommunikation, Bonn 1997; 81-82.

55. Kornblith AB, Ligibel J. Psychosocial and sexual functioning of survivors of breast cancer. Semin Oncol 2003; 30: 799-813.

56. Lette J. A simple and innovative device to measure arm volume at home for patients with lymphedema after breast cancer. J Clin Oncol 2006; 24: 5434-5440.

57. Baer-Suryadinata C, Clodius L, Isenring G et al. Lymph capillaries in postmastektomy lymphoedema. In: Bollinger A, Partsch H, Wolfe JHN (Hrsg.). The initial lymphatics. Thieme, Stuttgart - New York 1985; 158-161.

58. Weissleder H. Lymphszintigraphische Untersuchungen beim Armlymphödem. Therapiewoche 1985; 35: 2448-2458.

59. Brauer WJ, Weissleder H. Methodik und Ergebnisse der Funktionslymphszintigraphie: Erfahrungen bei 924 Patienten. Phlebologie 2002; 31: 118-125.

60. Pecking A, Desprez-Curely JP, Cluzan R. Post Radio-Surgical Upper Limbs Lymphoedemas: Investigation by Indirect Lymphography with 99mTc Rhenium Sulfide. In: Bartos V, Davidson JW, (Hrsg.). Advances in Lymphology. Avicenum Czechoslovak Medical Press, Prag 1982; 445-452.

61. Göltner E, Gass P, Haas JP et al. The Importance of Volumetry,Lymphszintigraphy and Computertomography in the Diagnosis of Brachial Edema after Mastectomie. Lymphology 1988; 21: 134-143.

62. Lehman CD, DeMartini W, Anderson BO et al. Indications for breast MRI in the patient with newly diagnosed breast cancer. J Natl Compr Canc Netw 2009; 7: 193-201.

63. Schuchhardt C. Vergleichende Untersuchung zur Volumenerfassung von Extremitäten durch optoelektronische und plethysmographische Messung. LymphForsch 2003; 7: 22-24.

64. Göltner E, Gass P, Haas JP et al. Volumetrie, Lymphszintigraphie und Computertomographie zur Beurteilung des Armlymphödems nach Mastektomie. In: Partsch H, Stöberl C, Földi E et al. (Hrsg.). Ödem. Perimed, Erlangen 1988; 140-145.

65. Seichert N, Sika A, Senn E. Optoelektronische Messung des Armvolumens vor und nach Physikalischen Maßnahmen bei gesunden Probanden. In: Baumeister RGH (Hrsg.). Lymphologica 89. Medikon, München 1989; 119-122.

66. Brauer WJ, Hamid H, Dudwiesus H et al. Sonographische Lymphknotenanatomie mit hochauflösendem Ultraschall. In vitro Untersuchung. LymphForsch 2002; 6: 10-16.

67. Sener SF, Milos S, Feldman JL et al. The Spectrum of Vascular Lesions in the Mammary Skin, Including Angiosarcoma, after Breast Conservation Treatment for Breast Cancer. J Am Coll Surg 2001; 193: 22-28.

68. Billings SD, McKenney JK, Folpe AL et al. Cutaneous angiosarcoma following breast-conserving surgery and radiation: an analysis of 27 cases. Am J Surg Pathol 2004; 28: 781-788.

69. Majewski J, Austin MR, Fitzgerald RH. Cutaneous Angiosarcoma in an Irradiated Breast After Breast Conservation Therapy for Cancer: Association With Chronic Breast Lymphedema. Journal of Surgical Oncology 2000; 74: 208-213.

70. Stewart FW, Treves N. Lymphangiosarcoma in postmastektomy lymphedema; A report of six cases in elephantiasis chirurgica. Cancer 1948; 1: 64-81.

71. Rüttimann A, Del Buono MS. Die Lymphographie. In: Schinz HR, Glauner R, Rüttimann A (Hrsg.). Ergebnisse der medizinischen Strahlenforschung. Georg Thieme, Stuttgart 1964; 248-317.

72. Komorowski AL, Wysocki WM, Mitus J. Stewart-Treves syndrome. Pol Merkuriusz Lek 2004; 16: 493-494.

73. Hellbom B, Smola MG. Lymphangiosarkom als seltene maligne Folge des chronischen Lymphödems. In: Baumeister RGH (Hrsg.). Lymphologica, Jahresband. Medikon, München 1990; 114-115.

74. Wang XY, Jakowski J, Tawfik OW et al. Angiosarcoma of the breast: a clinicopathologic analysis of cases from the last 10 years. Ann Diagn Pathol 2009; 13: 147-150.

75. Marsch WC. Angiosarkom bei chronischem Lymphödem der unteren Extremität. Med Welt 1980; 31: 585-587.

76. Cerri A, Gianni C, Corbellino M et al. Lymphangiosarcoma of the pubic region: a rare complication arising in congenital non-hereditary lymphedema. Eur J Dermatol 1998; 8: 511-514.

77. Laguerre B, Lefeuvre C, Kerbrat P et al. Stewart-Treves syndrom arising in posttraumatic lymphedema. Bull Cancer (Paris) 1999; 86: 279-282.

78. Pincus LB, Fox LP. Images in clinical medicine. The Stewart-Treves syndrome. N Engl J Med 2008; 359: 950.

79. Hildebrandt G, Mittag M, Gutz U et al. Cutaneous breast angiosarcoma after conserving treatment of breast cancer. Eur J Dermatol 2001; 11: 580-583.

80. Stewart NJ, Pritchard DJ, Nascimento AG et al. Lymphangiosarcoma following mastectomy. Clin Orthop 1995: 135-141.

81. Nakazono T, Kudo S, Matsuo Y et al. Angiosarcoma associated with chronic lymphedema (Stewart-Treves syndrome) of the leg: MR imaging. Skeletal Radiol 2000; 29: 413-416.

82. Schindera ST, Streit M, Kaelin U et al. Stewart-Treves syndrome: MR imaging of a postmastectomy upper-limb chronic lymphedema with angiosarcoma. Skeletal Radiol 2005; 34: 156-160.

83. Budd GT. Management of angiosarcoma. Curr Oncol Rep 2002; 4: 515-519.

84. Roy P, Clark MA, Thomas JM. Stewart-Treves syndrome - treatment and outcome in six patients from a single centre. Eur J Surg Oncol 2004; 30: 982-986.

85. Herrmann A, Helmhold P, Becker A et al. Lymphgefäßsystem und Strahlentherapie. LymphForsch 1999; 3: 86-89.

86. Brady MS, Garfein CF, Petrek JA et al. Post-treatment sarcoma in breast cancer patients. Ann Surg Oncol 1994; 1: 66-72.

87. Karlsson P, Holmberg E, Samuelsson A et al. Soft tissue sarcoma after treatment for breast cancer--a Swedish population-based study. Eur J Cancer 1998; 34: 2068-2075.

88. Grobmyer SR, Daly JM, Glotzbach RE et al. Role of Surgery in the Management of Postmastectomy Extremity Angiosarccoma (Stewart-Treves Syndrome). J Surg Oncol 2000; 73: 182-188.

89. Dürr H, Pellengahr C, Nerlich A et al. Stewart-Treves syndrome as a rare complication of the hereditary lymphedema. VASA 2004; 33: 42-45.

90. Hutzschenreuter P, Brümmer H. Lymphangiomotorik und Gewebedruck. Lymphol 1986; 10: 55-57.

6.5 Sekundäres Lymphödem in der Tumornachsorge

91. Hutzschenreuter P, Mörler H, Brümmer H. Wirkung der Einhand-Effleurage und der manuellen Lymphdrainage auf interstitiellen Flüssigkeitsdruck und Lymphangiomotorik in der postoperativen Phase. In: Lymphologen GD (Hrsg.). Ödem. Perimed, Erlangen 1988; 155-157.

92. Hussain M, Baumeister R, Schünemann H. Physikalisch-therapeutische Maßnahmen nach Brustkrebsoperation inklusive Behandlung von Lymphödemen. In: Empfehlungen zur Diagnostik, Therapie und Nachsorge Mammakarzinom, 7. Auflage. Tumorzentrum München, 1998.

93. Koul R, Dufan T, Russell C et al. Efficacy of complete decongestive therapy and manual lymphatic drainage on treatment-related lymphedema in breast cancer. Int J Radiat Oncol Biol Phys 2007; 67: 841-846.

94. Torres Lacomba M, Yuste Sanchez MJ, Zapico Goni A et al. Effectiveness of early physiotherapy to prevent lymphoedema after surgery for breast cancer: randomised, single blinded, clinical trial. Bmj 2010; 340: b5396.

95. Lau RW, Cheing GL. Managing postmastectomy lymphedema with low-level laser therapy. Photomed Laser Surg 2009; 27: 763-769.

96. Sagen A, Karesen R, Risberg MA. Physical activity for the affected limb and arm lymphedema after breast cancer surgery. A prospective, randomized controlled trial with two years follow-up. Acta Oncol 2009: 1-9.

97. Kilbreath SL, Ward LC, Lane K et al. Effect of air travel on lymphedema risk in women with history of breast cancer. Breast Cancer Res Treat 2010; 120: 649-654.

98. Dawson WJ, Elenz DR, Winchester DP et al. Elective Hand Surgery in the Breast Cancer Patient with Prior Ipsilateral Axillary Dissection. Ann Surg Oncol 1995; 2(2): 132-137.

99. Jessberger B. Infektionen der chronisch gestauten Haut-Erkennung, Behandlung und Vorbeugung. In: Baumeister RGH, Clodius L, Földi E et al. (Hrsg.). Lymphologica, Jahresband. Medikon, München 1990; 140-141.

100. Tidhar D, Katz-Leurer M. Aqua lymphatic therapy in women who suffer from breast cancer treatment-related lymphedema: a randomized controlled study. Support Care Cancer 2010; 18: 383-392.

Sekundäres Lymphödem in der Tumornachsorge 6.5

101. Passik SD, McDonald MV. Psychosocial aspects of upper extremity lymphedema in women treated for breast carcinoma. Cancer 1998; 83: 2817-2820.

102. Hiller-Schneidewendt A, Schuchhardt C. Psychologische Aspekte der Kompressionsstrumpfbehandlung des sekundären Armlymphödems nach Brustkrebsbehandlung. LymphForsch 1998; 2: 83-86.

103. Eisenhuth C. Das Brustödem nach Tumorektomie. In: Kaiserling E, Kröber SM, Ruck P (Hrsg.). Lymphologica 97, Tübingen. Kagerer Kommunikation, Bonn 1997; 203-204.

104. Lorinzi CL, Kugler JW, Sloan JA et al. Lack of Effekt of Coumarin in Women With Lymphedema After Treatment for Breast Cancer. N Engl J Med 1999; 340: 346-350.

105. Lorinzi CL, Sloan JA, Kugler J. Coumarin-induced hepatotoxicity. J Clin Oncol 1997; 15: 3167-3168.

106. Baumeister RG, Frick A. The microsurgical lymph vessel transplantation. Handchir Mikrochir Plast Chir 2003; 35: 202-209.

107. Yamamoto Y, Horiuchi K, Sasaki S et al. Follow-up study of upper limb lymphedema patients treated by microsurgical lymphaticovenous implantation (MLVI) combined with compression therapy. Microsurgery 2003; 23: 21-26.

108. Yamamoto Y, Sugihara T. Microsurgical lymphaticovenous implantation for the treatment of chronic lymphedema. Plast Reconstr Surg 1998; 101: 157-161.

109. Becker C, Assouad J, Riquet M et al. Postmastectomy lymphedema: long-term results following microsurgical lymph node transplantation. Ann Surg 2006; 243: 313-315.

110. Brorson H, Svensson H, Norrgren K et al. Liposuction Reduces Arm Lymphedema Without Significantly Altering the Already Impaired Lymph Transport. Lymphology 1998; 31: 156-172.

111. Brorson H. Liposuction gives complete reduction of chronic large arm lymphedema after breast cancer. Acta Oncol 2000; 39: 407-420.

112. Brorson H. Liposuction of arm lymphoedema. Handchir Mikrochir Plast Chir 2003; 35: 225-232.

113. Brorson H, Ohlin K, Olsson G et al. Quality of life following liposuction and conservative treatment of arm lymphedema. Lymphology 2006; 39: 8-25.

114. Brorson H, Ohlin K, Olsson G et al. Adipose tissue dominates chronic arm lymphedema following breast cancer: an analysis using volume rendered CT images. Lymphat Res Biol 2006; 4: 199-210.

115. Damstra RJ, Voesten HG, Klinkert P et al. Circumferential suction-assisted lipectomy for lymphoedema after surgery for breast cancer. Br J Surg 2009; 96: 859-864.

116. Brorson H, Svensson H. Skin Blood Flow ot the Lymphedematous Arm Before and After Liposuction. Lymphology 1997; 30: 165-172.

117. Brorson H, Svensson H. Liposuction Combined with Controlled Compression Therapy Reduces Arm Lymphedema More Effectively than Controlled Compression Therapy Alone. Plast Reconstr Surg 1998; 102: 1058-1067.

6.5.2 Lymphödem nach malignen urologischen und gynäkologischen Tumoren

H. Weissleder, C. Schuchhardt

Die meisten lymphostatischen Ödeme im Zusammenhang mit malignen Erkrankungen des Beckens und Abdomens sind Folgen der Therapie. Bei den ein- oder doppelseitigen Lymphödemen der Extremitäten oder bei Genitalödemen ist die Ursache der Lymphabfluss-Störung (beispielsweise Lymphadenektomien, Strahlentherapie) in der Regel bekannt. Klinisches Bild und Häufigkeit der Lymphödeme werden von der Lokalisation und Ausprägung der lymphogenen Schädigung und den Kompensationsmöglichkeiten bestimmt, wie das nachfolgende Beispiel des Prostatakarzinoms zeigt.

Nach einer Prostatakarzinom-Behandlung, bestehend aus pelviner Lymphadenektomie, operativer Freilegung der Prostata, Seed-Implantation und zusätzlicher perkutaner Strahlentherapie, traten bei neun von 20 Patienten (45 %) Lymphödeme der unteren Extremitäten auf. Ein Genitalödem (Abb. 6.5.2-1) fand sich bei drei dieser Patienten. Durch eine modifizierte Lymphadenektomie und transperineale Seed-Implantation konnte die Ödemhäufigkeit auf 2 % reduziert werden (1). Die Entwicklung eines Genitalödems als Folge einer Malignombehandlung ist bei Blasen- und Rektumkarzinomen aber auch bei Hodgkin- und Non-Hodgkin-Lymphomen beobachtet worden (2).

Eine Fragebogenaktion bei 802 Patientinnen nach Behandlung gynäkologischer Malignome ergab eine Lymphödemhäufigkeit der unteren Extremitäten von insgesamt 25 %. Bei Überlebenden nach Vulvakrebs wird in dieser Studie die Häufigkeit mit 36 % angegeben. Die perkutane Strahlentherapie, eine Lymphknotenentfernung sowie Übergewicht und Adipositas werden als Risikofaktoren bezüglich einer Lymphödementwicklung angesehen (3).

In einer anderen Studie wird, basierend auf einer retrospektiven Auswertung von posttherapeutischen Komplikationen, bei 101 von 172 behandelten Patienten mit Vulvakarzinom die Lymphödemhäufigkeit mit 28 % angegeben. Als weitere Komplikationen wurden Wundheilungsstörungen (17 %), Infektionen in der Leistenregion (39 %) und Lymphozelen (40 %) genannt. Frühe Komplikationen waren häufig mit den später nachweisbaren Lymphödemen vergesellschaftet (4).

6.5. Sekundäres Lymphödem in der Tumornachsorge

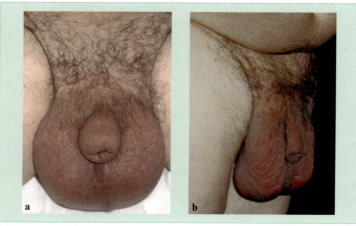

Abb. 6.5.2-1)
Genitalödem als Folge eines lymphogen metastasierenden Prostatakarzinoms vor (a) und nach (b) einer manuellen Entstauungsbehandlung.

Tam et al. geben die Häufigkeit von Lymphzysten (gemeint sind wahrscheinlich Lymphozelen) nach einer beidseitigen pelvinen Lymphadenektomie mit 44,4 % (48/108 Patienten) an (5). In dieser prospektiven Studie wurden insgesamt 108 Patientinnen mit unterschiedlichen gynäkologischen Malignomen zwei und sechs Wochen sowie drei, sechs, neun und zwölf Monate nach der Operation mit 3D-Ultraschall untersucht. Bei 39 Frauen konnten die sogenannten Zysten bereits zwei Wochen nach der Operation nachgewiesen werden. Die Rückbildung der meist asymptomatischen Zysten erfolgte spontan. Lediglich neun waren auch nach zwölf Monaten noch sichtbar. Die ermittelten Volumina differierten zum Zeitpunkt der Diagnose zwischen 6,5 ml und 189 ml. Eine Zysteninfektion wurde nur einmal registriert.

6.5.2.1 Definition

Lymphödem auf der Basis einer mechanisch bedingten Blockade der Lymphzirkulation nach Versagen sämtlicher Kompensationsmechanismen. Die verbliebene Transportkapazität der Lymphgefäße und Lymphknoten reicht nicht mehr aus, die normale lymphpflichtige Wasser- und Eiweißlast zu bewältigen.

Sekundäres Lymphödem in der Tumornachsorge 6.5

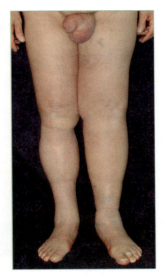

Abb. 6.5.2-2)
Malignes Lymphödem des linken Beines und der Genitalien bei Prostatakarzinom mit Lymphknotenmetastasen.

6.5.2.2 Pathologische Anatomie

Die Histologie wird durch die Art der lokalen Schädigung bestimmt. Nach iatrogenen Läsionen wie Durchtrennung, Unterbindung und Obliteration von Lymphgefäßen und/oder Lymphknotenentfernungen werden Gefäßverschlüsse, Kollateralgefäße, Lymphozelen, Lymphzysten und Kaliberdifferenzen intakter Lymphgefäße beobachtet. Intra- und perilymphatische Fibrosierungen mit Lumeneinengungen der Lymphgefäße fanden sich bei sekundären Beinödemen nach inguinaler Lymphknotenexstirpation, Unterleibsoperationen und Strahlentherapie (6).

Histologisch lassen sich an den efferenten Lymphgefäßen der Primär- und Rezidivtumoren Tumorzellthromben, Tumorinvasionen der Gefäßwand oder eine lymphogene Tumorausbreitung (Lymphangiosis carcinomatosa) nachweisen. Gelegentlich werden auch entzündliche Gefäßwandinfiltrationen beobachtet.

Stenosen der Lymphkollektoren oder Gefäßverschlüsse durch Tumorkompression können zur prästenotischen Dilatation der afferenten Lymphgefäße und fibrotischen Veränderungen unterschiedlichen Ausmaßes führen.

6.5. Sekundäres Lymphödem in der Tumornachsorge

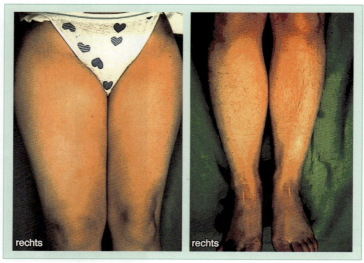

Abb. 6.5.2-3)
Zentral betontes sekundäres Lymphödem rechtes Bein nach Therapie eines Uteruskarzinoms.

6.5.2.3 Pathophysiologie

Die Strömungsunterbrechung nach Durchtrennung oder Ligatur der Lymphgefäße oder nach Lymphknotenexstirpation und die strahlentherapeutisch bedingten Strukturveränderungen in den Lymphknoten verursachen eine Abflussbehinderung in den afferenten Gefäßabschnitten des betroffenen Drainagegebietes. Bei unzureichenden Kompensationsmöglichkeiten resultiert daraus eine mehr oder weniger ausgeprägte Akkumulation eiweißreicher Flüssigkeit im Interstitium. Wundinfektionen, Hitze und körperliche Belastungen verstärken den Effekt durch die vermehrte Volumenbelastung der Lymphgefäße.

6.5.2.4 Diagnostik

Zielsetzung der Basisdiagnostik ist die frühzeitige Erfassung einer posttherapeutischen Lymphostase.
Anamnese: Sekundäre Beinlymphödeme nach operativer und/oder strahlentherapeutischer Behandlung gynäkologischer und urologischer Malignome beginnen meist mit einer Schwellung der Gliedmaßenwur-

Sekundäres Lymphödem in der Tumornachsorge 6.5

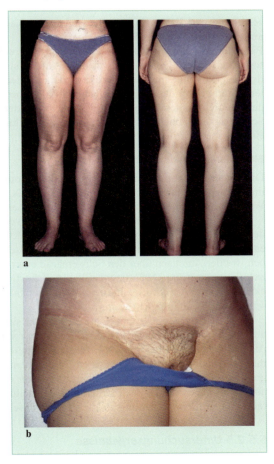

Abb. 6.5.2-4)
Posttherapeutisches zentrales Lymphödem im Bereich beider Oberschenkel (a) und des Mons pubis (b) nach Wertheim-Operation wegen eines Zervixkarzinoms.

zel und breiten sich später nach distal aus (Abb. 6.5.2-2 bis 6.5.2-4). Frühe Stadien werden von den Patienten häufig nicht realisiert. Erst nach Auftreten von Beschwerden wie Spannungsschmerz oder Schwellungen im Knöchel-Fuß-Bereich wird die Aufmerksamkeit auf eine lymphogene Abflussbehinderung gelenkt.

Inspektion: Bei der Betrachtung von Rumpf und Extremitäten muss auf Seitenunterschiede geachtet werden. Änderungen der Hautfarbe und Gefäßzeichnung geben weitere Informationen. Eine verstärkte Venenzeichnung und livide Hautverfärbungen sind beispielsweise Hinweise auf eine venöse Abfluss-Störung.

Palpation: Auch geringe, lokalisierte Weichteilschwellungen sind palpatorisch erfassbar. Dellen lassen sich im Anfangsstadium noch gut eindrücken. Mit zunehmender Fibrose wird das Unterhautfettgewebe härter. Häufig kann dabei ein Orangenhautphänomen nachgewiesen werden. Durch Seitenvergleich sind diese Veränderungen meist ohne Schwierigkeiten nachweisbar. Ein positives Hautfaltenzeichen bestätigt eine kutane Fibrose.

Bildgebende Untersuchungsverfahren

Die modernen Schnittbildverfahren, vor allem Computer-Tomographie und Magnetresonanz-Tomographie, können als die Methoden der Wahl im Rahmen der Rezidivdiagnostik angesehen werden.

Eine Funktions-Lymphszintigraphie ist dann von Nutzen, wenn mit der üblichen Basisdiagnostik (Anamnese, Inspektion, Palpation) eine endgültige Abklärung der bestehenden Weichteilschwellung nicht möglich ist oder Aussagen über den Schweregrad einer vermuteten Lymphzirkulationsstörung (Frühdiagnostik) oder die Lokalisation der Blockade erwünscht sind. Eine indirekte Lymphangiographie führt in diesem Zusammenhang nicht weiter.

Ergänzende phlebologische Untersuchungen sind nur bei Verdacht auf eine Phlebothrombose oder Abklärung einer venösen Abfluss-Störung anderer Ursache sinnvoll. Da es sich hierbei häufig um Strömungsbehinderungen in der pelvinen Region handelt, hat die Phlebographie bei der Erfassung und Lokalisation einer möglichen Blockade, aber auch wegen der Darstellbarkeit und Beurteilung der Kollateralgefäße, eine größere Bedeutung als die sonographische Untersuchung.

6.5.2.5 Untersuchungsergebnisse

Klinische Untersuchungsbefunde

Weichteilschwellungen in den unteren Rumpfquadranten und Extremitäten nach Therapie eines malignen Tumors im pelvinen oder abdominalen Bereich können sowohl eine lymphogene Ursache haben, als auch venös bedingt sein. Kombinationsformen sind möglich. Ihre Differenzierung erfordert den Einsatz apparativer Untersuchungsmethoden.

Tumorähnliche Veränderungen im Genitalbereich der Frauen können auch durch lokalisierte Lymphödeme vorgetäuscht werden. Bei

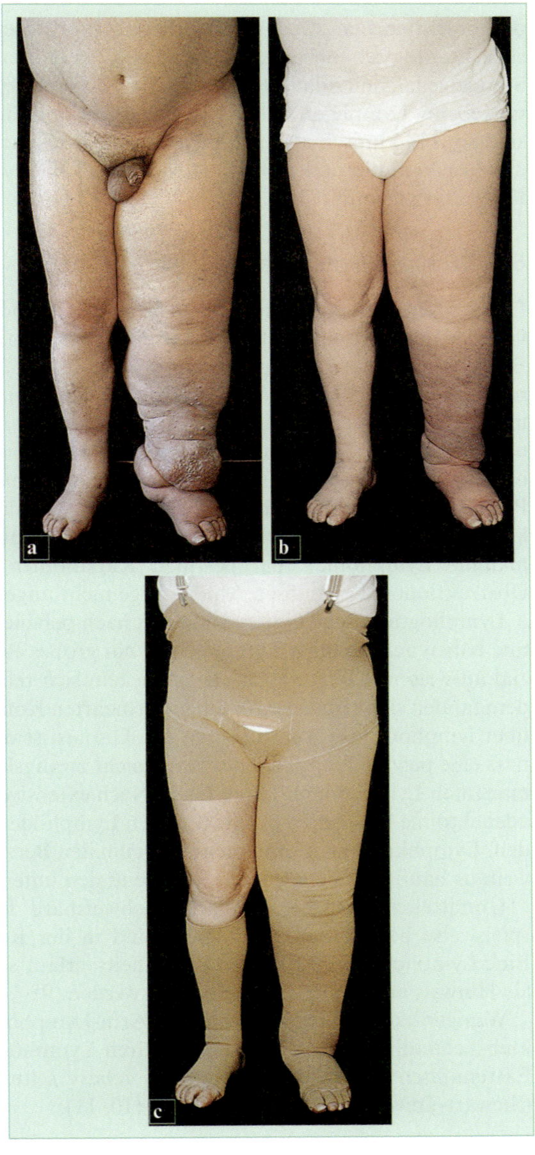

Sekundäres Lymphödem in der Tumornachsorge 6.5

Abb. 6.5.2-5) Chronisches sekundäres Lymphödem linkes Bein nach Operation eines Hodenkarzinoms und nachfolgender Strahlentherapie vor 25 Jahren. Bis zur erneuten stationären Aufnahme keine Behandlung. Zustand vor (a) und nach (b) einer achtwöchigen konsequenten Entstauungstherapie. Nachfolgende Versorgung mit maßgefertigtem Kompressionsstrumpf links, halber Hose und Kompressionskniestrumpf rechts (c). (Aufnahmen: Dr. U. Herpertz, St. Blasien).

den beschriebenen zwei Patientinnen mit polypösen Tumoren fanden sich histologisch neben ausgeprägten ödematösen Strukturen auch Spindelzellen und dilatierte, zum Teil von Lymphozytenansammlungen umgebene Lymphgefäße. Verwechslungen mit einem Angiomyxom sind sowohl klinisch als auch histologisch möglich. Das Fehlen myxomatöser Veränderungen wird als wichtigstes differentialdiagnostisches Kriterium genannt (7).

6.5.2.6 Krankheitsverlauf

Der Schweregrad einer lymphogenen Abflussbehinderung ist abhängig von der anatomischen Situation, der Lokalisation, dem Ausmaß der Blockade und den Kompensationsmöglichkeiten. Ursächlich spielen meist mehrere Faktoren eine Rolle. Zu den Hauptursachen zählen inguinale, pelvine und lumbale Passagebehinderungen als Folge der operativen und/oder Strahlentherapie, aber auch eine Tumorinfiltration oder Lymphknotenmetastasen (beispielsweise malignes Melanom, Peniskarzinom, maligne Hodentumoren, Prostatakarzinom, Rektumkarzinom, Vaginal-, Ovarial- und Uteruskarzinom, seltener auch maligne Lymphome). Bei pelvinen Karzinomen sind gleichzeitige Obstruktionen der venösen Abflusswege nicht ungewöhnlich.

Lymphographische Untersuchungen nach pelviner Lymphadenektomie haben gezeigt, dass Lymphgefäße ein großes Regenerationspotenzial aufweisen. Kollateralgefäße entwickeln sich relativ schnell, außerdem fanden sich Hinweise für einen vermehrten Kontrastmittelabstrom über lymphovenöse Anastomosen (8). Daraus ist der Schluss erlaubt, dass eine pelvine Lymphadenektomie nicht zwangsläufig zu einem permanenten Lymphödem führen muss. Nach extensiver pelviner Lymphadenektomie kann in 16 % mit stärkeren Lymphödemen gerechnet werden. Lymphknotenentfernungen im inguinalen Bereich führen dagegen weitaus häufiger zu einer Lymphostase in den unteren Extremitäten.

Unmittelbar posttherapeutisch nachweisbare Lymphödeme (beispielsweise bei Kollumkarzinomen) sind in der Regel Therapiefolge. Eine Lymphostase im späteren Krankheitsverlauf sollte in erster Linie als Hinweis auf ein Rezidiv eingestuft werden (9).

Weniger häufig als bei langjährigen Arm-Lymphödemen nach Brustkrebsbehandlung ist auch bei sekundären Lymphödemen der unteren Extremitäten mit dem Auftreten des relativ seltenen Angiosarkoms (Stewart-Treves-Syndrom) zu rechnen (10, 11).

Sekundäres Lymphödem in der Tumornachsorge 6.5

6.5.2.7 Therapie

Das Behandlungskonzept ist abhängig von der Grunderkrankung, den Beschwerden und dem Lymphödemstadium. Wird das Lymphödem durch ein Tumorrezidiv verursacht, steht eine onkologische Behandlung im Vordergrund der therapeutischen Maßnahmen.

Ähnlich wie bei den sekundären Armlymphödemen nach Mastektomie werden auch bei Bein-, Skrotal- und anderen Lymphödemlokalisationen die besten Behandlungserfolge mit einer konsequenten physikalischen Entstauungsbehandlung erzielt (Abb. 6.5.2-5 a, b, c).

Die Wirksamkeit medikamentöser Maßnahmen als echte Alternative zur physikalischen Entstauungsbehandlung konnte bisher nicht bewiesen werden.

Über die Wirksamkeit der operativen Lymphödembehandlung (beispielsweise lymphovenöse Shunts, Lymphgefäßtransplantationen) bei einer Lymphostase im Genitalbereich und den unteren Extremitäten liegen nur Einzelergebnisse vor. Der Einsatz dieser Therapieform bleibt ausgewählten Krankheitsformen vorbehalten.

> **▶Merksatz**
>
> • Jede nach einer erfolgreichen postoperativen Lymphödembehandlung neu auftretende Lymphostase ist solange als rezidivbedingt anzusehen, bis ein bösartiger Prozess ausgeschlossen ist.

6.5.2.8 Literatur

1. Hammer J. Jod-125-Seed-Implantation in der Behandlung des Prostatakarzinoms. Strahlenther Onkol 1991; 167: 63-81.

2. Vignes S, Trevidic P. Lymphedema of male external genitalia: a retrospective study of 33 cases. Ann Dermatol Venereol 2005; 132: 21-25.

3. Beesley V, Janda M, Eakin E et al. Lymphedema after gynecological cancer treatment: prevalence, correlates, and supportive care needs. Cancer 2007; 109: 2607-2614.

4. Gaarenstroom KN, Kenter GG, Trimbos JB et al. Postoperative complications after vulvectomy and inguinofemoral lymphadenectomy using separate groin incisions. Int J Gynecol Cancer 2003; 13: 522-527.

5. Tam KF, Lam KW, Chan KK et al. Natural history of pelvic lymphocysts as observed by ultrasonography after bilateral pelvic lymphadenectomy. Ultrasound Obstet Gynecol 2008; 32: 87-90.

6. Frick A, Wiebecke B, Baumeister RGH. Histologische Befunde von Lymphgefäßen, gewonnen bei Lymphgefäßtransplantationen. In: Baumeister RGH (Hrsg.). Lymphologica, Jahresband. Medikon, München 1990; 106-108.

7. D'Antonio A, Caleo A, Boscaino A et al. Vulvar Lymphoedematous Pseudotumours Mistaken for Aggressive Angiomyxoma: Report of Two Cases. Gynecol Obstet Invest 2010; 69: 212-216.

8. Kolbenstvedt A. Lymphographie und Lymphadenektomie. In: Lüning M, Wiljasalo M, Weissleder H (Hrsg.). Lymphographie bei malignen Tumoren. Thieme, Stuttgart - New York 1983; 308-312.

9. Hötzinger H, Ries G, Pfänder K. Radiologische Diagnostik von Rezidiven und Therapiefolgen beim Kollumkarzinom. Strahlenther Onkol 1986; 162: 414-419.

10. Azurdia RM, Guerin DM, Verbov JL. Chronic lymphoedema and angiosarcoma. Clin Exp Dermatol 1999; 24: 270-272.

11. Hallel-Halevy D, Yerushalmi J, Grunwald MH et al. Stewart-Treves syndrome in a patient with elephantiasis. J Am Acad Dermatol 1999; 41: 349-350.

6.5.3 Lymphödem nach malignen Tumoren im Kopf-Hals-Bereich

H. Weissleder, C. Schuchhardt, H. Pritschow

Ein Lymphödem im Kopf-Hals-Bereich ist meist sekundärer Natur und Folge therapeutischer Eingriffe bei malignen Tumoren (z.b. Karzinome von Larynx, Pharynx, Zunge, Mundboden, Schilddrüse oder Morbus Hodgkin und Non-Hodgkin-Lymphome). Nach Literaturangaben kann mit einer Häufigkeit postoperativer Gesichtsödeme nach bilateraler „neck dissection" zwischen 30 und 60 % gerechnet werden. Die relative Häufigkeit von Lymphödemen im Kopf-Hals-Bereich wird im Krankengut einer lymphologischen Spezialklinik mit 2 % angegeben. Dabei beträgt das Verhältnis primäres/sekundäres Lymphödem 1:10 (1).

Extrem selten kann sich als Folge einer Metastasierung eines Kopftumors in inguinale Lymphknoten ein Lymphödem der unteren Extremitäten entwickeln. *Noto et al.* haben eine solche ungewöhnliche Situation bei einem Merkel-Zell-Tumor 2008 beschrieben (2).

Mit Lymphfisteln muss bei radikaler „neck dissection" in 1–3 % gerechnet werden. Die vorwiegende Lokalisation links wird mit der engen Nachbarschaft zur Mündung des Ductus thoracicus erklärt (3). Isolierte primäre Lymphödeme des Kopfes sind extrem selten (4). Bei einem in der Literatur zitierten 47-jährigen Mann mit einem nodös strukturierten Kopfödem, das als primär klassifiziert und operativ behandelt wurde, handelte es sich wahrscheinlich um die Folgen einer Filarieninfektion (5). Kopfödeme in Verbindung mit Lymphödemen der Extremitäten basieren meist auf kongenitalen Missbildungen (5, 6).

6.5.3.1 Definition

Posttherapeutisches Lymphödem im Kopf-Hals-Bereich durch operative und/oder radiogene Schädigung der regionalen Lymphdrainage (Abb. 6.5.3-1).

6.5.3.2 Pathologische Anatomie

Postoperative histologische Untersuchungen nach Lymphknotenexstirpation und/oder Strahlentherapie zur Beurteilung der verbliebenen

6.5. Sekundäres Lymphödem in der Tumornachsorge

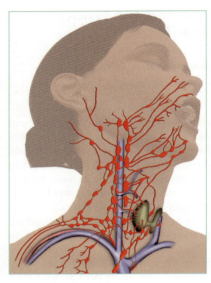

Abb. 6.5.3-1)
Schematische Darstellung der regionalen Lymphknoten im Kopf-Hals-Bereich rechts.

Lymphgefäße und Lymphknoten liegen nicht vor. Denkbar sind ähnliche Veränderungen, wie sie bei iatrogenen Lymphödemen und bei malignen Erkrankungen des Lymphsystems beschrieben wurden. Dazu gehören Kaliberdifferenzen histologisch intakter Lymphkollektoren, intra- und perilymphatische Fibrosierungen mit Lumeneinengungen und Zeichen einer malignen Ausbreitung (Lymphangiosis carcinomatosa, Lymphknotenmetastasen).

6.5.3.3 Pathophysiologie

Die Entfernung einzelner Lymphknoten oder einer Lymphknotenkette führt nicht zwangsläufig zu einem Lymphödem. Erst nach Versagen der Kompensationsmechanismen entwickelt sich eine Insuffizienz der betroffenen Drainagegebiete. Folge ist eine lokale Stauung, basierend auf einer reduzierten Transportkapazität des regionalen Lymphgefäßsystems. Die lymphpflichtige Last ist entweder normal oder durch begleitende Entzündungen erhöht. Radiogene Schäden können das bestehende Missverhältnis zwischen Transportkapazität und Lymphzeitvolumen verschlechtern.

Sekundäres Lymphödem in der Tumornachsorge 6.5

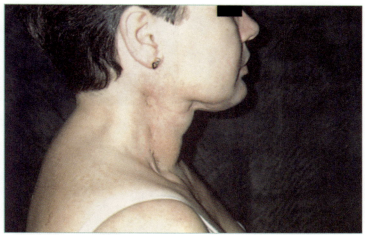

Abb. 6.5.3-2)
Einseitiges Gesichtsödem nach „neck dissection" und Strahlentherapie wegen eines Mundbodenkarzinoms.

6.5.3.4 Diagnostik

Anamnese: Wie bei anderen postoperativen Lymphödemen ist die Ursache meist bekannt. In der Regel besteht ein direkter zeitlicher Zusammenhang mit den therapeutischen Maßnahmen (konservative oder radikale „neck dissection", Strahlentherapie).

Die Lokalisation der Weichteilschwellung im Gesichts- und Halsbereich, in Nase oder Mundhöhle kann ein- oder doppelseitig sein (Abb. 6.5.3-2 und 6.5.3-3). Ein Übergreifen der Halsödeme auf den kranialen Thoraxabschnitt ist möglich (Abb. 6.5.3-4).

Durch massive Schwellungen im Mund- und Nasen-Rachen-Raum können auch Atembeschwerden und Ernährungsschwierigkeiten auftreten. Ein trockener Mund ist häufig Folge einer vorangegangenen Strahlentherapie.

Inspektion: Postoperative, lokalisierte Schwellungen im Gesichts-Hals-Bereich und Nasen-Rachen-Raum sind bei entsprechender Ausprägung ohne Schwierigkeiten erkennbar. Die Erfassung von Lymphödem-Frühformen kann allerdings problematisch sein.

Palpation: Meist weiche, gut dellbare Weichteilschwellung. Fibrosen als Folgen einer vorangegangenen perkutanen Strahlentherapie sind an ihrer derben Konsistenz erkennbar. Trotz der höheren Treffsicherheit

6.5. Sekundäres Lymphödem in der Tumornachsorge

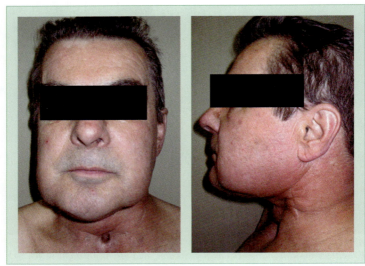

Abb. 6.5.3-3a und b)
Chronisches sekundäres Lymphödem beiderseits buccal und zervikal nach Laryngektomie und „neck dissection" wegen eines Kehlkopfkarzinoms.
Zustand nach Tracheotomie.
(Aufnahmen: M. Eid, Montreal/Kanada).

der Sonographie ist es empfehlenswert, auch eine systematische Untersuchung der tastbaren Lymphknotengruppen im Kopf-Hals-Bereich (retroaurikulär, nuchal, submental, submandibulär, jugular, prälaryngeal, prä- und paratracheal) durchzuführen.

Spezialuntersuchungen

Die im Rahmen der prätherapeutischen und Rezidivdiagnostik eingesetzten Untersuchungsverfahren wie Computer- oder Magnetresonanz-Tomographie ermöglichen neben der Tumordiagnostik (Lokalisation, Stadieneinteilung) auch die Erfassung von interstitiellen Flüssigkeitsansammlungen. Informationen über bestehende Ödeme, ihre Lokalisation und Ausdehnung werden bei der Anwendung dieser Methoden bereits mitgeliefert.

Auf die unzureichende diagnostische Sicherheit bei der Beurteilung der Halslymphknoten durch Sonographie (6), Computer-Tomographie (7) und Magnetresonanz-Tomographie sei hingewiesen. Die Überein-

Sekundäres Lymphödem in der Tumornachsorge 6.5

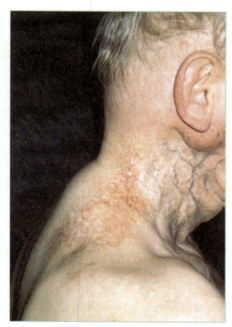

Abb. 6.5.3-4)
Nackenödem nach „neck dissection" beiderseits und postoperativer Strahlentherapie wegen eines Gaumenkarzinoms vor acht Jahren.

stimmung computertomographischer Befunde mit der Histologie liegt nach Literaturangaben zwischen 60 % und 81 % (8).

Zur Objektivierung des Therapieergebnisses im Kopf-Hals-Bereich scheint die sonographische Messung des Haut-Knochen-Abstand in definierten Regionen geeignet. Bei gesunden Probanten variierte die durchschnittliche Abweichung für die verschiedenen Messregionen zwischen 0,7 und 1,2 mm. Posttherapeutische Studien liegen allerdings noch nicht vor (9).

Posttherapeutische lymphographische und lymphszintigraphische Untersuchungen haben keine diagnostische Bedeutung und sind deshalb nicht erforderlich.

6.5.3.5 Untersuchungsergebnisse

Klinische Untersuchungsbefunde

Neben dem lokalen Lymphödem bestehen bei den Patienten häufig Allgemeinsymptome der Tumorbehandlung, wie allgemeine körperliche

6.5. Sekundäres Lymphödem in der Tumornachsorge

Schwäche und herabgesetzte Leistungsfähigkeit. Eine Einschränkung der Kopfbeweglichkeit ist meist Folge von muskulären Schäden, Narben und ausgedehnten Fibrosen.

Häufigste postoperative Komplikation nach „neck dissection" und Resektion eines intraoralen Malignoms ist die Wundinfektion. Eine vorangegangene Strahlentherapie begünstigt den infektiösen Prozess (6). Entzündungen führen durch Erhöhung der lymphpflichtigen Last zu einer zusätzlichen Belastung des bereits geschädigten Lymphgefäßsystems.

Die meist vorhandenen psychischen Probleme sind durch die Prognose der bösartigen Erkrankung, eine mögliche Abhängigkeitssituation (Alkohol), vor allem aber durch das entstellende Aussehen bedingt.

6.5.3.6 Krankheitsverlauf

Eine „lymph node dissection" ist nicht zwangsläufig mit der Entwicklung eines chronischen Lymphödems verbunden. Da ausgedehnte Querverbindungen zwischen den einzelnen Lymphstromgebieten vorhanden sind, kann bei einseitigen Lymphknotenentfernungen durchaus mit der Entwicklung ausreichender Kollateralgefäße gerechnet werden. Eine doppelseitige simultane „neck dissection" führt dagegen häufiger zu akuten Gesichtsödemen. Nach *Razack* traten bei 30 % aller Patienten nach bilateraler radikaler „neck dissection" postoperative Gesichtslymphödeme auf. Dieser Prozentsatz stieg sogar auf über 60 %, wenn die Operationen rechts und links simultan durchgeführt wurden (zitiert bei (10)).

Eine ausgedehnte postoperative Lymphostase im Hals- und Kopfbereich mit Schwellung von Kutis und Subkutis sowie Schleimhäuten kann auch zu zerebralen Ausfallserscheinungen führen (lymphostatische Enzephalopathie und Ophthalmopathie) (11, 12). Als Hinweissymptome gelten eine depressive Stimmungslage und Sehstörungen.

Das meist multifokale Angiosarkom (Stewart-Treves-Syndrom) kann in allen Organen auftreten. Typisch ist die Entwicklung im Gesichtsbereich und im Bereich der Schädelkalotte bei älteren Patienten aber auch bei chronischen Lymphödemen und nach Strahlentherapie (s. Kap. 6.5.1). Im Kopfbereich kann eine Chemotherapie als Therapie der Wahl angesehen werden (13).

Lymphödeme, die nach einem längeren ödemfreien Intervall auftreten, sind dringend verdächtig auf ein Tumorrezidiv (1) und erfordern eine entsprechende diagnostische Abklärung.

Sekundäres Lymphödem in der Tumornachsorge 6.5

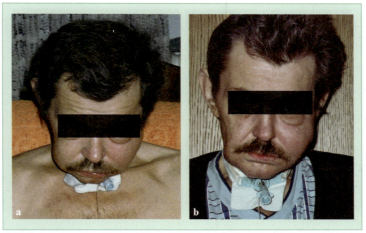

Abb. 6.5.3-5)
a) Sekundäres Kopfödem mit doppelseitigem Lidödem nach Laryngektomie und „neck dissection" beiderseits. Behandlungsbeginn 14 Tage postoperativ.
b) Therapieergebnis nach zweiwöchiger Manueller Lymphdrainage. Deutliche Rückbildung des Lymphödems rechts.
(Aufnahme: H. Pritschow, Waldkirch).

6.5.3.7 Therapie

Eine Beratung des Patienten über den Verlauf der Behandlung und die damit verbundene Ödemgefährdung sollte jeder Operation vorangestellt werden. In diesem Zusammenhang können auch Informationen über die postoperative Verhaltensweise mitgeteilt werden. Zu vermeiden sind beispielsweise Sonneneinstrahlungen, Bissverletzungen, Verletzungen bei zahnärztlicher Behandlung und ähnliches.

Die Patienten sollten auch rechtzeitig darüber informiert werden, dass ein Lymphödem auch im Kopf-Hals-Bereich erfolgreich behandelt werden kann. Die Manuelle Lymphdrainage erfolgt meist postoperativ. Ein Behandlungsbeginn vor der Lymphknotenentfernung ist nicht kontraindiziert.

Konservative Entstauungsmaßnahmen

Durch Anwendung der Manuellen Lymphdrainage ist eine Reduzierung des Lymphödems im Kopf-Hals-Bereich möglich (Abb. 6.5.3-5). Für den Patienten bedeutet dies eine Verbesserung der kosmetischen Situation und eine Reduzierung der lokalen Beschwerden sowie einen

6.5. Sekundäres Lymphödem in der Tumornachsorge

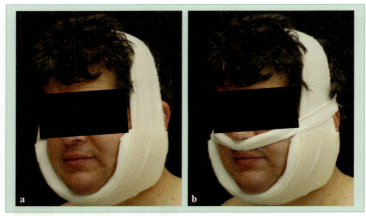

Abb. 6.5.3-6)
Beispiele für Kompressionsverband Kopfbereich. Trikotschlauchverband mit anatomisch angepassten Schaumstoffpolster (a), lokale Kompression der Oberlippe (b). (Aufnahme: O. Gültig, Aschaffenburg).

günstigen Einfluss auf die psychische Situation. Die Durchführung erfordert Erfahrung und Fingerspitzengefühl des Physiotherapeuten.

Behandelt werden in der Phase I die nicht traumatisierten Lymphknotenregionen. Das bedeutet bei Lymphödemen der Gesichts-, Kopf-, Nacken- und ventralen Halsregion eine manuelle Drainage der axillären Region, entweder ein- oder beiderseitig. In der Phase II wird vom Ödemgebiet in Richtung Axilla gearbeitet, wenn erforderlich auch gegen die Strömungsrichtung.

Eine Kompressionsbehandlung mittels Gesichtsmasken hat sich nicht bewährt. Sie führt zu verstärkter Ödematisierung an Augenlidern, Lippen und Nase, da an den unvermeidbaren Öffnungen der Maske kein Druck ausgeübt wird. Das häufig bestehende Wangenödem und submentale Ödem lässt sich mit einem stundenweise zu tragenden Schlauchverband gut beeinflussen (Abb. 6.5.3-6).

Der Zusammenhang von Manueller Lymphdrainage und Tumorrezidiv wird unverändert kontrovers diskutiert. Bei einer retrospektiven Studie an über 150 Patienten mit sekundären Lymphödemen nach chirurgischer Behandlung und Strahlentherapie von Kopf-Hals-Tumoren konnte eine Häufung lokoregionärer Rezidive in der Gruppe mit Manueller Lymphdrainage nicht festgestellt werden (14). Bei einer Lymphangiosis carcinomatosa und einem operativ nicht vollständig

Sekundäres Lymphödem in der Tumornachsorge 6.5

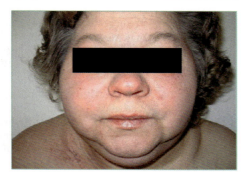

Abb. 6.5.3-7)
Malignes Lymphödem des Kopfes und des rechten Armes bei Rezidiv eines Mammakarzinoms.

entfernten Tumor sollte auf die Manuelle Lymphdrainage in dem betroffenen Bezirk verzichtet werden (15).

Die im Zusammenhang mit den Lymphödemen auftretenden Schwellungen im Mund- und Nasen-Rachen-Raum sind ebenfalls durch die Manuelle Lymphdrainage beeinflussbar.

Die Mundinnendrainage der Lippen und Wangen erfolgt in Richtung Nervi cervicales profundi superiors. Auch harter und weicher Gaumen sind für die Manuelle Lymphdrainage zugänglich. Unterstützt werden sollte die Drainagebehandlung durch mimische Gymnastik, Kaugymnastik (ungesüßter Kaugummi) und sorgfältige Zahnpflege und Mundspülungen (zwei bis drei Minuten).

Ekzeme, Ulzerationen und Infektionen können eine Entstauungsbehandlung erheblich beeinträchtigen und müssen entsprechend behandelt werden.

Eine Anleitung der Patienten zur Selbsttherapie, beispielsweise zur Entödematisierung der Augenlider, ist auch aus psychologischen Gründen empfehlenswert.

Therapieresistente Lymphödeme oder eine Zunahme der Weichteilschwellung während einer qualifizierten Entstauungsbehandlung sprechen in erster Linie für eine Tumorprogression oder ein Rezidiv (Abb. 6.5.3-7). Auch bei malignen Lymphödemen kann eine Manuelle Lymphdrainage eingesetzt werden, allerdings nur als palliative Maßnahme (16). Die onkologische Therapie hat in jedem Fall Vorrang.

Muskuläre Funktionsbeeinträchtigungen im Schulterbereich als Folgen der Nervenresektion (N. accessorius und präfasziale Anteile des Plexus cervicalis) bei der radikalen Neck dissection lassen sich durch

6.5. Sekundäres Lymphödem in der Tumornachsorge

Training synergistischer Rücken- und Schultermuskeln erfolgreich behandeln (11). In seltenen Fällen führt die Verletzung des Nervus phrenicus zur Beeinträchtigung der Zwerchfellatmung.

Medikamentöse Behandlung

Eine wirksame medikamentöse Lymphödembehandlung ist nicht bekannt. Die Dauerbehandlung mit Diuretika führt zu einer Verschlechterung des Lymphödems und ist deshalb nicht indiziert. Begleitende Infektionen werden in der üblichen Weise antibiotisch behandelt.

Endolaryngeale Ödeme mit Stridor und Dyspnoe nach Strahlentherapie scheinen positiv auf Natriumselenit anzusprechen. Untersucht wurden insgesamt 36 Krebspatienten mit Kopf-Hals-Ödemen. Bei 13 von 20 behandelten Patienten mit endolaryngealem Ödem (65 %) war beispielsweise eine Tracheotomie nicht erforderlich. Eine vorübergehende Tracheotomie war bei fünf und eine permanente bei zwei Patienten dieser Gruppe allerdings nicht zu umgehen (17).

> ▶ Merksatz
>
> • **Sekundäre Lymphödeme im Kopf-Hals-Bereich nach Therapie eines malignen Tumors lassen sich durch eine Manuelle Lymphdrainage wirksam behandeln.**

6.5.3.8 Literatur

1. Rüger K. Das Kopflymphödem in der klinischen Praxis. Zeitschrift für Lymphologie 1993; 17: 6-11.

2. Noto R, Giaquinta A, Alessandria I et al. Right leg swelling as primary presentation of metastatic Merkel cell carcinoma. Minerva Med 2008; 99: 341-345.

3. Langford RJ, Daudia AT, Malins TJ. A morphological study of the thoracic duct at the jugulo-subclavian junction. J Craniomaxillofac Surg 1999; 27: 100-104.

4. Tatnall FM, Sarkany I. Primary facial lymphoedema with xanthomas. J. Royal Society of Medicine 1988; 81: 113-114.

5. Don Parsa F, Sickenberg M. Lymphedema of the Face. Ann Plast Surg 1989; 23: 178-181.

6. Ariyan S. Radical Neck Dissection. Surgical Clinics of North America 1986; 66: 133-148.

7. Cornelius CP, Ehrenfeld M, Mast G. Zur Problematik der elektiven (prophylaktischen) Neck dissection bei Mundhöhlenkarzinomen am Beispiel einer Gegenüberstellung prä- und postoperativer Halslymphknotenbefunde. In: Schwenzer N (Hrsg.). Fortschritte der Kiefer und Gesichtschirurgie, Bd. XXXVII. Georg Thieme, Stuttgart - New York, 1992.

8. Eichhorn T, Schröder HG, Glanz H et al. Histologisch kontrollierter Vergleich von Palpation und Sonographie bei der Diagnose von Halslymphknotenmetastasen. Laryngo-Rhino-Otol 1987; 66: 266-274.

9. Piso DU, Eckardt A, Liebermann A et al. Reproducibility of sonographic soft-tissue measurement of the head and neck. Am J Phys Med Rehabil 2002; 81: 8-12.

10. Ewald H. Strahlentherapie bei HNO-Tumoren und Lymphödemrisiko. Lymphol 1996; 20: 15-20.

11. Coleman JJ. Complications in Head and Neck Surgery. Surgical Clinics of North America 1986; 66: 149-167.

12. Földi M. Die Insuffizienz des zervikalen Lymphgefäßsystems; Lymphostatische Enzephalopathie und Retinopathie nach zervikaler Blockdissektion. Laryngo-Rhino-Otol 1988; 67: 435-437.

13. Budd GT. Management of angiosarcoma. Curr Oncol Rep 2002; 4: 515-519.

14. Preisler V, Hagen R, Hoppe F. Nimmt durch die manuelle Lymphdrainage die Inzidenz lokoregionärer Rezidive bei therapierten Kopf-Hals-Tumoren zu? In: Tiedjen KUH, KD (Hrsg.). Lymphologica, Bochum. Kagerer Kommunikation, Bonn 1995; 63.

15. Preisler VK, Hagen R, Hoppe F. Nutzen und Risiken der manuellen Lymphdrainage bei Kopf-Hals-Tumoren. Physikalische Therapie 1999; 20: 541-545.

16. Reiss M, Reiss G. Manual lymph drainage as therapy of edema in the head and neck area. Schweiz Rundsch Med Prax 2003; 92: 271-274.

17. Bruns F, Buntzel J, Mucke R et al. Selenium in the treatment of head and neck lymphedema. Med Princ Pract 2004; 13: 185-190.

6.6 Malignes Lymphödem

H. Weissleder, C. Schuchhardt

Zentral betonte, einseitige Extremitätenödeme und plötzlich auftretende Genitalödeme sind dringend verdächtig auf eine maligne Ursache. Eine gezielte Tumorsuche in den entsprechenden Lymphdrainagegebieten (regionäre Lymphknoten) ist unbedingt anzustreben.

Das Tumorrezidiv nach oft jahrelang zurückliegender Primärbehandlung eines bösartigen Prozesses ist die häufigste Ursache eines malignen Lymphödems. Ursächlich kann die Abflussbehinderung durch Tumorinfiltration verbliebener regionärer Lymphknoten und/oder durch Ausbreitung des bösartigen Prozesses in den Lymphgefäßen (Lymphangiosis carcinomatosa) mit Lumenverlegung der betroffenen Lymphwege bedingt sein. Die Lymphangiosis carcinomatosa im Bereich der Brustwand und der Armwurzel nach Mastektomie bei Mammakarzinom oder an der Wand des kleinen Beckens nach Behandlung gynäkologischer Malignome ist ein typisches Beispiel für die intrakanalikuläre Tumorausbreitung.

Aufgrund ihrer diffusen Ausbreitungstendenz ist die Lymphangiosis carcinomatosa diagnostisch schwer zu erfassen. Die dadurch verursachten Lymphödeme werden häufig lediglich als sekundäres Lymphödem eingestuft, ohne dass die wirkliche Ursache erkannt wird.

In etwa 10 % aller Lymphödeme nach Brustkrebsbehandlung stellt das Lymphödem das erste Zeichen eines Tumorrezidivs dar. Lediglich in 1–2 % aller malignen Lymphödeme ist das Lymphödem das erste Zeichen eines bis dahin unbekannten Tumorgeschehens (1).

6.6.1 Definition

Lymphödem auf der Basis einer mechanischen, durch einen bösartigen Prozess hervorgerufenen Strömungsbehinderung im Bereich der Lymphgefäße und/oder Lymphknoten.

6.6.2 Pathologische Anatomie

Histologisch lassen sich an den efferenten Lymphgefäßen der Primär- und Rezidivtumoren Tumorzellthromben (2), Tumorinvasionen der Gefäßwand oder eine lymphogene Tumorausbreitung nachweisen.

Malignes Lymphödem 6.6

- **Lymphgefäßkompression von außen
  (z.B. Tumor im kleinen Becken)**

- **Lymphgefäßobliteration von innen
  (Lymphangiosis carcinomatosa, Tumorthromben)**

- **Lymphknoten: Sinusverlegung durch einwachsenden
  Primärtumor oder Metastasen**

- **primärer Gefäßtumor (Stewart-Treves-Syndrom)**

Tab. 6.6-1)
Möglichkeiten einer durch Malignom bedingten Blockierung der Lymphdrainage.

Gelegentlich werden auch entzündliche Gefäßwandinfiltrationen beobachtet.

Stenosen der Lymphkollektoren oder Gefäßverschlüsse durch Tumorkompression können zur prästenotischen Dilatation der Lymphgefäße und zu fibrotischen Veränderungen unterschiedlichen Ausmaßes führen.

An der initialen Lymphstrombahn gibt es keine gesetzmäßigen pathognomonischen Veränderungen, die eine Differenzialdiagnose zwischen primärem und sekundärem Lymphödem erlauben würden (3).

6.6.3 Pathophysiologie

Der Schweregrad einer lymphogenen Abflussbehinderung ist abhängig von der Lokalisation, dem Ausmaß der Strömungsbehinderung und den Kompensationsmöglichkeiten.

Ursächlich spielen meist mehrere Faktoren eine Rolle. Zu den Hauptursachen zählen inguinale, pelvine, lumbale oder axilläre Lymphknotenmetastasen (beispielsweise malignes Melanom, Rektumkarzinom, Prostatakarzinom, Peniskarzinom, maligne Hodentumoren, Vaginal-, Ovarial- und Uteruskarzinom, Mammakarzinom) oder primäre Lymphknotentumoren (z.B. Morbus Hodgkin oder Non-Hodgkin-Lymphome). Eine Obstruktion venöser Abflusswege wird meist bei pelvinen Karzinomen angetroffen.

Die Blockierung des Lymphstroms erfolgt durch Verlegung von Lymphkollektoren und/oder Lymphknotensinus durch einwachsenden Primärtumor, Metastasen oder Tumorrezidiv (Tab. 6.6-1). Bei Versa-

6.6 Malignes Lymphödem

- **rasche Entwicklung**
- **kontinuierliche Progression**
- **Schmerzen (Plexusläsion)**
- **zentraler Beginn**

Tab. 6.6-2)
Häufige anamnestische Angaben bei einem malignen Lymphödem der Extremitäten.

gen der Kompensationsmechanismen kann die normale lymphpflichtige Wasser- und Eiweißlast infolge der reduzierten Transportkapazität des Lymphgefäßsystems nicht mehr bewältigt werden.

6.6.4 Diagnostik

Anamnese: Das meist einseitige maligne Lymphödem der Extremitäten beginnt akut, verläuft progredient und entwickelt sich vorwiegend von zentral nach peripher (zentrale Betonung) (Tab. 6.6-2). Die Schwellung zeigt innerhalb von Wochen eine rasche Zunahme und geht mit zunehmenden Spannungsschmerzen einher, da die betroffenen Gewebe sich dem raschen Druckanstieg nicht so schnell anpassen können.

Sich rasch steigernde Schmerzen als Folge einer zusätzlichen nervalen Tumorinfiltration und die kurzfristige Verschlechterung eines bestehenden einseitigen Lymphödems können als Hinweis auf einen bösartigen Prozess angesehen werden. Schmerzfreiheit spricht nicht gegen das Vorliegen einer malignen Ursache (4, 5).

Zusätzlich finden sich neurologische Symptome wie rasch progrediente Paresen und Paralysen, begleitet von unterschiedlichen Schmerzqualitäten und Sensibilitätsstörungen.

Inspektion: Das durch ein Malignom bedingte Lymphödem ist entweder hautfarben (oft glänzend) oder zyanotisch. Rötliche Hautverfärbungen werden ebenfalls angetroffen. Die Hauttemperatur ist nur beim Vorliegen einer Lymphangiosis carcinomatosa erhöht (Abb. 6.6-1).

Lymphokutane Fisteln oder Ulzerationen (Abb. 6.6-2) sind lediglich bei ausgeprägten Ödemformen und längerem Krankheitsverlauf zu erwarten. Unklare Hautbefunde im Verlauf einer Malignomerkrankung sollten zum Nachweis oder Ausschluss eines Tumorrezidivs in jedem Fall durch Biopsie abgeklärt werden (Abb. 6.6-3).

Malignes Lymphödem 6.6

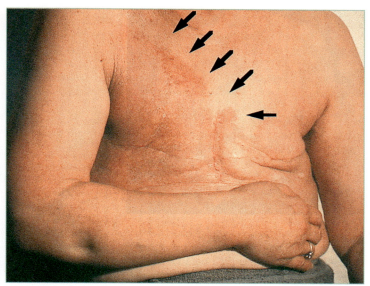

Abb. 6.6-1)
Rezidiv eines Mammakarzinoms mit Lymphangiosis carcinomatosa vordere und laterale Brustwand (Pfeilmarkierung) sowie Armlymphödem rechts.

Die Extremitätenschwellung beginnt meist zentral, breitet sich dann nach peripher aus und führt rasch zu Bewegungseinschränkungen. Rezidive nach tumorbedingter „neck dissection" führen in der Regel zu Gesichts- und Halslymphödemen. Gesichtslymphödeme können aber auch bei ausgedehnter Metastasierung eines Mammakarzinoms in Hals- und obere Mediastinallymphknoten auftreten. Bei Obstruktionen der Venen im Tumorbereich kommt es zur Entwicklung von Kollateralgefäßen im Ödembereich. Oberflächlich gelegene Kollateralvenen sind meist ohne Schwierigkeiten als solche zu erkennen (Abb. 6.6-4). Da maligne Lymphödeme der unteren Extremitäten in der Regel mit einer venösen Beckenblockade einhergehen (Phlebo-Lymphödem), kann gelegentlich eine ergänzende phlebographische Abklärung indiziert sein.
Palpation: Die Konsistenz des Lymphödems ist abhängig von der Geschwindigkeit der Tumorausbreitung, also dem Zeitpunkt des Auftretens einer Abflussbehinderung. Eine rasche Obstruktion der Lymphkollektoren und/oder Lymphknoten bedingt meist ein glänzen-

6.6 Malignes Lymphödem

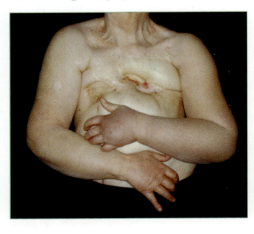

*Abb. 6.6-2
Ulzerierendes Rezidiv
eines Mammakarzinoms
links mit ausgeprägtem
malignem Lymphödem
des ipsilateralen Arms.*

des, spannendes, gelegentlich tiefe Dellen hinterlassendes Ödem. Bei langsamer Tumorausbreitung ist das Lymphödem sulzig-derb bis wächsern-ledrig. Dellen lassen sich, als Folge der inzwischen eingetretenen Bindegewebsproliferation, nur mäßig gut eindrücken.

Das deszendierende Lymphödem der unteren Extremität beginnt mit einer Schwellung der Hüfte und des Oberschenkels. Häufig lässt sich ein Orangenhautphänomen nachweisen.

Ein positiver Tumor-Tastbefund ist dann zu erwarten, wenn Primärtumor oder vergrößerte Lymphknoten (Abb. 6.6-5 bis 6.6-7) nahe der Hautoberfläche gelegen sind (4). Bei einem klinischen Verdacht auf ein malignes Lymphödem empfiehlt sich deshalb neben einer Inspektion die sorgfältige Palpation der regionalen Lymphknotenstationen.

Dass Lymphödeme der unteren Extremitäten auch durch weiter entfernt gelegene Tumoren bedingt sein können, beweist der folgende Krankheitsverlauf (6): Ein 47-jähriger Mann beobachtete acht Monate vor der stationären Einweisung ein schmerzloses Ödem mit kraniokaudaler Ausbreitung am rechten Bein. Vier Monate später trat ein ebenfalls progredient verlaufendes Ödem des linken Beines auf, gefolgt von einem Penis- und Skrotumödem. Im Verlauf einer gezielten stationären Diagnostik fand sich schließlich ein kleines, wenig differenziertes Adenokarzinom des Magens im Bereich der Kardia. Die Lymphödeme der Extremitäten waren Folge einer retrograden, intralymphatischen Metastasierung retroperitoneal.

Labor: Übliche Kontrollparameter der onkologischen Nachsorge.

Malignes Lymphödem 6.6

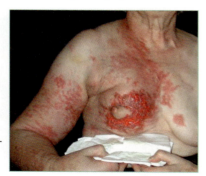

Abb. 6.6-3)
Malignes Lymphödem des rechten Armes und der Brustwand mit ausgeprägten kutanen Metastasen nach Brustkrebsrezidiv.

Spezialuntersuchungen

Diese Untersuchungen haben das Ziel, die klinisch geäußerte Verdachtsdiagnose einer bösartigen Erkrankung zu bestätigen oder auszuschließen. Eine histologische Diagnose einschließlich Hormonrezeptor-Status ist für die Therapieplanung anzustreben. Gerade flächige Rezidive der Beckenhinterwand mit Infiltration der retroperitoneal verlaufenden Lymph- und Nervenbahnen sind kaum mit Ultraschall und nur schwierig mit Magnetresonanz- oder Computer-Tomographie zu erfassen. Hier ist die gute Anamnese und klinische Befunderhebung oft diesen vermeintlich genaueren Untersuchungsmethoden überlegen.

Bildgebende Untersuchungsverfahren dienen in diesem Zusammenhang in erster Linie der Lokalisation und Stadieneinteilung der Malignome. Außerdem sind sie zur Beurteilung des Therapieverlaufs unentbehrlich. Für die Primärtumor- und Metastasendiagnostik werden die Sonographie, Computer-Tomographie, Magnetresonanz-Tomographie und die Skelett-Szintigraphie eingesetzt.

Durch die Computer-Tomographie und Magnetresonanz-Tomographie ist bei malignen Lymphödemen auch eine gezielte Untersuchung der Extremitätenwurzel möglich geworden. Rezidive der Beckenhinterwand mit Infiltration der retroperitoneal verlaufenden Lymphgefäße und Nerven sowie einer Lymphknotenbeteiligung sind allerdings nur schwierig mit Magnetresonanz- oder Computer-Tomographie zu erfassen. Neuere bildgebende Verfahren wie MRT-Lymphographie haben inzwischen bewiesen, dass sie der Routine-CT und -MRT deutlich überlegen sind (Details s. Kapitel 4.3.9).

Sonographie, Computer-Tomographie, Magnetresonanz-Tomographie ermöglichen außerdem eine Differenzierung und Lokalisation der

6.6 Malignes Lymphödem

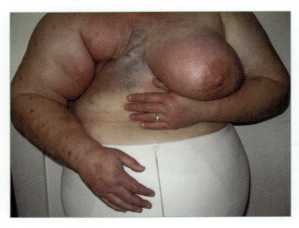

Abb. 6.6-4) Malignes, vollständig induriertes Lymphödem rechter Arm mit oberer Einfluss-Stauung zwei Jahre nach Therapie eines Mammakarzinoms.

epi- und subfaszialen Flüssigkeitsverteilungen (7) in den betroffenen Extremitäten (für Lymphödemdiagnostik und -therapie nicht erforderlich). Hauptaufgabe ist die Bestimmung von Lokalisation, Größe und Ausbreitung des Primärtumors, Metastasennachweis in parenchymatösen Organen und Lymphknoten (Stadieneinteilung) und Nachweis freier Flüssigkeit (Pleuraergüsse, Aszites).

Indirekte Lymphangiographie und quantitative Lymphszintigraphie haben nur eine untergeordnete Bedeutung.

Lymphödem als Erstsymptom

Das Auftreten von Lymphödemen als Folge einer Blockierung des Lymphstroms durch Tumor oder Lymphknotenmetastasen (Abb. 6.6-8 bis 6.6-10) ist abhängig von der Ausprägung und Dauer der Passagebehinderung und den Kompensationsmöglichkeiten (Kollateralgefäße).

Obwohl ein lymphostatisches Ödem als erstes Symptom eines okkulten Karzinoms in 1–2 % der Fälle auftritt (1), finden sich in der Literatur meist nur Beschreibungen von Einzelfällen (4–6, 8).

Im Verlauf gynäkologischer Rezidivtumoren kann in 50 % der betroffenen Patientinnen mit einem sekundären malignen Lymphödem gerechnet werden.

Malignes Lymphödem 6.6

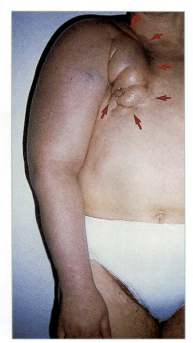

Abb. 6.6-5)
Malignes Armlymphödem rechts als Folge axillärer Lymphknotenmetastasen (Pfeile) bei rezidivierendem Mammakarzinom.

Lymphblockade und Lymphödem

Indirekte Hinweise auf die Häufigkeit sekundärer Lymphödeme bei malignen Erkrankungen ergeben sich aus Literaturangaben (9) über den lymphographischen Nachweis von metastatisch bedingten Lymphblockaden (Tab. 6.6-3). Wegen der lymphographisch nicht vollständig erfassbaren Kompensationsmöglichkeiten sind diese Prozentzahlen allerdings nicht mit den tatsächlich nachweisbaren, klinisch manifesten Lymphödemen gleichzusetzen.

Ähnlich liegen die Verhältnisse bei Patienten mit Morbus Hodgkin. Hier kann aufgrund lymphographischer Ergebnisse in 25 % mit deutlich nachweisbaren inguinalen Lymphblockaden durch Tumorbefall und therapeutische Maßnahmen gerechnet werden (10). Die Häufigkeit eines Lymphödems der oberen oder unteren Extremitäten ist jedoch weitaus geringer und beträgt bei einem unbehandelten Morbus Hodgkin je 1 % (11).

6.6 Malignes Lymphödem

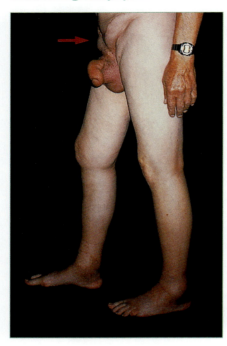

Abb. 6.6-6)
Malignes Lymphödem rechtes Bein und Genitalregion bei Rezidiv eines Prostatakarzinoms. Blockierung der Lymphdrainage durch metastatisch vergrößerte inguinale Lymphknoten beiderseits (Pfeil).

Tumorart	Abflussblockade in %			
	iliakal		lumbal	
	partiell	total	partiell	total
Zervixkarzinom	22	9	20	13
Ovarialkarzinom	–	–	15	8
Harnblasenkarzinom	48	48	–	–
Hodenmalignom	–	–	–	31

Tab. 6.6-3)
Nachweis von metastatisch bedingten Lymphblockaden durch direkte Lymphographie mit öligem Kontrastmittel.
(Nach Lüning et al., 1983 (9)).

Malignes Lymphödem 6.6

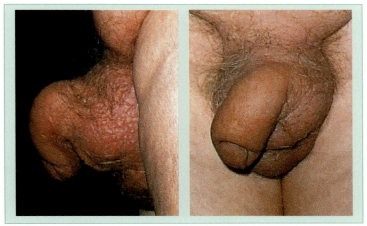

Abb. 6.6-7)
Penis- und Skrotalödem des selben Patienten wie Abb. 6.6-7. Tumor- und ödemfreies Intervall acht Jahre.

6.6.5 Untersuchungsergebnisse

Klinische Untersuchungsbefunde

Die Dauer der Lymphödementwicklung erlaubt bereits differenzialdiagnostische Rückschlüsse (Tab. 6.6-4). Eine sich über Jahre hinziehende Entwicklung spricht gegen eine maligne Ursache. Rasche, über Tage oder Wochen sich entwickelnde Schwellungen sind bei malignen Prozessen zwar die Regel, können aber auch durch eine tiefe Beinvenenthrombose bedingt sein. Eine Zyanose, Weichteilkompressionsschmerz und lokalisierte Druckschmerzen im Verlauf der tiefen Unterschenkelvenen gelten als Hinweis für eine venöse Genese. Beim Erysipel entwickelt sich das klinische Bild mit Hautrötung, Schwellung und Schmerz dagegen in Stunden.

Angiosarkom

Symptome wie blau-rötliche, schwärzlich-blaue, rasch an Größe zunehmende, frühzeitig ulzerierende und leicht blutende Knoten sprechen für das sehr selten auftretende Angiosarkom (Stewart-Treves-Syndrom) (12-17). Es handelt sich bei diesem Tumor um ein multizentrisches, hochmalignes Sarkom aus der Gruppe der Angiosarkome, das sich nach langjährigem Bestehen eines primären oder sekundären Extremitäten-Lymphödems (Abb. 6.6-11 und 6.6-12) entwickeln kann

6.6 Malignes Lymphödem

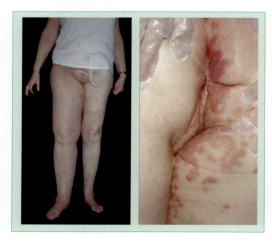

Abb. 6.6-8
Malignes Lymphödem rechtes Bein bei metastasierendem Analkarzinom. Multiple Hautmetastasen in der perianalen Region.

(18, 19) und eine schlechte Prognose aufweist (20, 21). Ausführliche Informationen zum Angiosarkom finden sich in Kapitel 6.5.1.

Bei primären Angiosarkomen die mit einer aggressiven chirurgischen Resektion und nachfolgender Strahlentherapie behandelt wurden, kann bei den meisten Betroffenen mit längerer Überlebenszeit gerechnet werden. Patienten mit fortgeschrittener Erkrankung haben allerdings eine schlechte Prognose. Von den 36 Patienten mit fortgeschrittener Erkrankung wurde in 36 % eine palliative Operation durchgeführt. Insgesamt 78 % der 36 Patienten erhielten eine perkutane Strahlentherapie und 58 % eine Chemotherapie. Die mittlere Überlebenszeit betrug 7,3 Monate. Die Möglichkeiten der adjuvanten Chemotherapie sind noch unklar. Bei einer Minderheit der Patienten muss mit erheblichen Nebenreaktionen auf diese Behandlungsform gerechnet werden (22).

Aufgrund von klinischen und histologischen Merkmalen können primäre Angiosarkome in zwei Risikogruppen mit erheblichen Unterschieden bezüglich des klinischen Verlaufs eingeteilt werden (23, 24).

Differenzialdiagnostisch sind das Spindelzell-Hämangioendotheliom und das Kaposi-Sarkom vom gut differenzierten Angiosarkom zu unterscheiden (25).

Kaposi-Sarkom

Das HIV-induzierte Kaposi-Sarkom (KS) ist ein multizentrischer, systemischer, von Endothelzellen ausgehender maligner Gefäßtumor

Malignes Lymphödem 6.6

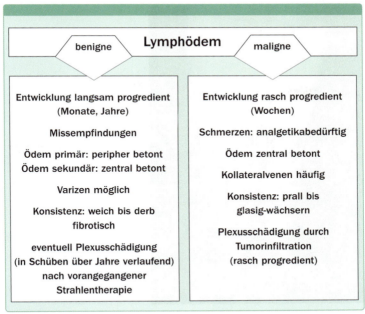

Tab. 6.6-4)
Zusammenstellung klinischer Kriterien zur Differenzialdiagnose benigner und maligner Lymphödeme der Extremitäten.

mit relativ kurzer Überlebensrate, der während einer Immunschwäche bei HIV-infizierten Patienten auftritt. Nach Literaturangaben tritt die Erkrankung in 20 % bei HIV-infizierten homosexuellen Männern und in 1–5 % bei anderen HIV-infizierten Personen auf.

Es handelt sich um einen hochvaskularisierten Tumor mit bandartig angeordneten Spindelzellen, Lymphgefäßen, entzündlichen mononukleären Zellinfiltraten und extravasal liegenden Erythrozyten (26).

In der Haut finden sich anfänglich makulöse Plaques oder noduläre Infiltrate (schmerzhafte, rot-violette, derb elastische Knötchen/Knoten) mit Tendenz zur Erosion und Ulzeration. Die Größenzunahme kann zur tumorösen Plaquebildung mit Obstruktion von Lymphgefäßen und Lymphknoten sowie Entwicklung eines malignen Lymphödems führen (27). Eine viszerale Form mit Beteiligung des Gastrointestinaltraktes, der abdominalen Lymphknoten und der Lunge wurde häufig in Spätstadien gesehen.

6.6 Malignes Lymphödem

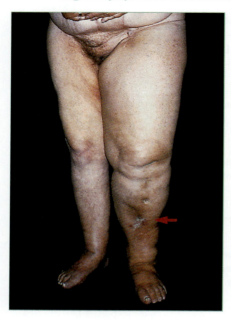

Abb. 6.6-9)
Sekundäres, malignes Lymphödem linkes Bein bedingt durch inguinales Rezidiv eines operativ entfernten malignen Melanoms des Unterschenkels. Ehemaliger Sitz des Primärtumors durch Pfeil markiert.

Lymphödeme bei Kaposi-Sarkom treten in der Regel erst im Stadium IV auf. Bevorzugte Lokalisationen sind Rumpf, untere Extremitäten und Skrotum (28).

Bei der Behandlung spielen psychologische Aspekte eine ausschlaggebende Rolle (29). AIDS-Patienten zeigen beispielsweise eine besonders ausgeprägte Erwartungshaltung etwa in Bezug auf das psychologische und zeitliche Behandlungsengagement der Lymphtherapeuten. Sie fühlen sich als „besondere Patienten" und erwarten nicht selten, dass der zeitliche Behandlungszyklus auf ihre Bedürfnisse ausgerichtet wird.

Die Behandlung zeigt keine Unterschiede gegenüber der kombinierten physikalischen Entstauungsbehandlung anderer Lymphödeme. Bandagierung und Kompressionsstrumpfversorgung gehören ebenfalls zu dem Behandlungskonzept, sofern keine Schmerzen im Bereich der Hautläsionen des Kaposi-Sarkoms vorhanden sind und das Allgemeinbefinden der Patienten eine solche Behandlung zulässt (29). An Tagen nach einer Chemo- oder Strahlentherapie sollte grundsätzlich keine physikalische Entstauungsbehandlung durchgeführt werden.

Malignes Lymphödem 6.6

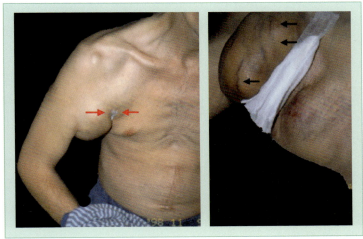

Abb. 6.6-10)
Malignes Lymphödem rechter Arm einschließlich Hand bei einem 35-jährigen Patienten (1998). Ursache: histologisch bestätigtes, exulzerierendes, metastatisches Lymphknotenkonglomerat in der Axilla. Zustand nach Operation eines malignen Melanoms der Gallenblase im Januar 1996. Ulkus (rote Pfeile), venöser Kollateralkreislauf (schwarze Pfeile).
(Aufnahme: H. Pritschow, Waldkirch).

Oftmals erfordern psychische und physische Aspekte eine Hausbehandlung.

Bei der Manuellen Lymphdrainage des Kaposi assoziierten Lymphödems sollten folgende Aspekte Berücksichtigung finden:

- **Temperaturempfindlichkeit:** Einige Patienten sind auffallend kälteempfindlich, so dass selbst in der warmen Jahreszeit eine Beheizung des Behandlungsraumes erforderlich sein kann.
- **Gummi- und Leinenhandschuhe:** Der Therapeut sollte Schutzhandschuhe tragen, insbesondere wenn Ulzerationen im Bereich der Kaposi-Sarkome vorhanden sind. Da Kaposi-Sarkome berührungs- und schmerzempfindlich sein können, wird zur Schmerzvermeidung empfohlen, über den Gummihandschuhen Leinenhandschuhe zu tragen.
- **Gelenkfunktionen:** Als besonderer Therapieerfolg wird die Aufrechterhaltung der Gelenkfunktionen nach Manueller Lymphdrainage und anderen physiotherapeutischen Maßnahmen gewertet. Deshalb

6.6 Malignes Lymphödem

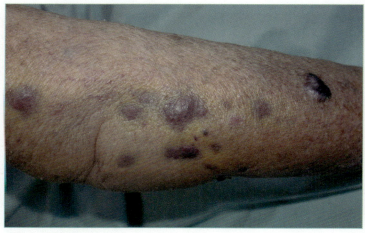

Abb. 6.6-11)
Rezidiv eines Angiosarkoms (Stewart-Treves-Syndrom) distaler Unterarm bei einem 40 Jahre bestehenden, sekundären Lymphödem nach Therapie eines Mammakarzinoms.
(Aufnahme: Prim. Dr. W. Döller, Wolfsberg/Österreich).

wird empfohlen, möglichst regelmäßig ambulant zu behandeln, bevor Streck- und Beugehemmungen in den Gelenken auftreten.
- **Depigmentierung:** Nach längerer Therapiedauer wird mitunter eine schwache Depigmentierung im Bereich des KS beobachtet. Diese wird vom Patienten in der Regel als besonderer Therapieerfolg gewertet.

Eine Standardtherapie des Kaposi-Sarkoms scheint es nicht zu geben. Bei Patienten mit relativ intaktem Immunsystem wird eine Langzeitbehandlung mit Interferon alpha mit oder ohne Kombination von antiretroviralen Nukleosiden empfohlen. Der Einsatz der Chemotherapie erfolgt vorwiegend bei fortgeschrittener Immunsuppression (25). Strahlen- und chirurgische Therapie sind weitere Möglichkeiten.

Die Prognose der Erkrankung ist abhängig vom Grad der Immunsuppression, dem Vorhandensein von muköen und viszeralen Manifestationen und opportunistischen Infektionen. Je nach Ausgangslage kann mit einer mittleren Überlebenszeit von 14 bis 28 Monaten gerechnet werden (30, 31).

Malignes Lymphödem 6.6

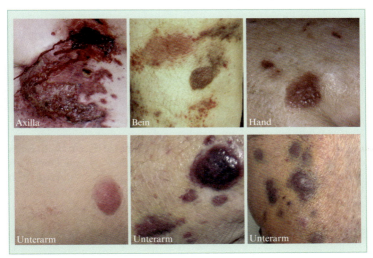

Abb. 6.6-12)
Unterschiedliche Hautveränderungen bei Angiosarkomen (Stewart-Treves-Syndrom).

6.6.6 Therapie

Da maligne Lymphödeme zur Progredienz neigen, die Lebensqualität der Betroffenen einschränken und auch zu psychischen Belastungen führen, ist eine rechtzeitig einsetzende Therapie indiziert.

Das Behandlungskonzept ist abhängig von der Grunderkrankung, den Beschwerden und dem Lymphödemstadium. Im Vordergrund sämtlicher Behandlungsmaßnahmen steht die Therapie des Primärtumors oder des Tumorrezidivs. Bei lokalisierten Lymphknotentumoren kann eine operative Entfernung bereits zu einer Ödemrückbildung führen (4, 5). Ein ähnlicher Verlauf ist auch nach strahlentherapeutischen Maßnahmen möglich.

Aufgrund der bekannten Metastasierungsmechanismen ist es unwahrscheinlich, dass lokale Behandlungsmaßnahmen die Tumorausbreitung beeinflussen, sobald Tumoremboli die lymphatische oder venöse Zirkulation erreicht haben (32). Weniger als 0,1 % der embolisierenden Tumorzellen überleben oder werden klinisch manifest. Eine physikalische Entstauungsbehandlung des malignen Lymphödems ist deshalb nicht kontraindiziert (33-36), wie dies zum Teil behauptet wird

6.6 Malignes Lymphödem

(37). Sie hat allerdings nur palliativen Charakter und sollte deshalb nicht als erster Behandlungsschritt, sondern ergänzend zu den onkologischen Maßnahmen (38, 39) durchgeführt werden. Tumorös veränderte Hautareale müssen ausgespart werden. Sekundärinfektionen (Erysipel) erfordern eine Unterbrechung der Entstauungsbehandlung und eine antibiotische Therapie.

Auch in fortgeschrittenen Stadien mit ungünstiger Prognose der Primärerkrankung ist eine Erleichterung der Beschwerden durch Manuelle Lymphdrainagen, leichte Bandagen, Salbenbehandlungen und entsprechende menschliche Zuwendung möglich. Bei Kontraindikation der Manuellen Lymphdrainage kann bei malignen Lymphödemen als palliative Maßnahme auch eine Kanülendrainage zur kurzfristigen Entlastung und damit verbundenen Verbesserung der Lebensqualität erfolgreich eingesetzt werden (40).

▶ Merksätze

- **Zentral betonte, einseitige Extremitätenödeme und plötzlich auftretende Genitalödeme sind dringend verdächtig auf einen bösartigen Tumor.**

- **Ein Lymphödem kann erstes Zeichen eines bösartigen Tumorgeschehens sein.**

- **Häufigste Ursache des malignen Lymphödems ist das Rezidiv nach vorbehandelter maligner Tumorerkrankung.**

6.6.7 Literatur

1. Schuchhardt C, Földi E, Földi M. Diagnostic-Therapy-Long Term Observation of Lymphedema following Cancer Treatment. J Exper Clin Hematology 1985; 51: 175-175.

2. Clemente CG, Boraci P, Andreola S. Peritumoral Lymphatic Invasion in Patients with Node-negative Mammary Duct Carcinoma. Cancer 1992; 69: 1396-1403.

3. Leu HJ. Pathologisch-anatomische Befunde an der initialen Lymphstrombahn. In: Bollinger A, Partsch H (Hrsg.). Initiale Lymphstrombahn. Thieme, Stuttgart - New York 1984; 79-86.

4. Rigas A, Kostakis M, Safioleas M et al. Lymphedema as the First Manifestation of Hodgkin`s Disease. Lymphology 1981; 14: 138-140.

Malignes Lymphödem 6.6

5. Fass R, Haddad M, Sandbank Y et al. Retroperitoneal Liposarcoma presenting with bilateral leg Lymphedema – Case report. Vasa 1990; 19: 334-335.

6. Plauth M, Nagel P, Hartmann F et al. Sekundäres Lymphödem der unteren Extremitäten als ungewöhnliche Erstmanifestation eines Magenkarzinoms. Med Klin 1987; 82: 36-39.

7. Duewell S, Hagspiel KD, Zuber J et al. Swollen Lower Extremity: Role of MRI Imaging. Radiology 1992; 184: 227-231.

8. Accarpio G, Cariati E, Scordamaglia R et al. A Case of Lymphedema of the Lower Limbs as a Result of Metastatic Spread to the Lymphatic Vessels of the Dermis. Lymphology 1981; 14: 141-143.

9. Lüning M, Wiljasalo M, Weissleder H. Lymphographie bei malignen Tumoren. Thieme, Stuttgart 1983.

10. Schmiedel E. Vergleichende Gegenüberstellung Lymphographischer und Histologischer Untersuchungsbefunde bei Patienten mit Morbus Hodgkin. In: Dissertation, Albert-Ludwigs-Universität Freiburg i. Br., 1973.

11. Stops A. Morbus Hodgkin: Vergleichende Klinische und Lymphographische Untersuchungen. In: Dissertation, Albert-Ludwigs-Universität Freiburg i. Br., 1967.

12. Marsch WC. Angiosarkom bei chronischem Lymphödem der unteren Extremität. Med Welt 1980; 31: 585-587.

13. Cerri A, Gianni C, Corbellino M et al. Lymphangiosarcoma of the pubic region: a rare complication arising in congenital non-hereditary lymphedema. Eur J Dermatol 1998; 8: 511-514.

14. Laguerre B, Lefeuvre C, Kerbrat P et al. Stewart-Treves syndrom arising in posttraumatic lymphedema. Bull Cancer (Paris) 1999; 86: 279-282.

15. Sener SF, Milos S, Feldman JL et al. The Spectrum of Vascular Lesions in the Mammary Skin, Including Angiosarcoma, after Breast Conservation Treatment for Breast Cancer. J Am Coll Surg 2001; 193: 22-28.

16. Döller W, Apich G. Stewart-Treves-Syndrom bei chronischem Armlymphödem nach radikaler Mastektomie – Ein Fallbericht. LymphForsch 2003; 7: 81-83.

6.6 Malignes Lymphödem

17. Billings SD, McKenney JK, Folpe AL et al. Cutaneous angiosarcoma following breast-conserving surgery and radiation: an analysis of 27 cases. Am J Surg Pathol 2004; 28: 781-788.

18. Leu HJ, Odermatt B. Neue immunhistochemische Untersuchungen beim Stewart-Treves-Syndrom. In: Clodius L, Baumeister RGH, Földi E et al. (Hrsg.). Lymphologica, Jahresband. Medikon, München 1989; 90-91.

19. Legace R, Leroy JP. Comparative electron microscopic study of cutaneous and soft tissue angiosarcomas, post-mastectomy-angiosarcoma (Stewart Treves syndrome) and Kaposi sarcoma. Ultrastruct Path 1987: 161.

20. Appelqvist P, Salmo M, Rissanen P et al. Response of Postmastectomy Lymphangiosarcoma to Radiotherapy. Strahlenther Onkol 1990; 166: 194-198.

21. Grobmyer SR, Daly JM, Glotzbach RE et al. Role of Surgery in the Management of Postmastectomy Extremity Angiosarccoma (Stewart-Treves Syndrome). J Surg Oncol 2000; 73: 182-188.

22. Abraham JA, Hornicek FJ, Kaufman AM et al. Treatment and outcome of 82 patients with angiosarcoma. Ann Surg Oncol 2007; 14: 1953-1967.

23. Deyrup AT, McKenney JK, Tighiouart M et al. Sporadic Cutaneous Angiosarcomas: A Proposal for Risk Stratification Based on 69 Cases. Am J Surg Pathol 2008; 32: 72-77.

24. Ward KA, Ecker PM, White RR et al. Papillary intralymphatic angioendothelioma of the thigh: A case report and review of the literature. Dermatol Online J 2010; 16: 4.

25. Hellbom B, Smola MG. Lymphangiosarkom als seltene maligne Folge des chronischen Lymphödems. In: Baumeister RGH (Hrsg.). Lymphologica Jahresband. Medikon, München 1990; 114-115.

26. Volm MD, Vo Roenn JH. Treatment strategies for epidemic Kaposi's sarcoma. Curr Opin Oncol 1995; 7: 429-435.

27. Allen PJ, Gillespie DL, Redfield RR et al. Lower extremity lymphedema caused by acquired immune deficiency syndrome-related Kaposi's sarcoma: Case report and review of the literature. J Vasc Surg 1995; 22: 178-181.

28. Fagone S, Cavaleri A, Camuto M et al. Hyperkeratotic Kaposi sarcoma with leg lymphoedema after prolonged corticosteroid therapy for

SLE. Case report and review of the literature. Minerva Med 2001; 92: 177-202.

29. Cornelsen H, Berens v. Rautenfeld D, Schacht V. ML-Behandlungsstrategien bei AIDS-Patienten. LymphForsch 1997; 2: 100-102.

30. Orfanos CE, Husak R, Wölfer U et al. Kaposis's Sarcoma: A Reevaluation. Recent Results Cancer Res 1995; 139: 275-296.

31. Conant MA. Management of Human Immunodeficiency Virus-Associated Malignancies. Recent Results Cancer Res 1995; 139: 423-432.

32. Scanlon EF. The process of metastasis. Cancer 1985; 55: 1163-1166.

33. Hirnle P, Hirnle E. Metastasenförderung durch Massage? In: Lymphologen GD (Hrsg.). Kongress Gesellschaft Deutschsprachiger Lymphologen 1985, Wien. Perimed, Erlangen, 1986; 120-123.

34. Schuchhardt C. Therapie des Lymphödems – Ambulant oder Stationär. Vasomed 1992; 4: 698-701.

35. Preisler VK, Hagen R, Hoppe F. Indications and risks of manual lymph drainage in head-neck tumors. Laryngorhinootologie 1998; 77: 207-212.

36. Preisler VK, Hagen R, Hoppe F. Nutzen und Risiken der manuellen Lymphdrainage bei Kopf-Hals-Tumoren. Physikalische Therapie 1999; 20: 541-545.

37. Bringezu G. Die Therapieform der Manuellen Lymphdrainage. Ebert Verlag, 1991.

38. Tulpule A, Groopman J, Saville MW et al. Multicenter trial of low-dose paclitaxel in patients with advanced AIDS-related Kaposi sarcoma. Cancer 2002; 95: 147-154.

39. Lim ST, Tupule A, Espina BM et al. Weekly docetaxel is safe and effective in the treatment of advanced-stage acquired immunodeficiency syndrome-related Kaposi sarcoma. Cancer 2005; 103: 417-421.

40. Pottharst A, Steckkönig W, Aulitzky E. Subkutane Drainage zur Behandlung des malignen Lymphödems in der palliativen Situation nach Versagen der komplexen physikalischen Entstauungstherapie. Palliativmedizin 2009; 10: 51-54.

7 Adipositas und Lymphödem

H. Weissleder

Die Anzahl der Menschen mit Adipositas (Body Mass Index (BMI) >30 kg/m²) ist in den letzten Dekaden sowohl in Europa als auch in Nordamerika deutlich gestiegen (Tab. 7-1). Aufgrund von Schätzungen wird in Europa 2010 die höchste Prävalenz der Adipositas bei Erwachsenen (>15 Jahre) in Griechenland für Männer (30 %) und Großbritannien (26 %) für Frauen erwartet. In den USA wird die Häufigkeit für Männern mit 44 % und Frauen mit 48 % angegeben (1). Auch die Häufigkeit der extremen Adipositas (morbid obesity: BMI >40) zeigt eine zunehmende Tendenz. Aufgrund einer retrospektiven Auswertung von Daten einer amerikanischen Spezialklinik ist in den Jahren von 2000–2005 eine Steigerung von 7 % auf 11 % zu verzeichnen. Die Zahlen sind weiter ansteigend (2, 3).

Nach Literaturangaben zählen neben einer genetischen Prädisposition vor allem ein Bewegungsmangel und eine falsche Ernährungsweise zu den Hauptursachen von Übergewicht und Adipositas (zitiert bei (4)). Darüber hinaus sollen sozioökonomische Faktoren eine wichtige Rolle spielen. Demnach bestehen Zusammenhänge zwischen Übergewicht/Adipositas und Bildung, Einkommen sowie Berufsstatus.

Frauen mit niedriger Schulbildung, niedrigem Berufsstatus und in unteren Einkommensgruppen sind übermäßig stark von Adipositas betroffen. Bei Männern besteht ein Zusammenhang zwischen der Schulbildung beziehungsweise dem beruflichen Status und dem Auftreten von Adipositas (4).

7.1 Definition

Lymphödem als Folge einer extremen Adipositas (BMI >40). Details über die auslösenden Faktoren der lymphogenen Schäden sind noch nicht bekannt.

7.2 Risikofaktor Adipositas

Es besteht inzwischen kein Zweifel an der Tatsache, dass sich Korrelationen zwischen Häufigkeit eines sekundären Lymphödems und dem Körpergewicht nachweisen lassen. Bei adipösen Patientinnen wurde

Body Mass Index (BMI)

$$BMI = \frac{\text{Körpergewicht (kg)}}{\text{Körpergröße (m}^2)}$$

Klassifikation	BMI: kg/m^2	
	M	F
Untergewicht	<19,9	<18,9
Normalgewicht	20–24,9	19–23,9
Übergewicht	25–29,9	24–29,9
Adipositas	30–39,9	30–39,9
Extreme Adipositas	>40	>40

Tab. 7-1)
Klassifikation des Body Mass Index (BMI).

beispielsweise ein posttherapeutisches Armlymphödem nach Brustkrebstherapie häufiger diagnostiziert als bei normalgewichtigen Frauen (5–8).

Interessant ist auch der Hinweis, dass bei adipösen Patientinnen nach Brustkrebsbehandlung gegenüber normalgewichtigen Frauen ein höheres Risiko (50 %) für die Entwicklung eines Tumors auf der Gegenseite besteht (9).

Das Auftreten von lymphostatischen Ödemen bei Patienten mit einem BMI >40 ist in den USA seit mehreren Jahren bekannt. *C. E. Fife* gibt die Häufigkeit in ihrer Klinik mit 74 % an (3). In Deutschland wurde dieses Krankheitsbild 2008 erstmals in einer Publikation erwähnt (10).

Daraus ergibt sich die Schlussfolgerung, dass die Adipositas auch im Zusammenhang mit der Lymphödementwicklung als Risikofaktor gesehen werden muss.

Lokalisierte Lymphödeme als Folge einer Adipositas permagna wurden 1998 erstmals beschrieben. Die Ergebnisse basierten auf Untersuchungen bei 14 Patienten (neun Frauen, fünf Männer, durchschnittliches Körpergewicht 169 kg). Als charakteristische histologische Merkmale fanden sich in den lappenförmigen, meist unilateralen Fettge-

7 Adipositas und Lymphödem

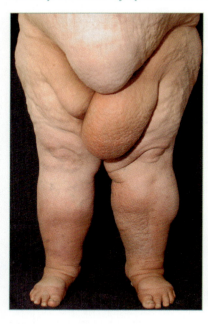

Abb. 7-1)
Kombination eines Lipo-Lymphödems bei einer Frau mit extremer
Adipositas (BMI >40). Ausgeprägte abdominale Fettschürze und
sackförmige Fettgewebsvermehrung am linken Oberschenkel.

websdeformationen (Abb. 7-1 bis 7-6), auch „Pseudosarcoma" genannt, eine Fibrose in der Dermis mit perivaskulären lymphozytären Infiltraten, eine Verdickung der Epidermis mit dermalem Ödem und eine Lymphangiektasie (11, 12). Die kollagenen Fasern der Septen waren dünn und durch interstitielle Flüssigkeit auseinander gedrängt. Das lipoblastenfreie Fettgewebe war gut vaskularisiert und die lobuläre Fettarchitektur in manchen Bereichen nicht mehr nachweisbar. Es wird vermutet, dass die massive abdominale Fettschürze (Beispiele siehe Abb. 7-1 bis 7-4 und 7-6) ursächlich für eine lokale lymphogene Abflussbehinderung im inguino-pelvinen Bereich verantwortlich sein könnte.

Ähnliche Krankheitsbilder wie in dem oben genannten Artikel (11, 12) erwähnt, finden sich auch in mehreren Publikationen der letzten Jahre (2, 3, 10, 13–18). Histologisch konnten ebenfalls neben einer abgeflachten Epidermis und einem ausgeprägten dermalen Ödem dilatierte Lymphgefäße und lymphozytäre Infiltrate nachgewiesen werden (16, 19).

Adipositas und Lymphödem 7

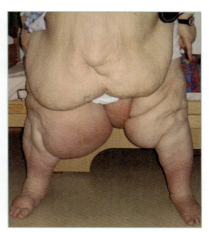

Abb. 7-2)
Extreme Adipositas (180 kg) bei einem Patienten mit Lymphödem und sackförmiger Fettgewebsvermehrung an den Oberschenkeln, rechts ausgeprägter als links.

Lymphangiektasien und Proliferationen des lymphatischen Gewebes wurden auch in einer erst kürzlich erschienenen Publikation beschrieben (20). Es handelt sich hierbei um eine retrospektive Studie mit Ergebnissen von 22 Patienten (durchschnittliches Körpergewicht 186 kg). Die bereits erwähnten ausgeprägten, einseitigen, umschriebenen Weichteilschwellungen fanden sich vorwiegend im proximalen medialen Oberschenkelbereich zusammen mit papillomatösen Strukturen der Haut ähnlich wie ein Kopfsteinpflaster (Abb. 7-3 und 7-5b). Die Therapie bestand in einer chirurgischen Entfernung. Rezidive wurden während der Beobachtungszeit von durchschnittlich 28 Monaten (sechs bis 67 Monate) bei drei der 22 Patienten registriert.

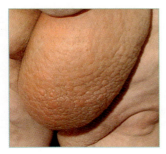

Abb. 7-3)
Papillomatöse Struktur der Hautoberfläche im Bereich der sackförmigen Fettgewebsvermehrung (Ausschnitt aus Abb. 7-1) bei extremer Adipositas.

7 Adipositas und Lymphödem

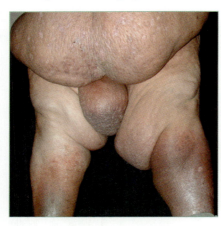

Abb. 7-4)
Extreme Adipositas mit ausgeprägter Fettschürze und lappenförmiger Fettgewebsvermehrung im medialen Anteil beider Oberschenkel. Adipositas induziertes Lymphödem in den erwähnten Regionen und im Genitalbereich.
(Aufnahme: Michel Eid, Montreal/Kanada).

Hautveränderungen im Zusammenhang mit einer ausgeprägten Adipositas sind bekannt (12, 21-23). Erysipele und Lymphgefäßschäden scheinen allerdings zu den seltenen Komplikationen einer extremen Adipositas zu gehören.

7.3 Pathogenese

Die Pathogenese ist bisher unklar. Wahrscheinlich spielen mehrere Faktoren eine Rolle. Viele Details, wie die Bedeutung der Zytokine und ihre Interaktionen (24), Adipokine, Wachstumsfaktoren, Hyaluronsäure und Eiweißabbauprodukte) sind noch nicht vollständig erforscht (25). Bekannt ist allerdings, dass Fettzellen verschiedene Adipokine (Proteine) produzieren. Diese sollen sowohl den Energiemetabolismus als auch die Insulinsensitivität beeinflussen (26). Verbindungen zwischen einer gestörten Insulinsensitivität und zunehmender Adipositas sind ebenfalls bekannt (27, 28).

Dass die Fettmassen zu einer mechanischen Kapillarokklusion führen, ist schwer verständlich. Dagegen wurde ein Insulin bedingter, gestörter vasodilatatorischer Effekt bei adipösen Frauen beschrieben (29). Wie bereits erwähnt, scheinen enge Zusammenhänge zwischen bestimmten Formen von Adipositas und lymphatischer Fehlfunktion zu bestehen (30).

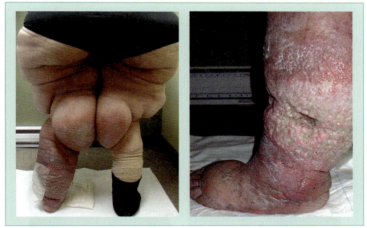

Abb. 7-5)
Extreme Adipositas mit ausgeprägten lappenförmigen Fettgewebsvermehrungen im medialen Anteil beider Oberschenkel. Adipositas induziertes Lymphödem in den erwähnten Regionen und den unteren Extremitäten (a). Links flächenförmige Papillomatose, Zeichen einer chronischen venösen Insuffizienz sowie zwei Ulkusnarben (b).
(Aufnahme: Michel Eid, Montreal/Kanada).

Wahrscheinlich werden erst spezielle Methoden der Molekulardiagnostik und weiterentwickelte bildgebende Verfahren in der Lage sein, die erwähnten Hypothesen entweder als Spekulationen zu entlarven oder deren Richtigkeit zu bestätigen.

7.4 Therapie

Eine entsprechende Lebensweise mit Vermeidung der Adipositas ist die beste Prophylaxe. Bei bereits vorhandener Adipositas steht neben einer Änderung der Lebensgewohnheiten die Behandlung der Gewichtsreduzierung durch konservative Maßnahmen im Vordergrund. Nach Ausschöpfung der konservativen Möglichkeiten können bei Patienten mit einem BMI >40 kg/m^2 auch chirurgische Methoden (z.B. Magenband, Magenplastik, Magen-Darm-Bypass) zu einer erfolgreichen Gewichtsreduzierung eingesetzt werden (31, 32). Eine endoskopische Durchführung dieser Operationen ist möglich (33).

7 Adipositas und Lymphödem

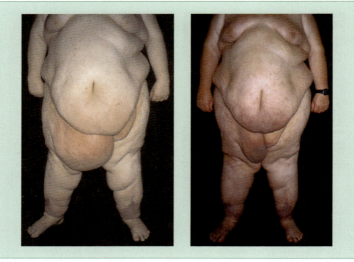

Abb. 7-6)
Extreme Adipositas bei einem Mann (BMI >40) vor (a) und nach einer stationären physikalischen Entstauungsbehandlung (b). Deutliche Reduktion des Lymphödems in der subinguinalen lappenförmigen Deformierung rechts und in beiden Beinen.

Die lappenförmigen, meist unilateralen Fettgewebsdeformationen wurden bisher meist operativ entfernt, vorwiegend unter dem Verdacht einer sarkomatösen Ursache. Aufgrund der bisherigen Publikationen konnten maligne Veränderungen allerdings nicht nachgewiesen werden.

Lymphödeme der Extremitäten, aber auch solche in den lappenförmigen Fettgewebsdeformationen, sprechen gut auf die Kombinierte Physikalische Entstauungsbehandlung (KPE) an (Abb. 7-6). Es ist deshalb empfehlenswert, vor chirurgischen Eingriffen eine solche Therapie konsequent durchzuführen.

7.5 Literatur

1. Peytremann-Bridevauxa I, Santos-Eggimanna B. Health correlates of overweight and obesity in adults aged 50 years and over: results from the Survey of Health, Ageing and Retirement in Europe (SHARE). Swiss Med Wkly 2008; 138: 261-266.

2. Fife CE, Benavides S, Carter MJ. A patient-centered approach to treatment of morbid obesity and lower extremity complications: an overview and case studies. Ostomy Wound Manage 2008; 54: 20-22, 24-32.

3. Fife CE, Carter MJ. Lymphedema in the morbidly obese patient: unique challenges in a unique population. Ostomy Wound Manage 2008; 54: 44-56.

4. Kuntz B, Lampert T. Sozioökonomische Faktoren und Verbreitung von Adipositas. Dtsch Arztebl Int 2010; 107: 517-522.

5. van der Veen P, De Voogdt N, Lievens P et al. Lymphedema development following breast cancer surgery with full axillary resection. Lymphology 2004; 37: 206-208.

6. Goffman TE, Laronga C, Wilson L et al. Lymphedema of the arm and breast in irradiated breast cancer patients: risks in an era of dramatically changing axillary surgery. Breast J 2004; 10: 405-411.

7. Werner RS, McCormick B, Petrek J et al. Arm Edema in Conservatively Managed Breast Cancer: Obesity Is a Major Predictive Factor. Radiology 1991; 180: 170-184.

8. Helyer LK, Varnic M, Le LW et al. Obesity is a Risk Factor for Developing Postoperative Lymphedema in Breast Cancer Patients. Breast J 2010; 16(1): 48-54.

9. Li CI, Daling JR, Porter PL et al. Relationship Between Potentially Modifiable Lifestyle Factors and Risk of Second Primary Contralateral Breast Cancer Among Women Diagnosed With Estrogen Receptor-Positive Invasive Breast Cancer. J Clin Oncol 2009; 27: 5312-5318.

10. Rüger K. Das Adipositas-Lymphoedem. LymphForsch 2008; 12: 31-35.

11. Farshid G, Weiss SW. Massive localized lymphedema in the morbidly obese: a histologically distinct reactive lesion simulating liposarcoma Am J Surg Pathol 1998; 22(10): 1277-1283.

12. Wang NS, Walters RF, Warren SJ. Massive localized lymphedema: A soft tissue process that may present to dermatologists. Am J Dermatopathol 2010; 32: 380-383.

13. Wu D, Gibbs J, Corral D et al. Massive localized lymphedema: additional locations and association with hypothyroidism. Hum Pathol 2000; 31: 1162-1168.

14. Vana J, Adamicova K, Haluska P et al. Massive localized lymphedema in an extremely obese patient. Chirurg 2002; 73: 383-386.

15. Modolin ML, Cintra W Jr., Paggiaro AO et al. Massive localized lymphedema (MLL) in bariatric candidates. Obes Surg 2006; 16: 1126-1130.

16. Weston S, Clay CD. Unusual case of lymphoedema in a morbidly obese patient. Australas J Dermatol 2007; 48: 115-119.

17. Goshtasby P, Dawson J, Agarwal N. Pseudosarcoma: massive localized lymphedema of the morbidly obese. Obes Surg 2006; 16: 88-93.

18. Berenji M, Kalani A, Kim J et al. Massive localized lymphedema of the thigh in a morbidly obese patient. Eur J Surg Oncol 2010; 36: 104-106.

19. Lu S, Tran TA, Jones DM et al. Localized lymphedema (elephantiasis): a case series and review of the literature. J Cutan Pathol 2009; 36: 1-20.

20. Manduch M, Oliveira AM, Nascimento AG et al. Massive localised lymphoedema: a clinicopathological study of 22 cases and review of the literature. J Clin Pathol 2009; 62: 808-811.

21. Scheinfeld NS. Obesity and dermatology. Clin Dermatol 2004; 22: 303-309.

22. Garcia Hidalgo L. Dermatological complications of obesity. Am J Clin Dermatol 2002; 3: 497-506.

23. Hahler B. An overview of dermatological conditions commonly associated with the obese patient. Ostomy Wound Manage 2006; 52: 34-36, 38, 40 passim.

24. Toni R, Malaguti A, Castorina S et al. New paradigms in neuroendocrinology: relationships between obesity, systemic inflammation and the neuroendocrine system. J Endocrinol Invest 2004; 27: 182-186.

25. Liu N. Metabolism of macromolecules in tissue. Lymphat Res Biol 2003; 1: 67-70.

26. Rosen ED. The molecular control of adipogenesis, with special reference to lymphatic pathology. Ann N Y Acad Sci 2002; 979: 143-158; discussion 188-196.

27. Fasshauer M, Klein J, Blüher M et al. Adipokine: Mögliches Bindeglied zwischen Insulinresistenz und Adipositas. Dtsch Arztebl 2004; 101: A3491-3495.

28. Fasshauer M, Paschke R, Stumvoll M. Adiponectin, obesity and cardiovascular disease. Biochimie 2004; 86: 779-784.

29. de Jongh RT, Serne EH, RG IJ et al. Impaired local microvascular vasodilatory effects of insulin and reduced skin microvascular vasomotion in obese women. Microvasc Res 2008; 75: 256-262.

30. L'Hermitte F, Behar A, Paries J et al. Impairment of lymphatic function in women with gynoid adiposity and swelling syndrome. Metabolism 2003; 52: 805-809.

31. Valezi AC, Junior JM, de Menezes MA et al. Weight Loss Outcome After Silastic Ring Roux-en-Y Gastric Bypass: 8 Years of Follow-up. Obes Surg 2010; 20: 1491-1495.

32. Nguyen NT, Sloan J, Nguyen XM. Laparoscopic gastric bypass or gastric banding: which operation is best? Adv Surg 2010; 44: 49-57.

33. Levitzky BE, Wassef WY. Endoscopic management in the bariatric surgical patient. Curr Opin Gastroenterol 2010, Epub ahead of print.

8 Lipödem

W. Schmeller, I. Meier-Vollrath

Das Krankheitsbild des Lipödems wurde 1940 erstmals von Allen und Hines beschrieben (1). Es ist aber immer noch einer großen Zahl von Ärzten weitgehend unbekannt. Bei vielen Betroffenen wird erst nach einem jahrzehntelangen Leidensweg die korrekte Diagnose gestellt und eine wirksame Therapie eingeleitet (2). Bezüglich der Häufigkeit existieren bislang keine epidemiologischen Daten. Schätzungen der Lymphödem-Klinik des St. George-Hospitals in London geben eine Prävalenz von eins auf 72.000 an, wobei – aufgrund übersehener bzw. nicht überwiesener Patienten – deutlich höhere Zahlen vermutet werden (3). Bei Untersuchung des Kollektivs einer lymphologischen Fachklinik in den Jahren 1995/96 fand sich bei etwa 15 % der stationären Patienten ein Lipödem (4). Nachfragen in vier deutschen Lymphkliniken im Jahre 2003 ergaben einen vergleichbaren Anteil der Lipödeme in der Größenordnung von 8–17 % (5).

Die vorhandene Literatur zum Lipödem ist – im Gegensatz zum Lymphödem – ausgesprochen spärlich. Insbesondere im angloamerikanischen Schrifttum sind oft nur Einzelfallberichte zu finden (6-9); demgegenüber existiert im deutschen Sprachraum eine deutlich größere Zahl von Publikationen sowie auch eine Monographie (10). Synonyme für das Lipödem sind in Tab. 8-1 aufgeführt.

- **Lipalgie**
- **Adiposalgie**
- **Adipositas dolorosa**
- **Lipomatosis dolorosa der Beine**
- **Lipohypertrophia dolorosa**
- **schmerzhaftes Säulenbein**
- **schmerzhaftes Lipödemsyndrom**

Tab. 8-1)
Synonyme für das Lipödem.

Lipödem 8

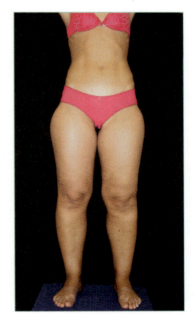

Abb. 8-1)
Lipödem Stadium I. Dysproportion zwischen oberer und unterer Körperhälfte.

8.1 Definition

Das Lipödem ist eine Frauenkrankheit unbekannter Ursache mit chronisch progredienter symmetrischer Unterhautfettvermehrung und orthostatischer Ödembildung. Betroffen sind überwiegend die unteren Extremitäten (Abb. 8-1), manchmal in Kombination mit den Armen. Charakteristisch sind Berührungs- und Druckschmerzen sowie eine Neigung zu Hämatomen.

8.2 Pathogenese

Die Erkrankung findet sich fast ausschließlich bei Frauen. Männer sind nur in Ausnahmefällen bei ausgeprägten hormonellen Funktionsstörungen wie zum Beispiel Testosteronmangel betroffen (11). Die Abb. 8-2 zeigt einen Patienten mit äthyltoxischer Leberzirrhose.

Bezüglich des Krankheitsbeginns ergaben Untersuchungen an 119 Betroffenen aus den 1940er Jahren eine weitgehend gleichmäßige Verteilung auf die einzelnen Lebensdekaden (12). In der neueren Literatur

8 Lipödem

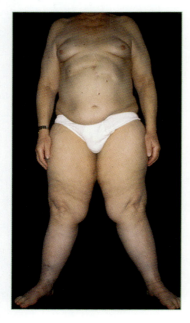

Abb. 8-2)
Lipödem bei einem Mann mit äthyltoxischer Leberzirrhose. (Aufnahme: Dr. C. Schuchhardt, Freiburg).

wird einerseits betont, dass das Lipödem meist im Zeitraum der Pubertät auftritt (3, 13, 14). Andrerseits wurde – bei 100 in den letzten Jahren ausgewerteten Patienten – das Maximum des Auftretens im dritten und vierten Lebensjahrzehnt angegeben (15). Nach eigenen Erfahrungen manifestiert sich die Erkrankung auch häufig nach Schwangerschaften.

Neben hormonellen Einflüssen wird von einer genetischen Disposition ausgegangen; vermutet wird eine autosomal dominante Vererbung mit Beschränkung auf das weibliche Geschlecht (3). Häufig sind mehrere Mitglieder einer Familie betroffen; die diesbezüglich aufgeführten Zahlen sind jedoch sehr unterschiedlich und reichen von 16 % bis 64 % der Fälle (1, 3, 12, 16). Ob die vereinzelt beschriebenen nervalen Einflüsse in Form einer Schädigung des autonomen Nervensystems (17) kausal von Bedeutung sind, ist unklar. Auch bei den beobachteten Veränderungen der Mikrozirkulation (10, 18) kann nicht sicher gesagt werden, ob es sich hierbei um ätiopathogenetisch relevante Veränderungen im Sinne einer „Initialzündung" oder um Sekun-

Lipödem 8

- Hyperplasie / Hypertrophie des Fettgewebes

- vermehrte Gefäßpermeabilität

- Flüssigkeits- und Eiweißansammlung im lockeren Unterhautfettgewebe

- Orthostase

- erhöhte Gefäßfragilität

Tab. 8-2)
Krankheitsentscheidende Faktoren beim Lipödem.

därphänomene handelt. Ebenfalls unklar ist, inwieweit beim Lipödem die bei Adipositas von Fettzellen freigesetzten Adipokine eine Rolle spielen (19). Das Fettvolumen beim Lipödem ist – im Gegensatz zu dem beim Übergewicht – nicht „abhungerungsfähig"; ferner treten beim Lipödem auch nicht die typischen Folgeschäden der Adipositas auf. Daher muss von anderen Rezeptoren und möglicherweise sogar von unterschiedlichen Fettzellen ausgegangen werden.

8.3 Pathophysiologie

Kausal liegen der Erkrankung mehrere Faktoren zugrunde (Tab. 8-2). Optisch im Vordergrund steht die Disproportion zwischen Oberkörper und unterer Körperhälfte (Abb. 8-1) aufgrund der pathologischen Vermehrung des subkutanen Fettgewebes. Es ist unverändert unklar, ob es sich hierbei um eine Hypertrophie der Fettzellen, eine Hyperplasie oder eine Kombination von beidem handelt. Entscheidend ist ferner eine erhöhte Kapillarpermeabilität; sie führt zu einer vermehrten Flüssigkeits- und Eiweißansammlung im Interstitium und verursacht die orthostatischen Ödeme (18, 20). Deren Ausmaß – und nicht die absolute Fettmenge – ist für die Druck- und Berührungsempfindlichkeit des Gewebes entscheidend (14). Eine verstärkte Kapillarfragilität bedingt die oft auffallende Hämatomneigung.

Früher wurde vermutet, dass der zunehmende fett- bzw. ödembedingte Gewebedruck eine mechanische Abflussbehinderung von initialen Lymphgefäßen, Präkollektoren und Kollektoren verursacht. Neuere Untersuchungen ergaben jedoch in frühen Stadien des Lipödems

8 Lipödem

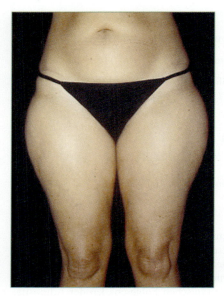

Abb. 8-3)
Die Lipohypertrophie kann morphologisch einem Lipödem ähneln.

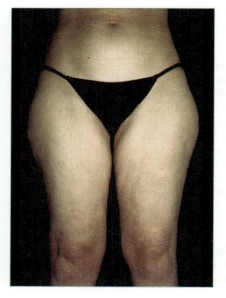

Abb. 8-4)
Beim Lipödem bestehen neben der Formveränderung noch zusätzliche Beschwerden.

eine unbeeinträchtigte Funktion des Lymphgefäßsystems mit sogar erhöhtem Abtransport des vermehrten Flüssigkeitsvolumens. Bei den zunächst auftretenden passageren abendlichen Ödemen im Oberschenkel- bzw. Unterschenkelbereich kann das intakte Lymphgefäßsystem das während des Tages vermehrt anfallende Volumen nicht mehr komplett abtransportieren (dynamische oder Hochvolumeninsuffizienz).

Aber erst, wenn die erhöhte lymphpflichtige Last jahre- bzw. jahrzehntelang die vorhandene Transportkapazität überschreitet, erfolgt eine Dekompensation (21); diese ist Folge einer Erschöpfung der Funktionsreserven des Lymphgefäßsystems (mechanische oder Niedrigvolumeninsuffizienz). Hierzu tragen besonders die Sekundärveränderungen an den Lymphkollektoren bei. Als Folge der persistierenden Eiweißvermehrung im Interstitium entstehen abakterielle Entzündungen mit konsekutiver Lymphangiosklerose und perilymphovaskulärer Fibrose. Dies führt zu einer Verminderung des abtransportierten Volumens. In dieser späten Krankheitsphase besteht somit eine Kombination von erhöhtem Lymphanfall und vermindertem Abtransport. Dadurch tritt ein sekundäres Lymphödem (Lipo-Lymphödem) auf. Das Lipödem per se ist also primär keine lymphologische Erkrankung.

Es wird immer wieder betont, dass sich das Lipödem im Laufe von Jahrzehnten aus einer Lipohypertrophie (s. unter Differenzialdiagnosen, Kap. 8.7) entwickelt (22, 23); Lipödem und Lipohypertrophie können morphologisch sehr ähnlich sein (Abb. 8-3 und 8-4). Dem schmerzhaften Krankheitsbild des Lipödems würde somit ein schmerzloses Stadium vorangehen. Einerseits wird jedoch immer wieder beobachtet, dass sich auch Lipödeme schon sehr früh in der Pubertät entwickeln können; andererseits bestehen die meisten Lipohypertrophien bis zum Lebensende ohne wesentliche Ödeme und Schmerzen. Ob und wodurch das eine in das andere übergeht, ist unklar. Offensichtlich müssen relevante Zusatzfaktoren wie Genetik, Hormone – möglicherweise auch noch Zirkulationsstörungen und nervale Veränderungen – sowie das Lebensalter hinzukommen. Diese bewirken die krankheitsentscheidende Erhöhung der Kapillarpermeabilität und -fragilität und damit die charakteristische Symptomatik.

8.4 Pathologische Anatomie

Die beim Lipödem gefundenen histologischen Veränderungen sind nicht pathognomonisch. Neben vermehrten und teils hypertrophen Fettzellen zeigt sich im Interstitium ein hoher Gehalt kapillärer Blut-

8 Lipödem

Stadium I	Hautoberfläche glatt, Gewebestruktur feinknotig
Stadium II	Hautoberfläche uneben (Orangenhaut), Gewebestruktur grobknotig (walnuss- bis faustgroß)
Stadium III	groblappige, deformierende Fettvermehrung

Tab. 8-3)
Einteilung des Lipödems nach klinischen Kriterien.

gefäße; perivaskulär finden sich Makrophagen, Fibroblasten, Mastzellen sowie vereinzelt Fettgewebsnekrosen. In den Spätphasen der Erkrankung nimmt der fibrotische Anteil zu (18). Der deskriptive Begriff ödemato-fibrosklerotische Pannikulopathie (24) wird heute nicht mehr benutzt. Die histologischen Befunde sind weitgehend identisch mit denen der Dermatoliposklerose. Es handelt sich offensichtlich um eine unspezifische entzündliche Gewebsreaktion, wie sie in vergleichbarer Weise bei der chronischen venösen Insuffizienz vorkommt (25).

8.5 Diagnostik

Das Lipödem kann normalerweise anhand klinischer Kriterien eindeutig diagnostiziert werden. Typisch sind Zeitpunkt des Auftretens, symmetrische Verteilung der Fettpolster, Ödeme, Schmerzhaftigkeit bei Berührung und Hämatomneigung. Eine apparative beziehungsweise invasive Diagnostik ist in der Regel nicht nötig. Besteht ein Lipo-Lymphödem, kann mittels bildgebender Verfahren (20 MHz-Sonographie, MR-Lymphangiographie, indirekte Lymphangiographie, Funktions-Lymphszintigraphie) eine zusätzliche Quantifizierung morphologischer beziehungsweise funktioneller Veränderungen des Lymphgefäßsystems erfolgen (26, 27).

8.6 Untersuchungsergebnisse

Klinische Untersuchungsbefunde

Anamnese: Der Erkrankungsbeginn ist meist in der Pubertät, häufig nach einer Schwangerschaft und manchmal erst nach der Menopause. Oft wird über eine gleichzeitig einsetzende Gewichtszunahme berich-

Lipödem 8

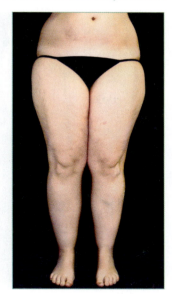

Abb. 8-5)
Lipödem Stadium I.

tet; beim Stadium I des Lipödems liegt jedoch oft kein Übergewicht vor. Die betroffenen Frauen klagen über ein spontan auftretendes Spannungs- bzw. Schwellungsgefühl sowie über eine auffallende Berührungs- und Druckschmerzhaftigkeit an Ober- und Unterschenkeln. Die Schmerzen werden überwiegend als dumpf, drückend und schwer charakterisiert (28); sie verstärken sich meist im Laufe des Tages, insbesondere nach langem Stehen oder Sitzen, teilweise aber auch nach sportlicher Betätigung (29). Ihre Ausprägung ist unabhängig von der Menge der Fettvermehrung. Zusätzlich werden meist abendliche Ödeme, vermehrt in der warmen Jahreszeit, angegeben. Berichtet wird ferner über bereits nach leichtem Anstoßen auftretende Einblutungen. Minitraumen, die bei Gesunden keinerlei Hautveränderungen bewirken, können an den lipödematösen Extremitäten Hämatome verursachen. Die Symptome sind an den Armen normalerweise geringer ausgeprägt als an den Beinen.

Die Betroffenen leiden ferner massiv unter ihrem Aussehen; auf diese Problematik wurde bereits in den ersten Publikationen hingewiesen (1, 12). Viele Frauen berichten aufgrund des im Laufe der Zeit

8 Lipödem

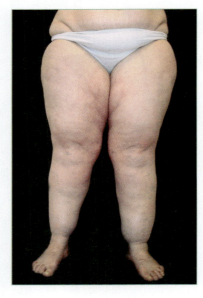

Abb. 8-6)
Lipödem Stadium II.

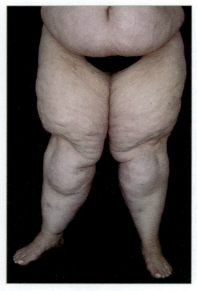

Abb. 8-7)
Lipödem Stadium II / III.

Lipödem 8

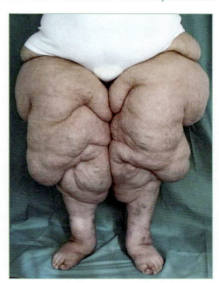

Abb. 8-8)
Lipödem mit ausgeprägtem
Stadium III.
(Aufnahme: Dr. W. J. Brauer,
Emmendingen).

zunehmenden Befundes über Frustrationen; diese äußern sich dann häufig in übermäßigem Essen mit folgender Gewichtszunahme. So ist verständlich, dass bei etwa der Hälfte der Patientinnen nach einiger Zeit zusätzlich noch eine begleitende Adipositas besteht (30). Sekundäre Lymphabfluss-Störungen in Form des Lipo-Lymphödems sind bei Adipösen eher und häufiger zu finden als bei Normalgewichtigen (31).

Inspektion: Die meisten Patientinnen weisen eine deutliche Diskrepanz zwischen schlankem Oberkörper und kräftiger unterer Körperhälfte auf. Bei etwa 97 % der betroffenen Frauen sind die Beine – Oberschenkel mit Hüften, oft zusätzlich noch die Unterschenkel – betroffen; in circa 30 % der Patientinnen findet sich ein Befund an den Oberarmen – eventuell auch an den Unterarmen bis zum Handgelenk (4). Die Erkrankung ist chronisch und meist progredient; daher werden verschiedene Stadien durchlaufen (Tab. 8-3). Die Abb. 8-5 bis 8-8 zeigen unterschiedliche Ausprägungsgrade. Anfangs findet sich eine gleichmäßig kleinknotig verdickte Subkutanschicht, wobei die Hautoberfläche makroskopisch glatt erscheint (Stadium I).

8 Lipödem

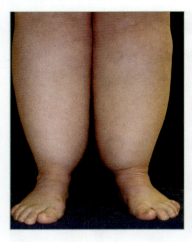

Abb. 8-9)
Lipödem. Knöchel, Fuß und Zehen weisen keine Ödeme auf.

Wenn die Knoten im Laufe der Zeit an Größe zunehmen, entstehen Unebenheiten der Hautoberfläche; diese kann dann wellig sein bzw. einer Orangenschale ähneln (Stadium II). In Laienkreisen wird das als „Zellulitis" bezeichnet.

Bei fortgeschrittenen Formen wird das Subkutangewebe zunehmend indurierter; schließlich treten ausgeprägte lappige Fettwülste im Knie- und Oberschenkelbereich auf, die zu einer Behinderung beim Gehen führen können (Stadium III). Das betroffene Gewebe ist – meist in Abhängigkeit vom Ausmaß des Ödems – druckempfindlich; die Haut kann an umschriebenen Stellen kühl sein (17, 32). Manchmal bestehen Hämatome, ohne dass Traumen erinnerlich sind.

Im Stadium III können nässende Erosionen in intertriginösen Bereichen subinguinal oder zwischen den Oberschenkeln vorhanden sein. Beim Lipödem findet man keine Ödeme an Knöcheln, Fußrücken oder Zehen (Abb. 8-9). Wenn diese in späteren Verlaufsstadien als Folge einer sekundären Lymphabfluss-Störung auftreten, hat sich ein Lipo-Lymphödem entwickelt. Dann sind die Hautfalten an den Zehen verdickt und nicht abhebbar (Abb. 8-10); dies bezeichnet man als Stemmer'sches Zeichen. Es ist pathognomonisch für eine Beteiligung des Lymphgefäßsystems.

Lipödem 8

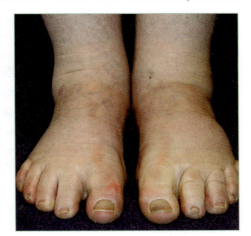

Abb. 8-10)
Lipo-Lymphödem, linksseitig stärker ausgeprägt. Schwellung des Fußrückens und verdickte Hautfalten an den Zehen (Stemmer'sches Zeichen).

Palpation: Die umschriebene Fettvermehrung allein hinterlässt auf Druck keine Eindellungen; dies ist nur bei einem deutlichen Begleitödem der Fall. Im Stadium I hat das Unterhautgewebe eine weiche Konsistenz und eine gleichmäßige, manchmal auch feinknotige Struktur. Im Stadium II tastet man subkutan auch grobknotige Veränderungen. Im Stadium III ist der Befund sehr ausgedehnt. An den Extremitäten kann die Volumenvermehrung abrupt oberhalb von Knöchel (Abb. 8-6 und 8-9) oder Handgelenk in einem Fettkragen enden; an den Beinen wurde dies früher als „Türkenhosenphänomen" bezeichnet. Es finden sich umschriebene Fettvermehrungen, welche gelegentlich die Kniegelenksregionen schürzenförmig überlappen können. Meist bestehen Verhärtungen des Unterhautgewebes, besonders beim Lipo-Lymphödem; als Ursache wird eine Fibrosklerose der interlobulären Septen angesehen (18, 33).

8.7 Differenzialdiagnosen

Die wichtigste Differenzialdiagnose des Lipödems ist die **Lipohypertrophie** (Abb. 8-3). Hierbei besteht bei Frauen eine ebenfalls anlagemäßig bedingte disproportionierte Körperform aufgrund einer symmetrischen Fettgewebsvermehrung im Hüft- bzw. Beinbereich bei schlan-

8 Lipödem

Lipödem	Lymphödem (primär)
symmetrisch	asymmetrisch
druckschmerzhaft	nicht schmerzhaft
Hämatome	keine Hämatome
keine Erysipele	Erysipele
Fußrücken ödemfrei	Fußrückenödem
Stemmer'sches Zeichen negativ	Stemmer'sches Zeichen positiv (Stadium II und III)

Tab. 8-4)
Kriterien zur Unterscheidung von Lipödem und primärem Lymphödem.

kem Rumpf. Die Ausdrücke Reit(er)hosen oder Reithosenadipositas bezeichnen die häufigste Formvariante; ein Befall der Arme ist selten. Während die morphologischen Veränderungen weitgehend gleich sein können, finden sich im Gegensatz zum Lipödem aber keine Ödeme. Daher weisen die Betroffenen auch keine Druck- oder Spannungsschmerzen auf. Eine behandlungsbedürftige Erkrankung besteht somit nicht. Es wird allerdings vermutet, dass sich im Laufe der Zeit aus der Lipohypertrophie ein Lipödem entwickeln kann (22, 23).

Häufig verwechselt wird das Lipödem mit dem **Lymphödem.** Die wesentlichen Unterschiede zeigt Tab. 8-4. Das primäre Lymphödem tritt vorwiegend beim weiblichen Geschlecht – meist in der Pubertät – mit einer ein- oder beidseitigen Schwellung der Beine auf; bei beidseitigem Befall ist es immer asymmetrisch. Während die Schwellung beim primären Lymphödem jedoch typischerweise an den Zehen beginnt und erst später den Oberschenkel erreicht, tritt beim Lipödem die Umfangsvermehrung meist zuerst am Oberschenkel auf. Beim Lymphödem ist aufgrund des Fußbefalls das Stemmer'sche Zeichen – im Gegensatz zum Lipödem – positiv. Druckschmerzhaftigkeit des Gewebes oder Hämatomneigung bestehen nicht. Kombinationen mit einem Lipödem (Lympho-Lipödem) können allerdings vorkommen.

Das **Phlebödem** ist ein Symptom der chronischen venösen Insuffizienz (CVI). Es kann bei beiden Geschlechtern ein- oder beidseitig auftreten und geht den typischen kutanen und subkutanen Veränderungen (Stauungsekzem, Hyperpigmentierungen, Hypodermitis, Derma-

Lipödem 8

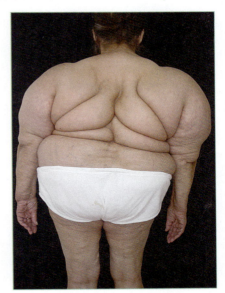

Abb. 8-11)
Madelung-Syndrom bei einer
52-Jährigen mit Befall von
Schultern und Oberarmen
(Typ II).

toliposklerose, Ulzeration) voraus. Funktionsuntersuchungen wie Ultraschall-Doppler, Licht-Reflexions-Rheographie und Duplexsonographie weisen im Gegensatz zum Lipödem pathologische Befunde auf. Allerdings existieren auch hier Mischformen (Phlebo-Lipödem) (23).

Beim **Morbus Dercum (Adipositas dolorosa)** haben die Betroffenen – fast ausschließlich Frauen – schmerzhafte, symmetrische Fettansammlungen vor allem an den Beinen; die Füße sind ausgespart. Im Gegensatz zum Lipödem manifestiert sich die Erkrankung aber häufig erst mit dem Beginn der Menopause. Auch ist kein Ödem nachweisbar; oft wird eine Muskelschwäche angegeben. Häufig bestehen zusätzlich Alkoholabusus, emotionale Instabilität und Depressionen (34). Unklar ist, ob der Morbus Dercum tatsächlich eine eigene Entität oder lediglich eine Sonderform eines spät aufgetretenen Lipödems ist.

Bei der **benignen symmetrischen Lipomatose Launois-Bensaude (Madelung-Syndrom)** findet sich eine diffuse Fettgewebsvermehrung im Bereich von Hals und Nacken (Typ I), Schulterregion und Oberarmen (Typ II) (Abb. 8-11) oder im Beckenbereich (Typ III) (Abb. 8-12). Diese Erkrankung soll Männer häufiger betreffen; anamnestisch findet

8 Lipödem

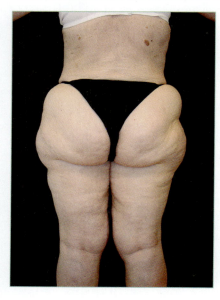

Abb. 8-12)
Madelung-Syndrom bei einer 67-Jährigen mit Befall der Beckenregion (Typ III).

sich fast immer ein deutlich erhöhter Alkoholkonsum sowie ein Leberschaden (35).

Oft wird das Lipödem mit der **Adipositas** verwechselt. Dabei entsteht das Übergewicht durch eine meist weiche Fettgewebsvermehrung entweder des Rumpfes (Stammfettsucht) oder des gesamten Körpers. Das Fettgewebe verursacht aber keine Schmerzen und die Proportionen zwischen Rumpf und Extremitäten können normal sein (34). Männer und Frauen sind gleichermaßen betroffen. Ätiopathogenetisch sind offensichtlich genetische Faktoren (unter anderem Leptin-Gen, Mutationen im Melanocortin-4-Rezeptor-Gen) sowie eine Überernährung entscheidend (36). Die von hypertrophierten Fettzellen sezernierten Proteine (Adipokine) werden für das Auftreten der charakteristischen Folgeerscheinungen in Form von Insulinresistenz, Dyslipidämie und Hypertonus verantwortlich gemacht (19). Bei der Therapie steht die Gewichtsreduktion durch verminderte Kalorienzufuhr (Diät) oder vermehrten Kalorienverbrauch (sportliche Betätigung) im Mittelpunkt.

Die wesentlichen klinischen Charakteristika der oben aufgeführten Erkrankungen sind in Tab. 8-5 gegenüber gestellt.

	Geschlecht	Beginn	Lokalisation	Symmetrie	Fettvermehrung	Druckschmerz	Ödem	Füße betroffen	Diäten erfolgreich	Sonstiges
Lipödem	Frauen	meist Pubertät	Beine, Arme	ja	ja	ja	ja	nein	nein	Hämatomneigung
Lipohypertrophie	Frauen	meist Pubertät	Beine, Arme	ja	ja	nein	nein	nein	nein	weit verbreitet
primäres Lymphödem	Frauen, Männer	häufig Pubertät	überwiegend Beine	nein	nein	nein	ja	ja	nein	Stemmer'sches Zeichen positiv im Stadium II und III, pathol. Lymphszintigraphie
Phlebödem	Frauen, Männer	Erwachsenenalter	Beine	nein	nein	nein	ja	nein	nein	pathol. Venenfunktionstests
Morbus Dercum	meist Frauen	meist Menopause	Beine	nein	ja	ja	nein	nein	nein	Schmerzen, Muskelschwäche, Alkoholabusus, oft Depression
Morbus Madelung	meist Männer	Erwachsenenalter	Hals, Schultergürtel, Beckenregion	ja	ja	ja	nein	nein	nein	meist Alkoholabusus, Leberschaden
Adipositas	Frauen, Männer	alle Altersklassen	gesamter Körper	ja	ja	nein	nein	nein	ja	BMI >30

Tab. 8-5)
Differenzialdiagnosen bei Lipödem.

8 Lipödem

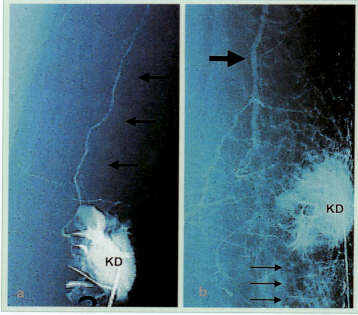

Abb. 8-13)
Indirekte Lymphangiographie. a) Lipödem: geschlängelt verlaufender, kaliberenger Lymphkollektor (Pfeile) proximal des Kontrastmitteldepots (KD).
b) Lipo-Lymphödem. Pathologischer Befund: netzförmige Anordnung erweiterter initialer Lymphgefäße und Präkollektoren in der Nachbarschaft des Kontrastmitteldepots (KD). Kontrastmittelreflux in periphere Stromgebiete (dünne Pfeile). Erweiterter Lymphkollektor (dicker Pfeil).

Bildgebende Untersuchungsverfahren

Beim Lipödem können Lokalisation und Ausmaß der Fettvermehrung mittels Computer-Tomographie (CT) und Magnetresonanz-Tomographie (MRT) erfasst werden (33, 37, 38). Auch mit Hilfe der Sonographie lassen sich quantitative und qualitative Aspekte des Fettgewebes erfassen (27). Während sich die normale Subkutis eher echoarm darstellt, ist sie beim Lipödem homogen verbreitert und weist zunächst eine gleichmäßig vermehrte Echogenität („Schneegestöber") mit echoreichen Bindegewebssepten auf (39). In späteren Stadien erscheinen zusätzlich echoarme Areale, wahrscheinlich aufgrund interstitieller

Lipödem 8

Indirekte Lymphangiographie	
Lipödem (n: 54 Extremitäten)	**Lipo-Lymphödem** (n: 42 Extremitäten)
normal: 83,4 %	33,3 %
pathologisch: 16,6 %	66,7 %

Tab. 8-6)
Häufigkeit lymphangiographischer Befunde (indirekte Lymphangiographie) bei
48 Patientinnen (96 untere Extremitäten) mit der klinischen Diagnose Lipödem
oder Lipo-Lymphödem.

Flüssigkeitsanreicherung. Bei der Kompressions-Sonographie sind der erzeugte Druckschmerz umso stärker und das Unterhautfettgewebe umso schwerer komprimierbar, je ausgeprägter das Ödem ist.

Indirekte Lymphangiographie

Beim Lipödem finden sich in der indirekten Lymphangiographie geschlängelt verlaufende Lymphkollektoren (Abb. 8-13) und gefiederte beziehungsweise flammenartige Kontrastmitteldepots; diese lassen sich in derselben Form aber auch bei der Adipositas nachweisen (20). Beim Lipo-Lymphödem sieht man zusätzlich zu den oben aufgeführten Befunden – abhängig vom Ausmaß der Störungen am Lymphsystem – erweiterte initiale Lymphgefäße sowie geschlängelte oder auch hypoplastische Lymphkollektoren (40). Demgegenüber scheinen die mittels Fluoreszenz-Mikrolymphographie an betroffenen Extremitäten gefundenen sackförmigen oder fusiformen Mikroaneurysmen der initialen Lymphgefäße pathognomonisch zu sein (41); ob ihnen jedoch eine Bedeutung im Rahmen der Pathogenese zukommt, ist unklar. Die Tab. 8-6 zeigt das Verhältnis zwischen normalen und pathologischen Befunden bei Lipödem und Lipo-Lymphödem.

Zur Bestimmung einer eventuell vorhandenen Lymphabfluss-Störung kann die **Funktions-Lymphszintigraphie** eingesetzt werden. Dabei findet man beim reinen Lipödem oft keine oder nur geringe Veränderungen des epifaszialen Lymphtransports (16, 42). Der bereits beschriebene hyperdyname Lymphtransport in den frühen Stadien zeigt sich in Form von erhöhten Lymphknoten-Uptake-Werten (16, 21); mit zunehmendem Alter vermindert sich der Abtransport (43).

8 Lipödem

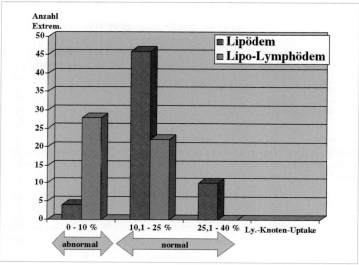

Abb. 8-14)
Ergebnisse der Funktions-Lymphszintigraphie (Lymphknoten-Uptakewerte in Prozent 120 Minuten nach Untersuchungsbeginn) bei Patientinnen mit der klinischen Diagnose Lipödem (n = 70 Extremitäten) und Lipo-Lymphödem (n = 50 Extremiäten).

Insbesondere bei der nach Jahren auftretenden Überlastung des Lymphgefäßsystems mit Ausbildung eines Lipo-Lymphödems lässt sich das Ausmaß der Lymphschädigung durch verlängerte Transportzeiten und einen erniedrigten Uptake-Wert in den regionalen Lymphknoten erfassen (Abb. 8-14). Bedeutsam ist der Einsatz dieser Methode vor allem im Stadium I, um eine eventuell begleitende – und klinisch nicht sichtbare – Schädigung des Lymphgefäßsystems frühzeitig zu erkennen.

8.8 Krankheitsverlauf

In der Mehrzahl der Fälle nehmen die Beschwerden mit steigendem Alter zu; der Verlauf ist jedoch im Einzelfall nicht vorhersehbar. Eine Verschlimmerung kann einerseits durch Vermehrung des umschriebenen Fettvolumens erfolgen; diese tritt manchmal innerhalb kurzer Zeit

Lipödem 8

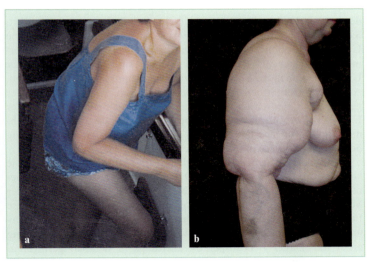

Abb. 8-15)
a) Unauffälliger Befund im Alter von 51 Jahren. b) Lipödem der Oberarme bei derselben Frau mit 61 Jahren.

unabhängig von bestehenden Ernährungsgewohnheiten auf (Abb. 8-15). Andererseits kann als Folge des lange bestehenden eiweißreichen Ödems eine zunehmende Fibrosierung des Gewebes mit Ausbildung eines Lipo-Lymphödems entstehen. Dies erkennt man an einer Schwellung des Vorfußes; zusätzlich ist das Stemmer'sche Zeichen (verbreiterte sowie schwer oder nicht mehr abhebbare Hautfalten an Zehenrücken) positiv (Abb. 8-10). Wie bereits erwähnt, scheint letzteres bei adipösen Patienten schneller und öfter aufzutreten. Angaben über die Häufigkeit von Lipo-Lymphödemen in lymphologischen Fachkliniken sind sehr unterschiedlich; sie reichen von 4 % bis zu 23 % (5).

8.9 Therapie

Aufgrund der Unkenntnis des Krankheitsbildes Lipödem wurden und werden zum Teil immer noch unsinnige Therapieempfehlungen ausgesprochen. Diese beinhalten Diäten, Training der betroffenen Körperregionen oder Medikamente. Insbesondere Diäten werden aufgrund

8 Lipödem

des starken Leidensdrucks von beinahe allen Patienten durchgeführt. Sie helfen allerdings nur bei Adipositas und bewirken lediglich eine Umfangsreduktion am Stamm. Da die lipödemspezifischen Fettvermehrungen aber nicht „abhungerungsfähig" sind, verstärkt sich unter Umständen noch die Diskrepanz zwischen Rumpf und Extremitäten. Auch der durch Sport erzeugte Kalorienverbrauch führt nicht zu der gewünschten Fettreduktion an den betroffenen Stellen. Sowohl der Einsatz von Abführmitteln zur möglichen Verminderung der Aufnahme von Nahrungsbestandteilen als auch von Diuretika zur Linderung ödembedingter Beschwerden ist nicht indiziert.

Die moderne Therapie des Lipödems ruht auf zwei Säulen (44). Die konservative Behandlung hat die Ödembeseitigung, die operative Therapie die Fettreduzierung zum Ziel. Durch die Kombination beider Verfahren lassen sich sehr gute Ergebnisse erzielen (45–47). Da diese Behandlungen jedoch keinen Einfluss auf die gesteigerte Kapillarpermeabilität und somit auf die Ödemneigung haben, ist die Erkrankung meist auf Dauer – postoperativ allerdings in deutlich geringerem Maße – therapiebedürftig.

Konservative Therapie

Sie wirkt über eine Verminderung des interstitiellen Flüssigkeitsvolumens. In ganz frühen Krankheitsstadien kann bereits die Entstehung des orthostatischen Ödems durch eine Kompressionsbestrumpfung vermieden werden. Bei nicht mehr spontan reversiblem Ödem wird die Kombinierte Physikalische Entstauungstherapie (KPE) eingesetzt.

Ihr wesentlicher Bestandteil ist die Manuelle Lymphdrainage (MLD); sie bewirkt durch mit unterschiedlichem Druck durchgeführte Massagen des epifaszial gelegenen Gewebes eine Steigerung des tranportierten Volumens der Lymphkollektoren. Durch Schöpf-, Dreh- und Pumpgriffe wird Ödemflüssigkeit zentripetalwärts, das heißt herzwärts, verschoben. Die Behandlung wird zunächst ödemfern am Rumpf zur Erzielung eines „Sog"-Effekts und anschließend an den ödematösen Arealen der Extremitäten durchgeführt (48). Die danach angelegte Kompression mit Kurzzugbinden (Bandagierung) in Kombination mit Krankengymnastik unterstützt die Entödematisierung und verhindert die Reödematisierung.

Nach Abschluss der täglich durchgeführten Behandlung in der Ödemreduktionsphase werden bevorzugt flachgestrickte Strumpfhosen beziehungsweise Strümpfe der Kompressionsklasse II, manchmal auch III, angepasst. In der folgenden Ödemerhaltungsphase ist die MLD meist nur noch ein- bis zweimal wöchentlich notwendig. Zu

Lipödem 8

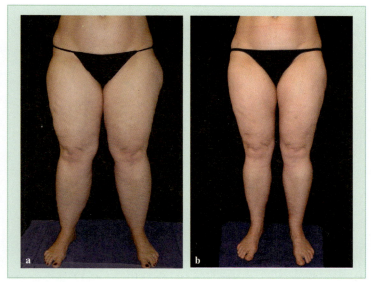

Abb. 8-16)
32-jährige Patientin. a) Ausgangsbefund. b) Zustand nach drei Liposuktionen an Ober- und Unterschenkeln und Entfernung von 11.050 ml Fett.

Hause kann ergänzend die apparative intermittierende Kompression (AIK) in Form pneumatischer Mehrkammergeräte (optimal: zwölf Kammern) eingesetzt werden (4, 14, 49, 50); zu dieser Methode gibt es aber auch kritische Stimmen (51, 52). Eine regelmäßige Kontrolle der Therapieergebnisse sollte auf jeden Fall gewährleistet sein. Als Kontraindikationen für die physikalische Ödemtherapie gelten dekompensierte Herzinsuffizienz, akute bakterielle Entzündungen und frische Thrombosen.

Mit den konservativen Maßnahmen lassen sich bei den Lipödem-Patienten pro Bein Umfangsverminderungen von etwa 10 % sowie Volumenabnahmen von bis zu drei Litern erzielen (53, 54). Dies bewirkt ein Nachlassen der Spannungs- und Druckschmerzen. Beim Aussetzen der KPE kommt es zur Nachbildung der Ödeme. Beim Lipo-Lymphödem ist das Vorgehen vom Prinzip her gleich. In ausgeprägten Fällen oder zu Behandlungsbeginn kann der Aufenthalt in einer lymphologischen Fachklinik sinnvoll sein.

8 Lipödem

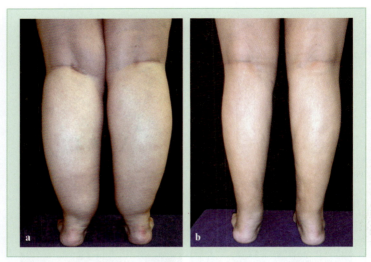

Abb. 8-17)
36-jährige Patientin. a) Ausgangsbefund. b) Sechs Wochen nach Entfernung von 4600 ml Fett an den Unterschenkeln.

Operative Therapie

Die operative Behandlung des Lipödems hat sich erst in der letzten Zeit durchgesetzt. Bis Anfang der 1990er-Jahre wurden beim Lipödem noch großflächige Lipektomien oder Absaugungen in Vollnarkose durchgeführt. Sie erfolgten mit dicken und teils scharfen Absaugkanülen ohne vorherige Auffüllung des Subkutangewebes mit Flüssigkeit („dry technique"). Dabei traten teilweise gefährliche Blutungen sowie vereinzelt ausgeprägte Lymphgefäßverletzungen mit persistierenden Schwellungen postoperativ auf. Dieses Vorgehen wurde daher von lymphologischer Seite zu Recht ablehnend beurteilt (17, 55).

Durch die Entwicklung neuer Betäubungs- und Operationstechniken hat in den letzten Jahren ein Wandel der Einstellung stattgefunden (13, 14, 23, 56). Die Risiken bzw. Nachteile einer Vollnarkose konnten durch Einführung der **Tumeszenz-Lokalanästhesie (TLA)** beseitigt werden (57). Hierbei werden mehrere Liter einer 0,04%igen Betäubungslösung mit einem Gemisch aus Lidocain und Prilocain in den Subkutanraum infiltriert („wet technique"); bei der Absaugung wird dann ein dünnflüssiges Fett-Lösungs-Gemisch entfernt (47, 58). Entscheidende Vorteile dieser lokalen Betäubungsform sind: Hydrodissek-

Lipödem 8

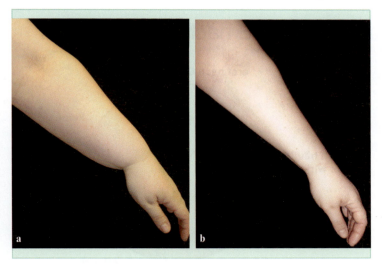

Abb. 8-18)
42-jährige Patientin. a) Ausgangsbefund. b) Vier Wochen nach Entfernung von je 600 ml Fett pro Unterarm.

tion (Straffung des Gewebes mit Verminderung der Scherkräfte, Lösen der Fettgewebsläppchen von den stabilisierten Bindegewebsfasern), Hämostase (Vasokonstriktion durch den erhöhten Gewebedruck und den Adrenalinanteil in der Lösung), langfristige postoperative Schmerzfreiheit (aufgrund der Lipophilie der Lokalanästhetika), niedrige Infektionsrate (durch die antibakterielle Wirkung und den Auswascheffekt der postoperativ noch aus den Stichkanälen austretenden TLA-Lösung) sowie fehlende Notwendigkeit zusätzlicher Infusionen (vorteilhaft beispielsweise bei kompensierter Herzinsuffizienz). Von enormer Bedeutung ist ferner die ausgesprochene Sicherheit dieses Verfahrens (59).

Durch den Einsatz stumpfer **Mikrokanülen** von 2–4 mm Durchmesser sowie durch die Einführung der **Vibrationsliposuktion** lassen sich Verletzungen wichtiger Strukturen vermeiden; so wird eine ausgeprägte Verringerung der Gewebetraumatisierung erzielt. Die mit hoher Frequenz (4000 Hz) vibrierenden Kanülen saugen nur noch das locker zwischen dem Bindegewebsgerüst liegende Fett an; die umliegenden Strukturen wie Nerven und Gefäße werden weitgehend geschont. Dies

8 Lipödem

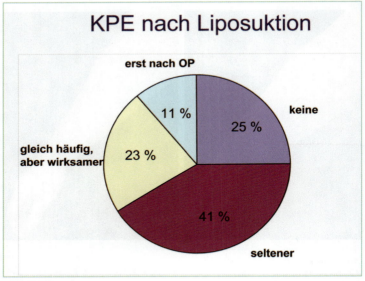

Abb. 8-19)
Verringerung von MLD und Kompression (KPE) circa ein Jahr nach Liposuktion. Ergebnisse bei n = 72 operierten Patientinnen.

bewirkt bessere kosmetische Ergebnisse sowie eine schnellere Heilung (58).

Die Liposuktion hat sich inzwischen zu einem Standardverfahren entwickelt. Bei Durchführung unter den oben geschilderten Bedingungen ist es sehr wirksam und ausgesprochen sicher (60). Die in der Literatur geschilderten Komplikationen und zum Teil auch Todesfälle sind überwiegend Folge der fehlenden Beachtung international etablierter Richtlinien und manchmal auch fehlender medizinischer Basiskenntnisse des Operateurs (61, 62). Da pro Eingriff – bei normalgewichtigen Patienten – möglichst nicht mehr als vier Liter reines Fett entfernt werden sollten, sind je nach Ausmaß des Befundes zwischen ein und fünf Operationen im Abstand von mehreren Monaten notwendig. Bei eigenen Patienten konnten so bis über 20 Liter Fett abgesaugt werden; dabei wurden Umfangsverminderungen am Oberschenkel von bis zu 15 cm und am Unterschenkel von bis zu 10 cm erreicht. Die Abb. 8-16 bis 8-18 zeigen beispielhaft einige Befunde prä- und postoperativ. Durch die Eingriffe wird einerseits das äußere Erscheinungsbild der Patientinnen optimiert, und es werden wieder harmonische Körperproportionen hergestellt; andererseits werden die Ödeme und die Schmerzempfindlichkeit des Gewebes beseitigt oder zumindest deutlich reduziert (2, 32, 47, 11, 63-65) (s. diesbezüglich auch Kap. 14.4). Daher sind bei 25 % der Betroffenen postoperativ keine Lymphdrainagen und auch keine Kompressionsbehandlungen mehr notwendig. Bei weiteren 41 % kann beides deutlich reduziert werden (Abb. 8-19).

All dies führt bei den Patientinnen zu einer bisher nicht bekannte Zunahme der Lebensqualität (46). Da postoperativ meist kurzfristig eine akute Schwellneigung auftritt, sollte die physikalische Therapie bereits wenige Tage nach dem Eingriff begonnen beziehungsweise weitergeführt werden.

Das früher beschriebene Risiko der Lymphgefäßschädigung durch die Liposuktion mit nachfolgendem Auftreten eines Lymphödems konnte bei Einsatz der neuen Methoden bisher weder experimentell noch klinisch beobachtet werden. Bei anatomischen Studien nach Absaugung in Längsrichtung der Extremitäten ließ sich makroskopisch keine Schädigungen epifaszialer Lymphgefäße nachweisen (66, 67). Dies konnte bei immunhistologischen Untersuchungen des aspirierten Fettgewebes bestätigt werden (68, 69). Auch lymphszintigraphisch ließ sich keine Verschlechterung nach Liposuktion nachweisen.

Erste klinische Folgeuntersuchungen an der allerdings nur kleinen Zahl von 19 Patienten über einen Zeitraum von acht Jahren – inzwischen zehn Jahren (S. Rapprich, pers. Mitteilung) – zeigten weder eine vermehrte Schwellneigung noch eine Progredienz der Erkrankung (63). Eigene Ergebnisse mit einem Nachbeobachtungszeitraum von bis zu viereinhalb Jahren konnten die beschriebenen ausgeprägten Verbesserungen bestätigen (47). Inzwischen liegen Nachuntersuchungen von über 100 Patientinnen über einen Zeitraum von bis zu sechs Jahren vor, die eindeutig den hohen Stellenwert der Liposuktion bei der Befundbesserung demonstrieren (70). Diese operative Methode wurde inzwischen - in Kombination mit den konservativen Verfahren - auch in den aktuellen Leitlinien zum Lipödem als Standardverfahren aufgenommen (44).

Als Kontraindikation der Liposuktion beim Lipödem gilt nach derzeitigem Wissensstand ein begleitendes Lymphödem; ob dies als Lehrmeinung weiterhin so bestehen bleibt, muss abgewartet werden. Bisher werden in Deutschland die Kosten für die operative Therapie – im Gegensatz zur konservativen Therapie – nicht von den gesetzlichen

8 Lipödem

Krankenkassen übernommen, da die Fettabsaugung nicht in deren Leistungsspektrum aufgeführt ist (71).

Stellenwert der Therapiemaßnahmen

Die Behandlung des Lipödems hat in den letzten zehn Jahren durch Fortschritte der operativen Technik einen entscheidenden Wandel erfahren. Durch die Kombination operativer und konservativer Maßnahmen können heute optimale Ergebnisse erzielt werden. Mittels Fettabsaugung allein ist die Erkrankung jedoch meist nicht vollständig zu beseitigen. Entscheidend ist das Ausmaß der Ödemneigung, welches unabhängig vom vorhandenen Fettvolumen ist. Die Liposuktion kann zwar die Fettmenge vermindern beziehungsweise normalisieren; sie hat jedoch keinen Einfluss auf die bestehende Gefäßdurchlässigkeit. Die von den Betroffenen bemerkte Verminderung der Schwellneigung postoperativ ist wahrscheinlich Folge der Verkleinerung des epifaszialen Raums. Nach Absaugung kann daher – unabhängig vom Stadium der Erkrankung – in einigen Fällen eine vollständige Beschwerdefreiheit erzielt werden; bei vielen Patientinnen existiert aber immer noch eine Ödemneigung. Daher muss normalerweise die Basistherapie in Form der KPE – allerdings in deutlich verringerter Frequenz – weitergeführt werden. Manchmal können die Patientinnen zeitweise ganz auf eine Kompression verzichten, oft kann ein Strumpf einer niedrigeren Kompressionsklasse getragen werden. Eine enge Kooperation zwischen auf die Liposuktion spezialisierten Operateuren mit Kenntnissen dieses Krankheitsbildes und ausgebildeten Lymphtherapeuten sollte gewährleistet sein.

Lipödem 8

►Merksätze

- Beim Lipödem besteht eine symmetrische Fettgewebsvermehrung vorwiegend der unteren Körperhälfte mit orthostatischen Ödemen und Druck- bzw. Spannungsschmerzen.

- Die Erkrankung wird immer noch häufig mit dem primären Lymphödem verwechselt. Sie lässt sich anhand klinischer Kriterien frühzeitig erkennen. In späten Stadien kann sich zusätzlich – häufiger bei adipösen Patienten – ein sekundäres Lymphödem (Lipo-Lymphödem) entwickeln.

- Die Behandlung besteht aus konservativen und operativen Maßnahmen. Die Liposuktion in Tumeszenz-Lokalanästhesie (TLA) sollte in frühen Krankheitsstadien erfolgen. In einigen Fällen kann allein damit eine vollständige Heilung erzielt werden. Bei starker Ödembildung und bei Lipo-Lymphödem ist die Kombinierte Physikalische Entstauungstherapie (KPE) ein Leben lang durchzuführen. Die Kombination beider Verfahren führt zu einem ausgeprägten Gewinn an Lebensqualität.

8.10 Literatur

1. Allen E, Hines E. Lipedema of the legs: A syndrom characterized by fat legs and orthostatic edema. Proc Staff Mayo Clin 1940; 15: 184-187.

2. Schmeller W, Meier-Vollrath I. Erfolgreiche operative Therapie des Lipödems mittels Liposuktion. Phlebologie 2004; 33: 23-29.

3. Child A, Gordon K, Sharpe P et al. Lipedema: An inherited condition. Am J Med Genet A 2010; 152A: 970-976.

4. Herpertz U. Krankheitsspektrum des Lipödems an einer Lymphologischen Fachklinik - Erscheinungsformen, Mischbilder und Behandlungsmöglichkeiten. vasomed 1997; 9: 301-307.

5. Meier-Vollrath I, Schneider W, Schmeller W. Lipödem: Verbesserte Lebensqualität durch Therapiekombination. Dtsch Ärzteblatt 2005; 102: A1061-1067.

6. Beninson J. Lipedema - The non-lymphatic masquerader. Angiology 1984; 35: 506-510.

7. Witte M, Witte C. Massive obesity simulating lymphedema. N Engl J Med 1992; 327: 1927.

8. Rudkin GH, Miller TA. Lipedema: A clinical Entity Distinct from Lymphedema. Plast Reconstr Surg 1994; 94: 841-847.

9. Koss T, Lanatra N, Stiller M et al. An unusual combination: Lipedema with Myiasis. J Am Acad Dermatol 2004; 50: 969-972.

10. Strößenreuther R. Laser-Doppler-Flowmetrie. In: Strößenreuther R (Hrsg.). Lipödem und Cellulitis sowie andere Erkrankungen des Fettgewebes. Viavital, Köln 2001; 79-86.

11. Chen S, Hsu S, Chen T et al. Painful fat syndrome in a male patient. Br J Plast Surg 2004; 57: 282-286.

12. Wold LE, Hines EA, Allen EV. Lipedema of the legs: a syndrom characterized by fat legs and edema. Ann Intern Med 1949; 34: 1243-1250.

13. Wienert V. Diagnose und Therapie des Lipödems. Der Deutsche Dermatologe 2001; 9: 614-616.

14. Marshall M, Breu F. Das Lipödem - ein wenig beachtetes Krankheitsbild. Vasomed 2002; 6: 254-257.

15. Herpertz U. Entstehungszeitpunkt von Lipödemen. LymphForsch 2004; 8: 79-81.

16. Harwood C, Bull R, Evans J et al. Lymphatic and venous function in lipedema. Br J Dermatol 1996; 134: 1-6.

17. Földi E, Földi M. Das Lipödem. In: Földi M, Kubik S (Hrsg.). Lehrbuch der Lymphologie für Mediziner, Masseure und Physiotherapeuten. Urban & Fischer, München - Jena 2002; 449-458.

18. Kaiserling E. Morphologische Alterationen. In: Földi M, Kubik S (Hrsg.). Lehrbuch der Lymphologie für Mediziner, Masseure und Physiotherapeuten. Urban & Fischer, München - Jena 2002; 349-398.

19. Fasshauer M, Klein J, Blüher M et al. Adipokine: Mögliches Bindeglied zwischen Insulinresistenz und Adipositas. Dtsch Arztebl 2004; 101: A3491-3495.

20. Weissleder H, Brauer WJ. Radiologische Diagnostik beim Lipödem-Syndrom. LymphForsch 1997; 1: 26-30.

21. Brauer WJ, Weissleder H. Methodik und Ergebnisse der Funktionslymphszintigraphie: Erfahrungen bei 924 Patienten. Phlebologie 2002; 31: 118-125.

22. Marsch W. Ist das Lipödem ein lymphologisches Kranheitsbild? J Lymphologie 2001; 1: 22-24.

23. Herpertz U. Ödeme und Lymphdrainage. In: Herpertz U (Hrsg.). Diagnose und Therapie von Ödemkrankheiten. Schattauer, Stuttgart – New York 2004.

24. Curri SB, Ryan TJ. Panniculopathy and fibrosclerosis of the female breast and thigh. Clin Dermatol 1989; 7: 107-119.

25. Tronnier M, Schmeller W, Wolff H. Morphological changes in lipodermatosclerosis and venous ulcers: Light microscopy, immunohistochemistry and electron microscopy. Phlebology 1994; 9: 48-54.

26. Lohrmann C, Felmerer G, Foeldi E et al. MR lymphangiography for the assessment of the lymphatic system in patients undergoing microsurgical reconstructions of lymphatic vessels. Microvasc Res 2008; 76:42-45.

27. Naouri M, Samimi M, Atlan M et al. High resolution cutaneous ultrasonography to differentiate lipoedema from lymphoedema. Br J Dermatol 2010: Apr 16 (Epub ahead of print).

28. Schmeller W, Meier-Vollrath I. Schmerzen beim Lipödem. Versuch einer Annäherung. LymphForsch 2008; 12: 7-14.

29. Langendoen S, Habbema L, Nijsten T et al. Lipoedema: from clinical presentation to therapy. A review of the literature. Br J Dermatol 2009; 161: 980-986.

30. Greer K. Lipedema of the legs. Cutis 1974; 14: 98-100.

31. Schuchhardt C. Das „Lipödem-Syndrom" – neue Antworten auf alte Fragen? LymphForsch 2001; 5: 68-70.

32. Meier-Vollrath I, Schmeller W. Lipödem - aktueller Stand, neue Perspektiven. JDDG 2004; 2: 181-186.

33. Monnin-Delhom ED, Gallix BP, Achard C et al. High resolution unenhanced computed tomography in patients with swollen legs. Lymphology 2002; 35: 121-128.

34. De Franzo AJ, Hall JH, Herring SM. Adiposis Dolorosa (Dercum´s Disease) - Liposuction as an Effective Form of Treatment. Plast Reconstr Surg 1990; 85: 289-292.

35. Ruzicka T, Vieluf D, Landthaler M et al. Benign symmetric lipomatosis Launois-Bensaude. Report of ten cases and review of the literature. J Am Acad Dermatol 1987; 17: 663-674.

36. Hebebrand J, Dabrock P, Lingenfelder M et al. Ist Adipositas eine Krankheit? Dtsch Ärzteblatt 2004; 101: A 2468-2474.

37. Dimakakos P, Stefanopoulos T, Antoniades P et al. MRI and ultrasonographic findings in the investigation of lymphoedema and lipedema. Int Surg 1997; 82: 411-416.

38. Werner G, Rodiek S. Value of nuclear magnetic resonance tomography in leg edema of unknown origin. Lymphology 1993; 17: 2-5.

39. Breu F, Marshall MV. Neue Ergebnisse der duplexsonographischen Diagnostik des Lip- und Lymphödems. Kompressionssonographie mit einer neuen 13-MHz-Linearsonde.Phlebologie 2000; 29: 124-128.

40. Lohrmann C, Földi E, Langer M. MR imaging of the lymphatic system in patients with lipedema and lipo-lymphedema. Microvasc Res 2009; 77: 335-339.

41. Amann-Vesti BR, Franzek UK, Bollinger A. Microlymphatic Aneurysms in Patients with Lipedema. Lymphology 2001; 34: 170-175.

42. van Geest A, Esten S, Cambier J et al. Lymphatic disturbances in lipoedema. Phlebologie 2003; 32: 138-142.

43. Brauer WJ, Brauer VS. Altersabhängigkeit des Lymphtransportes beim Lipödem und Lipolymphödem. LymphForsch 2005; 9: 6-9.

44. Wienert V, Földi E, Jünger M et al. Lipödem. Leitlinien der Deutschen Gesellschaft für Phlebologie. Phlebologie 2009; 38: 164-167.

45. Schmeller W, Meier-Vollrath I. Moderne Therapie des Lipödems: Kombination von konservativen und operativen Maßnahmen. LymphForsch 2004; 8: 22-26.

46. Schmeller W, Meier-Vollrath I. Lipoedem: Ein Update. LymphForsch 2005; 9: 10-20.

47. Schmeller W, Meier-Vollrath I. Lipödem: Neuer Stellenwert der Physiotherapie durch Kombination konservativer und operativer Maßnahmen. pt Zeitschrift für Physiotherapeuten 2008; 60: 660-666.

48. Schneider W, Herpertz U. Indikation und Kontraindikation der physikalischen Ödemtherapie. Orthopädie-Technik 1996; 3: 185-191.

49. Rabe E. Apparative intermittierende Kompressionstherapie (AIK). Viavital, Köln 2003.

50. Szolnoky G, Borsos B, Bársony K et al. Complete decongestive physiotherapy with and without pneumatic compression for treatment of lipedema: a pilot study. Lymphology 2008; 41: 40-44.

51. Gültig O. Erfolg und Misserfolg bei Einsatz der apparativen intermittierenden Kompressionstherapie (AIK). LymphForsch 2004; 8: 96-97.

52. Weissleder H. AIK beim chronischen Lymphödem - Glaube und Wirklichkeit. LymphForsch 2004; 8: 93-95.

53. Deri G, Weissleder H. Vergleichende prä- und posttherapeutische Volumenmessungen in Beinsegmenten beim Lipödem. LymphForsch 1997; 1: 35-37.

54. Brenke R, Siems W, Obendorfer H. Klinische Erfolge der Komplexen Physikalischen Entstauungstherapie beim Lipödem. In: Strößenreuther R, (Hrsg.). Lipödem und Cellulitis sowie andere Erkrankungen des Fettgewebes. Viavital, Köln 2001; 215-217.

55. Földi M. Lymphödem, Lipödem, chronisch venöse Insuffizienz und Kombinationsformen. Pathophysiologische Grundlagen - Basisdiagnostik. Phlebol Proktol 1990; 19: 1-9.

56. Diehm C. Lipödem und Lymphödem. Vernachlässigte Differentialdiagnose des dicken Beines. Cardiovasc Intervent Radiol 2002; 2: 1.

57. Klein J. The tumescent technique. Anesthesia and modified liposuction technique. Dermatol Clin 1990; 8: 425-437.

58. Schmeller W, Meier-Vollrath I. Zum aktuellen Stand der Liposuktion. Der Deutsche Dermatologe 2002; 9: 590-594.

59. Habbema L. Safety of liposuction using exclusively tumescent local anesthesia in 3,240 consecutive cases. Derm Surg 2009; 35: 1728-1735.

60. Sattler G, Sommer B, Hanke C. Leitlinien zur Liposuktion. In: Sattler G, Sommer B, Hanke C (Hrsg.). Lehrbuch der Liposuktion. Thieme, Stuttgart 2003; 217-222.

61. Lehnert M, Homann H, Druecke D et al. Liposuktion - kein Problem? Majorkomplikationen und Todesfälle im deutschen Raum zwischen 1998 und 2002. LymphForsch 2004; 8: 74-78.

62. Schmeller W, Meier-Vollrath I. Kommentar zum Artikel: Komplikationen nach Liposuktion von Berroth R, Speichermann N, Liebau G. Intensivmed 2004; 41: 64-66.

63. Rapprich S, Loehnert M, Hagedorn M. Therapy of lipoedema syndrome by liposuction under tumescent local anaesthesia. Ann Dermatol Venereol 2002; 129: 1S711.

64. Sattler G. Liposuction in lipoedema. Ann Dermatol Venerol 2002; 129: 1S103.

65. Sattler G, Hasche E, Rapprich S. Neue operative Behandlungsmöglichkeiten bei benignen Fettgewebserkrankungen. Zeitschr Hautkrh 1997; 72: 579-582.

66. Frick A, Hoffmann JN, Baumeister RG et al. Liposuction technique and lymphatic lesions in lower legs: anatomic study to reduce risks. Plast Reconstr Surg 1999; 103: 1868-1873; discussion 1874-1865.

67. Hoffmann J, Fertmann J, Baumeister R et al. Tumescent and dry liposuction of lower extremities: differences in lymph vessel injury. Plast Reconstr Surg 2004; 113: 718-724; discussion 725-726.

68. Stutz J, Krahl D. Water jet-assisted liposuction for patients with lipoedema: Histologic and immunohistologic analysis of the aspirates of 30 lipoedema patients. Aesth Plast Surg 2009; 33: 153-163.

69. Schmeller W, Tronnier M, Kaiserling E. Lymphgefäßschädigung durch Liposuktion? Eine immunhistologische Untersuchung. Lymph-Forsch 2006; 10: 80-84.

70. Schmeller W, Hüppe M, Meier-Vollrath I. Langzeitveränderungen nach Liposuktion bei Lipödem. LymphForsch 2010; 14: 69-80.

71. Schmeller W, Meier-Vollrath I. Lipödem und Liposuktion: Erfahrungen mit dem Medizinischen Dienst der Krankenkassen (MDK). LymphForsch 2009; 13: 95-102.

9 Phlebo-Lymphödem

(Chronische venöse lymphostatische Insuffizienz)

M. Hartmann, H. Weissleder

Es bestehen enge Wechselbeziehungen zwischen der venösen und lymphatischen Zirkulation. Eine venöse Dekompensation führt beispielsweise durch Erhöhung der lymphpflichtigen Wasser- und Eiweißlast zu einer Mehrbelastung des Lymphgefäßsystems. Andererseits sind entzündliche Venenprozesse häufig Ursache für begleitende Lymphangitiden und Lymphadenitiden mit Einschränkung der lymphatischen Transportkapazität. In der Nachbarschaft postthrombotischer Ulzera lassen sich lymphovenöse Anastomosen nachweisen (1).

Über die Häufigkeit lymphovenöser Gefäßerkrankungen kann lediglich spekuliert werden. Rückschlüsse sind nur indirekt möglich. Nach statistischen Erhebungen waren immerhin von 10.000 Pflichtversicherten fast 5 % (zu einem Viertel Männer und drei Viertel Frauen) innerhalb von fünf Jahren mindestens einmal wegen venöser Beinleiden arbeitsunfähig. Wie die Tübinger Studie zeigte, konnte bei etwa einem Drittel aller Bundesbürger Venenwandveränderungen nachgewiesen werden.

9.1 Definition

Extremitätenödem auf dem Boden einer lymphogenen Schädigung als Folge einer chronischen venösen Insuffizienz (CVI), bedingt durch postthrombotisches Syndrom (PTS), ausgeprägte primäre Varikose, Klappenagenesie oder Angiodysplasien.

9.2 Pathologische Anatomie

Initiale Lymphgefäße und Präkollektoren sind in den betroffenen Regionen teilweise obliteriert, die epifaszialen Lymphkollektoren zum Teil dilatiert. Die Schädigung der Lymphgefäße kann sowohl auf einen umschriebenen Extremitätenbezirk begrenzt sein, aber auch größere Abschnitte betreffen.

9 Phlebo-Lymphödem

Ein Übergreifen thrombophlebitischer Prozesse auf die unmittelbar benachbarten Lymphkollektoren führt zu Lymphangitiden. Dies kann eine Obliteration der betroffenen Gefäße zur Folge haben.

9.3 Pathophysiologie

Der ungenügende Druckabfall in den peripheren Venen (Phlebohypertonie) bei körperlicher Belastung wird als das entscheidende pathophysiologische Substrat einer CVI angesehen (2). Daraus resultiert ein erhöhter Blutkapillardruck.

Wenn sich der Druck im Blutkapillarsystem durch eine venöse Hypertonie (z.B. Thrombose oder CVI) erhöht, steigt auch die hydrostatische Druckdifferenz und die Filtration. Um einen Flüssigkeitsverlust in das Interstitium zu vermeiden, muss dementsprechend der entgegengerichtete kolloidosmotische Druckgradient zunehmen. Diese Annahme ist experimentell bewiesen (3).

Nicht bekannt ist zum gegenwärtigen Zeitpunkt, ob ein erhöhter Venendruck zu einer direkten Schädigung der Glykokalyx in den Kapillargefäßen führen kann und wenn ja, ob ein solcher Defekt reparabel ist. Für die Artherosklerose und den Diabetes ist in der Literatur bereits eine deutliche Schädigung der Glykokalyxstruktur mit ihren Folgen beschrieben worden (4).

Da neuerdings Volumenmessungen der endothelialen Glykokalyx mithilfe von Markern möglich sind, dürften diese in Zukunft bei der Einschätzung von Schädigungsfolgen und deren Reparatur hilfreich sein (5, 6).

Der vermehrte Austritt von großmolekularen Substanzen aus der Blutbahn führt zu einem Anstieg der lymphpflichtigen Eiweißlast mit anfänglich kompensatorisch gesteigertem Lymphabfluss bei nicht vorgeschädigtem Lymphgefäßsystem. Langfristig führt die Dauerbelastung der Lymphgefäße zu einer Wandschädigung. Daraus resultiert eine Dekompensation des sub- und epifaszialen Lymphtransportes.

Für die reduzierte lymphatische Clearance in dem geschädigten Gebiet dürfte auch die mikrolymphangiographisch nachweisbare lymphatische Mikroangiopathie mit Fragmentierung des oberflächlichen Lymphgefäßnetzes durch Teilobliteration der initialen Lymphgefäße verantwortlich sein (7, 8).

Lymphogene Zirkulationsstörungen nach thrombophlebitischen Prozessen sind meist Folge entzündlich bedingter Schäden an Lymphgefäßen und Lymphknoten. Daraus kann sich eine mechanische Insuffizienz entwickeln. Eine zusätzliche Erhöhung der Wasser- und lymph-

Phlebo-Lymphödem 9

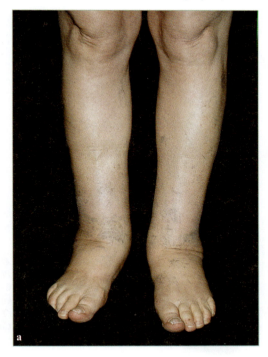

Abb. 9-1)
Plebo-Lymphödem
beider Beine, vorwie-
gend Unterschenkel
(a). Dellen hinterlas-
sendes Ödem (b).

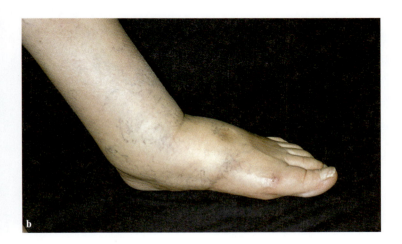

9 Phlebo-Lymphödem

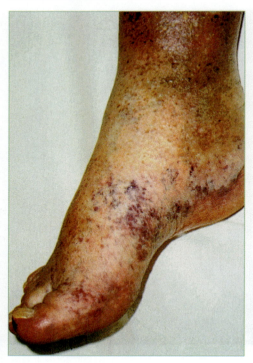

Abb. 9-2)
Phlebo-Lymphödem bei CVI mit ausgeprägten kutanen Veränderungen (Pigmentierung, Corona phlebectatica paraplantaris, trophische Störungen).

pflichtigen Eiweißlast als Folge einer bestehenden Phlebohypertonie führt zu einer kombinierten mechanisch-dynamischen Insuffizienz des Lymphgefäßsystems. Das nachweisbare Ödem ist somit äußeres Zeichen der Erschöpfung sämtlicher Kompensationsmechanismen.

9.4 Diagnostik

Klinische Untersuchungsverfahren

Familienanamnese: Wegen des gehäuften familiären Vorkommens von Venenerkrankungen ist auch die Erhebung einer Familienanamnese (Varizen bei Vater, Mutter und Geschwistern, Ulzera, Thrombosen, Lungenembolie) äußerst wichtig.

Phlebo-Lymphödem 9

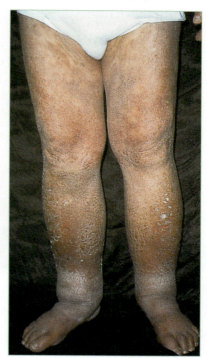

Abb. 9-3)
Phlebo-Lymphödem beider Beine mit großflächigen Pigmentierungen und Pachydermie.

Eigenanamnese: Die Patienten mit Phlebo-Lymphödemen berichten meist über müde Beine und abendliche Schwellneigung der unteren Extremitäten (Schuhe drücken, Einschnürungen durch Gummibänder von Strümpfen). Der Zeitpunkt der ersten Symptome (beispielsweise nach Schwangerschaften, Unfällen, langen Autofahrten und Interkontinentalflügen) gibt weitere Informationen. Bei postthrombotischen Ödemen muss auch nach Polytrauma und Tumoren (paraneoplastisches Syndrom) gefragt werden. Angaben über Bewegungsmangel, Stehberuf, sitzende Tätigkeit sind ebenso wichtig wie Hinweise über sportliche Aktivitäten.

Medikamentenanamnese: Frage nach Einnahme von Diuretika, Östrogenen sowie Herz- und Venenmittel. Im Zusammenhang mit der Hormoneinnahme muss auch die Frage nach dem Nikotingenuss erfolgen, da ein Anstieg der Thrombosegefahr durch Kombination von Östrogen und Nikotin (Pille und Rauchen) möglich ist.

9 Phlebo-Lymphödem

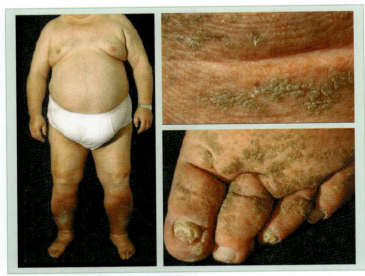

Abb. 9-4)
Phlebo-Lymphödem beider Beine mit Vertiefung der natürlichen Hautfurchen im Zehenbereich, ausgeprägten Pigmentierungen und Pachydermie sowie Mykose der Zehennägel.

Inspektion: Die Betrachtung der Beine erfolgt am besten im Seitenvergleich (Länge, Beckenschiefstand, Angiodysplasie, zum Beispiel Morbus Klippel-Trénaunay, Hautfarbe, Hautbeschaffenheit, Varizen, Ulzera, Kollateralgefäße etc.). Die Lokalisation der Ödeme, ein- oder beiderseitiger Befall, Fußrückenschwellung und Stemmer'sches Hautfaltenzeichen führen diagnostisch meist in die richtige Richtung (Abb. 9-1a, b). Bei den Hautsymptomen am distalen Unterschenkel sind die Atrophie blanche, das Ulcus cruris und Abweichungen von der normalen Venenzeichnung zu nennen (Abb. 9-2). Ergänzend sei hier noch erwähnt, dass schlanke, große Patienten häufiger zu einer Insuffizienz der Vena saphena parva neigen.

Palpation: Die Palpation des gesamten Beines dient dem Nachweis von lokalen oder generalisierten Ödemen, druckdolenten Venen, lokalen Thrombophlebitiden, Hautveränderungen (Abb. 9-3 und 9-4) (Dermatosklerose, Cañon-Venen, Atrophie blanche), Lymphknotenvergrößerungen und Pulsverhalten der Arterien. Die klinischen Zeichen nach *Homan, Payr, Lowenberg, Meyer* und *Sigg* weisen auf das Vorliegen

Phlebo-Lymphödem 9

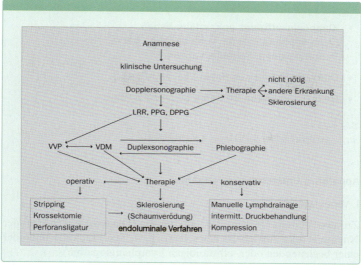

Tab. 9-1)
Stufenplan für das diagnostisch-therapeutische Vorgehen bei einer chronischen venösen lymphostatischen Insuffizienz. Die spezielle Lymphödemdiagnostik beinhaltet die im Text erwähnten bildgebenden Untersuchungsverfahren. (LRR: Lichtreflex-Rheographie, PPG: Photo-Plethysmographie, DPPG: Digitale Photo-Plethysmographie, VVP: Venenverschluss-Plethysmographie, VDM: Venendruckmessung).

von Thrombosen hin, sind aber nicht beweisend (9). Ein positives Stemmer'sches Hautfaltenzeichen spricht für das Vorliegen einer Kutisverdickung durch lymphostatische Fibrose.

Hautveränderungen (Stauungsdermatitis, Pigmentierungen, Hyperkeratose, Papillomatose) sind bei chronischen Phlebo-Lymphödemen ein häufiges Symptom. Bei der Papillomatosis cutis wird angenommen, dass es sich um die Folgen einer lymphostatisch bedingten Funktionsstörung der Haut handelt (10, 11), möglicherweise spielen immunologische Veränderungen hierbei eine wichtige Rolle (12).

Labor: Laboruntersuchungen, welche die Diagnostik von venösen Beinleiden und Phlebo-Lymphödemen erleichtern, gibt es nicht. Spezielle Tests (Antithrombin-III-Mangel, Protein-S- und Protein-C-Mangel) ergeben lediglich Hinweise auf die Thromboseneigung des Individuums.

9 Phlebo-Lymphödem

- **Klappeninsuffizienz epifaszialer Venen**
  (Vena saphena magna, Vena saphena parva,
  Perforansvenen, Seitenastvarizen)

- **Durchgängigkeit des tiefen Venensystems**

- **Refluxphänomene im tiefen Leitvenensystem**

Tab. 9-2)
Aussagemöglichkeiten der Dopplersonographie.

Apparative Untersuchungsverfahren

I. Venensystem

Zu den Hauptaufgaben der apparativen Diagnostik gehören der Nachweis oder Ausschluss einer venösen Gefäßerkrankung und/oder einer begleitenden oder selbständigen Lymphangiopathie.

Ähnlich wie bei den Lymphgefäßerkrankungen sollten bei Venenerkrankungen die zur Verfügung stehenden nicht invasiven und invasiven Untersuchungsmethoden im Rahmen einer Stufendiagnostik eingesetzt werden (Tab. 9-1). Dabei ist zu berücksichtigen, dass die Funktion des Venensystems lageabhängig ist. Anatomische Varianten sollten dem Untersucher bekannt sein.

Die **Ultraschall-Dopplersonographie** hat vor allem bei der Untersuchung der Varikosis durch den Hausarzt eine überragende Bedeutung (Tab. 9-2). Sie stellt zunächst eine Screening-Methode dar, aus deren Ergebnis die Entscheidung über therapeutische Maßnahmen folgen kann. Gleichzeitig dient sie der Weichenstellung für weitere diagnostische Maßnahmen. Die Methode ist nicht invasiv, billig und dennoch hochdifferenziert in ihrer Aussagemöglichkeit (9). Bei der Erfassung von Beckenvenenthrombosen wird eine Sensitivität von 91,7–93 % und eine Spezifität von 90,2–93 % erreicht (13).

Farbkodierte Duplexsonographie: Hierbei handelt es sich um eine Untersuchung mit einer Kombination aus B-Bild und gepulster Dopplersonographie. Bei gleichzeitiger farbkodierter Darstellung der Flussphänomene in den Gefäßen spricht man von Triplexsonographie. Das B-Bild dient zur Lokalisation und Beurteilung der Gefäßmorphologie, während der gepulste Dopplerstrahl zur gezielten Erfassung von Strömungsphänomenen eingesetzt wird (14-17). Damit lassen sich im Gegensatz zur CW-Dopplersonographie (Continuous-Wave-D.) ganz

Phlebo-Lymphödem 9

- Reflux in Vena saphena magna

- Reflux in Vena saphena parva

- Beurteilung der tiefen Leitvenen (Vena femoralis, Vena poplitea, Vena tibialis post., Vena fibularis), Leitveneninsuffizienz, postthrombotische Veränderungen

- Rezidivvarikosis etc.

- Lokalisation von insuffizienten Perforansvenen

- Kompression der Vena poplitea von außen

Tab. 9-3)
Aussagemöglichkeiten der Duplexsonographie..

bestimmte Areale auch hinsichtlich ihrer Tiefe und Flussgeschwindigkeit registrieren. Bezogen auf die Aussagefähigkeit steht die Duplexsonographie zwischen dem Screening der CW-Dopplersonographie und der Phlebographie. Die tabellarische Zusammenstellung gibt einen Überblick über die verschiedenen Einsatzmöglichkeiten der Methode (Tab. 9-3).

Zu den **photoplethysmographischen Verfahren** zählen die Licht-Reflexions-Rheographie (LRR), die klassische Photoplethysmographie (PPG) und die digitale Photoplethysmographie (DPPG). Diese Untersuchungen basieren auf der Messung von Volumenschwankungen eines lokal begrenzten Bezirkes. Es können somit relative, aber keine absoluten Volumenänderungen erfasst werden. Sämtliche Funktionsteste ermöglichen Aussagen über eine Störung der venösen Hämodynamik. Eine Differenzialdiagnose zwischen primärer Varikose und postthrombotischem Syndrom ist ohne Anwendung des Pelottentests (Abdrücken des epifaszialen Systems) nicht möglich. Ödembeine sollten vor der Untersuchung möglichst entstaut werden.

Volumenverschluss-Plethysmographie (VVP): Mit dieser Messtechnik (beispielsweise Quecksilber-Dehnungsstreifen-Plethysmographie) werden Volumenänderungen der Extremitäten gemessen und zwar:

1. Volumenveränderungen bei passivem venösen Stau (Messung der venösen Kapazität),
2. Bestimmung des venösen Ausflusses. Außerdem können Volumenveränderungen bei aktiver Muskelpumparbeit registriert werden.

9 Phlebo-Lymphödem

Die Bestimmung der Ödemfiltration durch Verlängerung des venösen Staus gibt Hinweise auf einen vermehrten Übertritt von Flüssigkeit durch die Venenwand ins Interstitium (Gefäßwandschädigung).

Im Rahmen der postthrombotischen Verlaufskontrolle ermöglichen Kapazitätsmessungen Aussagen, inwieweit Rekanalisierung, Kompensation und Kollateralisation fortgeschritten sind. Zusätzlich geben sie Hinweise auf die Auswirkungen einer kombinierten entstauenden Therapie oder medikamentösen Behandlung (Ödemrückbildung).

Beim venösen Ausstrom und dessen Veränderungen hat die Methode eine hohe Treffsicherheit bei Verschlüssen in der Oberschenkel- und Knieregion, eine etwas geringere bei nicht kompletten Beckenvenenthrombosen sowie bei isolierten, einzelnen Unterschenkelthrombosen. Normalwerte schließen eine Thrombose nicht mit Sicherheit aus.

Die VVP spielt als Zusatzinformation bei der Thrombosediagnostik eine große Rolle, sie ist enorm wichtig zur Kontrolle therapeutischer Maßnahmen beim dicken Bein.

Laser-Doppler-Fluxmetrie (LDF) und Messung des transkutanen Sauerstoffdruckes (tcPO$_2$): Diese Methoden gestatten Rückschlüsse auf die mikrovaskulären Flussverhältnisse im arteriovenösen Kapillargebiet. Der Einsatz erfolgt vorwiegend im wissenschaftlichen Bereich. Für die Praxis haben beide Untersuchungsverfahren noch keine wesentliche Bedeutung erlangt (18).

Bei der **Phlebodynamometrie** (Venendruckmessung unter Belastung) handelt es sich um ein wenig invasives Messverfahren. Der Zugang zum Venensystem erfolgt über eine Butterfly-Kanüle. Die Beurteilung der Hämodynamik beruht auf den Parametern Druckreduktion und Zeit des Wiederanstieges auf den Ausgangspunkt.

Unerlässlich ist die Phlebodynamometrie zur Beurteilung:
a) des epifaszialen Systems vor operativen Eingriffen (Vena-saphena-magna und/oder -parva-Insuffizienz),
b) bei operativer Therapie der Insuffizienz von Vena saphena magna und/oder parva im Zusammenhang mit PTS oder Leitveneninsuffizienz,
c) der Funktionsfähigkeit des Venensystems hinsichtlich der Auspumpleistung und der Venenklappenfunktion. Äußere Einflüsse wie Ödeme oder Hautveränderungen beinträchtigen die Messergebnisse nicht. Damit ist die Venendruckmessung gerade bei der differenzialdiagnostischen Abklärung von Phlebo-Lymphödemen wichtig.

Phlebo-Lymphödem 9

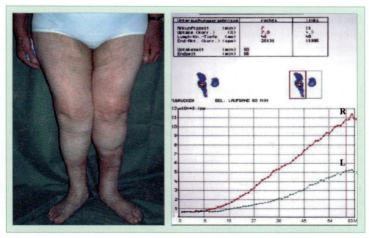

Abb. 9.5)
Phlebo-Lymphödem beider Beine, links ausgeprägter als rechts. Die lymphogene Schädigung ist im Funktionsszintigramm objektivierbar. Es finden sich verzögerte Ankunftszeiten und reduzierte Lymphknoten-Uptake-Werte. Der Befund ist links deutlicher als rechts.
(Aufnahme: Dr. W. J. Brauer, Emmendingen).

Phlebographie: Diese invasive radiologische Methode ist inzwischen durch Angio-CT und risikofreie sonographische Untersuchungen ersetzt worden. Der Einsatz beschränkt sich nur noch auf unklare Extremitätenschwellungen, die mit nicht invasiven Methoden nicht abzuklären sind.

II. Lymphgefäße und Lymphknoten

Fluoreszenz-Mikro-Lymphographie: Beurteilung der dermalen initialen Lymphgefäße und Präkollektoren (19, 20). Für Routinediagnostik nicht notwendig.

Durch diese Untersuchung konnte bei Patienten mit schwerer chronischer venöser Insuffizienz eine lymphatische Mikroangiopathie nachgewiesen werden (7). Mit Fortschreiten der trophischen Hautveränderungen wird das Netz der initialen Lymphgefäße erst teilweise und später nahezu völlig zerstört. Im Bereich der verbliebenen Gefäßfragmente (initiale Lymphgefäße) besteht eine gesteigerte Permeabilität.

9 Phlebo-Lymphödem

Die Indirekte Lymphangiographie (ILG) vermittelt Aussagen über morphologische Veränderungen an peripheren Lymphgefäßen und dient somit der Objektivierung einer lymphogenen Schädigung. Der routinemäßige Einsatz dieser Untersuchung ist jedoch nicht erforderlich.

Untersuchungen mit der ILG haben gezeigt, dass im Bereich einer Dermatosklerose am distalen Unterschenkel atypisch verlaufende, sehr englumige Lymphgefäße, fragmentierte Lymphgefäße, ein „dermal backflow" und gelegentlich Extravasationen vorhanden sind (21). Die Schäden an den initialen Hautlymphgefäßen und distalen Präkollektoren sind sehr wahrscheinlich entzündlich bedingt. Die epifaszialen Lymphkollektoren zeigen meist keine Auffälligkeiten, manchmal sind diese Gefäße etwas dilatiert. Aus den Ergebnissen wird der Schluss gezogen, dass bei Stauungsdermatosen in Verbindung mit einer CVI immer auch eine lokale Lymphdrainagestörung vorliegt (22).

Funktions-Lymphszintigraphie: Als quantitative Methode zur Erfassung lymphogener Funktionsstörungen bei der differenzialdiagnostischen Abklärung von Phlebo-Lymphödemen hilfreich und empfehlenswert (Abb. 9-5) (23).

Durch die Möglichkeit, sowohl epi- als auch subfasziale Lymphkollektoren zu untersuchen, ist eine zuverlässige Beurteilung dieser Bereiche möglich. Unterschiede im Funktionsverhalten beider Systeme erlauben exakte Aussagen über den Schädigungsgrad und indirekt auch Hinweise auf die Ursache. Hochnormale Befunde bei der Untersuchung der epifaszialen Lymphgefäße sind meist Ausdruck einer vermehrten kompensatorischen Volumenbelastung bei CVI im Stadium I. Eine reduzierte Transportleistung des subfaszialen Systems ist dagegen in erster Linie Folge obliterierender Lymphangitiden bei thrombophlebitischen Prozessen.

9.5 Differenzialdiagnose

Abgrenzungsschwierigkeiten können auftreten, wenn dem Extremitätenödem mehrere Ursachen zugrunde liegen. Bei dem folgenden Beispiel (Abb. 9-5) handelt es sich um eine 68-jährige Frau mit einer rechtsseitigen Beinschwellung, die 1966 nach einer Stripping-Operation mit nachfolgender Thrombose aufgetreten war. Im Jahre 1982 musste eine chirurgisch/radiotherapeutische Behandlung eines Korpuskarzinoms durchgeführt werden. Etwa fünf Jahre später deutliche Zunahme des Beinödems. Das statische Lymphszintigramm sprach für eine unbedeutende lokale lymphogene Schädigung im distalen rechten Unterschenkel, möglicherweise Folge der Strippingopera-

Phlebo-Lymphödem 9

Chronische venöse Insuffizienz (CVI)

Stadium I (phlebo-lymphodynamische Insuffizienz)
- keine sichtbare oder reversible (über Nacht) milde perimalleoläre Ödembildung
- perimalleoläre Kölbchenvenen
- Corona phlebectatica paraplantaris

Stadium II (phlebo-lymphostatische Insuffizienz)
zusätzlich zu Stadium I:
- sichtbares und palpables Ödem z.T. bis Unterschenkelmitte
- Hyperpigmentierung/Hypopigmentierung (Atrophie blanche) distaler Unterschenkel
- hypodermitische (entzündliche) Veränderungen der Subkutis
- Dermatoliposklerose

Stadium III (phlebo-lymphostatische Insuffizienz)
Stauungszeichen wie Stad. I und II, zusätzlich:
- abgeheiltes Ulkus (Stad. III a)
- aktives Ulkus (Stad. III b)

Tab. 9-4)
Einteilung der chronischen venösen Insuffizienz nach klinischen Gesichtspunkten.

tion. Aufgrund der Funktionsszintigraphie ist als Hauptursache für die jetzige Ödemprogression in erster Linie eine beiderseitige Abfluss-Störung in der inguino-iliakalen Lymphknotengruppe, links ausgeprägter als rechts, als Folge der Tumortherapie oder eines Tumorrezidivs, anzuschuldigen.

9.6 Krankheitsverlauf

Beim Phlebo-Lymphödem handelt es sich um ein chronisches Leiden, das unbehandelt stets progredient verläuft. Deshalb ist es wichtig, in erster Linie die venöse Ursache zu beseitigen, um somit die Progredienz zu mildern. Schwerpunktmäßig geht es dabei um die konsequente Behandlung sämtlicher Formen der primären Varikose. Bei Nichteinhaltung dieser Empfehlung ist mit dem Auftreten der typischen Folgeerscheinungen einer chronischen venösen Insuffizienz (24) zu rech-

9 Phlebo-Lymphödem

- eindeutige venöse und lymphologische Diagnostik
- Kombinierte Physikalische Entstauungsbehandlung
- Ausschaltung venöser Insuffizienz (Operation, Sklerosierung)
- postoperative Weiterbehandlung wie bei Lymphödem
- kompressive Dauerbehandlung

Tab. 9-5)
Strategie beim Vorliegen einer chronischen venösen lymphostatischen Insuffizienz.

nen. Dazu zählen stadienabhängig (Tab. 9-4) eine Corona phlebectatica paraplantaris, Zunahme des Ödems, Dermatolipofasziosklerose, Atrophie blanche, mikrobielles Ekzem, allergisches Kontaktekzem, Entwicklung eines Ulcus cruris und Lymphzirkulationsstörungen.

Daneben ist die Gefahr eines Erysipels durch begleitende Interdigitalmykosen deutlich erhöht. Jeder Erysipelschub geht mit Zerstörung von Lymphgefäßen in den beteiligten Gefäßregionen einher und führt somit zur Verschlimmerung der bereits bestehenden Lymphostase.

9.7 Therapie

Um eine manifeste Schädigung des Lymphgefäßsystems zu vermeiden, gilt als oberstes Behandlungsziel die Beseitigung der venösen Zirkulationsstörung.

Erster Schritt einer ambulanten Versorgung ist je nach Ausgangslage die Behandlung mit Kompressionsverbänden (25-27) oder eine Kombinierte Physikalische Entstauungsbehandlung (Tab. 9-5). Die Wirksamkeit der Kompressionstherapie lässt sich neben den positiven Effekten auf die venöse Hämodynamik und Abnahme subjektiver Beschwerden auch durch nachweisbare Verbesserungen der kutanen Mikrozirkulation erklären (28). Durch die Kompression wird allerdings nicht die Ursache der venösen Abfluss-Störung beseitigt.

Deshalb gehören zur vollständigen Therapie einer Kombination von Varizen und Lymphödem die Ausschaltung sämtlicher venöser Insuffizienzpunkte durch Operation, Sklerosierung oder endovenöse Verödung. Unbedingte Voraussetzung ist allerdings, dass der operative Eingriff unter größtmöglicher Schonung sämtlicher Lymphkollektoren im Operationsbereich („minimalinvasive" Behandlung) durchgeführt wird.

9.7.1 Stripping-Operation

Bezüglich der Indikation zur Varizenoperation bei Patienten mit lymphostatischen Ödemen gibt es unterschiedliche Meinungen. Das Spektrum reicht von einer völligen Ablehnung bis zur uneingeschränkten Bejahung. Postoperative Nachuntersuchungen bei 30 Patienten (42 Varizenoperationen) mit primären Lymphödemen haben ergeben, dass in 33,3 % nach der Operation mit einer Rückbildung der Schwellung gerechnet werden kann. Bei 56,4 % war der Befund ein halbes bis ein Jahr nach der Operation unverändert, eine Verschlechterung trat in 7,7 % ein. Bei einem Patienten konnte die Varizenoperation als Lymphödem auslösende Ursache angesehen werden (1).

Langzeitbeobachtungen (durchschnittlich 20 Jahre) über die Auswirkungen einer Stripping-Operation beim Vorliegen eines primären Lymphödems haben zu ähnlichen Ergebnissen geführt. Während des Beobachtungszeitraumes nahm die Weichteilschwellung in einem Drittel der 42 untersuchten Patienten ab oder verschwand. In mehr als der Hälfte blieb sie gleich und in 30 % nahm sie zu. Die übrigen Beschwerden und Komplikationen wurden durch die Operation im gleichen Maße beeinflusst wie bei Patienten ohne Lymphödem (21).

Grundprinzip jeder Behandlung von Krampfadern bei Lymphödemen ist die Schonung der Lymphgefäße. Im medialen, vor allem aber auch im lateralen Leistenbereich in der Nähe der Arteria femoralis kommt es zur Anhäufung von Lymphkollektoren. Hier ist auch der operative Zugang zur Behandlung der Krosseninsuffizienz der Vena saphena magna (VSM). Bei der Behandlung dieses Areals muss unbedingt darauf geachtet werden, dass weder Lymphknoten tangiert, schon gar nicht operativ entfernt werden. Gerade der laterale tiefe Bereich sollte möglichst unberührt bleiben.

Operativ ist es somit notwendig, gezielt die Vena saphena magna zu präparieren und zwar direkt an der Vene selbst und an deren saphenofemoralen Übergang. Danach erfolgt die doppelte Ligatur der VSM (bzw. eine Femoralisnaht) und die Durchtrennung der im Bereich des Venensterns einmündenden Seitenäste. Nun erfolgt das Einführen des Strippers, wobei auf ein retrogrades, invaginierendes Stripping geachtet werden sollte. Invaginierendes Stripping schont auch im weiteren Verlauf der VSM nach distal die Lymphgefäße. Die Entnahme des Strippers erfolgt durch eine Miniinzision am unteren Insuffizienzpunkt der Vene.

Auf die Phlebektomie weiterer Seitenäste wird beim Lymphödem verzichtet. Hier kann durch kombinierte Verödung bzw. Schaumverö-

9 Phlebo-Lymphödem

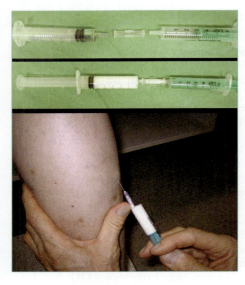

Abb. 9-6) Schaumverödung bei Varikose. (a, b) Doppelspritzen mit Verbindung zur Schaumherstellung. (c) Injektion des Verödungsmittels.

dungsbehandlung (Abb. 9-6) ein Verschluss dieser Äste in gleicher Sitzung oder später erfolgen.

9.7.2 Endovenöse therapeutische Verfahren

Als Alternativen zu der klassischen chirurgischen Behandlung kann heute die Behandlung mit endovenösen Verfahren (VNUS ClosureFAST™, Radiallaser, Radiofrequenz induzierte Thermotherapie (RFITT), Heißdampf) angeboten werden (Abb. 9-7) (29-31).

Die Vorteile dieser Alternativbehandlung sind:
- minimalinvasiver Eingriff (kein Leisten- oder Kniekehlenschnitt),
- meist ambulante Behandlung,
- Verkürzung der Arbeitsunfähigkeit,
- kaum Schmerzen direkt nach der Behandlung.

Die Verfahren Radiallaser, VNUS ClosureFAST™ und Heißdampf wirken vor allem über einen Hitzeschaden auf die Gefäßwand. Als optimale Arbeitstemperatur bei Verwendung von VNUS ClosureFAST™-Kathetern wird 120 °C angegeben (29). Der Venenverschluss erfolgt durch Fibrosierung. Um umliegendes Gewebe zu schonen, soll-

Phlebo-Lymphödem 9

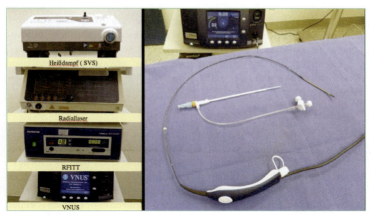

Abb. 9-7)
Endoluminale Therapie. Zusammenstellung der apparativen Ausstattung (Endoturm nach Hartmann und Waldermann) zur Obliterationsbehandlung bei Varikose:
(a) Heissdampf, Radiallaser, RFITT (Radiofrequenz induzierte Thermotherapie), VNUS ClosureFAST™. (b) VNUS-Radiofrequenzkatheter mit Einführungsschleuse und Generator.

te eine Kühlflüssigkeit um die zu behandelnde Vene herumgespritzt werden. Dies geschieht meistens in Kombination mit einer Tumeszenz-Lokalanästhesielösung (TLA). Schon durch das Einspritzen der Kühlmittellösung mit entsprechenden Pumpen kann es zur Schädigung von Lymphgefäßen kommen. Eine Behandlung ohne Einspritzen der Kühlflüssigkeit ist für die Radiofrequenz induzierte Thermotherapie (RFITT) zugelassen.

Bei dieser Methode wird die Temperatur automatisiert zwischen 60 und 100 °C eingestellt. In einer Allgemeinanästhesie (Larynxmaske, Periduralanästhesie etc.) kann der Katheter durch ultraschallkontrollierte Punktion in die Vene eingeschoben werden. Um einen möglichst sicheren Verschluss der Vene zu erreichen, wird das Verfahren evtl. zweimal im selben Bereich angewandt.

Prinzip der Behandlung mit endoluminalen Verfahren

Bei der VNUS ClosureFast™-, Radiallaser-, RFITT- und Heißdampfmethode handelt es sich um ein minimalinvasives chirurgisches Verfahren für Patienten mit relativ geraden und nicht zu stark ausgeprägten Krampfadern. Grundprinzip ist die Ausschaltung des Refluxes über die Vena saphena magna, parva oder insuffizienten Perforansvenen in das epifasziale Varizennetz.

Die endoluminalen Verfahren arbeiten auf etwas unterschiedlicher Weise, wobei es durch alle Methoden letztlich zur Schädigung der Varizenwand kommt.

Durchführung der Behandlung

Der Eingriff kann in Allgemeinnarkose (vor allem bei Lymphödem) oder örtlicher Betäubung durchgeführt werden. Dies hängt davon ab, wie viele weitere kleinere Venen und Seitenäste noch mittels Phlebektomie oder Verödung entfernt werden müssen. Die Krampfadervene wird mithilfe von Ultraschall (B-Mode) auf der Haut markiert. Dann wird sie mit einer Kanüle meist im Bereich unterhalb des Knies (bei der Vena saphena magna) oder am distalen Unterschenkel (bei der Vena sphena parva) duplexkontrolliert punktiert. Ist dies nicht möglich, kann die Vene auch durch einen kleinen chirurgischen Schnitt (Venae sectio) freigelegt werden, um dann die Sonde einzuführen. Für die rein endovenöse Behandlung ist dies die einzige Narbe, die zurückbleibt.

Durch die Kanüle wird in Seldinger Technik eine Hämostaseschleuse eingeführt, um den Katheter zur Krosse vorzuschieben. Dort wird die Lage der Sonde in der Nähe der Vena epigastrica sonographisch kontrolliert. Danach wird Betäubungsmittel bzw. Kühlflüssigkeit – auch sonographisch kontrolliert – um die Vene herum injiziert. In Kopftieflage (möglichste Blutleere des Gefäßes) wird die Sonde langsam zurückgezogen, wobei die Hochfrequenzenergie (VNUS Closure-Fast™ und RFITT) oder Laserenergie (Radiallaser) bzw. erhitzter Wasserdampf (Heißdampf) auf die Venenwand abgegeben wird. Die Venenwand schrumpft durch die Hitze und wird geschädigt. Die so verschlossene Vene kann dann bedenkenlos im Körper belassen werden, sie wird nach und nach (über ca. sechs bis neun Monate) aufgelöst. Postoperativ ist es auch bei diesen Methoden sinnvoll, für circa zwei bis acht Wochen einen medizinischen Kompressionsstrumpf zu tragen.

Was geschieht mit der behandelten Vene?

Nach der Behandlung entwickelt sich die Vene zu einem narbigen Gefäßstrang, der sich mit der Zeit auflöst. In circa 90 bis 98 % der Fälle gelingt es, die Krampfader durch die Behandlung vollständig zu verschließen. Langzeitergebnisse (zehn Jahre) liegen jedoch noch nicht vor, da es sich um ein vergleichsweise neues Verfahren handelt. Öffnet sich die Krampfader wieder, kann die Behandlung jederzeit wiederholt oder es können die herkömmlichen operativen Krampfaderverfahren durchgeführt werden.

Schaumverödung

Eine weitere Alternative ist die duplexkontrollierte Schaumverödung. Die Flüssigkeitssklerosierung erreicht mit wachsendem Gefäßkaliber ihre Grenzen. Gilt sie bei Besenreiser- und retikulären Varizen als gute und unangefochtene Methode, so reicht sie bei größeren Gefäßen häufig nicht aus: Die Kontaktzeit der gewebetoxischen Substanz mit der Venenwand ist einfach zu kurz, um das Gefäß dauerhaft zu schädigen, gleichzeitig hindert die Durchmischung mit Blut einen intensiven Kontakt dieser Flüssigkeit mit der Venenwand.

Anders ist es beim Aufschäumen. Der Schaum wird mit Hilfe der Doppelspritzen-System (DSS)-Technik nach Tessari produziert (Abb. 9-6). Dieser Schaum ist nur wenige Minuten stabil und muss aus diesem Grund relativ schnell injiziert werden. Durch den Verödungsschaum wird das Blut im anvisierten Gefäßabschnitt vollständig verdrängt, dadurch hat der Schaum eine intensive Kontaktzeit mit der Venenwand. Nach Schädigung der Venenwand laufen die verschiedenen Stadien der Phlebitis ab. Am Ende entsteht ein narbiger Strang, der ähnlich wie bei endoluminalen Verfahren über mehrere Monate langsam aufgelöst wird.

Folgende Vorteile hat die Schaumverödung:
- gute Verschlussraten bei über 70 %,
- niedrigere Komplikationsraten,
- hohe Akzeptanz bei den Patienten,
- jederzeit wiederholbar,
- gutes ästhetisches Ergebnis,
- weitaus kostengünstigstes Verfahren,
- Kombination mit anderen operativen bzw. endoluminalen Verfahren möglich und sinnvoll.

Was geschieht mit den Seitenästen am Ober- und Unterschenkel?

Die Seitenäste können auch mittels der oben genannten Methoden behandelt werden, meistens werden sie aber mit herkömmlicher Phle-

9 Phlebo-Lymphödem

bektomie (herauslösen mit Häkchen durch sehr kleine Schnitte) möglichst in gleicher Sitzung entfernt und durch Verödung verschlossen. Die Therapie ist abhängig von Kaliber und Lage der Gefäße.

Auch diese Behandlung hängt im großen Maße von der Art und Schwere des vorhandenen Lymphödems ab.

Patienten mit endoluminaler Behandlung können meist nach wenigen Tagen ihre normale Arbeit wieder aufnehmen. Die Resorption der im Körper verbliebenen oberflächlichen Hauptvenen zieht sich über eine längere Zeit hin und kann manchmal auch nach Wochen noch zu leichten Beschwerden führen (Phlebitis).

Nach Verödung von Varizen ist nur dann mit Schäden an den benachbarten Lymphgefäßen zu rechnen, wenn eine lokale Entzündung (Periphlebitis) durch das verwendete Verödungsmittel ausgelöst wird (2). Bei exakter Applikation ist demnach keine Läsion der Lymphgefäße zu erwarten. Auch große Gefäße können heute mit der ultraschallkontrollierten Schaumverödung relativ problemfrei verschlossen werden (32, 33).

Die Kompressionsmaßnahmen werden durch entstauende Bewegungsübungen, vor allem der Sprunggelenkspumpe, Wadenmuskulatur, Kniegelenks- und Oberschenkelmuskulatur begünstigt. Empfehlenswerte Übungen zur Kontraktion der Beinmuskulatur sind natürliche Tretbewegungen der Sprunggelenke, Kniebeugen und Fahrradfahren.

Nach erfolgter invasiver Therapie der venösen Veränderungen ist beim Phlebo-Lymphödem eine konsequente entstauende Nachbehandlung der noch verbliebenen Lymphostase meist auf Lebzeiten erforderlich. Dazu gehört nach Rückbildung des Lymphödems das Tragen eines Kompressionsstrumpfes, Klasse II oder III, Länge A-D.

Die Compliance der Patienten ist in hohem Maße von der Motivation und der Aufklärung durch Arzt, Lymphdrainagetherapeut und Sanitätsfachhandel abhängig (34).

Hygienische Maßnahmen dienen der Infektionsverhütung. Verletzungen, insbesondere im Bereich der CVI bedingten Hautveränderungen, sind zu vermeiden.

Bei der Lagerung gilt das gleiche wie beim lymphostatischen Ödem der Extremitäten: Hochlagerung der Beine wenn eben möglich, Höherstellung des Bettendes um etwa 10 cm.

Die beruflichen Konsequenzen sind abhängig von der Ausprägung der lymphogenen Schädigung nach Beseitigung der venösen Funktionsstörung. Bei ausgeprägtem Lymphödem sollten Stehberufe und Tätigkeiten im Sitzen nach Möglichkeit vermieden werden.

9.7.3 Medikamentöse Behandlung

Bei Phlebo-Lymphödemen mit vorwiegend venöser Insuffizienz ist es erlaubt, während der ersten 14 Behandlungstage kaliumsparende Diuretika zu verordnen. Das Diuretikum ist nur für das Ausschwemmen, nicht aber für die Ödemprophylaxe geeignet. Handelt es sich bei der Extremitätenschwellung vorwiegend um ein eiweißreiches Lymphödem, sind Diuretika kontraindiziert.

Ödemprotektive Substanzen wie Saponine und Flavonoide greifen vor allem an der venösen Endstrombahn an und haben einen unspezifischen stabilisierenden Effekt auf die Endothelzelle (7). Sie sind empfehlenswert, wenn die lymphpflichtige Last im Zusammenhang mit einer Schädigung der Blutkapillaren erhöht ist. Die Exsudation von niedrig- und hochmolekularer Flüssigkeit aus dem Blut wird durch diese Substanzen eingeschränkt. Der ödemprotektive Effekt besteht in der Hemmung pathophysiologischer Vorgänge, welche die Durchlässigkeit des Endothels für Wasser und auch für Eiweiß erhöhen. Der antiexsudative Effekt tritt auch an bereits geschädigten Venen auf. Die Wirkung ist allerdings bei geringer Schädigung günstiger. Ein intervallmäßiger Einsatz der Mittel (beispielsweise im Sommer) ist durchaus erwünscht.

Die Kombination eines venentonisierenden Pharmakons mit einer ödemprotektiven Substanz ist ratsam, wenn es sich bei dem einen um ein Flavonoid und bei dem anderen um ein Saponin handelt (7).

Es hat sich als zweckmäßig erwiesen, sämtliche Behandlungsschritte mit den Patienten bereits vor einer geplanten Operation zu besprechen. Dabei muss die Chronizität des Leidens überzeugend dargestellt und auf die Folgen einer ungenügenden oder fehlenden Nachbehandlung (postoperative Kompressionstherapie) nachdrücklich hingewiesen werden. Die dadurch erzielbare Verbesserung der Compliance der Patienten kommt letztlich dem Therapieerfolg zugute. Der beratende Arzt sollte allerdings die Möglichkeit einer iatrogenen Lymphgefäßschädigung nicht verschweigen.

9.7.4 Zusammenfassung

Die Behandlung von Varizen bei Patienten mit Lymphödemen ist durch die neuen endoluminalen Verfahren bzw. die Schaumverödung einfacher geworden. Diese kaum invasiven Verfahren erleichtern die Indikation der Behandlung von Varizen bei Lymphödemen. Sie sollten durch erfahrene Operateure, die mit dieser Methode vertraut sind, angewandt werden. Die RFITT-Methode wäre als erste Wahl bei Lymphödemen anzusehen, da sie bei Anwendung von Narkose ohne

9 Phlebo-Lymphödem

Kühlflüssigkeit auskommt und damit zur Schonung des bereits geschädigten Lymphabflusses beiträgt. Die Langzeitwirkung der RFITT-Methode ist jedoch noch nicht sicher nachgewiesen.

▶ Merksätze

- Morphologische Lymphgefäßveränderungen und Störungen der Lymphdrainage sind bei einer Phlebothrombose und einer chronischen venösen Insuffizienz keine Seltenheit.

- Im Stadium III der CVI ist immer ein Lymphödem als Begleiterkrankung nachweisbar.

- Die Varizenbehandlung ist bei Patienten mit Lymphödemen durch die neuen, wenig invasiven, endoluminalen Verfahren einfacher und risikoärmer geworden.

9.8 Literatur

1. Partsch H, Kahn P, Worell P. Lymphovenöse Anastomosen im Bereich postthrombotischer Unterschenkelgeschwüre. Vasa 1982; 11: 188-193.

2. Partsch H, Urbanek B, Wenzel-Hora B. Dermale Lymphangiopathie bei chronisch venöser Insuffizienz. In: Bollinger A, Partsch H (Hrsg.). Initiale Lymphstrombahn – Internationales Symposium. Thieme, Zürich 1984; 171-179.

3. Adamson RH, Lenz JF, Zhang X et al. Oncotic pressures opposing filtration across non-fenestrated rat microvessels. J Physiol 2004; 557: 889-907.

4. Chappell D, Jacob M, Becker BF et al. Expedition Glykokalix - Ein neu entdecktes „Great Barrier Reef". Anaesthesist 2008; 57: 959-969.

5. Nieuwdorp M, Meuwese MC, Mooij HL et al. Measuring endothelial glycocalyx dimensions in humans: a potential novel tool to monitor vascular vulnerability. J Appl Physiol 2008; 104: 845-852.

6. Michel CC, Curry FR. Glycocalyx volume: a critical review of tracer dilution methods for its measurement. Microcirculation 2009; 16: 213-219.

7. Franzeck UK, Isenring G, Bollinger A. Lymphatische Mikroangiopathie bei chronisch venöser Insuffizienz (CVI). In: Bollinger A, Partsch H (Hrsg.). Initiale Lymphstrombahn – Internationales Symposion. Thieme, Zürich 1984; 164-170.

8. Bollinger A, Amann-Vesti BR. Fluorescence microlymphography: diagnostic potential in lymphedema and basis for the measurement of lymphatic pressure and flow velocity. Lymphology 2007; 40: 52-62.

9. Altenkämper H, Felix W, Gericke A et al. Phlebologie für die Praxis. De Gruyter, Berlin - New York 1991.

10. Stöberl C, Partsch H. Papillomatosis cutis als Lymphangiopathie. In: Clodius, Baumeister RGH, Földi E et al. (Hrsg.). Lymphologica. Medikon, München 1989; 65-68.

11. Niederauer HH, Schultz-Ehrenburg U, Tiedjen KU. Lymphatische Indikation zur Sklerosetherapie einer Varicosis. Phlebol 1992; 21: 86-90.

12. Ramelet AA, Monti M. Phlebologie. Kagerer Kommunikation, Bonn 1993.

13. Partsch H. Lymphangiopathie bei chronischer Veneninsuffizienz. Phlebol u. Proktol 1984; 13: 85-89.

14. Marshall M. Phlebologic indications for duplex sonography. Fortschr Med 1989; 107: 325-329.

15. Wuppermann T. Doppler- und Duplexsonographie der Venen. Internist 1994; 35: 539-545.

16. Adam DJ, Naik J, Hartshorne T et al. The diagnosis and management of 689 chronic leg ulcers in a single-visit assessment clinic. Eur J Vasc Endovasc Surg 2003; 25: 462-468.

17. Brenner E. Lymphödem im Ultraschall. Phlebologie 2005: 143.

18. Partsch H. Lymphdrainage der Haut bei chronischer Veneninsuffizienz. In: Lymphologica. Medikon, München 1989; 86-87.

19. Bollinger A, Franzek UK, Hoffmann U. Bildgebende Darstellung der kutanen Blut- und Lymphkapillaren durch Videomikroskopie mit und ohne Fluoreszenzfarbstoffe. Internist 1994; 35: 557-563.

20. Creutzig A, Caspary L. Mikrozirkulationsstörungen der Haut. Internist 1994; 35: 546-556.

21. Fischer R, Früh G. Varikose und Lymphödem – wann ist eine Operation sinnvoll? In: 39. Jahrestagung der Deutschen Gesellschaft für Phlebologie. Bonn. vasomed 1997: 23-23.

9 Phlebo-Lymphödem

22. Nitzsche H, Petter O. Peripheres Lymphabflusssystem der unteren Extremität bei chronischer Veneninsuffizienz. Phlebol u. Proktol 1991; 21: 21-24.

23. Brauer WJ, Weissleder H. Methodik und Ergebnisse der Funktionslymphszintigraphie: Erfahrungen bei 924 Patienten. Phlebologie 2002; 31: 118-125.

24. Rieger H, Wuppermann T. Chronische venöse Insuffizienz. In: Rieger H, Schoop W (Hrsg.). Klinische Angiologie. Springer Verlag, Berlin - Heidelberg - New York 1998; 1107-1124.

25. Gardon-Mollard C, Ramelet A-A. Compression Therapy. Masson, Paris Cedex 1999.

26. Partsch H, Rabe E, Stemmer R. Kompressionstherapie der Extremitäten. Editions Phlebologiques Francaises, Paris 1999.

27. Choucair M, Phillips TJ. Compression Therapy. Dermatol Surg 1998; 24: 141-148.

28. Klyscz T, Galler S, Jünger M. Auswirkungen einer optimierten Kompressionstherapie auf die Ödemreduktion und ausgewählte Parameter der kutanen Mikrozirkulation bei Patienten mit chronisch venöser Insuffizienz (CVI). LymphForsch 1997; 2: 81-85.

29. Alm J, Boehme J, Kernsy M. Entwicklung der VNUS-Radiofrequenzkather-Therapie in der Behandlung der Varikose. Phlebologie 2010; 39: 61-68.

30. Proebstle T. Radiofrequenzbetriebene segmentale thermische Ablation ClosureFast bei Stammvenen – Nebenwirkungen und Lebensqualität nach dem Eingriff. Phlebologie 2010; 39: 69-71.

31. Noppeney T. Analyse der Ergebnisse nach Radiofrequenzobliteration. Phlebologie 2010; 39: 72-76.

32. Rabe E, Pannier-Fischer F, Gerlach H et al. Guidelines for sclerotherapy of varicose veins (ICD 10: I83.0, I83.1, I83.2, and I83.9). Dermatol Surg 2004; 30: 687-693.

33. Breu FX, Guggenbichler S. European Consensus Meeting on Foam Sclerotherapy, April, 4-6, 2003, Tegernsee, Germany. Dermatol Surg 2004; 30: 709-717.

34. Weissleder H. Grundsätzliches zur Kompressionsstrumpfversorgung. LymphForsch 1998; 2: 45-50.

10 Syndrome mit Dysplasien des Lymphgefäßsystems

H. Weissleder, C. Schuchhardt, H. Pritschow

Primäre lymphostatische Ödeme, basierend auf einer Dysplasie des Lymphgefäßsystems, treten auch in Verbindung mit anderen Fehlbildungen auf (1). Nachfolgend findet sich eine Zusammenstellung der wichtigsten Syndrome.

10.1 Klippel-Trénaunay-Weber-Syndrom (Angioosteohypertrophie-Syndrom)

Das Klippel-Trénaunay-Syndrom (KTS) ist eine seltene embryonale Entwicklungsstörung mit einer Vielzahl assoziierter Anomalien. Die Erstbeschreibung des Syndroms („naevus variqueux osteohypertrophique"), bestehend aus varikösen Venen, kavernösem Hämangiom der Haut, Knochen- und Weichteilhypertrophie an einer oder mehreren Extremitäten, erfolgte vor knapp 100 Jahren durch Klippel und Trénaunay (2). Das KTS kann auch viszerale und neurogene vaskuläre Fehlbildungen sowie Dysplasien des Lymphgefäßsystems aufweisen (3) und dadurch sehr vielgestaltig sein (4). Die Erkrankung ist nach bisheriger Auffassung nicht erblich. Vaskuläre Missbildungen wurden allerdings vereinzelt auch bei Familienmitgliedern von KTS-Patienten beobachtet (5).

Das Vorhandensein arterio-venöser Fisteln im Zusammenhang mit kutanen Nävi und umschriebenem Riesenwuchs wird als **F.-P.-Weber-Syndrom** bezeichnet (5). Da eine diagnostische Trennung der beiden Syndrome, insbesondere der Nachweis von arterio-venösen Kurzschlussverbindungen, häufig Schwierigkeiten bereitet, wird empfohlen, den Sammelbegriff **Klippel-Trénaunay-Weber-Syndrom** (KTWS) zu verwenden, obwohl aus prognostischen Gründen eine Trennung in eine venöse und arterielle Form dieser Angiodysplasie ratsam ist (6, 7, 8). Inzwischen ist allerdings eine Trennung der beiden Formen durch die Anwendung der MRT-Angiographie möglich (9).

Lymphostatische Funktionsstörungen sind Folge einer gleichzeitig bestehenden lokalen, kongenitalen Dysplasie des Lymphgefäßsystems mit Aplasie, Hypoplasie oder Hyperplasie der Lymphkollektoren und

10 Syndrome mit Dysplasien

• Vena poplitea	51	%
• Vena femoralis	16	%
• Vena poplitea und femoralis sup.	29	%
• Vena iliaca	3	%
• distale Vena cava	0,7	%

Tab. 10.1-1)
Häufigkeit und Lokalisation venöser Gefäßmissbildungen bei 786 operierten
Patienten mit Klippel-Trénaunay-Syndrom.
(Nach Angaben von Servelle, 1985 (18)).

Hypoplasie regionaler Lymphknoten (10, 11). Lymphangiome wurden bei 8,3 % der KTS-Patienten beobachtet (12).

Über die Häufigkeit der Missbildungen des Lymphgefäßsystems liegen nur wenig verlässliche Zahlenangaben vor (zum Beispiel 15 %) (13). Dies ist darauf zurückzuführen, dass eine apparative lymphologische Diagnostik bei KTS oder KTWS bisher nur selten durchgeführt wurde. Aufgrund von Pauschalangaben in der Literatur sollen Lymphgefäßveränderungen „oft oder häufig" vorhanden sein (7, 10, 11, 14, 15).

10.1.1 Definition

Angeborene, gemischte Gefäßmissbildung (Arterien, Venen, Lymphgefäße) mit lokal gestörtem Knochenwachstum (umschriebener Riesenwuchs).

10.1.2 Pathologische Anatomie

In der vorliegenden Literatur sind Angaben über histologische Veränderungen selten. Es sind sehr wahrscheinlich ähnliche Befunde zu erwarten wie beim primären Lymphödem. Bei einem Patienten mit lymphangiomatösen Veränderungen fanden sich folgende Befunde: Epidermis stellenweise atrophisch, in anderen Bezirken Akanthose und teilweise stärkere Hyperkeratose. In der Kutis zahlreiche, zystisch erweiterte Lymphräume, die von einer einfachen Endothelschicht ausgekleidet sind. Hohlräume zum Teil leer oder mit Lymphflüssigkeit gefüllt. In der Umgebung der Zysten besteht stellenweise ein chronisch entzündliches, plasmazellreiches Infiltrat. Lymphretikuläres Gewebe

Syndrome mit Dysplasien 10

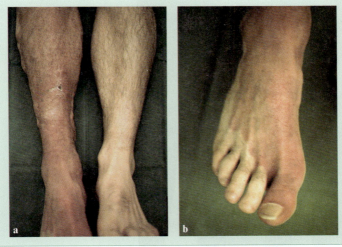

Abb. 10.1-1)
Klippel-Trénaunay-Syndrom rechtes Bein (a) mit umschriebenem Riesenwuchs (Längendifferenz gegenüber links 7 cm). Großflächiger Nävus des gesamten rechten Unterschenkels einschließlich des Fußes (b). Lymphszintigraphisch geringe Verzögerung des Lymphtransportes.

ist nicht nachweisbar. Die erweiterten Lymphgefäße reichen bis in den Bereich der Kutis-Subkutisgrenze. Die Subkutis selbst zeigt keine erweiterten Lymphgefäße (16).

Aneurysmatische Umbauvorgänge des Venensystems im Rahmen einer venösen Angiodysplasie galten bislang als extrem seltene Vorkommnisse. Eine retrospektive Auswertung von 119 Patienten mit einer kongenitalen venösen Angiodysplasie vom Typ Klippel-Trénaunay (n = 85) und vom Typ Servelle-Martorell (n = 34) führte zu dem Ergebnis, dass hierbei aneurysmatische Transformationen sowohl des tiefen als auch des oberflächlichen Venensystems relativ häufige Vorkommnisse sind (17).

10.1.3 Pathophysiologie

Die morphologisch nachweisbaren Lymphgefäßveränderungen führen zu einer Reduktion der Transportkapazität des betroffenen Lymphgefäßsystems. Nach Erschöpfung der funktionellen Reserve kommt es

10 Syndrome mit Dysplasien

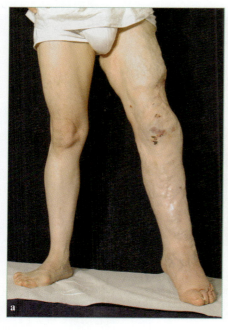

Abb. 10.1-2)
Klippel-Trénaunay-Syndrom linkes Bein mit Hämangiomen (a), auch in mehreren Zehen (b).

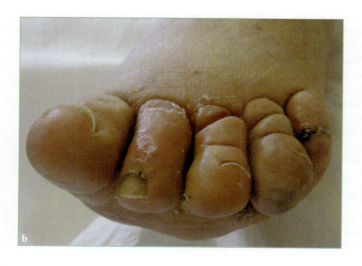

Syndrome mit Dysplasien 10

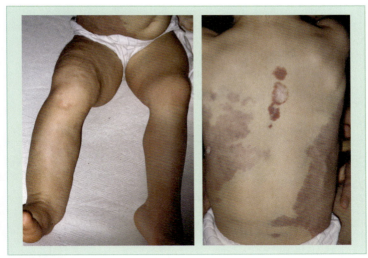

Abb. 10.1-3)
Klippel-Trénaunay-Syndrom mit Lymphödem des rechten Beines und ausgeprägten Hämangiomen am Körperstamm bei einem achtjährigen Mädchen.

bereits bei normaler, besonders aber bei einer erhöhten lymphpflichtigen Last zu einer Insuffizienz mit vermehrter Anreicherung eiweißreicher Flüssigkeit im Interstitium.

10.1.4 Diagnostik

Das äußere Erscheinungsbild und die Krankheitssymptome werden im Wesentlichen durch Ausmaß und Lokalisation der angiodysplastischen Veränderungen bestimmt (Abb. 10.1-1 bis 10.1-4). Die Gefäßveränderungen sind bereits bei der Geburt vorhanden. Sie geben allerdings keine Auskunft über die mögliche Entwicklung des Krankheitsbildes. Im Vordergrund stehen unterschiedliche venöse Strukturen mit anomalen Verbindungen zwischen den tiefen und varikös erweiterten oberflächlichen Venenkonvoluten. Lokalisation und Häufigkeit der venösen Missbildungen und die wichtigsten Einzelsymptome sind in Tab. 10.1-1 bis 10.1-3 zusammengefasst (12, 18, 19, 16, 20).

Mono- oder oligosymptomatische Formen (sogenannte „formes frustes") können die richtige Einordnung erschweren, besonders wenn auffällige Wachstumsstörungen, Nävi oder Varizen fehlen, wie die nachfolgende Fallbeschreibung zeigt:

10 Syndrome mit Dysplasien

• untere Extremität	91,7 %
• obere Extremität	25,7 %
• obere und untere Extremität	18,1 %
• einseitig untere Extremität (re: 36,8 %, li: 34,7 %)	71,5 %
• beidseitig	20,1 %
• Ödem	75 %

Tab. 10.1-2)
Lokalisation der Angiodysplasie bei 144 Patienten mit Klippel-Trénaunay-Syndrom.
(Nach Angaben von Gloviczki et al., 1991 (12)).

Anlässlich einer Routineuntersuchung eines 65-jährigen Mannes Nachweis eines bisher nicht diagnostizierten, mäßig indurierten, gering Dellen hinterlassenden Lymphödems unterhalb der linken Knöchelregion. Das betroffene Bein war insgesamt 3 cm länger und deutlich vom Unterschenkel bis in in den Oberschenkel hinein volumenvermehrt (Abb. 10.1-5a und b). Die Umfangsvermehrung bis zu 5 cm gegenüber der Gegenseite war nicht durch Ödem oder Fibrose bedingt, sondern entsprach einer echten Weichteilvermehrung von normaler Konsistenz. Daneben bestand eine mäßig ausgeprägte retikuläre Varikose. Außerdem fanden sich an der Außenseite der Wade kleinflächige Hämangiome. Die bestehende Symptomkombination spricht für das Vorliegen einer „forme fruste" eines KTS.

Klinische Untersuchungsbefunde

Die Hauptsymptome Hämangiome, Hypertrophie des betroffenen Knochen- und Weichteilgewebes, Aplasie oder Hypoplasie der tiefen Venen mit daraus resultierender oberflächlicher Varikose sind leicht erkennbar. Hinzu kommen in 26,8 % Fehlbildungen der Finger und/oder Zehen (21, 22). Die Auswertung von Untersuchungsergebnissen bei einer Patientengruppe mit KTS ergab 1–13 unterschiedliche Fehlbildungen von Fingern und/oder Zehen je Patient. Frauen waren doppelt so häufig betroffen wie Männer. Der Nachweis von Fehlbildungen im Hand oder Fußbereich kann auch als Hinweis für das Vorliegen von Anomalien des tiefen Venensystems gesehen werden (22).

Syndrome mit Dysplasien 10

• Hämangiom	**95,1 %**
• Varizen	**76,4 %**
• Hypertrophie (Knochen – Weichteile)	**93,1 %**
• Lymphangiom	**8,3 %**
• Schmerzen	**31,9 %**

Tab. 10.1-3)
Häufigkeit wichtiger Einzelsymptome bei 144 Patienten mit Klippel-Trénaunay-Syndrom.
(Nach Angaben von Gloviczki et al., 1991 (12)).

Pralle, pulsierende Venen und fühlbares Schwirren sprechen für das Vorhandensein von arterio-venösen Fisteln. Weitere Symptome (lokale Hyperthermie, Anämie, Zeichen einer vermehrten kardialen Belastung) sind abhängig vom Ausmaß der Fisteln (23).

Entzündliche Hautveränderungen wie Effloreszenzen und Ulzerationen gehören zu den häufigeren Symptomen. Eine aseptische Zellulitis (amerikanische Nomenklatur) wurde beispielsweise bei acht von 20 Patienten mit KTWS gesehen (24).

Bei gleichzeitig bestehender Lymphostase können alle Zeichen des Lymphödems wie Vertiefung natürlicher Hautfurchen, Pachydermie, positives Stemmer'sches Zeichen auftreten. Je nach Ausprägung der Fibrose sind Dellen mehr oder weniger gut eindrückbar. Mit klarer Flüssigkeit gefüllte Bläschen in der Haut sprechen für Lymphzysten.

Bildgebende Untersuchungsverfahren

Die konventionelle Röntgendiagnostik ermöglicht eine exakte Erfassung von Längenunterschieden, die in 60–84 % der beteiligten Extremitäten vorhanden sind (18). Auffällig ist der Nachweis zahlreicher Phlebolithen in betroffenen Extremitäten (25).

Spongiosaauflockerung, großkalibrige Gefäßkanäle (Canales nutritii) periostal und subkortikal, Kortikalisverdünnung, kavernöse Hohlräume mit lakunären Spongiosaaufhellungen und osteoporoseähnlicher Knochenumbau sind Folgen einer intraossären Lokalisation von arterio-venösen Fisteln (26). Eine verstärkte Sklerosierung des Knochens und strähnig-pagetoide Strukturauflockerungen sind weitere Einzelsymptome des Syndroms (7).

Variköse Veränderungen einzelner Lungenvenen sowie zystische Lungenveränderungen kennzeichnen eine pulmonale Beteiligung (27). Die Pathogenese dieser zystischen Veränderungen ist allerdings unbekannt.

Phlebographie: Anomalien des tiefen venösen Systems (Hypoplasie, Aplasie oder Nachweis von multiplen schmalen Gefäßkanälen) lassen sich am besten durch die aszendierende Phlebographie oder das Angio-CT erfassen. Deformierungen tiefer Leitvenen, nicht oder unvollständig angelegte Venenabschnitte, unregelmäßige Lumenerweiterungen und eine persistierende Vena marginalis lateralis wurden ebenfalls beobachtet (14). Der Nachweis einer Hypo- oder Aplasie tiefer Venen und abnormaler venöser Verbindungen ist meist nur angiographisch möglich. Alternativ käme bei dadurch nicht zu klärenden Gefäßbefunden auch eine Radionuklid-Ganzkörper-Arteriographie mit Spätphase zur Darstellung des venösen Abflusses in Frage (28).

Eine gezielte Darstellung der erweiterten oberflächlichen Venen und ihre Verbindung mit dem tiefen System gelingt am besten durch die Varikographie.

Arteriographie: Fehlbildungen wie Hypoplasien einzelner Arterien der betroffenen Extremität, aber auch erweiterte Arterien, ein geschlängelter Gefäßverlauf, Kaliberschwankungen und angiomatöse Gefäßknäuels sind arteriographisch nachweisbar.

Sonographie und Farb-Dopplersonographie haben als nicht invasive Methoden Vorteile gegenüber der Phlebographie. Erweiterte oberflächliche Venen und ihre Verbindung zu dem tiefen Venensystem sind leicht zu erkennen. Das gleiche trifft auch für die Varizen zu. Die Farb-Dopplersonographie scheint bei der Erfassung des tiefen Venensystems gegenüber phlebographischen Untersuchungen sogar überlegen zu sein (28). Auch zur pränatalen Diagnostik ist die Sonographie geeignet (29). Eine unilaterale Beinhypertrophie mit irregulären echoarmen zystischen Veränderungen spricht für das Vorliegen eines KTS. In einer entsprechend Krankheitsbeschreibung wird zusätzlich über eine echoarme noduläre Struktur mit fehlender Durchblutung berichtet. Postnatal fand sich ein Hämangiom der Nabelschnur (30).

Computer-Tomographie und Magnetresonanz-Tomographie: Das Ausmaß der Weichteilveränderungen lässt sich am besten durch die Magnetresonanz-Tomographie ((25) und MR-Lymphangiographie (31) demonstrieren. Auch bei der Beurteilung von Gefäßen im Extremitätenbereich kann die MRT ebenfalls hilfreich sein (20). Computer-

Syndrome mit Dysplasien 10

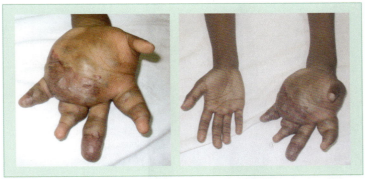

Abb. 10.1-4)
Klippel-Trénaunay-Syndrome linke obere Extremität mit multiplen Hämangiomen in der Hand.
(Aufnahmen: M. Eid, Montreal/Kanada).

Tomographie und Magnetresonanz-Tomographie werden auch bei viszeralen und zerebralen Lokalisationen der Angiodysplasie eingesetzt (32). So wurde über eine arterio-venöse Fistel in der linken Arteria carotis interna berichtet, die zu epileptiformen Kopfschmerzen bei der 34-jährigen Patientin geführt hatte. Es bestand ein ausgeprägtes Hämangiom im Kopf-Wangenbereich der gleichen Seite (33).

Bei Schwangerschaft von KTS-Patientinnen kann eine MRT hilfreich bei der pränatalen Erfassung von Angiodysplasien sein (34). Eine sorgfältige Überwachung von Schwangerschaften bei KTS-Patientinnen ist empfehlenswert (35). Die bisherige Auffassung, dass eine Schwangerschaft bei dieser Erkrankung kontraindiziert sei, verliert demnach an Wert.

Lymphographie: Die lymphographischen Untersuchungsergebnisse stammen vorwiegend aus den siebziger Jahren. Die häufigste Indikation zur direkten Lymphographie (öliges Kontrastmittel) beim KTWS waren Lymphödem oder Ulzeration. Eine Aplasie oder Hypoplasie der Lymphkollektoren der betroffenen Extremität war der häufigste Befund beim KTS. Patienten mit arterio-venösen Kurzschlussverbindungen zeigten dagegen häufiger hyperplastische, zum Teil varikös veränderte Lymphkollektoren (10, 11). Hypoplastische inguinale Lymphknoten und dysplastische Lymphgefäße in der Beckenregion wurden ebenso beschrieben wie lymphangiomatöse Strukturen. Kollateralgefäße, ein abnormaler Lymphgefäßverlauf, Kaliberdifferenzen, klappen-

10 Syndrome mit Dysplasien

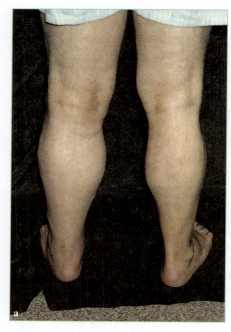

Abb. 10.1-5)
Forme fruste eines Klippel-Trénaunay-Syndroms des linken Beines mit umschriebenem Riesenwuchs, Weichteilvermehrung (a), retikulärer Varikose, kleinflächigem Hämangiom (b) und distalem Lymphödem.

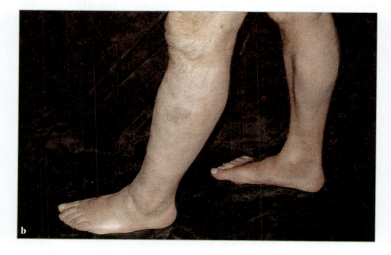

Syndrome mit Dysplasien 10

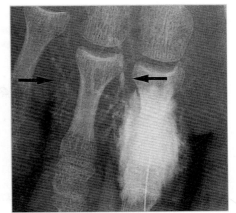

Abb. 10.1-6)
Indirekte Lymphangiographie bei Klippel-Trénaunay-Syndrom. Deutlich erweiterte Lymphkollektoren (Pfeil) und „dermal backflow" im distalen Vorfuß der betroffenen Extremität.
(Aufnahme: Dr. W. J. Brauer, Emmendingen).

lose Lymphkollektoren, umschriebene Lymphgefäßblockaden, lympho-venöse Verbindungen in den angiomatösen Bereichen und vergrößerte inguinale Lymphknoten sind weitere lymphographisch erfassbare Symptome.

Die Anwendung eines öligen Kontrastmittels in der Lymphödemdiagnostik ist nach heutiger Auffassung bei KTS-Patienten kontraindiziert. Sofern der Nachweis morphologischer Veränderungen überhaupt erforderlich ist, empfiehlt sich die indirekte Lymphangiographie mit einem wasserlöslichen Kontrastmittel. Mit dieser Methode sind morphologische Veränderungen an kutanen und subkutanen Lymphgefäßen darstellbar. Eine indirekte Lymphangiographie bei zwei eigenen Patienten mit KTS zeigte einen „dermal backflow" und einmal hyperplastische, angedeutet netzförmig angeordnete, periphere Lymphkollektoren (Abb. 10.1-6). Ergebnisse über den Einsatz der ICG-Fluoreszenz-Lymphographie liegen gegenwärtig noch nicht vor.

Lymphszintigraphie: Diese Methode dient in erster Linie der Erfassung und Schweregradeinteilung einer lymphogenen Funktionsstörung. Bei der Analogauswertung der Untersuchungsergebnisse ergeben sich indirekt auch Hinweise auf morphologische Abnormalitäten („dermal backflow", verminderte Radioaktivitätsanreicherung in Lymphkollektoren und -knoten).

Lymphszintigraphien wurden bisher allerdings nur selten durchgeführt. So konnte beispielsweise bei zwei von drei untersuchten Patienten eine Schädigung der subfaszialen Lymphgefäße der betroffenen Extremität nachgewiesen werden (16). Eigene lymphszintigraphische

10 Syndrome mit Dysplasien

Name	Alter/ Geschlecht	Lymphszintigraphie Lymphtransport	Lymphknoten-Uptake
A. S.	21 J., m	verzögert	reduziert
H. E.	37 J., m	verzögert	reduziert
K. M.	53 J., w	verzögert	extrem reduziert
L. K.	38 J., m	Grenzbereich	normal

Tab. 10.1-4)
Zusammenstellung eigener lymphszintigraphischer Untersuchungsergebnisse von vier Patienten mit der klinischen Diagnose eines Klippel-Trénaunay-Syndroms.

Untersuchungen der epifaszialen Lymphgefäße des Beines bei vier von fünf Patienten mit KTS ergaben die in Tab. 10.1-4 zusammengefassten Funktionsstörungen.

10.1.5 Krankheitsverlauf

Meist stehen die Gefäßveränderungen im Vordergrund. Sie beeinflussen im Wesentlichen den Verlauf und die Schwere des Krankheitsbildes sowie die therapeutischen Konsequenzen. Trophisch gangränöse Veränderungen als Folge einer abnormalen Zirkulation (Steal-Effekt) sind im distalen Anteil der unteren Extremität häufiger anzutreffen. Mit folgenden Komplikationen muss gerechnet werden: tiefe Venenthrombose (4,2–14,2 %), Lungenembolie (2,8–12,2 %), Erysipel (9,0 %), Ulzera (7,6 %), rektale Blutung (9,7 %), Blutung aus oberflächlichen Hämangiomen (19,4 %), Blutungen aus rupturierten oberflächlichen Varizen (22 %) (12, 13, 20). Im Zusammenhang mit rezidivierenden Lungenembolien muss auch mit Todesfällen gerechnet werden (36).

10.1.6 Therapie

Das therapeutische Vorgehen orientiert sich vorwiegend an den vorliegenden Gefäßveränderungen und dem Beschwerdebild (37, 38). Häufig genügt die Verordnung von Kompressionsstrümpfen.

Bei notwendigen operativen Eingriffen am arterio-venösen Gefäßsystem empfiehlt sich zur Reduzierung iatrogener Schäden eine präoperative Abklärung der Funktion des regionalen Lymphgefäßsys-

Syndrome mit Dysplasien 10

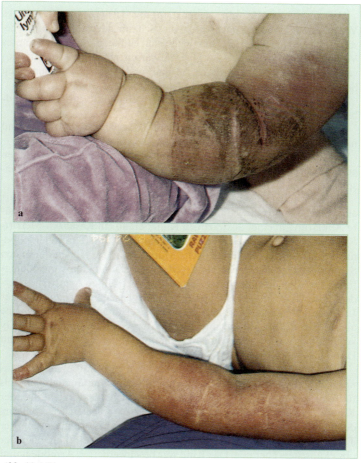

Abb. 10.1-7)
Ausgeprägtes Lymphödem des linken Armes bei Angiodysplasie vor (a) und nach (b) einer zweijährigen Kombinierten Physikalischen Entstauungstherapie. (Aufnahme: H. Pritschow, Waldkirch).

tems. Postoperative Ödeme lassen sich so besser einordnen und gezielter behandeln. Um das benachbarte Lymphgefäßsystem zu schonen, sollten nicht vermeidbare Operationen grundsätzlich als minimalinvasiver Eingriff durchgeführt werden. Eine nachfolgende Kompressionsbehandlung ist empfehlenswert.

10 Syndrome mit Dysplasien

Voraussetzung für ein Venenstripping ist ein intaktes tiefes Venensystem. Weniger invasiv ist die Schaumsklerotherapie (aufgeschäumtes Sklerosemittel), ein technisch einfaches und ambulantes Verfahren (39) (s. Kap. 9.7). Die Indikation zur Operation arteriovenöser Fisteln hängt von deren Ausmaß und den damit verbundenen Sekundärveränderungen ab.

Lokale bakterielle Infektionen erfordern eine antibiotische Behandlung.

Differenzen der Beinlängen führen zu statischen Beschwerden und müssen orthopädisch versorgt werden.

Lymphostatische Extremitätenödeme bei Angiodysplasien können erfolgreich konservativ behandelt werden, wie das nachfolgende Beispiel zeigt:

Bei dem dreijährigen Kind trat etwa fünf Monate nach der Geburt eine zunehmende Schwellung des linken Oberarmes auf. Die stationäre Abklärung in einer auswärtigen Klinik ergab ein **Kasabach-Merritt-Syndrom** mit kavernösem Weichteilhämangiom und Thrombozytopenie. Die Fotodokumentation sechs Monate nach Auftreten der ersten Symptome zeigt neben einem ausgedehnten Hämangiom eine ödematöse Schwellung des gesamten Armes. Der betroffene Arm war außerdem etwa 2 cm länger als derjenige der Gegenseite. Trotz zweimaliger Lasertherapie kam es zu einer Zunahme des Hämangioms. Durch eine anschließende Gamma-Strahlentherapie mit einer Gesamtdosis 9,5 Gy konnte nur eine vorübergehende Umfangsabnahme des Ober- und Unterarms erzielt werden.

Erst nach einer konsequenten ambulanten physikalischen Entstauungsbehandlung mit Manueller Lymphdrainage (anfänglich vier- bis fünfmal, später ein- bis zweimal wöchentlich) und nachfolgender Kompressionsbehandlung kam es zu einer erheblichen Rückbildung des Armlymphödems (Abb. 10.1-7a und b) und Normalisierung der Thrombozytenzahl. Die letzte Kontrolle erfolgte sieben Jahre nach der physikalischen Therapie. Das Kind war beschwerdefrei, Armödem und Hämangiom hatten sich vollständig zurückgebildet.

10.2 Turner-Syndrom (Syn. Ullrich-Turner-Syndrom, Chromosomopathie-Syndrom)

Erblicher Missbildungskomplex (Monosomie X) mit Zwergwuchs und folgenden Hauptsymptomen: Fingernageldefekte und -deformitäten, Ohrmuscheldysplasie, Pterygium colli, Gesichtsdysmorphie, Patellahypoplasie und Beckenhörner sowie multilokuläre Dysplasien mesoder-

Syndrome mit Dysplasien 10

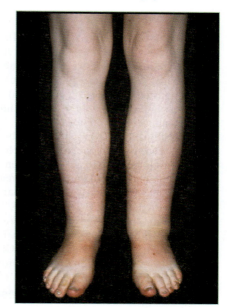

Abb. 10.2-1)
Doppelseitige Lymphödeme der unteren Extremitäten bei einer Patientin mit Turner-Syndrom.

maler Gewebe (beispielsweise Niere und Ovarien) (40). Eine Aortenisthmusstenose wird in etwa 20 % angetroffen.

Die bisherige Annahme, dass ein Turner-Syndrom ausschließlich bei Mädchen auftritt, muss korrigiert werden. In einer 2007 publizierten Studie wird die Häufigkeit des Syndroms mit 1:5000 Geburten (1:2.500 Mädchen) angegeben. Das heißt, die Krankheit kann sowohl durch abnormale X- oder Y-Chromosomen hervorgerufen werden (41).

Während der Kindheit besteht ein flüchtiges Lymphödem an Händen und Füßen (80 %). Bei einigen Kindern verbleiben Lymphödeme der Unterschenkel (in der Regel symmetrisch angeordnet) und sind dann lebenslang nachweisbar (Abb. 10.2-1). Eine physikalische Entstauungsbehandlung kann in solchen Fällen hilfreich sein.

Lymphangiographisch fanden sich hypoplastische Lymphgefäße (42, 43). Die Durchführung einer Lymphszintigraphie ist bei Patienten mit Turner-Syndrom vor allem im Rahmen einer Früherfassung von Lymphdrainagestörungen indiziert (44).

10 Syndrome mit Dysplasien

10.3 Noonan-Syndrom

Krankheit mit Symptomen des Ullrich-Turner-Syndroms, jedoch ohne nachweisbare Chromosomenanomalie, sogenanntes Pseudo-Ullrich-Turner-Syndrom. Minderwuchs, verspätete Pubertät, Skelettanomalien (Schädel, Wirbelsäule, Extremitäten) und Skelett-Reifungsverzögerung, kongenitale Herzfehler (40–60 %), milde mentale Retardierung mit Lernschwierigkeiten (45, 46) und intestinale Lymphangiektasie (42, 47) sind weitere Symptome.

Die Häufigkeit der lymphatischen Abnormalitäten wird mit unter 20 % angegeben (48). Lymphangiographisch konnten bei einer präoperativen Untersuchung eines Patienten mit Noonan-Syndrom und Chylusreflux erweiterte Lymphkollektoren im Becken- und Abdominalbereich nachgewiesen werden. Die quantitative Lymphszintigraphie ergab einen reduzierten Lymphfluss (49, 50). Im Zusammenhang mit dem lymphatischen System ist der Literaturhinweis interessant, dass bei drei Säuglingen mit der pränatalen Diagnose Noonan-Syndrom autoptisch eine jugulare lymphatische Obstruktion und Ödeme and Fuß- und Handrücken nachgewiesen werden konnten (51).

10.4 Melkersson-Rosenthal-Miescher-Syndrom

Idiopathische, familiäre periphere Fazialislähmung, kombiniert mit rezidivierender, später permanenter Lippenschwellung (granulomatöses Ödem) und Gesichtsschwellung, Lingua plicata (Furchenbildungen der Zunge), Schluckkrisen, migräneartige Kopfschmerzen und Parästhesien (52, 53, 54). Die Ätiologie ist unbekannt, vermutet werden genetische und erworbene Formen. Gesichtsschwellungen sind möglich (55).

10.5 Bonnevie-Ullrich-Syndrom

Erblicher Anomalienkomplex. Kombination mehrerer Dysplasien. Leitsymptom ist das Pterygium colli (Flügelfell). Extremitätenmissbildungen, Überdehnbarkeit der Gelenke, Wachstums- und Ossifikationsstörungen, Intelligenzdefekt.

Es besteht ein primäres Lymphödem auf der Basis einer Hyperplasie (Lymphangiektasie) oder Hypoplasie der Lymphgefäße (56, 57).

10.6 Maffucci-Syndrom

Dyschondroplasia haemangiomatosa, komplexe Entwicklungsstörung des mesodermalen Gewebes mit asymmetrischer Enchondromatose (Enchondrome der Röhrenknochen und Knochen von Händen und Füßen), Hämangiomen (oft kavernös) der inneren Organe und Haut (meist Extremitäten), Phlebektasien, oft auch Vitiligo und Pigmentnävi (58, 59, 42). Es besteht eine Tendenz zur malignen Entartung (60).

10.7 Syndrom der gelben Fingernägel

Das „Syndrom der gelben Fingernägel" kann sowohl idiopathisch als auch in Verbindung mit anderen Erkrankungen auftreten und zwar meist zwischen dem vierten und sechsten Lebensjahrzehnt. Charakteristisch ist eine Symptomtrias, bestehend aus primärem Lymphödem (angeborene Hypoplasie des Lymphgefäßsystems), Zehen- beziehungsweise Fingernageldystrophie mit gelblich-bräunlicher Verfärbung und rekurrierenden entzündlichen Erscheinungen im Bereich der Luftwege (Bronchiektasen) und des Brustfells (Pleuraergüsse) (42, 61, 62, 63, 64, 65, 66).

Entzündungen der Nasennebenhöhlen scheinen bei dieser Erkrankung nicht selten zu sein (67). Es wird angenommen, dass der Erkrankung, die auch mit einer proteinverlierenden Enteropathie einhergehen kann, eine primäre Lymphangiopathie zugrunde liegt.

Bisher wurden Daten von über 100 Patienten veröffentlicht, bei den meisten handelt es sich nur Einzelfallmitteilungen. Es gibt nur wenige Berichte, in denen eine positive Familienanamnese (FA) dokumentiert wurde. Das Fehlen einer positiven FA bei der Mehrzahl der Patienten, der späte Beginn der Erkrankung und eine spontane Remission sowie eine Rückbildung der Nagelveränderungen bei einigen Patienten, lassen vermuten, dass das „Syndrom der gelben Fingernägel" möglicherweise nicht in erster Linie eine genetische Störung darstellt, wie bisher angenommen wurde (68).

Eine ähnliche Schlussfolgerung findet sich in einer anderen Studie. Es wird über Ergebnisse bei 20 Männern und 21 Frauen, mit „Syndrom der gelben Fingernägel" berichtet. Das Durchschnittsalter betrug bei Diagnosestellung 61 Jahre (18 bis 82 Jahre). Keiner hatte eine syndrombezogene positive Familienanamnese. Alle bis auf einen Patienten zeigten Symptome einer chronisch respiratorischen Erkrankung mit Pleuraergüssen (46 %), Bronchiektasen (44 %), chronischer Sinusitis (41 %) und rezidivierenden Pneumonien (22 %). Insgesamt 26

10 Syndrome mit Dysplasien

Patienten (63 %) hatten ein Lymphödem. Eine spontane Rückbildung der Nagelveränderungen wurde bei 14 von 25 Patienten beobachtet, bei denen Langzeitdaten vorlagen. Die Autoren kommen zu dem Schluss, dass es sich bei den meisten Patienten um eine erworbene Erkrankung, assoziiert mit behandelbaren Erkrankungen der Atemwege, handelt (66, 69).

Funktionelle (reduzierte Lymphdrainage) und morphologische Veränderungen am Lymphgefäßsystem der Extremitäten konnten mit Hilfe bildgebender Untersuchungsverfahren nachgewiesen werden (70, 71). Interessant ist die Beschreibung eines 70-jährigen Patienten mit massivem Chylothorax, bei dem nach Anlegung eines pleuro-venösen Shunts auch eine Abnahme der bestehenden Beinödeme registriert wurde (72).

10.8 Hennekam-Syndrom

Dieses seltene Syndrom ist gekennzeichnet durch intestinale Lymphangiektasie, Lymphödem des Gesichtes, der Genitalien und Extremitäten, zerebrale Symptome, geringe mentale Retardierung, Gesichtsanomalien (flaches Gesicht, flache Nase, schmaler Mund, Ohrdefekte) (73, 74, 75, 76).

Neuerdings wird über zusätzliche Fehlbildungen berichtet. Genannt werden Abnormalitäten der venösen Drainage der Lunge, Unterbrechung der Vena cava inferior, renale Ektopie, Polysplenie und Medianverlagerung der Leber (77). Ein kongenitaler Chylothorax als Folge einer pulmonalen Lymphangiektasie ist ebenfalls möglich (78).

10.9 Prader-Labhart-Willi-Syndrom

Bei dieser seltenen Chromosomenstörung handelt es sich um eine sporadische, komplexe Multisystemerkrankung, die bereits in der Kindheit nachweisbar ist und die sich bis ins Alter fortsetzt. Im Vordergrund stehen Minderwuchs, geistige Retardierung mit Verhaltensanomalien und eine ausgeprägte Adipositas. Das Krankheitsbild ist ferner charakterisiert durch Hypogonadismus und muskuläre Hypotonie. Ein gedrungener Körperbau mit kleinen Händen und Füßen ist ebenfalls typisch (79, 80). Etwa die Hälfte aller Patienten mit Prader-Labhart-Willi-Syndrom zeigen auch eine verminderte Pigmentierung (81, 82, 83).

Syndrome mit Dysplasien 10

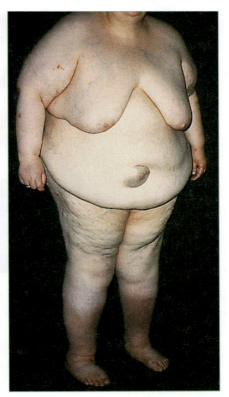

*Abb. 10.9-1)
Prader-Labhart-Willi-
Syndrom (Chromosomen-
störung) mit Minderwuchs,
geistiger Retardierung und
ausgeprägter Adipositas. Die
kutanen Veränderungen im
Bereich beider Unterschenkel
sind Folge einer CVI. Außerdem besteht eine Lymphostase
in den unteren Extremitäten.*

Die in Abb. 10.9-1 erkennbaren Beinödeme und kutanen Veränderungen der distalen Unterschenkel sind Folge einer gleichzeitig bestehenden Phlebo-Lymphostase.

10.10 Amniotisches-Band-Syndrom

Unter dem Amniotischen-Band-Syndrom (Synonyme: „constriction
band syndrome", „congenital limb ring constrictions") versteht man
eine sporadisch auftretende, angeborene Anomalie mit unterschiedlichen Deformitäten der Extremitäten, des Thorax, des Schädelskeletts
und der Weichteile. Ursächlich handelt es sich um bindegewebige
Stränge, die möglicherweise durch Dehnung von Verwachsungen zwi-

10 Syndrome mit Dysplasien

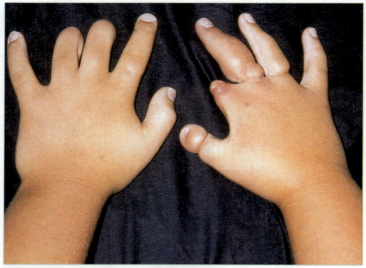

Abb. 10.10-1)
Ringförmige Abschnürung mit teilweise distaler Atrophie der Finger bei einem achtjährigen Knaben mit Amniotischem-Band-Syndrom.

schen Amnion (Fruchtblase) und der Oberfläche der Frucht oder durch Rupturen des Amnion entstanden sind. Diese verursachen amniotische Schnürfurchen (Abb. 10.10-1) eventuell sogar intrauterine Gliedamputationen (84, 85).

Veränderungen an den unteren Extremitäten sind häufiger als andere Deformierungen. Im Vordergrund stehen ringförmige Abschnürungen der Finger, distale Atrophie, Syndaktylie, Lymphödem (Abb. 10.10-2) und Klumpfuß (86). Die ringförmigen Abschnürungen gehen meist mit anderen Deformitäten einher (87). Intraoperativ wurden als Folge einer lokalen Abflussbehinderung durch ein fibröses Ringband vereinzelt dilatierte Lymphkollektoren beobachtet (18).

Durch die Sonographie ist neuerdings bereits eine Diagnose in utero möglich (88, 89, 90, 91, 92). Auch die Magnetresonanz-Tomographie wird inzwischen zur Abklärung kongenitaler Anomalien erfolgreich eingesetzt (31, 93, 94).

Therapeutisch wurde zur Beseitigung der in utero diagnostizierten Abschnürungen die intrauterine fetoskopische Chirurgie bereits erfolgreich angewendet (95, 96, 97)

Syndrome mit Dysplasien 10

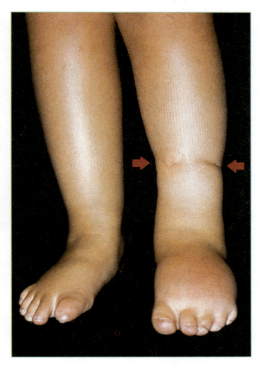

Abb. 10.10-2)
Operativ behandeltes Ringbandsyndrom linker Unterschenkel, deutliches Lymphödem distal der Abschnürung (gleicher Patient wie Abb. 10.10-1).

Zur Korrektur der kongenitalen Narbenringe nach der Geburt hat *Mutaf* 2006 eine neue Technik beschrieben (98). Nach Exzision der ringförmigen Fibrose wurde das Wundbett mit sich überkreuzenden Haut-Fettlappen ausgefüllt. Danach erfolgte der Wundverschluss. Bei den behandelten sieben Kindern im Alter von eins bis sieben Jahren konnte eine normale Kontur der betroffenen Extremitäten mit vollständiger Eliminierung der sanduhrförmigen Einschnürungen erreicht werden.

Über positive postoperative Ergebnisse bei 19 Kindern mit einem Durchschnittsalter von 57 Tagen haben *Das et al.* kürzlich berichtet. Behandelt wurden 14 einseitige und fünf beidseitige Ringbänder der Extremitäten mit oder ohne Lymphödem. Die Ergebnisse werden 18 Mal mit ausgezeichnet und sechs Mal mit zufriedenstellend angegeben (99).

10 Syndrome mit Dysplasien

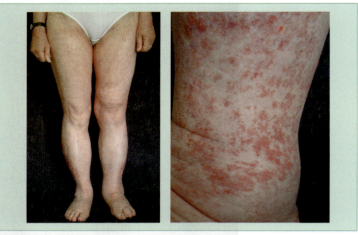

Abb. 10.11-1)
Gorlin-Goltz-Syndrom mit wurmstichartiger Atrophie der Haut, streifiger Pigmentation, Teleangiektasien und doppelseitigem Lymphödem.

10.11 Gorlin-Goltz-Syndrom

Bei dem von Robert Gorlin und William Goltz 1960 beschriebenen Syndrom handelt es sich um eine genetisch bedingte, fokale, dermale Hypoplasie verbunden mit Anomalien ossärer, dentaler und okulärer Strukturen (100). Basalzellkarzinome, die bereits im jungen Alter auftreten, gehören mit zu dem typischen klinischen Bild und sind ein wichtiges Hinweissymptom (101, 102). Extremitätenödeme wurden bisher nicht beschrieben, sind aber möglich, wie der nachfolgende Bericht zeigt:

Die 68-jährige Patientin gab an, dass seit der Geburt Fehlbildungen im Bereich der Extremitäten, besonders der Füße in Form von Syndaktylien, isolierten Volumenhypertrophien oder auch als Mangel einzelner Zehen bekannt wären. Im Bereich der Haut fielen streifige, Striae ähnliche, depigmentierte, an Narben erinnernde Veränderungen mit ausgeprägter Poikilodermie auf (Abb. 10.11-1). Der rechte Fuß wies eine komplette Syndaktylie der Zehen II und III mit Aplasie der Zehe IV und V auf (Abb. 10.11-2). Die rechte Iris zeigte ein Kolobom (Fehlbildung der Iris). (Abb. 10.11-3). Neben diesen diffusen Fehlbil-

Syndrome mit Dysplasien 10

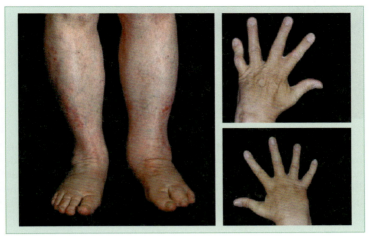

Abb. 10.11-2)
Syn- und Polydaktylien, Hypo- und Aplasien von Fingern und Zehen bei Gorlin-Goltz-Syndrom.

dungen, speziell die Haut und Unterhaut betreffend, fand sich ein typisches Lymphödem mit mäßig Dellen hinterlassender, deutlich fibrotisch durchsetzter Volumenvermehrung im Bereich beider Unterschenkel wie auch des linken Arms. Das Stemmer'sche Zeichen war an beiden Füßen im Bereich der fehlgebildeten Zehen positiv (103).

10.12 Aagenaes-Syndrom

Diese sehr seltene Erkrankung ist auch unter dem Namen „Lymphödem-Cholestase-Syndrom" bekannt. Es handelt sich um eine erbliche Form eines Lymphödems in Kombination mit einer intrahepatischen Cholestase (104, 105). Diese ist bereits vor oder kurz nach der Geburt nachweisbar. Es wird angenommen, dass die Ursache in einer Fehlfunktion der benachbarten Lymphgefäße zu suchen ist.

Mehr als 75 % der bekannten Patienten (etwa 40) betreffen Norweger aus dem Südwesten des Landes. Einzelne Erkrankungen wurden inzwischen auch in anderen Ländern beschrieben, ohne das eine Verbindung mit Norwegen nachzuweisen war (106).

10 Syndrome mit Dysplasien

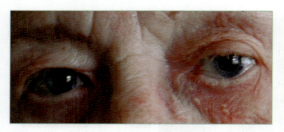

Abb. 10.11-3) Gorlin-Goltz-Syndrom mit Kolobom links (Fehlbildung der Iris).

Das Lymphödem ist bei einigen Patienten bereits bei der Geburt vorhanden. Normalerweise entwickelt es sich aber erst während der Kindheit (107, 108). Interessant ist der Hinweis, dass auch rezidivierende Erysipele auftreten können. Dabei wird das Lymphödem als auslösender Faktor für diese Komplikation angesehen (109).

> ▶ Merksatz
>
> - Angeborene Dysplasien des Lymphgefäßsystems können auch in Kombination mit anderen Missbildungen des Körpers auftreten.

10.13 Literatur

1. Huth F. General Pathology of the Lymphvascular System. In: Földi M, Casley-Smith JR (Hrsg.). Lymphangiology. Schattauer, Stuttgart – New York 1983; 215-334.

2. Klippel M, Trenaunay P. Du naevus variqueux osteohypertrophique. Archives of General Medicine 1900; 185: 614-672.

3. Maari C, Frieden IJ. Klippel-Trenaunay syndrome: the importance of „geographic stains" in identifying lymphatic disease and risk of complications. J Am Acad Dermatol 2004; 51: 391-398.

4. Oduber CE, van der Horst CM, Hennekam RC. Klippel-Trenaunay syndrome: diagnostic criteria and hypothesis on etiology. Ann Plast Surg 2008; 60: 217-223.

5. Aelvoet GE, Jorens PG, Roelen LM. Genetic aspects of the Klippel-Trenaunay syndrome. Brit J Dermatol 1992; 126: 603-607.

6. Vollmar J. Sonderformen des umschriebenen Riesenwuchses. Ergebn Chir Orthop 1959; 42: 245-277.

7. May R, Nißl R. Die Phlebographie der unteren Extremität. Georg Thieme Verlag, Stuttgart 1973.

8. Meier S. Klippel-Trenaunay syndrome: a case study. Adv Neonatal Care 2009; 9: 120-124.

9. Ziyeh S, Spreer J, Rossler J et al. Parkes Weber or Klippel-Trenaunay syndrome? Non-invasive diagnosis with MR projection angiography. Eur Radiol 2004; 14: 2025-2029.

10. Kinmonth JB. The lymphatics, diseases, lymphography and surgery. Edward Arnold, London 1972.

11. Kinmonth JB, Joung AE, Edwards JM et al. Mixed vascular deformities of the lower limbs with particular reference to lymphography and surgical treatment. Br J Surg 1976; 63: 899-906.

12. Gloviczki P, Stanson AW, Stickler GB et al. Klippel-Trenaunay syndrome: The risk and benefits of vascular interventions. Surg 1991; 110: 469-479.

13. Baskerville PA, Ackroyd JS, Thomas LM et al. The Klippel-Trenaunay-Syndrome: clinical, radiological and haemodynamic features and management. Br J Surg 1985; 72: 232-236.

14. Hach W. Phlebographie der Bein- und Beckenvenen. Schnetztor Verlag, Konstanz 1985.

15. Rau G. Arteriovenöse Kurzschlussverbindungen des großen Kreislaufs. In: Heberer G, Rau G, Schoop W (Hrsg.). Angiologie. Georg Thieme, Stuttgart 1974; 572-592.

16. Lindemayr W, Lofferer O, Mostbeck A et al. Das Lymphgefäßsystem bei der Klippel-Trenaunay-Weberschen Phakomatose. Z Haut- u Geschl Kr 1968; 43: 183-191.

17. Paes E, Nießen E, Vollmar JF. Aneurysmen des Venensystems bei kongenitaler Angiodysplasie der Extremitäten. vasomed 1997; 9: 173-175.

18. Servelle M. Klippel and Trenaunay's Syndrome. Ann Surg 1985; 201: 365-373.

19. Gloviczki P, Fisher J, Hollier L et al. Microsurgical lymphovenous anastomosis for treatment of lymphedema: a critical review. J Vasc Surg 1988; 7: 647-652.

20. Muluk SC, Ginns LC, Semigran MJ et al. Klippel-Trenaunay syndrome with multiple pulmonary emboli - An unusual cause of progressive pulmonary dysfunction. J Vasc Surg 1995; 21: 686-690.

21. Mc Grory BJ, Amadio PC, Dobyns JH. Anomalies of the Fingers and Toes Associated with Klippel-Trenaunay-Syndrome. J Bone Joint Surg (Am) 1991; 73: 1537-1546.

22. Redondo P, Bastarrika G, Aguado L et al. Foot or hand malformations related to deep venous system anomalies of the lower limb in Klippel-Trenaunay syndrome. J Am Acad Dermatol 2009; 61: 621-628.

23. Schönlein KM, Worret WI. Dermatologisch relevante arteriovenöse Malformationen. Phlebol u Proktol 1992; 21: 27-30.

24. Viljoen D, Saxe N, Pearn J et al. The cutaneous manifestatations of the Klippel-Trenaunay-Weber-Syndrome. Clin Exp Dermatol 1987; 12: 12-17.

25. Roebuck DJ, Howlett DC, Frazer CK et al. Pictorial Review: The Imaging Features of Lower Limb Klippel-Trenaunay-Syndrome. Clinical Radiology 1994; 49: 346-350.

26. Leipner N, Janson R, Kühr J. Angiomatöse Dysplasie (Typ F. P. Weber). Fortschr Röntgenstr 1982; 137: 73-77.

27. Kuhlman JE, Reyes BL, Hruban RH et al. Abnormal Air-filled Spaces in the Lung. RadioGraphics 1993; 13: 47-75.

28. Awad AN, Girgis DC, Giovanniello J et al. Evaluation of Klippel-Trenaunay syndrome with radionuclide total bodyangiography. A case report. Clin Nuc Med 1992; 17: 866-870.

29. Yang JI, Kim HS, Ryu HS. Prenatal sonographic diagnosis of Klippel-Trenaunay-Weber syndrome: a case report. J Reprod Med 2005; 50: 291-294.

30. Sahinoglu Z, Uludogan M, Delikara NM. Prenatal sonographic diagnosis of Klippel-Trenaunay-Weber syndrome associated with umbilical cord hemangioma. Am J Perinatol 2003; 20: 1-6.

31. Laor T, Hoffer FA, Burrows PE et al. MR lymphangiography in infants, children, and young adults. AJR Am J Roentgenol 1998; 171: 1111-1117.

32. Kuo PH, Chang YC, Liou JH et al. Mediastinal cavernous haemangioma in a patient with Klippel-Trenaunay syndrome. Thorax 2003; 58: 183-184.

33. Dunn WK, Jaspan T. Case Report: Cerebral Arteriovenous Fistula in the Klippel-Trenaunay-Weber-Syndrom. Cinical Radiology 1993; 48: 134-136.

34. Hergesell K, Kroger K, Petruschkat S et al. Klippel-Trenaunay syndrome and pregnancy. Int Angiol 2003; 22: 194-198.

35. Rebarber A, Roman AS, Roshan D et al. Obstetric management of Klippel-Trenaunay syndrome. Obstet Gynecol 2004; 104: 1205-1208.

36. Aggarwal K, Jain VK, Gupta S et al. Klippel-Trenaunay syndrome with a life-threatening thromboembolic event. J Dermatol 2003; 30: 236-240.

37. Berry SA, Peterson C, Mize Wea. Klippel-Trenaunay syndrome. Am J Med Genet 1998; 79: 319-326.

38. Katsaros D, Grundfest-Broniatowski S. Successful management of visceral Klippel-Trenaunay-Weber syndrome with the antifibrinolytic agent tranexamic acid (cyclocapron): a case report. Am Surg 1998; 64: 302-304.

39. Redondo P, Bastarrika G, Sierra A et al. Efficacy and safety of microfoam sclerotherapy in a patient with Klippel-Trenaunay syndrome and a patent foramen ovale. Arch Dermatol 2009; 145: 1147-1151.

40. McCarthy K, Bondy CA. Turner syndrome in childhood and adolescence. Expert Rev Endocrinol Metab 2008; 3: 771-775.

41. Cabrol S. Turner syndrome. Ann Endocrinol (Paris) 2007; 68: 2-9.

42. Taybi H. Radiologie der Syndrome. Georg Thieme, Stuttgart - New York 1982.

43. Zadvinskis DP, Benson MT, Kerr HH et al. Congenital Malformations of the Cervico-thoracic Lymphatic System: Embryology and Pathogenesis. RadioGraphics 1992; 12: 1175-1189.

44. Bellini C, Di Battista E, Boccardo F et al. The role of lymphoscintigraphy in the diagnosis of lymphedema in Turner syndrome. Lymphology 2009; 42: 123-129.

45. Lee SM, Cooper JC. Noonan syndrome with giant cell lesions. Int J Paediatr Dent 2005; 15: 140-145.

46. Lee DA, Portnoy S, Hill P et al. Psychological profile of children with Noonan syndrome. Dev Med Child Neurol 2005; 47: 35-38.

47. Keterle M, Mork H, Jenett M et al. Computed tomography after lymphangiography in the diagnosis of intestinal lymphangiectasia with protein-losing enteropathy in Noonan's syndrome. Eur Radiol 2000; 10: 1591-1593.

48. Ho WL, Wang JK, Li YW. Radiological features of late-onset lymphoedema in Noonan's syndrome. Pediatr Radiol 2003; 33: 200-202.

49. Howarth D, Gloviczki P. Lymphoscintigraphy and lymphangiography of lymphangiectasia. J Nucl Med 1998; 39: 1635-1638.

50. Ogata T, Sato S, Hasegawa Y et al. Lymphstasis in a boy with Noonan syndrome: implication for the development of skeletal features. Endocr J 2003; 50: 319-324.

51. Bendon R, Asamoah A. Perinatal autopsy findings in three cases of jugular lymphatic obstruction sequence and cardiac polyvalvular dysplasia. Pediatr Dev Pathol 2008; 11: 133-137.

52. Ferriby D, Pertuzon B, Clarisse J et al. Magnetic resonance imaging of the facial nerve in a case of Melkerson-Rosenthal syndrome. Rev Neurol (Paris) 1998; 154: 426-428.

53. Hazey MA, Van Norman AJ, Armistead DL. Melkersson-Rosenthal Syndrome with migraine-like headaches treated with minocycline: a case report and review of the literature. W V Med J 2009; 105: 15-17.

54. Ozgursoy OB, Karatayli Ozgursoy S, Tulunay O et al. Melkersson-Rosenthal syndrome revisited as a misdiagnosed disease. Am J Otolaryngol 2009; 30: 33-37.

55. Kaminagakura E, Jorge J, Jr. Melkersson Rosenthal syndrome: a histopathologic mystery and dermatologic challenge. J Cutan Pathol 2009.

56. Henricn R, Aubry MC, Aubry JP et al. The antenatal diagnosis of Bonnevie-Ullrich's syndrome. The role of ultrasound (author's transl). J Gynecol Obstet Biol Reprod 1981; 10: 831-837.

57. van der Putte SC. Lymphatic malformation in human fetuses. A study of fetuses with Turner's syndrome or status Bonnevie-Ullrich. Virchows Arch A Pathol Pathol Anat 1977; 376: 233-246.

58. Velasco-Oses A, Alonso-Alvaro A, Blanco-Pozo A et al. Ollier's disease associated with ovarian juvenile granulosa cell tumor. Cancer 1988; 62: 222-225.

59. Zoller A, Hor G, Kobrich U. A case of Maffucci's syndrome. Nuklearmedizin 1993; 32: 156-158.

60. Cremer H, Gullotta F, Wolf L. The Mafucci-Kast Syndrome. Dyschondroplasia with hemangiomas and frontal lobe astrocytoma. J Cancer Res Clin Oncol 1981; 101: 231-237.

61. Fields CL, Roy TM, Ossorio MA et al. Yellow nail syndrome: a perspective. J Ky Med Assoc 1991; 89: 563-565.

62. Hershko A, Hirshberg B, Nahir M et al. Yellow nail syndrome. Postgrad Med J 1997; 73: 466-468.

63. Sacco O, Fregonese B, Marino CE et al. Yellow nail syndrome and bilateral cystic lung disease. Pediatr Pulmonol 1998; 26: 429-433.

64. Riedel M, Bohanes V. The yellow nail syndrome. Pneumologie 2003; 57: 144-148.

65. Rigau NC, Daele JJ. The yellow nail syndrome. Acta Otorhinolaryngol Belg 2003; 57: 221-224.

66. Nanda S, Dorville F. Clinical Images: Yellow nail syndrome. Cmaj 2009; 181: 614.

67. Varney VA, Cumberworth V, Sudderick R et al. Rhinitis, sinusitis and the yellow nail syndrome: a review of symptoms and response to treatment in 17 patients. Clin Otolaryngol 1994; 19: 237-240.

68. Hoque SR, Mansour S, Mortimer PS. Yellow nail syndrome: not a genetic disorder? Eleven new cases and a review of the literature. Br J Dermatol 2007; 156: 1230-1234.

69. Maldonado F, Tazelaar HD, Wang CW et al. Yellow nail syndrome: analysis of 41 consecutive patients. Chest 2008; 134: 375-381.

70. Bull RH, Fenton DA, Mortimer PS. Lymphatic function in the yellow nail syndrome. Br J Dermatol 1996; 134: 307-312.

71. Kianzowa M, Saraceni O, Wilhelm JM et al. Yellow nail syndrome. Apropos of 2 cases. Review of the literature. Rev Med Interne 1994; 15: 666-669.

72. Tanaka E, Matsumoto K, Shindo T et al. Implantation of a pleurovenous shunt for massive chylothorax in a patient with yellow nail syndrome. Thorax 2005; 60: 254-255.

73. Hennekam RCM, Geerdink RA, Hamel BCJ et al. Autosomal Recessive Intestinal Lymphangiectasia and Lymphedema, with Facial and Mental Retardation. Am J Med Genet 1989; 34: 593-600.

10 Syndrome mit Dysplasien

74. Gabrielli O, Catassi C, Carlucci A et al. Intestinal Lymphangiectasia, Lymphedema,Mental Retardation, and Typical Face. Am J Med Genet 1991; 40: 244-247.

75. Erkan T, Kutlu T, Cullu F et al. Hennekam syndrome. Arch Pediatr 1998; 5: 1344-1346.

76. Forzano F, Faravelli F, Loy A et al. Severe lymphedema, intestinal lymphangiectasia, seizures and mild mental retardation: further case of Hennekam syndrome with a severe phenotype. Am J Med Genet 2002; 111: 68-70.

77. Al-Gazali LI, Hertecant J, Ahmed R et al. Further delineation of Hennekam syndrome. Clin Dysmorphol 2003; 12: 227-232.

78. Bellini C, Mazzella M, Arioni C et al. Hennekam syndrome presenting as nonimmune hydrops fetalis, congenital chylothorax, and congenital pulmonary lymphangiectasia. Am J Med Genet A 2003; 120: 92-96.

79. Anavi Y, Mintz SM. Prader-Labhart-Willi syndrome. Ann Dent 1990; 49: 26-29.

80. Brambilla P, Bosio L, Manzoni P et al. Peculiar body composition in patients with Prader-Labhart-Willi syndrome. Am J Clin Nutr 1997; 65: 1369-1374.

81. Butler MG, Meaney FJ, Palmer CG. Clinical and cytogenetic survey of 39 individuals with Prader-Labhart-Willi syndrome. Am J Med Genet 1986; 23: 793-809.

82. Butler MG, Meaney FJ. An anthropometric study of 38 individuals with Prader-Labhart-Willi syndrome. Am J Med Genet 1987; 26: 445-455.

83. Butler MG. Hypopigmentation: a common feature of Prader-Labhart-Willi syndrome. Am J Hum Genet 1989; 45: 140-146.

84. Wiedrich TA. Congenital constriction band syndrome. Hand Clin 1998; 14: 29-38.

85. Walter JH, Jr., Goss LR, Lazzara AT. Amniotic band syndrome. J Foot Ankle Surg 1998; 37: 325-333.

86. Chang CH, Huang SC. Clubfoot deformity in congenital constriction band syndrome: manifestations and treatment. J Formos Med Assoc 1998; 97: 328-334.

87. Coady MS, Moore MH, Wallis K. Amniotic band syndrome: the association between rare facial clefts and limb ring constrictions. Plast Reconstr Surg 1998; 101: 640-649.

88. Tadmor OP, Kreisberg GA, Achiron R et al. Limb amputation in amniotic band syndrome: serial ultrasonographic and Doppler observations (see comments). Ultrasound Obstet Gynecol 1997; 10: 312-315.

89. Inubashiri E, Hanaoka U, Kanenishi K et al. 3D and 4D sonographic imaging of amniotic band syndrome in early pregnancy. J Clin Ultrasound 2008; 36: 573-575.

90. Schwarzler P, Moscoso G, Senat MV et al. The cobweb syndrome: first trimester sonographic diagnosis of multiple amniotic bands confirmed by fetoscopy and pathological examination. Hum Reprod 1998; 13: 2966-2969.

91. Chen CP, Chang TY, Lin YH et al. Prenatal sonographic diagnosis of acrania associated with amniotic bands. J Clin Ultrasound 2004; 32: 256-260.

92. Paladini D, Foglia S, Sglavo G, Martinelli P. Congenital constriction band of the upper arm: the role of three-dimensional ultrasound in diagnosis, counseling and multidisciplinary consultation. Ultrasound Obstet Gynecol 2004; 23: 520-522.

93. Huppert BJ, Brandt KR, Ramin KD et al. Single-Shot Fast Spin-Echo MR Imaging of the Fetus: A Pictorial Essay. Radiographics 1999; 19: 215-227.

94. Daya M. Amniotic band syndrome with persistent sciatic artery: a case report. Ann Plast Surg 2008; 61: 549-551.

95. Keswani SG, Johnson MP, Adzick NS et al. In utero limb salvage: fetoscopic release of amniotic bands for threatened limb amputation. J Pediatr Surg 2003; 38: 848-851.

96. Husler MR, Wilson RD, Horii SC et al. When is fetoscopic release of amniotic bands indicated? Review of outcome of cases treated in utero and selection criteria for fetal surgery. Prenat Diagn 2009; 29: 457-463.

97. Soldado F, Aguirre M, Peiro JL et al. Fetoscopic release of extremity amniotic bands with risk of amputation. J Pediatr Orthop 2009; 29: 290-293.

98. Mutaf M, Sunay M. A new technique for correction of congenital constriction rings. Ann Plast Surg 2006; 57: 646-652.

99. Das SP, Sahoo PK, Mohanty RK et al. One-stage release of congenital constriction band in lower limb from new born to 3 years. IJO 2010; 44(2): 198-201.

100. Vescovi P, Manfredi M, Savi A et al. Gorlin-Goltz syndrome. Minerva Stomatol 2001; 50: 391-396.

101. Breuning MH, Oranje AP, Langemeijer RA et al. Recurrent digital fibroma, focal dermal hypoplasia, and limb malformations. Am J Med Genet 2000; 94: 91-101.

102. Ly JQ, Beall DP. Gorlin's syndrome: diffuse appendicular skeletal involvement with scintigraphic correlation. Australas Radiol 2003; 47: 318-321.

103. Schuchhardt C. Lymphoedeme und Syndrome - Versuch einer Annäherung. LymphForsch 2005; 9: 33-36.

104. Bull LN, Roche E, Song EJ et al. Mapping of the locus for cholestasis-lymphedema syndrome (Aagenaes syndrome) to a 6.6-cM interval on chromosome 15q. Am J Hum Genet 2000; 67: 994-999.

105. Fruhwirth M, Janecke AR, Muller T et al. Evidence for genetic heterogeneity in lymphedema-cholestasis syndrome. J Pediatr 2003; 142: 441-447.

106. Morris AA, Sequeira JS, Malone M et al. Parent-child transmission of infantile cholestasis with lymphoedema (Aagenaes syndrome). J Med Genet 1997; 34: 852-853.

107. Aagenaes O, Medbo S. Hereditary intrahepatic cholestasis with lymphedema-Aagenaes syndrome. Tidsskr Nor Laegeforen 1993; 113: 3673-3677.

108. Aagenaes O. Hereditary cholestasis with lymphoedema (Aagenaes syndrome, cholestasis- lymphoedema syndrome). New cases and follow-up from infancy to adult age. Scand J Gastroenterol 1998; 33: 335-345.

109. Dang S, Sigal Y, Davies D. Recurrent cellulitis in a case of Aagenaes syndrome. Clin Pediatr (Phila) 2009; 48: 873-874.

11 Myxödem

P. M. Reisert

Das Myxödem ist als diffuses Myxödem ein regelmäßiges Begleitsymptom jeder Form der Hypothyreose. Als umschriebenes Myxödem findet es sich nur bei einer Form der Schilddrüsenüberfunktion, der autoimmunen Hyperthyreose. Das Myxödem ist somit ein Symptom verschiedener Funktionszustände der Schilddrüse und wird bei abortiven Verläufen der Krankheiten zu einem wertvollen diagnostischen Hinweis auf die endokrine Genese des Leidens (1).

11.1. Definition

Das Myxödem ist die Sonderform einer „muzinösen Dermatopathie" (2), bedingt durch eine Ansammlung von Flüssigkeit, die an vermehrt gebildete Proteoglykane im interstitiellen Raum der Dermis gebunden ist. Die Dermatopathie entwickelt sich entweder diffus oder lokal zirkumskript.

11.2. Pathologische Anatomie

Histologisches Leitsymptom des Myxödems ist die Ablagerung muzinöser Substanzen in der Kutis (Abb. 11-1). Diese liegen vorwiegend in der retikulären Dermis (3, 4). Dabei handelt es sich um Glykosaminoglykane (5), deren Hauptbestandteil bei den thyreogenen Formen des Myxödems Hyaluronsäure ist (6), zu einem geringeren Teil auch Chondroitinsulfat. Diese Substanzen werden in den Fibroblasten der Dermis gebildet, deren synthetische Aktivität von unterschiedlichen Hormonen einerseits und von Komponenten des die Zellen umgebenden Milieus andererseits angeregt wird.

In der Kutis des umschriebenen Myxödems konnten elektronenmikroskopisch sternförmig verzweigte Fibroblasten nachgewiesen werden, die diese Substanzen bilden und deshalb auch als „Muzinoblasten" bezeichnet wurden. Sie sind morphologisch von den „normalen" Fibroblasten der Haut zu unterscheiden.

Das an die Proteoglykan-Aggregate gebundene Ödem liegt in der Grundsubstanz und zwischen den Fasern der subepidermalen papillären und retikulären Dermis, die Bündel der kollagenen und elastischen

11 Myxödem

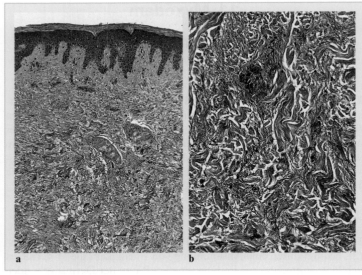

Abb. 11-1.
Histologisches Bild eines prätibialen Myxödems. a) Vergrößerung 40x, HE-Alcian-Färbung: Kollagen rot, Muzin blau. b) Vergrößerung 200x, HE-Alcian. (Aufnahmen: Dr. H. Hügel, Friedrichshafen).

Fasern aufsplitternd und verdrängend. Die Fasern sind zudem fragmentiert und ihre Dichte ist herabgesetzt (zitiert nach (7)). Das Myxödem ist deshalb auch als histopathologische Entität von anderen Formen eines Ödems in der Haut zu unterscheiden (8).

Aus der Anhäufung der wasserbindenden Substanzen zwischen den Fasern der elastischen und kollagenen Bündel folgt zweierlei:

1. Das Geflecht der abführenden Lymphgefäße (auch der Venolen?) scheint komprimiert und so gleichsam verschmächtigt (9), was einen ungenügenden Abtransport der angehäuften und eiweißgebundenen Grundsubstanz und ihrer Metabolite erklären könnte.
2. Die Elastizität der Haut wird durch das pralle Ödem zwischen den elastischen Fasern vermindert, so dass die ödematöse Schwellung im Gegensatz zum Lymphödem nicht eindrückbar, also auf Druck hin nicht „Dellen bildend" ist. Neben der Lokalisation des Ödems

ist diese Festigkeit ein wichtiger Hinweis auf seine mögliche Ursache, die so leicht von den wässrigen, eindrückbaren Ödemen bei zum Beispiel einer Hypoproteinämie, einer Herzinsuffizienz und von anderen Formen einer venösen Stase in der Dermis mit Muzinabscheidungen (8) unterschieden werden kann.

Histopathologisch unterscheiden sich die Bilder des zirkumskripten Myxödems nicht von der diffusen Form. *Holt et al.* (10) weisen allerdings darauf hin, dass die Schichtdicke der Epidermis und deren biologische Aktivität bei der Hyperthyreose verbreitert bzw. gesteigert sind, bei der Hypothyreose schmäler bzw. vermindert.

11.3. Pathophysiologie

Das Jodhormon Trijodthyronin (T3), gebunden an Rezeptoren der Fibroblasten und an deren Zellkerne (2), spielt bei der Bildung der Glykosaminoglykane eine wichtige Rolle. Bei der Hypothyreose werden geringere, bei der Hyperthyreose größere Mengen gebildet, die bei der Hypothyreose verzögert, bei der Hyperthyreose schneller metabolisiert werden (11, 12). Die Bilanz ist bei beiden Krankheiten in den betroffenen Arealen positiv, das heißt, die an Protein gebundenen Glykosaminoglykane werden in der Grundsubstanz des Gewebes vermehrt abgelagert und bilden wasserbindend die Basis für das Myxödem. Von 1 mg Hyaluronsäure können bis zu 500 mg Wasser gebunden werden (zitiert nach (13)).

Während bei der Hypothyreose die Jodhormone die Pathophysiologie der Fibroblasten bestimmen, deuten für die Hyperthyreose neuere Befunde auf eine – zusätzliche (?) – autoimmun bedingte Stimulation der Fibroblasten hin (14, 15). Warum die letztere Form sich vorwiegend lokal entwickelt, ist ungeklärt.

11.4. Klinik

11.4.1 Diffuses Myxödem bei Hypothyreose

Die „muzinöse Dermatopathie" ist ein Leitsymptom der Hypothyreose, das sich bei jeder Form einer Unterfunktion der Schilddrüse und bei bis zu 100 % der Kranken ausbildet. Es entwickelt sich innerhalb weniger Tage und Wochen nach dem Sistieren der Hormonproduktion (11). Subjektiv empfinden die Patienten das Anschwellen der Haut zunächst nur als eine Spannung, bis schließlich die dermale Schwellung im Laufe der Zeit an einigen Stellen des Körpers deutlicher und prominent wird: um die Augen, an den Augenlidern, an den Unterschenkeln, dem Rist der Füße und an den Händen. Dies bedeutet aber nicht, dass sich das muzinöse Ödem nur in diesen Regionen ausbreitet. Histologisch findet es sich ubiquitär in den interstitiellen Räumen vieler Gewebe; an den serösen Häuten wird das Ödem als Erguss ausgeschwitzt (1).

Die Derbheit des Ödems ist einem Lymphödem im fortgeschrittenen Stadium ähnlich. Hinweisend auf die endokrine Genese des Ödems sind noch andere Veränderungen an der Haut und deren Anhangsgebilde. Zu ihnen zählen folgende typische Zeichen:

- Trockenheit als Folge einer Verminderung der Schweißbildung.
- Rauigkeit als Folge einer zunehmenden Bildung von Keratin und dessen Abschilferung als Schuppen. An manchen Stellen, so an den Ellenbogen- und Kniegelenken, auch palmar und plantar, kann eine umschriebene Hyperkeratose beobachtet werden.
- Kühle, bedingt durch eine verminderte Durchblutung.
- Blässe der Haut als Folge einer verminderten Durchblutung. Durch eine teils mikrozytäre, teils makrozytäre Anämie kann die Blässe noch verstärkt werden.
- Verfärbung des Integuments ins gelblich-orange, die ihre Ursache in einem gestörten Umbau des Beta-Carotins in Vitamin A hat.
- Hautanhangsgebilde: Die Haare werden mit zunehmender Alopezie dünner, sie verlieren ihren Glanz und sind struppig. Die Finger- und Fußnägel sind dünn und brüchig, sie zeigen Längs- und Querriffelungen.

Zwar ist das vollausgeprägte Bild des Ödems ein eindrucksvoller Hinweis auf die Funktionsstörung der Schilddrüse. Zu Beginn des Ödems aber kann der ätiologische Hintergrund übersehen werden, wenn der Arzt bei der Aufnahme der Anamnese nicht nach den Symptomen der Hypothyreose fragt.

Meist entwickelt sich das Ödem als Folge einer Thyreoditis Hashimoto, einer autoimmun verursachten Schilddrüsenentzündung. Neben iatrogenen Ursachen wie Thyreoidektomie oder Radiojod-Therapie ist sie der häufigste Auslöser und tritt vorwiegend bei Frauen vom mittleren bis ins höhere Alter hinein auf. Die zunächst ätiologisch unklare Symptomatik schreitet fort zu allgemeinen und zerebralen Symptomen, die dann gerne als „Alterserscheinungen" fehlgedeutet werden. Durch das rechtzeitige Denken hieran lassen sich mit einer dann frühzeitig einsetzenden Therapie irreversible organische Folgekrankheiten verhindern, besonders die lebensbedrohliche koronare Herzkrankheit.

Das beginnende Ödem, das zuerst als Spannung der Haut empfunden wird, sollte bereits Anlass zu Fragen nach anderen Symptomen einer Hypothyreose sein. Sobald das Ödem deutlich erkennbar ist, muss unbedingt nach anderen Symptomen einer Hypothyreose gesucht werden, wie Müdigkeit, Veränderungen des Haarkleides, Kälteempfindlichkeit, Verstopfung, Konzentrationsschwäche, Muskelkrämpfe, Menometrorrhagien, unerklärliche Gewichtszunahme, Schluckstörungen und Zeichen eines Schlaf-Apnoe-Syndroms (16).

11.4.2 Zirkumskriptes Myxödem bei Hyperthyreose

Diese Form der kutanen Muzinose, die als eine „autoimmune, endokrine Dermatopathie" aufgefasst werden könnte (15), beobachtet man beim Morbus Basedow (autoimmune Form der Hyperthyreose). Sie tritt bei 1–10 % der Patienten auf und ist in der Regel mit einer autoimmunen Orbitopathie kombiniert. Bei dieser sind histologisch Ablagerungen von glykosaminoglykolhaltigen Massen auch in den geschwollenen Augenmuskeln nachzuweisen, die deshalb sonographisch verdickt sind und echoarm den Schall reflektieren.

Für die Klinik des Symptoms ist auffällig – und der Ursache nach ungeklärt –, dass diese Form sich nicht diffus im ganzen Körper, sondern isoliert entwickelt. Folgende Formen werden beobachtet:
1. die Ausbreitung des nicht eindrückbaren, derben Ödems – wie ein fortgeschrittenes Lymphödem – an den Unterschenkeln, auf den Rist der Füße übergreifend,
2. das lokale, scharf umschriebene Myxödem, vorwiegend an den vorderen und lateralen Partien der Unterschenkel – „prätibial" –, sich herdförmig-flächig ausbreitend (Abb. 11-2) oder auch tuberös, ähnlich wie beim Erythema nodosum.
3. ein Mischbild aus beiden, die „elephantiasisartige" Variante.

Die herdförmigen Veränderungen entwickeln sich nicht nur prätibial, sondern sie treten auch an den Händen, den Schultern, dem Gesicht, dem Nacken und den Ohrmuscheln oder gar isoliert an der Stirn auf (17). Eine bräunliche Verfärbung (Abb. 11-3) unterscheidet die prätibialen Herde vom mehr gerötet-lividen Aussehen des von einer Vaskulitis verursachten und schmerzhaften Erythema nodosum. Manchmal, besonders wenn eine langsam fortschreitende Hyperthyreose klinisch noch nicht deutlich ist, muss mitunter zur Klärung des Befundes eine Hautbiopsie erfolgen. Auch hier spielt die Beachtung diskreter Zeichen einer Hyperthyreose eine auf die Ätiologie verwei-

11 Myxödem

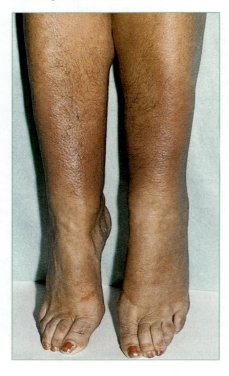

Abb. 11-2)
Zirkumskriptes Myxödem an beiden Unterschenkeln bei Morbus Basedow.
(Aufnahme: Prof. P. Pfannenstiel, Mainz-Kastel).

sende Rolle: beispielsweise eine sonst unerklärliche Tachykardie, Ermüdbarkeit, Wärmeempfindlichkeit, eine Minderung der Festigkeit der Haare und anderes mehr.

Die isolierten Schwellungen des prätibialen Myxödems sind auch auffällig durch weite, in den betroffenen Arealen der Haut liegende Poren und wegen der spärlichen, aber derben („hirsuten") Haare in diesen flächigen „Schweinehaut ähnlichen" Schwellungen.

11.5. Laboruntersuchungen

11.5.1. Frage: Hypothyreose?

1. Um eine primäre Unterfunktion der Schilddrüse zu sichern, genügen zwei Untersuchungen: die Bestimmung des erniedrigten freien Thyroxins (fT4) und des erhöhten Thyreostimulins (TSH). Bei

Myxödem 11

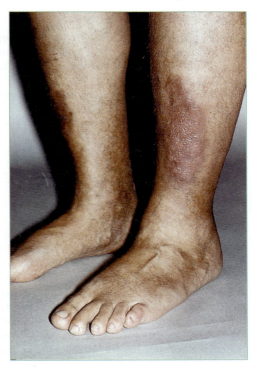

Abb. 11-3)
Zirkumskriptes prätibiales Myxödem mit ovalärer bräunlicher Hautverfärbung bei autoimmunbedingter Hyperthyreose.

sekundären oder tertiären Formen der Hypothyreose (hypophysäre oder hypothalamische) sind beide Hormone – fT4 und TSH – erniedrigt. Hier sind TRH-Tests, Belastungen mit Thyreotropin-Releasing-Hormon, zusätzlich angezeigt, bei der primären Hypothyreose nicht.

2. Untersuchungen des Blutes auf antithyreoidale Antikörper können, sie müssen nicht der Beweis sein für die klassische Form der Hypothyreose, die einer Thyreoiditis Hashimoto folgt. Bei länger zurückliegender Zerstörung des Organs nämlich kann die Konzentration von Antikörpern bereits wieder außerhalb des pathologischen Bereiches liegen.

11.5.2. Frage: Hyperthyreose?

Da das isolierte Myxödem nur beim Morbus Basedow auftritt, müssen zur Sicherung der Diagnose die krankhaften Störungen des Hypophysen-Schilddrüsen-Regelkreises und antithyreoidale Antikörper nachgewiesen werden:

1. die erhöhten Konzentrationen des freien Thyroxins (fT4), auch des freien Trijodthyronins (fT3), und der Nachweis der Unterdrückung der Sekretion des Thyreostimulins (TSH) aus der Hypophyse, gemessen als erniedrigtes TSH im Blut,
2. die Erhöhung der TSH-Rezeptor-Antikörper (TSI/TRAB).

Wenige Werte genügen also, um eine sichere Diagnose der Krankheiten der Schilddrüse stellen zu können.

11.6. Therapie

Hypothyreose: Der Ersatz der fehlenden Jodhormone geschieht mit L-Thyroxin. Die orale Dosis liegt beim Vollbild in der Regel zwischen 125 und 200 µg/Tag, morgens nüchtern eingenommen. Besteht die Hypothyreose schon längere Zeit und besonders bei alten Leuten, muss die individuell nötige Menge der Substitution mit 50 µg/Tag beginnend langsam einschleichend erreicht werden. Es besteht nämlich die Gefahr, dass bei allzu schnellem Aufbau der Dosis, gar bei einem Beginn mit höheren Tagesdosen, Herzrhythmusstörungen, bei koronarer Herzkrankheit sogar ein möglicherweise fatal endender Herzinfarkt eintritt. Angina pectoris ist das Warnsymptom, die Dosis nicht weiter zu steigern, sondern sie eventuell zu reduzieren. Die zusätzliche Gabe von Kortikoiden bei Immunthyreoiditis ist nicht angezeigt, weil sie nicht zur Heilung des Autoimmunprozesses führt.

Hyperthyreose: Primär sollte grundsätzlich mit Thyreostatika bis zur klinischen Euthyreose behandelt werden. So kann innerhalb eines Jahres in etwa 30–40 % der Fälle eine volle Remission erreicht werden. Tritt nach einem Auslassversuch ein Rezidiv auf, wird die Sekundärbehandlung je nach dem Volumen der Schilddrüse deren weitestgehende subtotale Resektion oder eine Radiojodtherapie sein.

Bei keiner der beschriebenen Formen des Myxödems ist eine physikalische Entstauungstherapie erforderlich oder sinnvoll. Lokoregional sind beim zirkumskripten Myxödem topisch wirksame Kortikoide vielfach wirksam, Immuntherapien wurden erfolgreich angewandt (15).

Myxödem 11

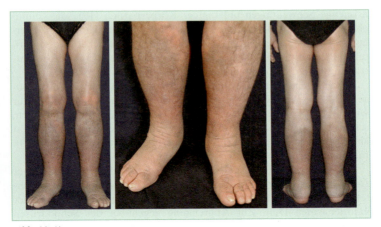

Abb. 11-4)
Myxödem beider Unterschenkel bei einer 53-jährigen Patientin mit Hyperthyreose. Zusätzlich klinische Zeichen eines Lymphödems.
Histologie (Prof. E. Kaiserling, Tübingen): ektatische Lymphgefäße in Kombination mit Ablagerung von freiem Muzin. Befunde, die mit einem Myxödem und einer lymphostatischen Veränderung vereinbar sind. Eine nennenswerte Sklerose ist nicht zu verzeichnen.

In der Literatur sind einzelne Verlaufsformen des prätibialen Myxödems im Verlauf einer autoimmunen Hyperthyreose beschrieben, bei denen sich die Dermatopathie elephantiasisartig entwickelte. Die Herausgeber konnten einen solchen Verlauf bei einer Patientin mit Morbus Basedow dokumentieren (Abb. 11-4). Histologisch sah man in diesem Fall neben den typischen Ablagerungen von Muzin im Zwischengewebe auffällige, auch ektatische Lymphgefäße, jedoch nicht die typische Fibrosklerose, wie sie für das Stadium III eines primären Lymphödems typisch ist (Befund *Prof. E. Kaiserling*, Tübingen). *Cohen et al.* (18) berichteten über eine Patientin – ebenfalls im Verlaufe eines Morbus Basedow – mit elephantiasisartiger Schwellung eines prätibialen Myxödems, bei dem nuklearmedizinisch keine Veränderung im Sinne eines primären Lymphödems nachgewiesen werden konnte.

Nach allem darf man annehmen, dass die diffuse Einlagerung von Muzin beim Myxödem in seltenen Fällen zu einer so bedeutsamen Behinderung des Abflusses von Lymphe führen kann, dass elephanti-

11 Myxödem

asisartige Schwellungen abhängiger Körperpartien (19) die „einfachen" Schwellung der Subkutis durch Ablagerungen von Muzin überlagern können. Therapeutisch bedeutet dies, dass neben der spezifischen Behandlung des thyreogenen Myxödems eine physikalische Entstauungsbehandlung versucht werden sollte.

Abschließend ist noch erwähnenswert, dass eine prätibiale Muzinose auch ohne Schilddrüsenerkrankung auftreten kann. In der Literatur wird über den Nachweis von bilateralen, Dellen hinterlassenden, schmerzfreien Ödemen der unteren Extremitäten bei drei Patienten mit einer extremen Adipositas (morbid obesity, BMI >40) berichtet (20). Füße und Sprunggelenke waren ödemfrei.

In einer weiteren Publikation wird über fünf Patienten mit einer Adipositas assoziierten Muzinose in der Schienenbeinregion berichtet. Bei zwei dieser Patienten besserten sich die Symptome unter einer kalorienarmen Diät. Zur Abgrenzung gegenüber der Schilddrüsen bedingten Muzinose (Myxödem) wird empfohlen, für diese Krankheitsform den Begriff Adipositas assoziierte lymphödematöse Muzinose (obesity-associated lymphoedematous mucinosis) zu verwenden (21).

►Merksätze

- Myxödeme als Sonderformen muzinöser Ödeme treten in Verbindung mit Schilddrüsenerkrankungen auf. Ihre Abgrenzung gegenüber Lymphödemen bereitet beim Vollbild meist keine Schwierigkeiten.

- Bei unklaren Formen sollte differenzialdiagnostisch eine gezielte endokrinologische Anamnese und Untersuchung bedacht werden.

11.7. Literatur

1. Reisert PM. Pathophysiologie und Klinik des Myxödems. Lymphol 1996; 20: 2-8

2. Rongioletti F, Rebora A. The new cutaneus mucinoses: A review with an up-to-date classification of cutaneus mucinoses, J Am Acad Dermatol 1991; 24: 265-270.

3. Bijlmer-Iest JC, van Vloten WA. Thyroid and the skin. In: Vermee BJ, Wuepper K (Hrsg.). Current problems in dermatology. Karger, Basel 1991; 34-44.

4. Hardmeier T. Stoffwechselkrankheiten der Haut, Teil H: Störungen der Schilddrüsenfunktion. In: Doerr W, Seifert G, Uehlinger E (Hrsg.). Spezielle pathologische Anatomie Bd. 7, Haut und Anhangsgebilde. Springer, Berlin - Heidelberg - New York 1973; 440-444.

5. Silbert JE. Proteoglycans and glysoaminoglycans. In: Goldsmith LA (hrsg.). Biochemestry and physiology of the skin. Oxford University Press, New York - Oxford 1983; 448-461.

6. Sisson JC. Hyaluronic acid in localized myxedema. J Clin Endocr 1968; 28: 433-436.

7. Wortsman J, Matsuoka LY, Kueppers F. Elastase inhibitory activity in serum of patients with thyroid dysfunction. Clin Chem 1991; 37: 108-110.

8. Somach SC, Helm TN, Lawlor KB et al. Pretibial Mucin, Histologic patterns and clinical correlation. Arch Dermatol 1993; 129: 1152-1156.

9. Bull RH, Coburn PR, Mortimer PS. Pretibial Myxoedema: a manifestation of lymphoedema? Lancet 1993; 341: 403-404.

10. Holt PJA, Lazarus J, Marks R. The epidermis in thyroid disease. Brit J Dermatol 1976; 95: 513-518.

11. Gabrilove JL, Ludwig AW. The histogenesis of myxedema. J Clin Endocr 1957; 17: 925-932.

12. Smith TJ. Connective Tissue in Hypothyroidism. In: Bravermann LE, Utiger RD (Hrsg.) The thyroid, 6th ed. JB Lippincott Comp, Philadelphia - New York - London - Hagerstown 1991; 989-992.

13. Oberdisse K. Schilddrüsenhormone und Bindegewebe. In: Oberdisse K, Klein E, Reinwein D (Hrsg.). Die Krankheiten der Schilddrüse, 2. Aufl. Thieme, Stuttgart - New York 1980; 226-227.

11 Myxödem

14. Chang TC, Wu SL et al. TSH and TSH receptor antibody-binding sites in fibroblasts of pretibial myxedema are related to the extracellular domein of entire TSH receptor. Clin Immunol Immunpathol 1994; 71: 113-120.

15. Heymann WD. Advances in the cutaneus manifestations of thyroid disease. Int J Dermatol 1997; 36: 641-645.

16. Mazzaferri EL. Recognizing the faces of hypothyroidism, Hosp Pract (Off Ed) 1999; 34: 93-109, dazu Surks MI. Case commentary: 109-110.

17. Forgie JC, Highet HS, Kelly SA. Myxoedematous infiltrate of the forehead in treated hypothyreoidism. Clin Exp Dermatol 1994; 19: 168-169.

18. Cohen JB, Balzer B, Wapnir I et al. Elephantiasic pretibial myxedema. Thyroid 2004; 14(3): 237-238.

19. Rapoport B, Alsabeh R, Aftergood D et al. Elephantiasic pretibial myxedema: insight into and a hypothesis regarding the pathogenesis of the extrathyroidal manifestations of Graves' disease. Thyroid 2000; 10 (8): 685-692.

20. Tokuda Y, Kawachi S, Murata H et al. Chronic obesity lymphoedematous mucinosis: three cases of pretibial mucinosis in obese patients with pitting oedema. Br J Dermatol 2006; 154: 157-161.

21. Rongioletti F, Donati P, Amantea A et al. Obesity-associated lymphoedematous mucinosis. J Cutan Pathol 2009; 36: 1089-1094.

12 Lymphostatische Enteropathie

H. Weissleder, C. Schuchhardt

Erkrankungen des intestinalen Lymphgefäßsystems (Abb. 12-1) sind selten und meist mit einer Fehlfunktion (lymphostatische Enteropathie) und peripheren Lymphödemen kombiniert. Chylaszites, Chylurie und Chylometrorrhagie als Folge der Erkrankung wurden vereinzelt beobachtet, können aber auch das einzige Symptom darstellen (1). Lymphödeme der Extremitäten in Kombination mit einer Hypoalbuminämie, Hypokalziämie und Lymphozytopenie sind verdächtig auf eine intestinale Beteiligung.

Definition: Lymphödem des Darmes, verursacht durch eine primäre intestinale Lymphangiektasie und somit Ursache für eine Eiweiß verlierende Enteropathie (2).

Genetische Syndrome mit Lymphangiektasie und Lymphödemen werden bei verschiedenen Erkrankungen angetroffen. Intestinale Lymphangiektasien wurden zum Beispiel beim Noonan-, Hennekam- und Nonne-Milroy- sowie Meige-Syndrom beobachtet (3, 4).
Parasiten, Infektionen, entzündliche Darmerkrankungen (Morbus Whipple, Morbus Crohn, Colitis ulcerosa) oder auch eine Lymphangiosis carcinomatosa können durch Obstruktion der mesenterialen Lymphgefäße (5, 6) zur Einschränkung der Lymph-Transportkapazität im Sinne eines sekundären Lymphödems der Darmwand führen.
Interessant sind auch die Ergebnisse tierexperimenteller Untersuchungen an Hunden. Diese haben gezeigt, dass eine Hypertonie in der Vena cava zu einer Erhöhung der Lymphströmung in der Leber führt. Daraus resultiert nicht nur ein Anstieg des Druckes in der Cisterna chyli mit Beeinflussung der intestinalen Lymphdrainage, sondern auch eine Ödembildung in der Darmwand (7).
Störungen der Lymphzirkulation sind auch nach einer wiederholten Strahlentherapie der intestinalen Region zu erwarten.
Neuere morphologische und immunhistochemische Untersuchungen des Dünn- und Dickdarmes (8) ergaben Lymphangiektasien, Lymphzysten und Lymphangiome (Abb. 12-2). Mukosa und Submukosa waren frei von pathologischen Veränderungen. Die Lymphangiosis carcinomatosa bot unterschiedliche Veränderungen. Neben einer

12 Lymphostatische Enteropathie

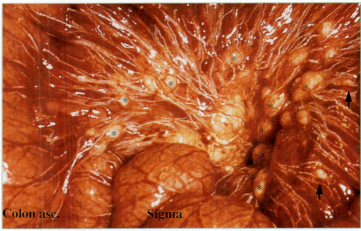

Abb. 12-1)
Probelaparotomie bei einem fünf Wochen alten männlichen Säugling wegen Verdacht auf akutes Abdomen. Minimaler Aszites. Lymphkollektoren des Kolon (Pfeile) sowie epikolische und parakolische Lymphknoten (Markierung durch Stern) unauffällig.
(Aufnahme: Prof. K.-D. Rückauer, Freiburg).

Vermehrung von Schaumzellen und Makrophagen in Mukosa und Submukosa fanden sich auch hochgradige Fibrosen in Submukosa und Muscularis propria zusammen mit einer Vermehrung von Makrophagen und Lymphozyten. Die Lymphangiosis carcinomatosa des Intestinaltraktes soll nicht zu einer Insuffizienz des Lymphgefäßsystems führen. Dies wird mit der starken Vaskularisation der Mukosa und Submukosa von Dünn- und Dickdarm erklärt. Beim **Morbus Whipple** wurden eine interzelluläre und interstitielle Anreicherung von Bakterien, ein interstitielles Ödem und hochgradig ektatische Lymphgefäße beobachtet. Daraus resultiert eine Funktionseinschränkung. **Colitis ulcerosa** und **Morbus Crohn** zeigten eine Vermehrung und eine hochgradige Ektasie submuköser Lymphgefäße im Dickdarm. Auch diese Veränderungen führen zu einer Störung des Lymphabflusses.
Untersuchungsergebnisse: Die intestinale Lymphdrainagestörung führt zu einer Dysfunktion der Darmschleimhaut mit Malabsorption. Klinische Zeichen der Erkrankung sind intermittierende Durchfälle mit

Lymphostatische Enteropathie 12

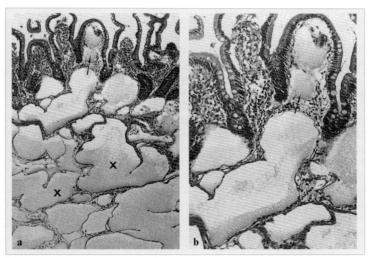

Abb. 12-2)
Zystisches Lymphangiom des Dünndarms bei schwacher (a: 140x) und starker (b: 280x) Vergrößerung. Die erweiterten Lymphgefäße liegen überwiegend in der Submukosa (x), erstrecken sich stellenweise aber auch bis in die Dünndarmzotten (Pfeil). (Aufnahme: Prof. E. Kaiserling, Tübingen).

Steatorrhoe sowie eine Störung der Resorption der verschiedenen Nahrungsanteile, insbesondere von Eiweiß, Lipiden, Eisen, fettlöslichen Vitaminen und Spurenelementen. Die Durchfälle wie auch die Eiweißresorptionsstörung führen zu einer Hypoproteinämie, welche ihrerseits generalisierte Ödeme und insbesondere einen Aszites bewirken kann. Zwangsläufig wird auch das Lymphödem der Darmwand durch diese generalisierte Ödemneigung verstärkt.

Diagnostik: In Ergänzung zur klinischen Diagnostik kann eine apparative Abklärung indiziert sein. Diese erfordert meist eine Laparoskopie zum Nachweis dilatierter, oberflächlich verlaufender Lymphgefäße der Darmwand und des Mesenteriums. Zur bildlichen Darstellung chylöser Flüssigkeitsansammlungen wird in erster Linie die Sonographie eingesetzt. Mit dieser Methode lassen sich auch Erweiterungen der Darmschlingen, Wandverdickungen, eine Hypertrophie der Schleimhautfalten und ein mesenteriales Ödem erfassen (9). Zur Lokalisation der Lymphgefäßdefekte kann auch die 99m-Technetium-Dextran-Szintigraphie eingesetzt werden (10). Die intestinale Lymphangiektasie ist auch endoskopisch diagnostizierbar (11, 12, 13, 14). Eine Dünndarm-Doppelkontrastdarstellung ermöglicht die Erfassung segmentaler Dünndarmveränderungen.

Möglicherweise hilft bei der Diagnostik in Zukunft auch die Computer-Tomographie weiter. Im Zusammenhang mit einer Einzelbeobachtung bei einer bioptisch gesicherten kongenitalen Lymphangiektasie (deutlich erweiterte Lymphgefäße in den Darmzotten) wurde kürzlich auf ein bisher nicht bekanntes Symptom hingewiesen: Im kontrastverstärkten CT fand sich neben einer Verdickung der Schleimhautfalten des Dünn- und Dickdarms ein Halozeichen, bestehend aus drei Ringen unterschiedlicher Dichte (15). Dieser Befund unterscheidet sich von dem bereits bekannten Halozeichen (zwei Ringe) bei entzündlichen Darmerkrankungen. Es wird angenommen, dass die dilatierten Lymphgefäße und ein fokales Ödem in der Mukosa ursächlich eine Rolle spielen.

Neuerdings wird auch über den erfolgreichen Einsatz der Magnetresonanz-Tomographie (MRT) berichtet. T2-gewichtete dreidimensionale Aufnahmen ermöglichen beispielsweise die Darstellung mesenterialer Ödeme und dilatierter mesenterialer Lymphgefäße. Der Duktus thoracicus aber auch erweiterte subkutane Lymphgefäße der Extremitäten sind ebenfalls beurteilbar (16).

Die so genannte MRT-Enterographie ist eine neue Technik zur Erfassung und Bewertung von intra- und extraluminalen Dünndarmerkrankungen. Die Methode bietet neben dem Verzicht auf eine Strahlenbelastung den Vorteil, die Untersuchung der Darmwand in unterschiedlichen Schichtebenen durchführen zu können. Ödematöse Verdickungen der Darmwand sind ebenso erfassbar wie Fisteln und Abszesse. Das bedeutet jedoch nicht, dass dadurch die endoskopischen Untersuchungen vollständig ersetzt werden können (17). Lymphadenopathien lassen sich ebenfalls abgrenzen, die Detailerkennbarkeit ist allerdings noch verbesserungsbedürftig.

Therapie: Die Behandlung besteht in erster Linie in einer proteinreichen, fettarmen Diät, wobei kurz- bis mittelkettige Fettsäuren (MCT-Diät®) sowie ansonsten eine sehr fettarme Nahrung verabreicht werden (18).

Bei negativem Ansprechen auf diätetische Maßnahmen wurde in Einzelfällen auch eine Behandlung mit Octreotiden (19) oder Antiplasmin versucht. Überzeugende Ergebnisse liegen allerdings nicht vor

(20). Tierexperimentell konnte bei Octreotiden keine Beeinflussung der Funktion der intestinalen Lymphgefäße nachgewiesen werden (21).

Beim sekundären Darmlymphödem ist die Therapie der Grunderkrankung Voraussetzung einer wirksamen lymphologischen Zusatzbehandlung.

Als physikalische Maßnahmen sind zur Reduzierung des Lymphödems zusätzlich abdominelle Bauchtiefdrainagen, kombiniert mit Atemgymnastik, empfehlenswert (22).

Eine operative Behandlung (Segmentresektion des Dünndarms oder lymphovenöse Anastomosen) bleibt auf Einzelfälle beschränkt (1, 10). *Kim et al.* (2) berichten beispielsweise über eine erfolgreiche segmentale Resektion des Dünndarms mit Ende-zu-End-Anastomose bei einem achtjährigen Jungen mit einer primären intestinalen Lymphaniektasie. Histologisch fanden sich in dem resezierten Darmabschnitt erweiterte Lymphgefäße sowohl in der Subserosa als auch im Mesenterium. Die präoperativ nachweisbaren Symptome (Schmerzen und Diarrhoe) bildeten sich nach der Operation vollständig zurück.

12.1 Literatur

1. Fox U, Lucani G. Disorders of the Intestinal Mesenteric Lymphatic System. Lymphology 1993; 26: 61-66.

2. Kim NR, Lee SK, Suh YL. Primary intestinal lymphangiectasia successfully treated by segmental resections of small bowel. J Pediatr Surg 2009; 44: e13-17.

3. Hennekam RCM, Geerdink RA, Hamel BCJ et al. Autosomal Recessive Intestinal Lymphangiectasia and Lymphedema, with Facial and Mental Retardation. Am J Med Genet 1989; 34: 593-600.

4. Gabrielli O, Catassi C, Carlucci A et al. Intestinal Lymphangiectasia, Lymphedema, Mental Retardation, and Typical Face. Am J Med Genet 1991; 40: 244-247.

5. Huth F. General Pathology of the Lymphvascular System. In: Földi M, Casley-Smith JR (Hrsg.). Lymphangiology. Schattauer, Stuttgart - New York 1983; 215-334.

6. Caspary WF. Dünndarmkrankheiten. Dt Ärztebl 1995; 92: A2991-2998.

7. Stewart RH, Laine GA. Flow in lymphatic networks: interaction between hepatic and intestinal lymph vessels. Microcirculation 2001; 8: 221-227.

8. Kröber S, Kaiserling E. Die Lymphgefäße in der Pathologie des Dünn- und Dickdarmes. Morphologische und immunhistochemische Befunde. Europ J Lymphology 1995; 5: 67-73.

9. Maconi G, Molteni P, Manzionna G et al. Ultrasonographic features of long-standing primary intestinal lymphangiectasia. Eur J Ultrasound 1998; 7: 195-198.

10. Connor FL, Angelides S, Gibson M et al. Successful resection of localized intestinal lymphangiectasia post-Fontan: role of (99m)technetium-dextran scintigraphy. Pediatrics 2003; 112: e242-247.

11. Aoyagi K, Iida M, Yao T et al. Characteristic endoscopic features of intestinal lymphangiectasia: correlation with histological findings. Hepatogastroenterology 1997; 44: 133-138.

12. Vignes S, Bellanger J. Videocapsule endoscopy as a useful tool to diagnose primary intestinal lymphangiectasia. Rev Med Interne 2007; 28: 173-175.

13. Suresh N, Ganesh R, Sankar J et al. Primary intestinal lymphangiectasia. Indian Pediatr 2009; 46: 903-906.

14. Fry LC, Bellutti M, Neumann H et. al. Utility of double-balloon enteroscopy for the evaluation of malabsorption. Dig Dis 2008; 26: 134-139.

15. Stevens RL, Jones B, Fishman EK. The CT Halo Sign: A New Finding in Intestinal Lymphangiectasia. J Comput Assist Tomogr 1998; 21: 1005-1007.

16. Liu NF, Lu Q, Wang CG et al. Magnetic resonance imaging as a new method to diagnose protein losing enteropathy. Lymphology 2008; 41: 111-115.

17. Tolan D, Greenhalgh R, Ian A et al. MR Enterographic Manifestations of Small Bowel Crohn Disease. RadioGraphics 2010; 30: 367-384.

18. Heruth M, Muller P, Liebscher L et al. Exudative enteropathy in congenital lymphedema-lymphangiectasia syndrome. Klin Padiatr 2006; 218: 27-30.

19. Schuchhardt C. Octreotidbehandlung chylöser Pleuraergüsse – eine neue therapeutische Möglichkeit? Lymphforsch 2008; 12: 36-40.

20. MacLean JE, Cohen E, Weinstein M. Primary intestinal and thoracic lymphangiectasia: a response to antiplasmin therapy. Pediatrics 2002; 109: 1177-1180.

21. Makhija S, von der Weid PY, Meddings J et al. Octreotide in intestinal lymphangiectasia: lack of a clinical response and failure to alter lymphatic function in a guinea pig model. Can J Gastroenterol 2004; 18: 681-685.

22. Földi E, Földi M. Hypoproteinämische Ödeme. In: Földi M, Kubik S (Hrsg.). Lehrbuch der Lymphologie, 3. Aufl. Gustav Fischer, Stuttgart - Jena - New York 1993; 332-335.

13 Gutartige Tumoren des Lymphgefäßsystems

E. Kaiserling, H. Weissleder, C. Schuchhardt

Lymphangiome sind angeborene, gutartige, häufig zystische Fehlbildungen der Lymphgefäße, die meist schon bei Neugeborenen oder im Säuglingsalter entdeckt werden (Abb. 13.1). Der erste Häufigkeitsgipfel liegt bei circa zwei Jahren. Einen zweiten flachen Gipfel findet man im Alter von circa 40 Jahren. Je nach Aufbau lassen sich kapilläre, kavernöse und zystische Formen unterscheiden. Mischformen sind häufig. Lymphangiome können auch mit anderen vaskulären Fehlbildungen auftreten. Dazu zählen die kapillär- und venös-lymphangischen Tumoren (Lymphhämangiome) und nach neueren Befunden die sogenannten Hobnail-Hämangiome.

Die Lymphangiome sind vom benachbarten Gewebe makroskopisch oft nicht verlässlich abgrenzbar. Sie zeigen aber kein invasives Wachstum und sind gutartig. Bei der operativen Entfernung des Tumors ist es wegen der unscharfen Begrenzungen oft schwierig, den Tumor in toto zu resezieren. Eine komplette Exzision bedeutet Heilung (1).

Das **zystische Hygrom,** von einigen Autoren (trotz deutlichen histologischen und klinischen Unterschieden) auch als zystisches Lymphangiom bezeichnet, ist bevorzugt in der Halsregion (Lymphangioma cysticum colli) und der Axilla lokalisiert (2, 3). Das Mediastinum, der retroperitoreale Bereich und die parenchymatösen Organe sind weniger häufig betroffen. Isolierte Lymphangiome dieser Region werden zum Teil erst im Erwachsenenalter entdeckt. Ausgeprägte zystische Hygrome im Kopf-Halsbereich sind in der Regel nicht mit einem postpartalen Leben vereinbar.

Ein extrem seltenes Lymphangiom der Nebenniere zeigt Abb. 13-2. Bei dem 44-jährigen Mann waren weitere Lymphangiom-Manifestationen nicht nachweisbar. Leber, Nieren und Lymphknoten zeigten keine Auffälligkeiten. Intraabdominale und retroperitoneale Lymphangiome werden sowohl bei Kindern und als auch bei Erwachsenen beobachtet (4), sind aber sehr selten (5). In einer retrospektiven Studie wird beispielsweise über 14 intraabdominale Lymphangiome mit folgender Lokalisation berichtet: Mesenterium (n = 4), Retroperitoneum

Gutartige Tumoren des Lymphgefäßsystems 13

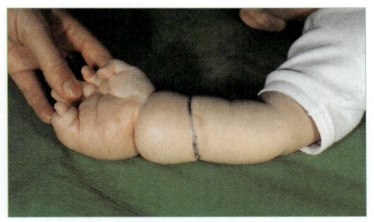

Abb. 13-1)
Lymphangiom rechte Hand und distaler Unterarm bei einem vier Monate alten männlichen Säugling. Proximale Begrenzung siehe Markierung.
(Aufnahme: Dr. U. Herpertz, St. Blasien).

(n = 4), Omentum (n = 3), Pankreas (n = 2) und Niere (n = 1). Erfasst wurde ein Zeitraum von 1990–2004 (6).

Einige intraabdominale Lymphangiome haben die Tendenz, in dem umgebenden Gewebe reaktive und entzündliche Veränderungen zu induzieren. Histologisch fanden sich Bezirke mit Granulationsgewebe und myofibroblastischen Proliferationen. Dadurch kann makroskopisch das Vorhandensein eines malignen Tumors vorgetäuscht und die Diagnose erschwert werden (7).

Lymphangiome können überall dort vorkommen, wo Lymphgefäße auch unter physiologischen Gegebenheiten zu finden sind, darüber hinaus auch im Knochen (Schädel, Becken, Extremitäten) (1), der normalerweise lymphgefäßfrei ist. Die häufigsten Lymphangiom-Lokalisationen sind in Tab. 13-1 zusammengefasst. Ein kavernöses Lymphangiom im Vulva- (8, 9) oder Penis- und Skrotumbereich (10-12) sowie in der Blase (13) ist eine extrem seltene Lokalisation.

Die Häufigkeit der Lymphangiome wird mit 6 % aller gutartigen Tumoren der Kindheit angegeben. Bei einer Serie von 152 benignen Tumoren der Halsregion wurden beispielsweise nur vier Lymphangiome registriert (14).

13 Gutartige Tumoren des Lymphgefäßsystems

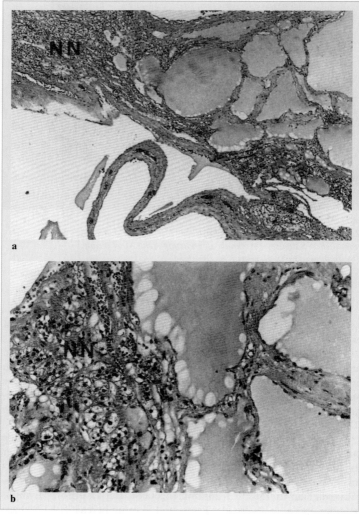

Abb. 13-2)
Lymphangiom der Nebenniere. Das gesamte Organ ist von ektatischen Lymphgefäßen durchsetzt. Nur spärliches Nebennierenrinden- und herdförmig auch etwas Nebennierenmarkgewebe sind noch erhalten. NN = Nebennierenrinde. Die Endothelien der Lymphgefäße sind abgeflacht (Vergrößerung: a = 10x, b = 90x).

Gutartige Tumoren des Lymphgefäßsystems 13

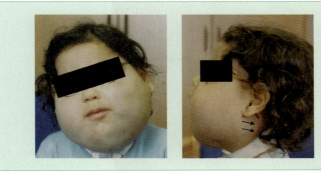

Abb. 13-3)
Ausgedehntes konnatales zystisches Lymphhämangiom im Bereich des Gesichtes, Halses und der oberen Luftwege bei einem vierjährigen Mädchen. Zustand nach Teilresektion. Reizlose Operationsnarbe von Ohr zu Ohr (Pfeilmarkierung). (Aufnahme: W. Schneider, Bad Berleburg).

Lymphhämangiome sind Geschwülste, die sowohl Lymph- wie Blutgefäßabkömmlinge enthalten (Abb. 13-3). Ihr Anteil wird mit 6 % aller Kinder beziffert, die wegen Lymphgefäßtumoren behandelt wurden (15). Aus pathologisch-histologischer Sicht ist es zweifelhaft, ob die Blutgefäße tatsächlich Bestandteile des Tumors sind. Sie sind wohl eher dem Stroma des Lymphangioms oder dem präexisten Gewebe zuzuordnen. Bei einer mechanischen Alteration des Lymphangioms kann es leicht zu Einblutungen und zu umschriebenen Verfärbungen kommen (wie etwa in Abb. 13-4 zu erkennen).

Die **Lymphangiomatose** ist eine seltene, benigne, kongenitale Fehlbildung der Lymphgefäße (kapillar-kavernös oder zystisch-kavernös) mit komplexem Befallsmuster. Häufigste Lokalisationen sind die Halsregion und die Axilla (95 %). Für das Mediastinum, Retroperitoneum und Extremitäten zusammen wird die Häufigkeit mit 5 % angegeben. Varianten mit ausschließlicher Lokalisation in den Weichteilen und den Knochen der Extremitäten sind möglich (16). Leber, Milz, Pankreas und Knochen sind selten befallen (17-19). Eine Lymphangiomatose der Milz wird häufig erst durch Zufall entdeckt (20).

Unter dem Begriff **Lymphangiomyomatosis** werden vor allem myomatöse Wucherungen des intrathorakalen Lymphgefäßsystems verstanden. Neben den Lymphgefäßen sind auch Lymphknoten und Lun-

13 Gutartige Tumoren des Lymphgefäßsystems

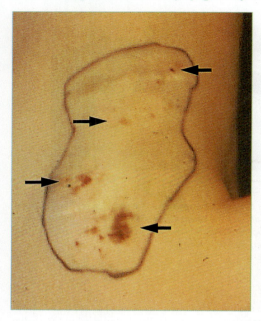

Abb. 13-4)
Etwa handflächengroßes Lymphhämangiom in den dorsalen Thoraxweichteilen. Die Strichmarkierung entspricht der Tumorausdehnung. Hämangiomatöse Anteile in der Haut sind durch Pfeile gekennzeichnet. (Aufnahme: Dr. U. Herpertz, St. Blasien).

gengewebe beteiligt. Kongenitale Lymphangiomyome werden auch im Retroperitonealraum angetroffen.

Ursächlich wird für die Lymphangiome eine embryonale lymphvaskuläre Entwicklungsstörung angenommen. Neben zystisch dilatierten Lymphgefäßen ist auch eine Fehlanlage des Ductus thoracicus (Aplasie) möglich (21). Ein Pneumothorax, Chylothorax und Chylaszites zählen zu den häufigeren Komplikationen (22). Bei einer Lokalisation im Retroperitoneum kann der Prozess auch zu Extremitätenödemen führen (23).

13.1 Pathologische Anatomie

Trotz ihrer unterschiedlichen Gefäßstrukturen können die Lymphangiome als Manifestation des selben pathologischen Prozesses betrachtet werden. Leitsymptom sind erweiterte, zum Teil netzförmig angeordnete aber auch zystisch veränderte dünnwandige Lymphge-

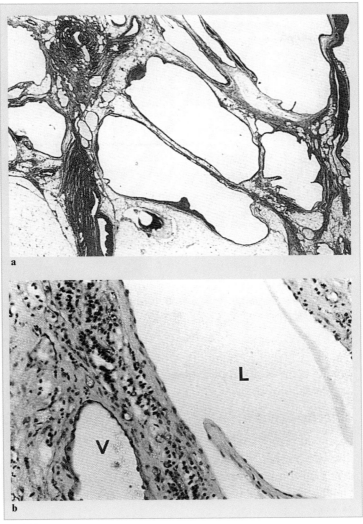

Abb. 13-5)
Zystisches Lymphangiom der Halsregion (dreijähriges Mädchen). Dargestellt sind multiple ektatische Lymphgefäße. In (b) positive Immunreaktion des Blutgefäßendothels für CD34 bei negativer Immunreaktion der Lymphgefäßendothelien, eine typische Konstellation (Vergrößerung: a = 45x, b = 90x).

13 Gutartige Tumoren des Lymphgefäßsystems

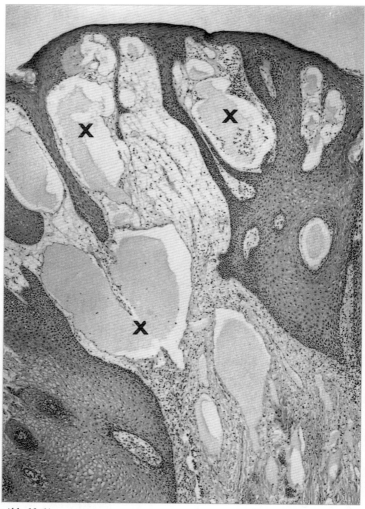

Abb. 13-6)
Lymphangiom der Zunge. Die kavernös zystischen Lymphgefäße (x) reichen bis an die Zungenschleimhaut und enthalten neben Lymphflüssigkeit vereinzelt Lymphozyten.

fäße (24) innerhalb bindegewebiger Strukturen (Abb. 13-5 und 13-6). Das immunhistochemische Reaktionsmuster der Lymphangiomendothelien ist anders als das von Blutgefäßen. Lymphgefäßendothelien exprimieren im Unterschied zu Blutgefäßen die Marker D2-40, LYVE-1, PPROX-1 oder CD9 (25, 26). Anti-C34, an Blutgefäßen regelmäßig nachweisbar, ist an Lymphgefäßendothelien nicht oder nur in geringem Umfang darstellbar. Weiterhin ließ sich immunhistochemisch in Einzelfällen belegen, dass Lymphgefäße von Lymphangiomen nerval (mit S100- und Neurofilament-positiven Fasern) versorgt waren. Bei der Lymphangiomyomatosis finden sich darüber hinaus eine Verdickung der Gefäßwand und eine Proliferation der glatten Muskelfasern (21, 22).

Histologisch besteht die Wand der multizystischen Lymphangiome aus bindegewebigem Stroma mit glatter Muskulatur und reichlich Fettgewebe. Die glatte Muskulatur ist zirkulär angeordnet und typischerweise diskontinuierlich. Im Fettgewebe können vereinzelt herdförmige lymphozytäre Infiltrate beobachtet werden. Lumenwärts sind die Zysten von einer einschichtigen, nicht durchgängigen Zelllage (Endothel) begrenzt und enthalten Makrophagen mit schaumigem Zytoplasma und zahlreiche extrazelluläre Lipidtröpfchen. In der Flüssigkeit sind große Mengen an Triglyzeriden nachweisbar (27).

13.2 Pathophysiologie

Es wird angenommen, dass die Ursache für eine Lymphangiombildung in einer ausbleibenden oder fehlerhaften Vereinigung embryonaler Lymphgefäße zu suchen ist. Daraus resultiert eine lokale Behinderung der Lymphdrainage. Lymphödeme der Extremitäten sind allerdings nur bei entsprechender Lokalisation der Abfluss-Störung zu erwarten.

13.3 Diagnostik

Klinische Untersuchungsbefunde

Lymphangiome können überall dort auftreten, wo Lymphgefäße vorhanden sind. Für die kavernös-zystischen Fehlbildungen konnte eine Häufung in bestimmten Regionen nachgewiesen werden (Tab. 13-1). Bevorzugte Lokalisation des Lymphangioma cysticum colli ist das laterale und mediale Halsdreieck. Die Ausdehnung dieser Fehlbildung erfolgt in die Nacken-, Mundboden-, aber auch Achselregion (15).

13 Gutartige Tumoren des Lymphgefäßsystems

Gesicht, Mundhöhle	13 %
Hals, Nacken, Schulter	51 %
Thoraxwand, Axilla	11 %
Bauchwand, Rücken, Gesäß	9 %
Mesenterium	7 %
Extremität	9 %

Tab. 13-1)
Lymphangiom-Lokalisation im Kindesalter, basierend auf Ergebnissen von Meinel und Daum, 1974 (n = 45) (15).

Funktionsstörungen sind auf Einengungen der Luft- und Speisewege oder Alterationen von Zunge oder Lippe zurückzuführen (28).

Diese nicht schmerzhaften Lymphgefäßtumoren sind von weicher Konsistenz und gut eindrückbar. Es besteht eine gute Verschiebbarkeit der benachbarten Haut. Mit ihrer Unterlage sind sie allerdings fest verbacken. Eine Kompression benachbarter Weichteilstrukturen kann zu einer Funktionsbeeinträchtigung führen. Eine plötzliche Größenzunahme von Lymphangiomen kann Folge von Einblutungen sein (29).

Je nach Lage des Tumors sind respiratorische Insuffizienz, chylöse Flüssigkeitsansammlungen, Einfluss-Stauung, Nervenkompression, akutes Abdomen durch intestinale Obstruktion, Diarrhöen, Anämie durch Einblutung, aber auch lokale Schmerzen möglich.

Die Größe der Tumoren wird durch die Struktur des umgebenden Gewebes bestimmt. In einem lockeren Bindegewebe kann eine erhebliche Größe erreicht werden. Haut und Epidermis setzen dem Wachstum einen größeren Widerstand entgegen.

Die Diagnostik der Lymphangiome im Kindesalter bereitet meist keine Schwierigkeiten. Symptomlose zystische Lymphangiome im Mediastinum und Retroperitoneum werden häufig erst als Zufallsbefund bei der Diagnostik oder Therapie anderer Erkrankungen entdeckt (27). Bei unklaren chylösen Flüssigkeitsansammlungen in diesen Regionen sollte differenzialdiagnostisch auch an eine Malformation des Lymphgefäßsystems gedacht werden.

Gutartige Tumoren des Lymphgefäßsystems 13

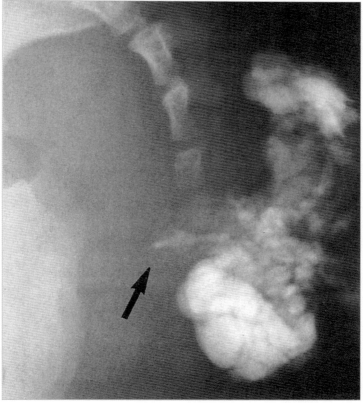

Abb. 13-7)
Darstellung eines multizystischen Lymphangioms in der Glutealregion nach Kontrastmittelinjektion in eine kutane Lymphzyste. Keine Kontrastmittelanreicherung im pelvinen Anteil des Lymphangioms. Mutmaßlicher Verbindungsgang siehe Pfeilmarkierung.

Bildgebende Untersuchungsverfahren

Die **indirekte Lymphangiographie** ermöglicht nur bei oberflächlich gelegenen Tumoren Aussagen über den Verlauf benachbarter Lymphkollektoren. Die Kenntnis der anatomischen Verhältnisse dient der Vermeidung iatrogener Lymphzirkulationsstörungen bei geplanten operativen Eingriffen.

13 Gutartige Tumoren des Lymphgefäßsystems

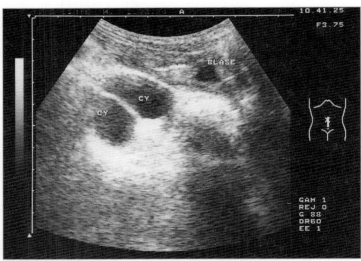

Abb. 13-8)
Sonographischer Nachweis zystischer Strukturen (CY) im kleinen Becken (echofreie Bezirke mit dorsaler Schallverstärkung) bei multilokulärem Lymphangiom. Derselbe Patient wie in Abb. 13-7.

Eine präoperative Darstellung multizystischer Lymphangiome ist auch durch eine direkte intrazystische Injektion eines wasserlöslichen, nichtionischen Kontrastmittels möglich (Abb. 13-7). Bei dem vierjährigen Mädchen bestand ein ausgedehnter zystischer Prozess im Glutealbereich und im kleinen Becken. Die präoperative Untersuchung sollte klären, ob eine Verbindung zwischen beiden Prozessen bestand. Es gelang allerdings nur eine Kontrastanreicherung des glutealen Tumoranteiles. Der vermutete Verbindungsgang konnte nur unvollständig dargestellt werden. Die Ausdehnung der pelvinen Veränderungen wurde sonographisch bestimmt.

Sonographie: Die Ultraschalluntersuchung gestattet bei entsprechender Lage des Lymphgefäßtumors eine exakte Erfassung der zystischen oder multizystischen Gewebestrukturen (20, 30, 31), die häufig auch Septierungen aufweisen (Abb. 13-8). Eine retrospektive Auswertung bei 18 Patienten ergab beispielsweise in 61 % multizystische und in 39 % solitärzystische Strukturen (32). Bei ausgeprägten lymphatischen

Fehlbildungen ist nach Literaturangaben bereits pränatal oder unmittelbar nach der Geburt in 50–60 % eine korrekte Diagnose möglich (33). Aufgrund der dadurch möglichen peri- und postnatalen Therapie wird eine bessere Überlebenschance und Prognose erwartet.

Computer-Tomographie: Zystische Lymphangiome treten als umschriebene hypodense Läsionen in Erscheinung, die dem Bild zentral nekrotischer Metastasen ähneln können. Inhomogene Läsionen sind Folge eines gleichzeitigen Auftretens von soliden und flüssigen Strukturen. Die gute Abgrenzbarkeit gegenüber benachbartem Gewebe erleichtert die Differenzialdiagnose (20, 32). Eine zusätzliche Kontrastmittelgabe kann diagnostisch weiterhelfen (34).

Magnetresonanz-Tomographie: Diese Methode gestattet durch den Einsatz von paramagnetischen Kontrastmitteln eine Differenzierung der verschiedenen Lymphangiomformen. Das Bild variiert jedoch in Abhängigkeit vom histologischen Typ bzw. von dem Fett- und Flüssigkeitsanteil des Lymphangioms.

Zystische und kavernöse Lymphangiome zeigen eine hohe Signalintensität (Hyperintensität) in den T2- und eine niedrige Signalintensität (Hypointensität) in den T1-gewichteten Sequenzen (2, 34-36). Nach intravenöser Gabe von Gd-DTPA stellen sich zystische Läsionen mit einem mäßigen Enhancement von 47 % dar, wogegen die Läsionen der kavernösen Form ein starkes und homogenes Enhancement von 88 % zeigen (37).

Die Ausdehnung der Lymphgefäßveränderungen und ihre Beziehung zu benachbarten Strukturen lässt sich auf nicht invasivem Wege sehr gut durch die arterielle und venöse Magnetresonanz-Angiographie erfassen. In kapillären und kavernösen Prozessen fand sich ein reduzierter Blutfluss (37).

Mithilfe der Kombination konventioneller MRT-Sequenzen und schneller stark T2-gewichteter RARE-Sequenzen kann die anatomische Zuordnung des lymphangiomatösen Einzelherdes, seine Begrenzung wie auch die Gesamtausdehnung und Lokalisation sämtlicher multipler Läsionen präziser durchgeführt werden (38).

Der kombinierte Einsatz von Sonographie, Computer-Tomographie und Magnetresonanz-Tomographie ermöglicht also eine Differenzierung der Lymphangiome von anderen zystischen Gewebestrukturen. Die Magnetresonanz-Tomographie in Kombination mit der Gabe paramagnetischer Kontrastmittel und der Magnetresonanz-Angiographie spielt bereits heute eine wichtige Rolle in der Charakterisierung und Dokumentation der Ausbreitung von Lymphangiomen und der generalisierten Lymphangiomatose (39). Neuerdings wird die Magnetresonanz-Tomographie auch zur pränatalen Diagnostik eingesetzt (30, 40).

13.4 Differenzialdiagnose

Bei Berücksichtigung der anatomischen Lokalisation, der Konsistenz, des Alters und des radiologischen Erscheinungsbildes lässt sich der Typ der vorliegenden zervikalen Lymphgefäßmalformation meist gut einschätzen (1). Andere expansive Prozesse im Halsbereich (Halszysten, Parotisvergrößerung, Lymphknotenvergrößerung, Lipome, Dermoidzysten), die differenzialdiagnostisch infrage kommen, sind aufgrund ihrer Symptomatik von Lymphangiomen abzugrenzen. Im Zweifelsfall empfiehlt sich der Einsatz bildgebender Untersuchungsverfahren (30).

13.5 Therapie

Die operative Entfernung der kindlichen Lymphangiome wird als Therapie der Wahl angesehen, da Wachstum und Infektion zu unerwünschten Komplikationen führen können (15). Eine relativ hohe Rezidivrate (12-53 %), eine Mortalitätsrate von 2-6 % und eine Komplikationsrate von 12-33 % waren Anlass, auch alternative Behandlungsverfahren wie Strahlentherapie, Laserverfahren (41, 42), alleinige Aspiration (3) und die Sklerosierung einzusetzen (29, 43-45).

Eine Sklerosierung mit Ethibloc® wurde bei makrozystischen und gemischt makro-mikrozystischen Lymphangiomen im Kopf-, Nacken- und Axillarbereich eingesetzt. Die Rückbildung der zystischen Tumoren war bei neun von 14 Patienten (64 %) sehr gut. In dieser Gruppe kam es bei vier Patienten zu einer vollständigen und bei fünf Patienten zu einer weitgehenden Rückbildung (Größe des Resttumors unter 5 % der Primärgröße). Zufriedenstellende Ergebnisse (Größenabnahme mehr als 50 %) wurden bei den restlichen fünf Patienten (36 %) erzielt (43). Über Therapieversager wird nicht berichtet. Die Nachbeobachtungszeit lag zwischen einem und vier Jahren.

An Nebenwirkungen waren regelmäßig lokale Entzündungen über eine Dauer von zwei bis vier Tagen zu beobachten. Bei zehn von 14 Patienten kam es zum Teil zu mehrmonatigen Fistelbildungen mit Austritt von Ethibloc®. Die Ursache für diese Reaktion ist unbekannt. Spätschäden wurden nicht gesehen.

Es wird auch über andere Ergebnisse berichtet. Danach betrug die Rezidivrate nach einer makroskopisch kompletten Exzision 17 %, nach inkompletter Entfernung 40 %, nach Aspiration und Injektion 100 % (46). Es liegen auch positive Ergebnisse bei der Anwendung von Aspiration und Injektion vor (44).

In einer kürzlich publizierten Studie wurde über Ergebnisse einer Ethibloc®-Sklerotherapie bei 63 Patienten berichtet. Von 54 makrozystischen/gemischten Lymphangiomen konnten bei 26 (49 %) exzellente, bei 19 (35 %) gute und bei neun (16 %) unbefriedigende Ergebnisse erzielt werden. In der Gruppe von 13 vorwiegend mikrozystischen Veränderungen waren die Ergebnisse: dreimal (23 %) exzellent, siebenmal (54 %) gut und dreimal (23 %) unbefriedigend.

Die Resultate wurden wie folgt klassifiziert:
• exzellent: ≥95 % Volumenabnahme,
• gut: ≥50 % Volumenabnahme,
• unbefriedigend: <50 % Volumenabnahme.

Bei fünf Patienten (7,7 %) war eine operative Intervention wegen Komplikationen erforderlich und zwar zweimal für eine Narbenrevision, zweimal wegen einer persistierenden Drainage und einmal wegen einer Fistel. Infektionen traten nach der Sklerotherapie bei vier Patienten (6,2 %) auf (47).

Die Kontrolle der Therapieeffektivität erfolgte mit Hilfe von Computer-Tomographie oder Magnetresonanz-Tomographie und klinischer Untersuchung. Als durchschnittlicher Beobachtungszeitraum werden dreieinhalb Jahre (zwölf Monate bis zwölf Jahre) angegeben (47).

Basierend auf Ergebnissen bei 128 Patienten vertreten *Okazaki et al.* (2007) die Meinung, dass die Sklerotherapie mit OK-432 nicht so effektiv sei wie in der Literatur angegeben. Deshalb empfehlen die Autoren OK-432-Injektionen als alleinige Behandlung nur für solitäre zystische und makrozystische Formen. Bei mikrozystischen und kavernösen Lymphangiomen wird nach Vorbehandlung mit OK-432 eine chirurgische Entfernung durchgeführt (48). OK-432, eine lyophilisierte Präparation einer niedrig virulenten, inaktivierten Form von Streptococcus pyogenes, führt zu einer Schrumpfung von Lymphangiomen.

Abweichungen von den erwähnten Therapieempfehlungen sind durchaus möglich, wie beispielsweise der nachfolgende Krankheitsverlauf zeigt. Die Diagnose eines axillären zystischen Tumors erfolgte im ersten Lebensjahr. Nächste Kontrolle im siebten Lebensjahr. Auch zu diesem Zeitpunkt keine Therapie. Eine weitere Kontrolle erfolgte im

13 Gutartige Tumoren des Lymphgefäßsystems

29. Lebensjahr. Im Computer-Tomogramm fanden sich Lymphangiomreste im vorderen Mediastinum. Mithilfe einer direkten Lymphographie (öliges Kontrastmittel) konnten zwei Lymphkollektoren in der Axillarregion dargestellt werden. Ein Kollektor zog an der Zyste vorbei, der andere mündete in der axillären Zyste. Aufgrund der anatomischen Verhältnisse wurde wegen der Gefahr eines postoperativen Lymphödems eine Operation abgelehnt (49).

Im Erwachsenenalter ist das therapeutische Vorgehen vom Beschwerdebild abhängig. Bei asymptomatischen Prozessen ist eine abwartende Haltung durchaus angebracht. Ansonsten empfiehlt sich eine operative Behandlung (4).

> ►Merksatz
>
> • Gutartige Tumoren des Lymphgefäßsystems sind Folge einer embryonalen Entwicklungsstörung.

13.6 Literatur

1. Zadvinskis DP, Benson MT, Kerr HH et al. Congenital Malformations of the Cervico-thoracic Lymphatic System: Embryology and Pathogenesis. RadioGraphics 1992; 12: 1175-1189.

2. Koeller KK, Alamo L, Adair CF et al. Congenital Cystic Masses of the Neck: Radiologic-Pathologic Correlation. Radiographic 1999; 19: 121-146.

3. Burezq H, Williams B, Chitte SA. Management of cystic hygromas: 30 year experience. J Craniofac Surg 2006; 17: 815-818.

4. Allen JG, Riall TS, Cameron JL et al. Abdominal lymphangiomas in adults. J Gastrointest Surg 2006; 10: 746-751.

5. Castano JC, Velez A, Raul Florez F et al. Renal lymphangioma. Arch Esp Urol 2005; 58: 256-258.

6. Goh BK, Tan YM, Ong HS et al. Intra-abdominal and Retroperitoneal Lymphangiomas in Pediatric and Adult Patients. World J Surg 2005; 29: 837-840.

Gutartige Tumoren des Lymphgefäßsystems 13

7. Hornick JL, Fletcher CD. Intraabdominal cystic lymphangiomas obscured by marked superimposed reactive changes: clinicopathological analysis of a series. Hum Pathol 2005; 36: 426-432.

8. Gupta SC, Misra V, Gupta AK. Cavernous lymphangioma in the vulva. Trop Doct 1998; 28: 52.

9. Makh DS, Mortimer P, Powell B. A review of the surgical treatment of vulval lymphangioma and lymphangiectasia: four case reviews. J Plast Reconstr Aesthet Surg 2006; 59: 1442-1445.

10. Sadikoglu B, Kuran I, Ozcan H et al. Cutaneous lymphatic malformation of the penis and scrotum. J Urol 1999; 162: 1445-1446.

11. Yagmurlu A, Gokcora IH, Duran E et al. A children's disease of rarity: „scrotal lymphangioma circumscriptum". Int Urol Nephrol 2004; 36: 229-233.

12. Rong J, Huang H, Qu X et al. Surgical report of 13 cases of penis lymphangioma. Zhonghua Nan Ke Xue 2004; 10: 191-192.

13. Wyler SF, Bachmann A, Singer G et al. First case of lymphangioma of the bladder in an adult. Urol Int 2004; 73: 374-375.

14. Van Cauwelaert P, Gruwez JA. Experience with Lymphangioma. Lymphology 1978; 11: 43-48.

15. Meinel A, Daum R. Lymphangiome bei Kindern. Deutsches Ärzteblatt 1974: 3237-3244.

16. Gomez CS, Calonje E, Ferrar DW et al. Lymphangiomatosis of the Limbs - Clinicopathologic Analysis of a Series with a Good Prognosis. Am J Surg Pathol 1995; 19: 125-133.

17. Vogl TJ, Hammerstingl R, Schnell B et al. Magnetresonanztomographie und Magnetresonanzangiographie der Lymphangiomatose. Fortschr Röntgenstr 1992; 157: 414-419.

18. Hafner J, Didier D, Christen Y et al. Segmental arterial calcification and atheromatosis in a limb with venous angiodysplasia (Klippel-Trenaunay syndrome). Vasa 1996; 25: 292-294.

19. Brown RR, Pathria MN, Ruggieri PM et al. Extensive Intraosseous Gas Associated with Lymphangiomatosis of Bone: Report of Three Cases. Radiology 1997; 205: 260-262.

20. Wadsworth DT, Newman B, Abramson SJ et al. Splenic Lymphangiomatosis in Children. Radiology 1997; 202: 173-176.

21. Grandval CM, Olmedo G. Diffuse Lymphangiomyomatosis. In: Malek P, Bartos V, Weissleder H et al. (Hrsg.). VIth International Congress of Lymphology, Prague. Thieme, Stuttgart 1977; 444-445.

22. Naegeli CD, Cordasco EM, Meden G et al. Lymphangiomyomatosis - Newer Concepts in Pathogenesis and Management - Case Reports. Angiology 1990; 41: 957-963.

23. Abe R, Kimura M, Hirosaki A et al. Retroperitoneal Lymphangiomyomatosis with Lymphedema of the Legs. Lymphology 1980; 13: 62-67.

24. Kröber S, Kaiserling E. Die Lymphgefäße in der Pathologie des Dünn- und Dickdarmes. Morphologische und immunhistochemische Befunde. Europ J Lymphology 1995; 5: 67-73.

25. Kaiserling E. Morphologische Befunde beim Lymphödem. Endothelmarker. In: Földi M, Földi E (Hrsg.). Lehrbuch der Lymphologie. Urban & Fischer, München 2010.

26. Kaiserling E. Immunohistochemical identification of lymph vessels with D2-40 in diagnostic pathology. Pathologe 2004; 25: 362-374.

27. Christ AD, Schneider U, Stalder GA et al. Multizystisches chylöses Lymphangiom im Dünndarm-Mesenterium. DMW 1991; 116: 1270-1273.

28. Kaiserling E. Morphologie der Lymphangiome. LymphForsch 1997; 2: 59-67.

29. Al-Salem AH. Lymphangiomas in infancy and childhood. Saudi Med J 2004; 25: 466-469.

30. Bloom DC, Perkins JA, Manning SC. Management of lymphatic malformations. Curr Opin Otolaryngol Head Neck Surg 2004; 12: 500-504.

31. Luo CC, Huang CS, Chao HC et al. Intra-abdominal cystic lymphangiomas in infancy and childhood. Chang Gung Med J 2004; 27: 509-514.

32. Davidson AJ, Hartman DS. Lymphangioma of the Retroperitoneum: CT and Sonographic Characteristics. Radiology 1990; 175: 507-510.

33. Eivazi B, Sierra-Zuleta F, Ermisch S et al. Therapy for prenatally diagnosed lymphangioma - multimodal procedure and interdisciplinary challenge. Z Geburtshilfe Neonatol 2009; 213: 155-160.

34. Chikui T, Shimizu M, Goto TK et al. Interpretation of the origin of a submandibular mass by CT and MRI imaging. Oral Surg Oral Med Oral Pathol Oral Radiol Endod 2004; 98: 721-729.

35. Stroszczynski C, Mäurer J, Langford A et al. Rezidivierender Weichteiltumor des Untergesichts. Radiologe 1997; 37: 421-423.

36. Liu N-F, Wang C-G. The Role of Magnetic Resonance Imaging in Diagnosis of Peripheral Lymphatic Disorders. Lymphology 1998; 31: 119-127.

37. Vogl TJ, Hammerstingl R, Schnell B et al. Magnetresonanztomographie und Magnetresonanzangiographie der Lymphangiomatose. In: Hering KG, Märklin SA (Hrsg.). 74. Deutscher Röntgenkongress, Wiesbaden. Springer, Berlin - Heidelberg - New York 1993; 973-974.

38. Stöver B, Sigmund G, Niemeyer C et al. Optimierte Diagnostik der angeborenen Lymphangiopathie durch schnelle MRT-Sequenzen. In: Hering KG, Märcklin SA (Hrsg.). 74. Deutscher Röntgenkongress, Wiesbaden. Springer, Berlin - Heidelberg - New York 1993; 974.

39. Sophocleous S. Kavernöses Lymphangiom der Beckenregion. Fortschr Röntgenstr 1994; 160: 574-576.

40. Teksam M, Ozyer U, McKinney A et al. MR imaging and ultrasound of fetal cervical cystic lymphangioma: utility in antepartum treatment planning (case report). Diagn Interv Radiol 2005; 11: 87-89.

41. Hartwig R, Dirschka T el Gammal S et al. Argonlaser-Therapie des Lymphangioma circumscriptum cysticum. Dermatologie und Ästhetik 1998; 1: 31-34.

42. Angiero F, Benedicenti S, Benedicenti A et al. Head and neck hemangiomas in pediatric patients treated with endolesional 980-nm diode laser. Photomed Laser Surg 2009; 27: 553-559.

43. Dubois J, Garel L, Abela A et al. Lymphangiomas in Children: Percutaneous Sclerotherapy with an Alcoholic Solution of Zein. Radiology 1997; 204: 651-654.

44. Castanon M, Margarit J, Carrasco R et al. Long-term follow-up of nineteen cystic lymphangiomas treated with fibrin sealant. J Pediatr Surg 1999; 34: 1276-1279.

45. Mathur NN, Rana I, Bothra R et al. Bleomycin sclerotherapy in congenital lymphatic and vascular malformations of head and neck. Int J Pediatr Otorhinolaryngol 2005; 69: 75-80.

46. Alqahtani A, Nguyen LT, Flageole H et al. 25 years' experience with lymphangiomas in children. J Pediatr Surg 1999; 34: 1164-1168.

47. Emran MA, Dubois J, Laberge L et al. Alcoholic solution of zein (Ethibloc) sclerotherapy for treatment of lymphangiomas in children. J Pediatr Surg 2006; 41: 975-979.

48. Okazaki T, Iwatani S, Yanai T et al. Treatment of lymphangioma in children: our experience of 128 cases. J Pediatr Surg 2007; 42: 386-389.

49. Bollinger A, Brühlmann W. Zerviko-axillo-mediastinales zystisches Lymphangiom mit spontaner Regressionstendenz. Vasa 1982; 11: 66-70.

14 Therapiekonzepte

14.1 Konservative Maßnahmen

C. Schuchhardt, O. Gültig, H. Pritschow, H. Weissleder

Mit der „Kombinierten Physikalischen Entstauungsbehandlung (KPE)" steht ein erfolgreiches Therapiekonzept zur Behandlung von primären und sekundären lymphostatischen Ödemen zur Verfügung. Medikamentöse Maßnahmen sind nur bei speziellen Krankheitsformen (Filariasis) und Komplikationen (Erysipel) indiziert. Die reduzierte Lebensqualität der Lymphödempatienten (1-3), sollte bei der Therapieplanung und -durchführung nicht unberücksichtigt bleiben.

14.1.1 Physikalische Entstauungsbehandlung

Eine physikalische Entstauungsbehandlung beinhaltet mehrere Einzelmaßnahmen. Bei der von *Vodder* entwickelten und später von *Asdonk* durch zusätzliche Griffe erweiterten Manuellen Lymphdrainage (MLD) handelt es sich um eine leichte, kreisförmige Oberflächenmassage (Gewebeverschiebung epifaszial), die mit unterschiedlicher Druckintensität durchgeführt wird (2-7). Daraus resultiert eine Steigerung des Transportvolumens der Lymphkollektoren. Dreh-, Pump- und Schöpfgriffe haben das Ziel, Ödemflüssigkeit nach zentral zu verschieben. Umfassende Details über den historischen Hintergrund der MLD, und die Wirksamkeit der Methode sowie sich daraus ergebende Konsequenzen für Lymphtherapeuten finden sich in einem kürzlich publizierten Beitrag (8).

Die sich unmittelbar anschließende Kompression (Bandagen, medizinische Kompressionsstrümpfe) soll eine erneute Anreicherung interstitieller Flüssigkeit verhindern.

Eine spezielle Entstauungsgymnastik unter Kompression und eine gute Hautpflege zur Verhütung von Infektionen sind weitere Bestandteile der unter dem Begriff Kombinierte Physikalische Entstauungsbehandlung (KPE) bekannten Therapieform.

Die Behandlung des Lymphödems in Form der KPE konnte sich erst in den letzten 25 Jahren als wirksamste Therapieform durchsetzen, obwohl die weitgehend identischen Behandlungsschritte im ausgehen-

14 Therapiekonzepte

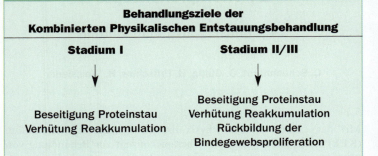

Tab.14.1-1)
Therapieziele der Kombinierten Physikalischen Entstauungsbehandlung (KPE) bezogen auf die verschiedenen Stadien der lymphostatischen Extremitätenödeme.

den 19. Jahrhundert von *Winiwarter* bereits ausführlich beschrieben wurden (9). Die praktisch nebenwirkungsfreie KPE hat sich inzwischen zu einer etablierten Behandlungsform entwickelt. Ihre Wirksamkeit konnte in vielen Studien wissenschaftlich bewiesen werden (9-15).

14.1.1.1 Theoretische Grundlagen

Eine kausale Therapie des lymphostatischen Ödems fordert insbesondere die Mobilisierung der interstitiell eingelagerten Eiweißkörper, welche als „Fremdkörper" zur chronischen Entzündung mit nachfolgender Bindegewebsproliferation und typischer Entwicklung einer Fibrosklerose des chronischen Lymphödems führen.

Untersuchungsmethoden wie die quantitative Lymphszintigraphie ermöglichen die jederzeit reproduzierbaren Funktionsanalysen des epi- und subfaszialen Lymphgefäßsystems in Ruhe, unter Belastung und nach spezifischer Therapie wie Manueller Lymphdrainage oder Kompressionsbandage (16-25).

Therapieziele der KPE sind eine Normalisierung des Volumens und der Konsistenz der lymphödematös gestauten Extremität (Tab. 14.1-1). Sie werden erreicht durch eine Steigerung des Lymphtransportes im Ödembereich und einen beschleunigten Abbau der interstitiell abgelagerten Proteine.

Hierzu sind erforderlich:
1. Steigerung des Lymphzeitvolumens,
2. Entwicklung neuer Lymphabflusswege im Sinne von Kollateralgefäßen,
3. Förderung der Lymphangio-Neogenese im regenerierenden Wundgewebe,
4. Steigerung der Makrophagentätigkeit zur vermehrten extralymphvaskulären Proteinbewältigung,
5. Fragmentation der Kollagenfasern.

Folgende Komponenten der KPE erreichen diese Forderung:

Zu 1 und 2:

Die MLD führt über eine milde Gewebekompression zu einer besseren Füllung der initialen Lymphstrombahn. Wie tierexperimentelle Untersuchungen zeigen konnten, bedingt dies eine Frequenz- und Amplitudenänderung der Lymphangiomotorik mit Erhöhung des Lymphzeitvolumens (26-28).

Die höheren intravasalen Drücke im Lymphangion dienen der Funktionsverbesserung vorhandener Anastomosen axillo-axillar, axillo-inguinal und inguino-inguinal (Abb. 14.1-1). Außerdem entwickeln sich akzessorische Lymphkollektoren und eine kompensatorische Dilatation der Hautlymphgefäße mit Überbrückung der lymphatischen Wasserscheiden (29, 30).

Zu 3:

Hutzschenreuter und Mitarbeiter konnten bei Schafen zeigen, dass bei der Heilung von experimentell hergestellten Wunden eine stärkere und funktionellere Neoangiogenese des Lymphgefäßsystems zu beobachten war, wenn die Tiere eine tägliche Manuelle Lymphdrainagebehandlung erhielten, als bei unbehandelten Schafen (31). Dies lässt die Empfehlung zu, die Manuelle Lymphdrainage in der Phase der Regeneration einer Wunde, ob traumatisch oder postoperativ entstanden, als sinnvolles zusätzliches Behandlungsmoment in der physiotherapeutischen Nachbetreuung der Patienten einzusetzen.

Zu 4:

Wie aufgrund experimenteller Untersuchungen bekannt, wird die Entödematisierung von einer gesteigerten Makrophagentätigkeit begleitet, die zu einem vermehrten interstitiellen Proteinabbau und damit zur Verminderung der lymphpflichtigen Last führt. Die Frage, ob diese

14 Therapiekonzepte

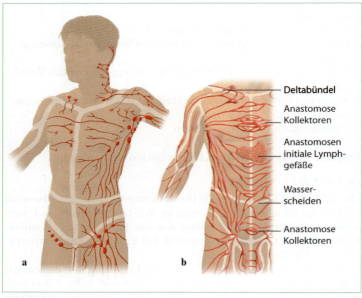

Abb. 14.1-1)
Schematische Darstellung der sogenannten Wasserscheiden (weiß, bandartig)(a) und der verschiedenen lympho-lymphatischen Anastomosen (b) im Bereich der vorderen Rumpfwand.

Steigerung medikamentös gefördert und therapeutisch genutzt werden kann, ist bisher nicht geklärt.

Zu 5:

Die Kompressionsbehandlung, anfänglich durch individuelle Bandage und später durch Verwendung angemessener Kompressionsstrümpfe, verhindert in erster Linie das Wiedereinlaufen des Ödems. Sie steigert aber auch den interstitiellen Gewebedruck. Dies führt unter anderem über eine bessere Füllung der initialen Lymphgefäße zur Entödematisierung. Parallel geht die Druckatrophie des kollagenen Bindegewebes einher mit entsprechender Volumenreduktion.

Auch mithilfe von Fluoreszenz-Mikrolymphographie und Druckmessungen in kutanen initialen Lymphgefäßen lässt sich die Wirksamkeit der physikalischen Maßnahmen objektivieren. Im Rahmen einer

Therapiekonzepte 14

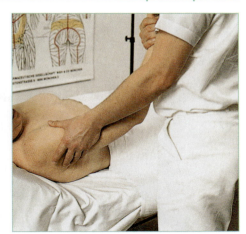

Abb. 14.1-2)
Manuelle Lymphdrainage bei sekundärem Lymphödem der oberen Extremität.

prospektiven Studie konnte beispielsweise bei zwölf Patienten mit primären und sekundären Lymphödemen nach zwei Wochen intensiver Manueller Lymphdrainage und Kompressionsbandage eine deutliche Reduktion der mikrolymphatischen Hypertension nachgewiesen werden. Der Lymphkapillardruck zeigte eine Reduktion von prätherapeutisch 12,8 ± 5,7 mmHg auf 5,9 ± 4,5 mmHg nach 14-tägiger Behandlung. Die Messwerte nach dreimonatiger Therapie lagen bei 3,2 ± 5,2 mmHg. Das bedeutet eine Normalisierung der intralymphatischen Druckwerte.

Simultan mit dem Druckabfall und der Ödemrückbildung kam es zu einer Abnahme der kutanen Ausbreitung des verwendeten fluoreszierenden Kontrastmittels von 21,3 ± 14,3 auf 11,3 ± 4,8 mm^2 (32). Auch dies kann als Hinweis auf eine Befundbesserung angesehen werden. Die Messungen erfolgten vor sowie zwei Wochen und drei Monate nach der KPE.

Eine konsequent und qualifiziert durchgeführte Kombinierte Physikalische Entstauungstherapie bei chronischen Lymphödemen wirkt nicht nur ödemreduzierend, sondern führt auch zu einer Normalisierung des Lymphflusses.

14 Therapiekonzepte

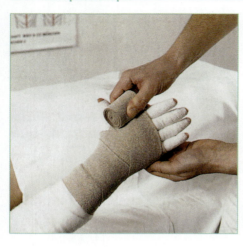

Abb. 14.1-3)
Bandagierung nach
Manueller Lymphdrainage.

14.1.1.2 Praktische Durchführung

Die KPE besteht aus mehreren Maßnahmen gleichwertiger Bedeutung:
- Manuelle Lymphdrainage (MLD),
- Kompressionsbandagen nach MLD zur Vermeidung einer erneuten Flüssigkeitsanreicherung in dem behandelten Gebiet. Später maßgefertigte medizinische Kompressionsstrümpfe, Kompressionsstrumpfhosen etc.,
- hauthygienische Maßnahmen,
- Entstauungsgymnastik der bandagierten Extremitäten.

Das praktische Vorgehen bei der physikalischen Behandlung wird durch den Schweregrad des Lymphödems sowie Art und Ausmaß eventuell vorhandener, meist therapeutisch bedingter sekundärer Gewebeveränderungen (Operation, Strahlentherapie) bestimmt.

14.1.1.3 Reihenfolge therapeutischer Maßnahmen

Im Vordergrund der **ersten Phase** steht die **Entstauungsbehandlung.** Die MLD wird täglich ein- bis zweimal über einen Zeitraum von vier Wochen durchgeführt (Abb. 14.1-2). Der täglich neu angelegte lymphologische Kompressionsverband (Abb. 14.1-3) muss ständig getragen werden und sollte nur für die Manuelle Lymphdrainage und zur

Therapiekonzepte 14

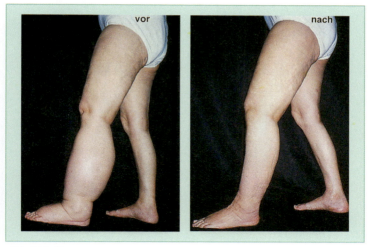

Abb. 14.1-4)
Sekundäres Beinlymphödem links, erstmals aufgetreten zwei Jahre nach operativer und Strahlentherapie 1985. Erhebliche Verschlechterung distal des Kniegelenkes durch Fadenimplantation in den Oberschenkel 1989. Aufnahmen vor und nach einer stationären Kombinierten Physikalischen Entstauungstherapie 1999.

Körperhygiene entfernt werden. Bei unkomplizierten Lymphödemen Stadium I und II wird in der Regel eine Rückbildung des Ödems bis zu 70 % erreicht (Abb. 14.1-4 und 14.1-5). Nach Abschluss dieser ersten Phase erhält der Patient einen medizinischen Kompressionsstrumpf nach Maß.

Die **zweite Phase** beinhaltet eine zwei- bis dreimal wöchentliche Manuelle Lymphdrainage und dient der **Konservierung und Optimierung** des bis dahin erzielten Therapieerfolges.

14.1.1.4 Manuelle Lymphdrainage

Für den ambulanten Einsatz der MLD finden in Abhängigkeit zum Zeitaufwand und der vorliegenden Erkrankung drei verschiedene Behandlungsformen Anwendung (33).

14 Therapiekonzepte

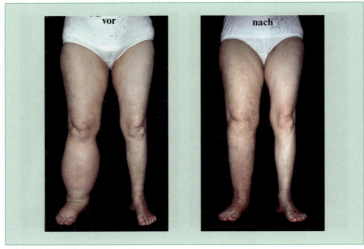

Abb. 14.1-5)
Primäres Lymphödem rechtes Bein vor und nach drei Wochen einer stationären Entstauungstherapie.

1. 30 Minuten Behandlung, zum Beispiel:
- Kopf,
- leichtgradiges, einseitiges Arm- oder Beinödem (beispielsweise Lymphödem, Phlebödem, traumatisches Ödem, Inaktivitätsödem, z.B. bei Lähmungen, Ödem bei Complex regional pain syndrome (CRPS),
- Bauchregion,
- Wirbelsäule oder Wirbelsäulenabschnitt,
- rheumatisch bedingtes Ödem (bis zwei Gelenke),
- Gelenkarthrosen (bis zwei Gelenke),
- Ulcus cruris.

2. 45 Minuten Behandlung, zum Beispiel:
- Kopflymphödem nach Malignomtherapie,
- schwergradiges einseitiges Arm- oder Beinödem (beispielsweise Lymphödem, Phlebolymphödem),
- Phlebödem mit Ulcus cruris,
- beiderseitige Arm- oder Beinödeme (beispielsweise Lymphödeme, Lipödeme, Phlebödeme, Ödeme bei Lähmungen),
- rheumatisch bedingte Ödeme (mehr als zwei Gelenke).

Therapiekonzepte 14

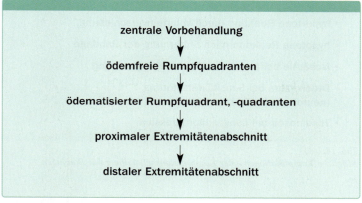

Tab. 14.1-2)
Therapieablauf der Manuellen Lymphdrainage.

3. 60 Minuten Behandlung (eventuell mit Bewegungstherapie), zum Beispiel:

- schwergradiges Lymphödem mit Komplikationen (beispielsweise mit Schultersteife, mit Hüftsteife, mit schwerer Strahlenschädigung, mit schwerer Plexusschädigung); schwergradiges Extremitätenlymphödem maligner Ursache,
- schwergradiges Lymphödem mit begleitender Plexuslähmung,
- schwergradige beiderseitige Arm- und Beinödeme (z.B. Lymphödeme, Lipödeme).

Der Therapeut beginnt die Manuelle Lymphdrainage nach zentraler Vorbehandlung der terminalen Lymphgefäße im Bereich der Venenwinkel an den ödemfreien Rumpfquadranten, die an den Rumpfquadranten der betroffenen Extremität angrenzen. Hierdurch wird ein Sogeffekt (Lymphgefäße = Saugadern) auf das Lymphgefäßsystem des ödematisierten Rumpfquadranten erzeugt. Anschließend wird die interstitielle Flüssigkeit der gestauten Quadranten über lympholymphatische Anastomosen, das subkutane klappenlose Lymphgefäßnetz (initiale Lymphgefäße) und retrograd durch gestaute Lymphgefäße, über sogenannte vertikale und transversale lymphatische Wasserscheiden des Rumpfes in die angrenzenden ödemfreien Quadranten geschoben.

14 Therapiekonzepte

- **hypertone Reaktion durch Volumenverschiebung**
- **hypotone Reaktion nach Entfernung der Bandage**
- **Ischämie bei arterieller Durchblutungsstörung**
- **Druckulzera bei Sensibilitätsstörung (neurologische Erkrankungen)**
- **Tendinosen bei Langzeitkompression**

Tab. 14.1-3)
Mögliche Komplikationen einer Kompressionsbehandlung mit Bandagen.

Erst nach erfolgter Entstauung des Rumpfes werden die betroffenen Extremitäten oder die sonstigen Ödemareale (z.B. Kopf, Genitale) in die Lymphdrainagebehandlung mit einbezogen. Sofort die gestauten, dilatierten Lymphgefäße der Lymphödemregion in die MLD-Behandlung mit einzubeziehen wäre kontraproduktiv, da das schon gestaute und unter erhöhtem Druck stehende Lymphgefäßsystem noch zusätzlich gefüllt würde. Der korrekte Therapieablauf vollzieht sich demnach prinzipiell von zentral nach peripher (Tab. 14.1-2).

In diesem Zusammenhang sollten die von *H. Wittlinger et al.* aufgestellten Grundsätze berücksichtigt werden (6):
1. Der Druck muss sich dem Gewebedruck anpassen.
2. Jede Kreisbewegung (mit und nicht auf der Haut) hat eine unterschiedliche Druckstärke (0–40 mmHg).
3. Die Druckphase eines Kreises dauert länger als die Entspannungsphase.
4. Die Druckrichtung richtet sich nach den abführenden, tiefer gelegenen Lymphkollektoren.
5. Es muss langsam und rhythmisch gearbeitet werden.
6. Es darf keine Rötung entstehen und es wird ohne Gleitmittel gearbeitet.
7. Die Manuelle Lymphdrainage ist schmerzfrei.

Narben, radiogene Fibrosen (Abb. 14.1-6) und Ulzera sind als Barrieren anzusehen und bei der Behandlung zu umgehen.
Die nachfolgende Hautpflege wird je nach Hautbeschaffenheit mit den üblichen Präparaten durchgeführt.

Therapiekonzepte 14

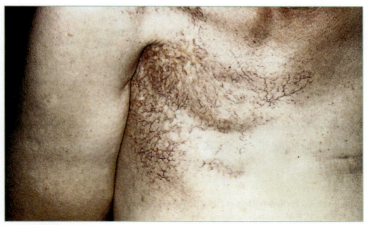

Abb. 14.1-6)
Großflächige radiogene Hautschäden mit Teleangiektasien an der Thoraxvorderwand nach perkutaner Strahlentherapie bei Zustand nach Mammakarzinom.

Die Manuelle Lymphdrainage kann durch zusätzliche therapeutische Maßnahmen im Bewegungsbad, bei einer Wassertemperatur von 32–33°C (Aqua lymphatic therapy) unterstützt werden. Die bisherigen, spärlichen Ergebnisse sind nicht überzeugend. Mit der Methode konnte nach Angaben der Autoren zwar eine Verbesserung der Lebensqualität, nicht jedoch eine Reduktion des Lymphödems erzielt werden (34).

Es wird empfohlen, die Kombinierte Physikalische Entstauungstherapie ausschließlich von speziell ausgebildeten Therapeuten ausführen zu lassen. Eine nicht korrekt durchgeführte MLD, beispielsweise eine forcierte intermittierende Massage mit Druckwerten zwischen 70 und 100 mmHg, führt bereits nach wenigen Minuten zu einer Schädigung des Endothels der initialen Lymphgefäße. Schäden an den Lymphkollektoren mit Wandrupturen wurden ebenfalls beobachtet (35).

14.1.1.5 Bandagen

Die Bandagierung (lymphologischer Kompressionsverband) nach Manueller Lymphdrainage erfolgt ausschließlich mit Kurzzugbinden, die zur Vermeidung von Druckstellen unterpolstert werden müssen. Die Kompressionsbandage hat den Sinn, die durch MLD erreichte

14 Therapiekonzepte

Lymphödemreduktion		
	nach 30 Tagen KPE	nach 36 Monaten Kompressionsstrumpf + Entstauungsgymnastik
Arm einseitig (n: 56)	62,6 %	63,8 %
Bein einseitig (n: 38)	68,6 %	62,7 %

Tab. 14.1-4)
Ergebnisse einer Kombinierten Physikalischen Entstauungsbehandlung. Lymph-
ödemreduktion in Prozent bezogen auf die jeweils gesunde Extremität.
(Nach Angaben von Boris et al., 1997 (40)).

Lymphödemtherapie		
Compliance	Lymphödem-reduktion Arm	Lymphödem-reduktion Bein
100 %	79 %	79 %
75 %	58 %	42 %
50 %	60 %	36 %
25 %	53 %	32 %
keine	43 %	28 %

Tab. 14.1-5)
Abhängigkeit der Ödemreduktion von der Patientencompliance.
(Nach Angaben von Boris et al., 1997 (40)).

Entödematisierung zu konservieren. Ebenso sollen sekundäre Gewebsveränderungen (Bindegewebsproliferationen) durch die bei Bewegung
stattfindende „Mikromassage" unter der Bandage gelockert werden.
  Auch eine alleinige Bandagebehandlung mit Kurzzugbinden führt
bereits zu einer Ödemreduktion. Durch eine zweiwöchige Behandlung

Therapiekonzepte 14

- **alleiniger Einsatz der Manuellen Lymphdrainage**

- **ausschließlich apparative Kompressionsbehandlung**

- **fehlerhafte Bandagierung**

- **fehlende Patientencompliance**

- **falsche Diagnose**

Tab. 14.1-6)
Mögliche Ursachen für Therapieversager bei der physikalischen Entstauungs-
behandlung.

konnte bei Frauen mit sekundären Armlymphödemen nach Therapie eines Mammakarzinoms durchschnittlich eine Volumenreduktion von 188 ml erzielt werden. Die durchschnittliche Ödemreduktion wird in dieser Studie (n = 38) mit 26 % angegeben. Durch die anschließende Kombination von Bandage und MLD konnte nach einer Woche eine weitere Reduktion von 11 % erreicht werden. Der Verzicht auf MLD und die alleinige Fortführung der Kompressionsbandagierung erbrachte in dieser Periode nur eine Ödemreduktion von 4 % (36). Zu beachten ist, dass Bandagen auch zu unerwünschten Nebenerscheinungen führen können (Tab. 14.1-3).

Bei der Bewegungstherapie sollte Überanstrengung vermieden werden. Dehnende, reißende und schleudernde Bewegungsübungen sind kontraindiziert.

14.1.1.6 Behandlungsergebnisse

Ergebnisse über die Erfolge der Kombinierten Physikalischen Entstauungsbehandlung liegen von verschiedenen Arbeitsgruppen vor (37-39); so berichten beispielsweise *Boris et al.* über 119 Patienten mit uni- und bilateralen Lymphödemen der Extremitäten Stadium I–III. Am Ende der dreijährigen Beobachtungszeit konnte eine Volumenreduktion von durchschnittlich 60 % nachgewiesen werden (Tab. 14.1-4). Bei den bilateralen Beinödemen wurden ähnliche Endergebnisse erzielt (40). Die ambulante Nachbehandlung beinhaltete Kompressionsstrümpfe für 24 Stunden täglich und ein patientenspezifisches physikalisches Übungsprogramm von 15–20 Minuten täglich.

Die von der gleichen Arbeitsgruppe durchgeführten Untersuchungen zur Patientencompliance ergaben eine deutliche Abhängigkeit der

14 Therapiekonzepte

Lymphödemreduktion von der aktiven Mitarbeit der Patienten (Tab. 14.1-5).

Nach anderen Untersuchungen wurde nach einer dreiwöchigen ambulanten Behandlung von 290 Patienten (2 % primäre und 98 % sekundäre Lymphödeme) eine durchschnittliche Volumenreduktion von 59,1 % bei Armödemen und 67,7 % bei Beinödemen registriert (KPE-Phase 1). Nachuntersuchungen sechs und zwölf Monate später (KPE-Phase 2) zeigten, dass nur bei Patienten mit guter Compliance das primär erreichte Ergebnis in 90 % stabil blieb (38). Wie Vergleichsuntersuchungen gezeigt haben, scheinen auch alleinige Kompressionsstrumpfbehandlungen zu einer Ödemrückbildung zu führen (41).

Voraussetzung für den Therapieerfolg ist die peinlich genaue Durchführung der Behandlung mit den vorgegebenen Therapieschritten. Die apparative Entstauung sollte grundsätzlich nur als unterstützende Maßnahme eingesetzt werden.

Therapieversager können durch eine unvollständig durchgeführte Behandlung, mangelnde Patientencompliance oder Fehldiagnosen bedingt sein (Tab. 14.1-6).

14.1.2 Apparative Entstauungsbehandlung

Die apparative Kompressionsbehandlung der Lymphödeme wird seit 1980 mit Geräten unterschiedlicher technischer Ausstattung sowohl stationär als auch ambulant eingesetzt (42-49). Durch Umfangsmessungen und nuklearmedizinische Untersuchungen konnte nachgewiesen werden, dass in drei Stunden eine Reduktion von durchschnittlich 4,6 % des Extremitätenvolumens möglich ist. Eine Besserung der Lymphkinetik wurde jedoch nur bei intaktem oder gering eingeschränktem Lymphtransport registriert. Bei schweren, indurierten Lymphödemen ließ sich keine Wirkung auf die Lymphkinetik nachweisen (43).

Es besteht jedoch kein Zweifel an der Tatsache, dass die **apparative intermittierende Kompressionstherapie (AIK)** in der Lage ist, das Ödemvolumen zu reduzieren (50). Nicht eindeutig geklärt scheint jedoch die Wirkungsweise. Ist die AIK beispielsweise in der Lage, Lymphkollektoren oder das sie steuernde autonome Nervensystem zu stimulieren oder basiert die Ödemreduktion lediglich auf einer Verschiebung von interstitieller Flüssigkeit über die prälymphatischen Kanäle und/oder die initialen, klappenlosen Lymphgefäßnetze? Auch experimentelle Untersuchungen haben bisher keine eindeutigen Antworten geliefert (51, 52).

Therapiekonzepte **14**

Postmastektomie-Lymphödem		
Phase I (2 Wochen)	Kompressionsstrumpf	49 ± 87 ml (7 ± 18 %)
Phase II (2 Wochen)	Manuelle Lymphdrainage (5x wöchentlich je 45 Minuten) 75 ml (15 %)	Pneumatische Kompression (2 Stunden täglich, 40–60 mmHg) 28 ml (7 %)

Tab. 14.1-7)
Ergebnisse der durchschnittlichen Volumenabnahme bei einseitigen sekundären
Armlymphödemen (n = 28) in Abhängigkeit vom Therapiemodus.
(Nach Angaben von Johansson et al., 1998 (58)).

In einer aktuellen, 2010 publizierten Studie, die nur drei Kontroll-personen und sechs Patientinnen mit Armlymphödem nach Brust-krebsbehandlung umfasst, konnte allerdings mithilfe der „Near-Infra-red-Fluorescence"-Lymphographie, auch unter dem Namen **„Indo-cyanin-Grün-Fluoreszenz-Lymphographie"** bekannt (53), ein positiver Effekt auf die Lymphangiomotorik nachgewiesen werden (54). Ver-wendet wurde das Flexitouch®-System, ein AIK-Gerät, das bisher nur in Nordamerika im Einsatz ist und mit einer Vorbehandlungs- und Entstauungsphase arbeitet. Dabei werden bei Ödemen der oberen Extremität auch Schulter- und Thoraxbereich in die Behandlung mit einbezogen (50, 55).

Die Kontrollpersonen dieser Studie zeigten im Vergleich zum Beginn der Untersuchung, sowohl während der Präparations- und Drainage-phase, als auch nach der Flexitouch®-Behandlung, eine Frequenzstei-gerung der Lymphangione. Darüber hinaus waren nach der Behand-lung mehr Lymphgefäße sichtbar als vorher.

Bei der Lymphödemgruppe wurde bei vier von sechs Patientinnen auf der gesunden Seite ebenfalls eine Steigerung der Frequenz regis-triert. Aus diesen Ergebnissen beider Gruppen wird der Schluss abge-leitet, dass eine Stimulierung der Lymphangiomotorik durch das ver-wendete AIK-System möglich ist.

Auf der Lymphödemseite fand sich eine Verschiebung der mehr dif-fus angeordneten fluoreszierenden Substanz als Hinweis auf eine Ödemverlagerung von distal nach proximal.

14 Therapiekonzepte

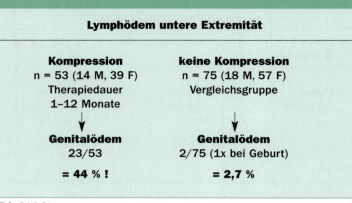

Tab. 14.1-8)
Häufigkeit von Genitalödemen als Folge einer alleinigen Behandlung von chronischen Lymphödemen der Beine mit pneumatischer Kompression.
(Nach Angaben von Boris et al., 1998 (61)).

Die apparative intermittierende pneumatische Kompression mit Mehrkammergeräten und gerichtetem Druckaufbau von distal nach proximal kann unterstützend während der Basistherapie, aber auch zur Erhaltung des Therapieerfolges der Kombinierten Physikalischen Entstauungstherapie in der zweiten Behandlungsphase eingesetzt werden. Bei fehlender Kombination mit einer konsequent durchgeführten KPE sind die Langzeitergebnisse allerdings nicht beeindruckend.

In einer finnischen Studie (2009) findet sich beispielsweise der Hinweis, dass die Effektivität der AIK bei unilateralen Postmastektomie-Lymphödemen im Vergleich zu unbehandelten Patientinnen nicht überzeugend sei (57).

In einer anderen Studie wird über Behandlungsergebnisse bei milden bis mäßig ausgeprägten unilateralen Postmastektomie-Lymphödemen berichtet, die weniger als ein Jahr bestanden und nach folgendem Schema behandelt wurden:
- zwei Wochen je zwei Stunden täglich AIK (Druck 60 mmHg),
- fünf Wochen therapiefreies Intervall,
- zwei Wochen je zwei Stunden täglich AIK (Druck 60 mmHg),
- Auswertungsbeginn der Ergebnisse nach Ablauf der neunten Woche.

In der AIK-Gruppe konnten bei 25 % der Patientinnen eine Ödemreduktion nachgewiesen werden. Bei nicht behandelten Frauen der

Kontrollgruppe zeigten immerhin 20 % eine vergleichbare Abnahme des Lymphödems während des Beobachtungszeitraumes von neun Wochen. Die Ödemverschlimmerung wird für die AIK-Gruppe mit 7,5 % und für die unbehandelten Frauen mit 12,5 % angegeben. Aufgrund der erzielten Ergebnisse dieser randomisierten Studie kommen die Autoren zu dem Schluss, dass keine statistisch signifikanten Unterschiede zwischen der mit apparativer intermittierender Kompression behandelten (n = 40) und der unbehandelten Kontrollgruppe (n = 40) nachweisbar sind (58).

Auch vergleichende Untersuchungen von Manueller Lymphdrainage und intermittierender apparativer Kompression bei Frauen mit einseitigem Armlymphödem führten nicht zu überzeugenden Ergebnissen bei Patienten der AIK-Gruppe (Tab. 14.1-7). Alle Patientinnen dieser Studie gaben eine Teilrückbildung des Spannungs- und Schweregefühls während der Kompressionsbehandlung an. Eine weitere Reduzierung dieser Beschwerden war nur durch Manuelle Lymphdrainage, nicht aber durch eine apparative intermittierende Kompression zu erreichen (59).

Über die Ergebnisse von zwei unterschiedlichen Behandlungsmethoden beim Postmastektomie-Lymphödem wird in einer 2010 veröffentlichten randomisierten Studie berichtet (60). Es wurde die Kombinierte Physikalische Entstauungstherapie (KPE) alleine und in modifizierter Form (MKPE) kombiniert mit der AIK bei insgesamt 112 Patientinnen verglichen. Die durchschnittliche Volumenreduktion am Ende der Entstauungsphase wird bei der KPE-Gruppe mit 43,1 % und der MKPE+AIK-Gruppe mit 37,5 % angegeben. Die Kontrollwerte in der Erhaltungsphase drei Monate später betrugen 16,9 % in der KPE- und 7,5 % in der MKPE+AIK-Gruppe.

Langzeitbeobachtungen (25 ± 4 Monate) einer anderen Autorengruppe, die eine kombinierte Anwendung von apparativer Entstauung, Tragen von Kompressionsstrümpfen und Hautpflege untersuchten, sind ebenfalls nicht sehr überzeugend. Die kleinere, nicht randomisierte prospektive Studie bei insgesamt 49 Patienten (22 primäre und 27 sekundäre Lymphödeme der unteren Extremitäten) ergab in 60 % eine Ödemreduktion des gesamten Beines. In 20 % konnte nur eine Reduktion des distalen Unterschenkels erreicht werden. Bei den restlichen Patienten wurde nur eine minimale Ödemreduktion erzielt (61).

Während der apparativen Entstauung sollten Zehen oder Finger der behandelten Extremität bandagiert sein, da die Ödemflüssigkeit sonst auch in die Peripherie gedrückt werden kann. Nach Rückbildung des Lymphödems ist eine Langzeitbehandlung mit maßgerechten Kompressionsstrümpfen unerlässlich.

Bei alleiniger apparativer Kompression von Lymphödemen der unteren Extremitäten muss bei Geräten der älteren Generation ohne Einbezug der Beckenregion in einem hohen Prozentsatz mit der Entwicklung eines Genitalödems gerechnet werden. So konnten bei insgesamt 53 Patienten (14 Männer, 39 Frauen), die zur Entstauungsbehandlung ausschließlich eine Kompressionspumpe benutzt hatten, posttherapeutisch in 43,3 % Genitalödeme nachgewiesen werden (Tab. 14.1-8). Die Häufigkeit war unabhängig von Alter, Geschlecht, Ursache, Schweregrad und Dauer des Lymphödems. Auch die Pumpenart (Einkammer- oder Mehrkammergeräte), der Kompressionsdruck und die Gesamtdauer der Behandlung hatten keinen Einfluss auf die Entwicklung des Genitalödems (62). Interessant ist der Hinweis, dass eine spontane Rückbildung eines durch die apparative intermittierende Kompression verursachten Genitalödems nach Absetzen der AIK-Behandlung durchaus möglich ist (63).

Die Ergebnisse zeigen deutlich das große Risiko einer kritiklosen Anwendung der apparativen Kompressionsbehandlung. Diese Behandlungsform kann eine fachgerecht durchgeführte Manuelle Lymphdrainage nicht ersetzen. Daraus ergibt sich die Konsequenz, die apparative Entstauungstherapie bei chronischen Lymphödemen nur in Verbindung mit der Manuellen Lymphdrainage einzusetzen.

Der Verzicht auf eine ergänzende Manuelle Lymphdrainage führt bei Verwendung von Arm- oder Beinmanschetten zu einer Stagnation der Ödemflüssigkeit proximal der apparativen Kompression. Die Entwicklung einer Fibrose ist damit vorprogrammiert. Gelegentlich ist unter der AIK auch eine vermehrte Induration der behandelten Region zu beobachten. Ob diese Beobachtungen auch bei neueren Geräten, z.B. dem 3-Phasen-Gradient-System mit digitaler Steuerung und Einsatz von Kompressionshosen oder Hüftmanschetten, noch zutreffen, müssen zukünftige Studien zeigen. Das gleiche gilt auch für das bereits erwähnte amerikanische System „Flexitouch®", bei dem vor der eigentlichen Entstauung eine sogenannte Vorbehandlungsphase stattfindet (50).

Aus den bisherigen Beobachtungen und Erfahrungen ergeben sich folgende **Schlussfolgerungen:**
1. Die stimulierende Wirkung auf die Lymphangiomotorik konnte bei der AIK bisher nur bei einem Gerätetyp und wenigen Patienten nachgewiesen werden. Daraus lässt sich der Schluss ableiten, dass die ödemreduzierende Wirkung der AIK vorwiegend auf einer Verschiebung interstitieller Flüssigkeit beruht. Deshalb und wegen des

Therapiekonzepte **14**

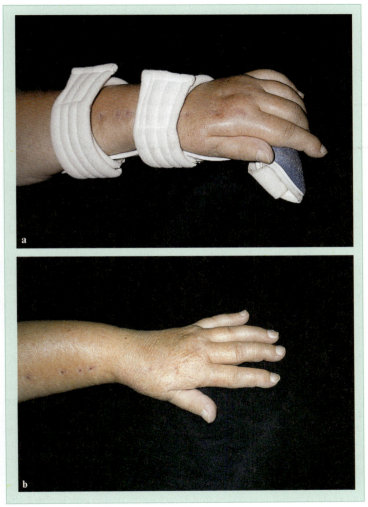

Abb. 14.1-7)
Complex regional pain syndrome (CRPS) der Hand vor (a) und nach (b) vierwöchiger Manueller Lymphdrainage.

Fehlens von Langzeiteffekten (64) ist die AIK als alleinige Entstauungsmaßnahme zur Behandlung chronischer Lymphödeme nicht geeignet. Sie kann also nicht als Ersatz für eine Manuelle Entstauungsbehandlung angesehen werden.

2. Wenn eingesetzt, gehört diese Behandlungsmethode unbedingt in die Hand erfahrener Ärzte oder Lymphödemtherapeuten und kann nicht gefahrlos in jeder Praxis durchgeführt werden.

3. Zur Vermeidung von Nebenerscheinungen müssen Patienten, die eine apparative Kompressionsbehandlung zu Hause durchführen, durch Lymphologen oder erfahrene Lymphödemtherapeuten laufend überwacht werden.

Die **Leitlinien** der verschiedenen medizinischen Fachgesellschaften bestätigen diese Auffassung. Auch das immer wieder zitierte Konsensusdokument der Internationalen Gesellschaft für Lymphologie, publiziert in Lymphology 2003; 36: 84-91 und Lymphology 2009; 42: 51-60, mahnt zur Vorsicht.

In den Handlungsempfehlungen der Deutschen Gesellschaft für Physikalische Medizin und Rehabilitation und der Deutschen Gesellschaft für Lymphologie (DGL) zur Diagnostik und Therapie des Lymphödems vom März 2003 (65) findet sich eine ähnliche Auffassung, nämlich:

• Eine apparative intermittierende Kompression ist beim Lymphödem als alleinige Behandlungsmethode abzulehnen.

• In Kombination mit der Manuellen Lymphdrainage ist ein Einsatz möglich.

In den neuen AWMF-Leitlinien „Diagnostik und Therapie der Lymphödeme" vom April 2009 findet sich folgender Hinweis: „Die apparative intermittierende Kompression (AIK) sollte nur zusätzlich zur Basistherapie, zeitlich begrenzt und wegen der Gefahr der zentralen Ödematisierung (Genitallymphödem) unter ärztlicher Überwachung eingesetzt werden."

Spezielle Hinweise über die apparatetechnischen Voraussetzungen, optimale Behandlungszyklen und Druckwerte finden sich in den Leitlinien leider nicht. Letztlich spielt auch die Akzeptanz der apparativen intermittierenden Kompression durch den Patienten eine wichtige Rolle im Endergebnis (66).

Zu erwähnen ist noch die Angabe, dass Pumpzyklus und Anzahl der Luftkammern bei posttherapeutischen Armödemen anscheinend keinen Einfluss auf das Ausmaß der Volumenreduktion haben (67).

Leider besteht unverändert ein Mangel an aussagefähigen Publikationen (68, 69). Darüber hinaus ist eine vergleichende Beurteilung der einzelnen Literaturergebnisse wegen der Unterschiede im Studiendesign nicht ohne Einschränkungen möglich. Die Gründe hierfür sind nachfolgend zusammengefasst:

- keine einheitliche Ödemlokalisation und Ödemstadien,
- technische Unterschiede bei Gerätetypen, Druckwerten, Dauer des Druckanstieges und Anwendungsdauer,
- Kombination mit anderen therapeutischen Maßnahmen,
- endgültige Beurteilung lediglich auf Volumenänderung beschränkt,
- unterschiedliche Messmethoden bei der Volumenbestimmung,
- fehlende Berücksichtigung häufig vorhandener Begleitsymptome bei endgültiger Beurteilung (zum Beispiel Schmerzen, Schweregefühl, Bewegungseinschränkung, Fibrose),
- Fehlen von aussagefähigen, randomisierten Studien.

Abschließend sei noch erwähnt, dass beim Einsatz der Kompressionsgeräte auch auf technische Probleme geachtet werden sollte. In einem Modellversuch konnte nachgewiesen werden, dass bei Verwendung des kommerziell erhältlichen Druckmessgerätes deutliche Unterschiede zwischen dem am Kontrollinstrument angezeigtem und dem tatsächlich vorhandenem Druck an der Hautoberfläche nachweisbar waren (70). Um Behandlungen mit zu hohen Druckwerten zu vermeiden, wäre zu überprüfen, ob diese Beobachtung generell zutrifft.

14.1.3 Ambulante oder stationäre Entstauungsbehandlung

In den 1970er- und frühen 1980er-Jahren wurde die Kombinierte Physikalische Entstauungstherapie fast ausschließlich in lymphologischen Fachkliniken unter stationären Bedingungen durchgeführt.

Nachdem die therapeutischen Richtlinien entwickelt und standardisiert worden sind, wurde das Therapiekonzept in die Fort- und Weiterbildung der Physiotherapie integriert. Inzwischen steht in Deutschland ein flächendeckendes Netz ambulant tätiger Lymphdrainagetherapeuten zur Versorgung von Patienten mit lymphostatischen Ödemen und deren Kombinationsformen zur Verfügung.

Als Leitlinie zur Beantwortung der Frage, ambulante oder stationäre Lymphödembehandlung, mag folgende Zusammenfassung dienen:

14 Therapiekonzepte

I. Primär ambulante Behandlung

Initialphase: täglich Manuelle Lymphdrainage über einen Zeitraum von drei bis vier Wochen. Tägliche Bandagenbehandlung (lymphologischer Kompressionsverband).

Erhaltungsphase: wöchentlich ein- bis dreimal Manuelle Lymphdrainage. Tragen der angemessenen Kompressionsstrümpfe.

Indikationen:
- primäre und sekundäre Lymphödeme Stadium I und II ohne Begleitkomplikationen, posttraumatische Lymphödeme*, complex regional pain syndrome* (CRPS) (bisherige Bezeichnung Morbus Sudeck*), Lymphödeme bei Erkrankungen aus dem rheumatischen Formenkreis, neurologisch bedingte Lymphödeme (Paresen bei Apoplex, Poliomyelitis, Multiple Slerose und Ähnliches), (* ausgenommen BG-Fälle),
- Lipödeme, Lipo-Lymphödeme, Phlebödeme,
- Erhaltungstherapie nach stationärer Vorbehandlung,
- in allen Phasen der Wundheilung zur Förderung der im Wundgranulationsgewebe neu entstehenden Lymphgefäße (Lymphangioneogenese).

II. Primär stationäre Behandlung

- primäre und sekundäre Lymphödeme Stadium II (spontan irreversibel) und III (lymphostatische Elephantiasis),
- komplizierte Lymphödeme (Erysipele, radiogene Plexusschäden, internistische Zusatzerkrankungen, manifeste Tumorleiden oder Verdacht auf Tumorrezidiv),
- Lymphödem mit Lymphfisteln, Lymphzysten, Lymphozelen,
- Gesichtslymphödem, Genitallymphödem,
- generalisierte Lymphödeme, insbesondere bei Beteiligung innerer Organe (zum Beispiel intestinale Lymphangiektasie),
- Kinder bis zu acht bis zehn Jahren in Begleitung der Mutter. Die Anwesenheit der Mutter dient unter anderem dem Erlernen bestimmter therapeutischer Maßnahmen,
- komplizierte Lymphödeme im Zusammenhang mit Gutachten,
- posttraumatische Lymphödeme und Lymphödem bei Morbus Sudeck (complex regional pain syndrome (CRPS)) .

Vor der erneuten stationären Behandlung sollten folgende Punkte kritisch überdacht werden:
- Dauer des bei der ersten Therapie erzielten Behandlungserfolges,

Therapiekonzepte **14**

	Lymph-ödem	Sklero-dermie	pcP	Sudeck (CRPS)
Ödem	++	+	+	++
Fibrose/Sklerose	+++	++	–	+
Hyperkeratose	+++	++	–	–
Entzündungsreaktion	+	+	+	+
Pigmentierung	++	++	–	–
Functio laesa	+	++	+	++
potenzielle Malignomentwicklung	+	+	+	–
Lymphostasenachweis	+++	+ (?)	+	(?)

Tab. 14.1-9)
Gegenüberstellung von Untersuchungsbefunden unterschiedlicher Erkrankungen, die mit Weichteilschwellungen einhergehen.

- Mitarbeit des Patienten bei ambulanter Therapie (Hautpflege, Abnutzung Kompressionsteile),
- Rückgang der Häufigkeit von Erysipelinfekten,
- Bestimmung des Körpergewichtes zur Überprüfung des Gewichts-verhaltens,
- Bestimmung des Extremitätenvolumens.

Können diese Punkte positiv beantwortet werden, ergeben sich folgende Indikationen zur erneuten stationären Behandlung:
- trotz ausreichender ambulanter Therapie weiterhin rezidivierende Erysipelinfekte,
- trotz guter Patienten-Compliance noch erhebliches Restödem,
- Lymphödem mit Komplikationen.
- Genital-, Gesichts- und generalisierte Lymphödeme (Extremitäten und Körperstamm).

Bei Beachtung dieser Kriterien ist zu erwarten, dass der größte Teil aller diagnostizierten primären und sekundären Lymphödeme mit einer konsequenten ambulanten Kombinierten Physikalischen Ent-stauungstherapie ausreichend behandelt ist und die hohe Zahl der sta-tionären Heilbehandlungen, insbesondere der Zweit- und Mehrfach-behandlungen, reduziert werden kann. Außerdem lässt sich eine deut-

14 Therapiekonzepte

liche Verbesserung der Lebensqualität der Betroffenen erreichen (39, 71).

In den letzten Jahren wird die MLD auch zunehmend als Therapiemaßnahme bei der primär chronischen Polyarthritis (pcP), der Sklerodermie und dem „Complex regional pain syndrome" (Morbus Sudeck) eingesetzt (72). Diese Erkrankungen weisen viele Ähnlichkeiten mit dem klinischen Bild des Lymphödems auf (Tab. 14.1-9). Schon in den 60er-Jahren wurden lymphographisch Veränderungen an poplitealen Lymphknoten und im Verlauf der Unterschenkellymphgefäße bei pcP nachgewiesen (73). So ist es nicht erstaunlich, dass bei den genannten Erkrankungen ein positiver Therapieeffekt der MLD (74) mit Rückbildung des Ödems und Verbesserung der Beweglichkeit erzielt werden kann (Abb. 14.1-7), bei diesen besonderen Indikationen meist auch ohne zusätzliche Kompressionsbandage, wie sonst bei der physikalischen Entstauungsbehandlung von Lymphödemen erforderlich.

Zusammenfassend kann festgestellt werden, dass die physikalische Entstauung beim Lymphödem ein wirksames Behandlungskonzept darstellt. Über die Wirksamkeit der verschiedenen Komponenten, insbesondere der technisch unterschiedlichen Verfahren der intermittierenden Kompression, gibt es keine einheitlichen Vorstellungen. Zur weiteren Klärung sind systematische EBM-Studien, auch im Hinblick auf die Langzeitwirkung der einzelnen Methoden, erforderlich (75).

▶Merksätze

- Manuelle Lymphdrainage bedeutet Arbeiten mit der Haut, nicht auf der Haut. Die Druckrichtung entspricht der Lymphabflussrichtung.

- Sorgfältige Hauthygiene ist der Grundpfeiler jeder Lymphödembehandlung.

- Die dekompensierte Rechtsherzinsuffizienz, akute Venenerkrankungen und Erysipele sind Kontraindikationen der MLD.

- Hände weg von der Bandage bei arteriellen Durchblutungsstörungen.

- Etwa 75 % der Therapieversager bei der Kombinierten Physikalischen Entstauungstherapie sind einer nicht korrekt durchgeführten Therapie anzulasten.

14.1.4 Medikamentöse Entstauungsbehandlung

Proteinreiche primäre Lymphödeme bilden keine Indikation für den Einsatz von Diuretika. Dem Ödemgebiet wird nur Wasser entzogen, dadurch erhöht sich die Eiweißkonzentration noch weiter und fibrosklerotische Prozesse werden gefördert.

Bei Phlebo-Lymphödemen können aus vitaler Indikation zu Beginn der Behandlung (zehn bis 14 Tage) kaliumsparende Diuretika zur Ausschwemmung eingesetzt werden.

Motilität und Permeabilität der Lymphgefäße lassen sich pharmakologisch beeinflussen. Die Reaktionen sind jedoch abhängig vom Gefäßabschnitt und der untersuchten Spezies. Adrenalin, Histamin und Serotonin führen beispielsweise in vitro und in vivo zu einer Erhöhung der Kontraktionsfrequenz der Lymphangione. Eine Erhöhung der Gefäßwandpermeabilität lässt sich durch Histamin, Serotonin oder Bradykinin erzeugen. Ungeklärt ist bisher, ob diese Permeabilitätsänderung auch durch Medikamente möglich ist (76).

Aufgrund vorliegender Literaturangaben sollen Benzopyrone alle Teile des Mikrozirkulationssystems beeinflussen. Ihre Angriffspunkte am Lymphgefäßsystem werden als vielschichtig bezeichnet (77-80), z.B. Stimulierung des normalen oder funktionell eingeschränkten mononukleären phagozytotischen Systems. Durch Vermehrung der Makrophagenzahl und Erhöhung ihrer Aktivität soll eine Steigerung der normalen Proteolyse um 220 % und/oder der Phagozytose erfolgen. Die Proteolysetheorie wird von anderen Autoren aufgrund klinischer Untersuchungen allerdings nicht akzeptiert (81).

1. Diese pharmakologisch induzierte Makrophagenstimulation konnte aufgrund eigener in-vitro-Untersuchungen nicht bestätigt werden (82). Weder der Albumin-Uptake (quantitativer Nachweis nach radioaktiver Markierung) noch die Eisenoxydspeicherung durch lebende Makrophagen waren durch Zugabe von Cumarin, Desoxycumarin oder Venalot® beeinflussbar (Tab. 14.1-10).
2. Einer Modulation der Makrophagenfunktion wird eine protrahierte Kollagenbildung zugeschrieben (83).
3. Steigerung der Lymphokinese. Im menschlichen Ductus thoracicus konnte beispielsweise bei acht Männern und zwei Frauen nach intravenöser Injektion von Venalot® eine vorübergehende Strömungserhöhung bis 98 % und bei nachfolgender Venalot®-Infusion eine solche bis 68 % nachgewiesen werden (84). Ob sich periphere oder krankhaft veränderte Lymphkollektoren ähnlich verhalten, muss vorerst offen bleiben.

14 Therapiekonzepte

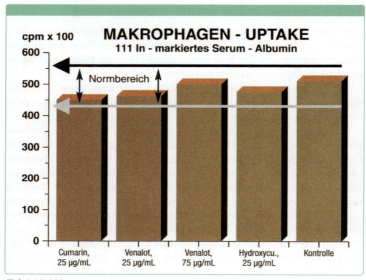

Tab. 14.1-10)
Ergebnisse des Makrophagen-Uptakes (cpm, counts pro Minute) von radioaktiv markiertem Albumin nach Gabe von Cumarin, Desoxycumarin und Venalot®. Keine Unterschiede gegenüber der Kontrollserie.

4. Steigerung der Lymphangiomotorik (85)
5. Antiphlogistisch – Kapillarpermeabilität (81, 86)
6. Beeinflussung der Filtrationsrate im Sinne einer Reduzierung (81)

Die Wirksamkeit von Benzopyron-Präparaten wurde in unterschiedlichen tierexperimentellen und klinischen Studien überprüft.

Gewebeveränderungen bei einer lymphostatischen Arthropathie (Beteiligung der Gelenke bei lymphostatischen Ödemen mit ödematöser Schwellung der Gelenkkapsel, Dilatation der Lymphkapillaren im Stratum vasculare der synovialen Membran und Proliferation von Synoviozyten mit Desquamation oberfächlicher Zellen in die Gelenkhöhle) konnten bei Versuchstieren, die mit Venalot® behandelt wurden, weitgehend vermieden werden (87).

Die bisher nur im begrenzten Umfang vorliegenden klinischen Studien sind nicht beweiskräftig, da die medikamentöse Behandlung mit

Therapiekonzepte 14

physikalischen Maßnahmen kombiniert wurde (11, 88-90). Außerdem wurde bei der Gesamtbeurteilung des Therapieerfolges nicht berücksichtigt, dass Umfangmessungen mit einer Fehlerquote behaftet sind. Wiederholte Messungen bei gesunden Probanden ergaben nämlich eine Seitendifferenz bis zu 10 mm. Messdifferenzen am gleichen Arm, ohne oder mit Lymphödem, liegen unter 5 mm (91). Bei therapeutisch erzielten Umfangreduzierungen, die nur wenige Millimeter betragen, kann die Missachtung dieser Ergebnisse zu Fehlinterpretationen führen.

Auch die Ergebnisse einer Multicenter-Studie sind nicht überzeugend. Es wurde die Wirkung unterschiedlicher Dosen von Cumarin bei sekundären Armlymphödemen überprüft. Nach der zwölfmonatigen Behandlung konnte zwar eine Ödemreduzierung zwischen 13,2 % und 14,9 % nachgewiesen werden, es fehlen jedoch Ergebnisse eines nicht behandelten Vergleichskollektivs (92).

In einer placebokontrollierten Studie der Mayo Clinic in Rochester, USA, konnte ein positiver Therapieeffekt nicht bestätigt werden. Außerdem wurde eine nicht tolerierbare Lebertoxizität in 6 % der Fälle beobachtet (93). Auch im asiatischen Raum musste bei einem Patienten die Cumarinbehandlung wegen abnormaler Leberwerte abgebrochen werden (94).

Die vorliegenden Ergebnisse müssen bezüglich der Frage einer therapeutischen Wirksamkeit von Benzopyronen bei lymphostatischen Ödemen (im Sinne einer ödemprotektiven und reduzierenden Wirkung) sehr zurückhaltend beurteilt werden. Aktuelle Ergebnisse lassen den Schluss zu, dass eine Cumarintherapie bei Armlymphödemen nach Brustkrebsbehandlung nicht effektiv ist (93).

Da **Cumarinpräparate** außerdem lebertoxisch sind (93, 95, 96), sollte auf ihren Einsatz als Dauerbehandlung bei chronischen Lymphödemen verzichtet werden.

Zusammenfassend ist demnach der Schluss erlaubt, dass die langfristige Lymphödembehandlung mit Cumarinpräparaten weder effektiv noch harmlos ist (97).

Auch andere medikamentöse Behandlungsversuche blieben erfolglos. So konnte beispielsweise in einer doppelblinden, placebokontrollierten, randomisierten Studie kein positiver Einfluss (Volumenabnahme, Fibroseänderung) von Vitamin E in Kombination mit Pentoxifyllin nachgewiesen werden. Behandelt wurden 68 Patientinnen mit einem posttherapeutischen Armlymphödem oder einer Strahlentherapie bedingten Fibrose über einen Zeitraum von sechs Monaten (98).

14 Therapiekonzepte

Vereinzelt wurde auch Selen als Zusatzbehandlung beim Lymphödem eingesetzt. Die publizierten Beiträge zeigen deutliche Unterschiede bezüglich des Studiendesigns. Entsprechend unterschiedlich sind die Ergebnisse. So konnte bei einer Auswertung von randomisierten kontrollierten Studien die Effektivität von Selen als entzündungshemmendes Medikament nicht bestätigt werden (99).

Bei einer Gruppe von Krebspatienten mit ausgeprägten oder progressiven Lymphödemen im Kopf- und Halsbereich trat dagegen bei keinem der 36 behandelten Patienten während der Therapie ein Erysipel auf (100). Gleichwertige Ergebnisse finden sich auch in einer anderen Publikation über strahleninduzierte Lymphödeme (101).

> ▶ **Merksätze**
>
> • **Dauernde Diuretikagaben verstärken ein bestehendes Lymphödem.**
>
> • **Eine sicher wirksame medikamentöse Behandlung des Lymphödems ist nicht bekannt.**

14.1.5 Literatur

1. Pereira de Godoy JM, Braile DM, de Fatima Godoy M et al. Quality of life and peripheral lymphedema. Lymphology 2002; 35: 72-75.

2. Asdonk J. Manuelle Lymphdrainage - Ein Sammelwerk in Einzeldarstellungen. Karl F. Haug, Heidelberg 1970.

3. Asdonk J. Zur Geschichte und Wirkung der manuellen Lymphdrainage. Erfahrungsheilkunde 1972; 3: 56-61.

4. Vodder E. Le drainage Iymphatique, une nouvelle methode therapeutique. Santè pour tous 1936.

5. Vodder E. Manuelle Lymphdrainage. Deutsche Badebetriebe 1965; 56: 386-388.

6. Wittlinger H, Wittlinger D, Wittlinger A et al. Manuelle Lymphdrainage nach Dr. Vodder. Thieme, Stuttgart - New York 2008.

7. Wittlinger H, Wittlinger G. Lehrbuch der Manuellen Lymphdrainage nach Dr. Vodder, Bd.1 Grundlagen. K.F. Haug, Heidelberg 1978.

8. Williams A. Manual lymphatic drainage: exploring the history and evidence base. British Journal of Community Nursing 2010; 15 (4 Supp): 18-24.

9. Winiwarter A. Deutsche Chirurgie 23. Enke, Stuttgart 1892.

10. Casley-Smith J. The Pathophysiology of Lymphoedema. In: Heim LR (Hrsg.). IXth International Congress of Lymphology, Tel Aviv, Israel. Immunology Research Foundation, INC, Newburgh/USA 1983; 125-130.

11. Clodius L, Piller NB. Das sekundäre Armlymphödem: Spontanverlauf,Resultate konservativer und operativer Therapie. Therapiewoche 1980; 30: 5182-5184.

12. Clodius L, Piller NB. The Conservative Treatment of Post Mastectomy Lymphoedema Patients with Coumarin Results in a marked continous Reduction in Arm Swelling. In: Bartos V, Davidson J (Hrsg.). VIIIth International Congress of Lymphology, Montreal. Avicenum Czechoslovak Medical Press, Prague 1981; 471-474.

13. Földi M, Földi E. Die komplexe physikalische Entstauungsbehandlung des Lymphödems. Phlebol u. Proktol 1984; 13: 79-84.

14. Göltner E, Gass P. Änderung der Extremitätenvolumina durch Kompressionsstrümpfe. In: Lymphologen GD (Hrsg.). Lymphologica. Medikon, München 1989; 101-103.

15. Vignes S, Champagne A, Poisson O. Management of lymphedema: experience of the Cognacq-Jay Hospital. Rev Med Interne 2002; 23 Suppl 3: 414s-420s.

16. Földi E, Földi M, Weissleder H. Conservative treatment of lymphedema of the limbs. Angiology 1985; 36: 171-180.

17. Bräutigam P, Vanscheidt W, Földi E et al. The importance of the subfascial lymphatics in the diagnosis of lower limb edema: investigations with semiquantitative lymphoscintigraphy. Angiology 1993; 44: 464-470.

18. Bräutigam P, Földi E, Reinhardt M et al. Results and Comparison of Subfascial and Epifascial Lymphoscintigraphy in the Functional Assessment of the Lower Limb Edema. In: Witte MH, Witte CL (Hrsg.). 14th International Congress of Lymphology. International Society of Lymphology, Washington/USA 1993; 297-300.

19. Bräutigam P, Földi E, Schaiper I et al. Analysis of Lymphatic Drainage in Various Forms of Leg Edema Using Two Compartment Lymphoscintigraphy. Lymphology 1998; 31: 43-55.

20. Pecking A, Desprez-Curely JP, Cluzan R. Post Radio-Surgical Upper Limbs Lymphoedemas:Investigation by Indirect Lymphography with 99mTc Rhenium Sulfide. In: Bartos V, Davidson JW (Hrsg.).

14 Therapiekonzepte

Advances in Lymphology. Avicenum Czechoslovak Medical Press, Prague 1982; 445-452.

21. Pecking A, Cluzan R, Desprez-Curley J. Indirect lymphoscintigraphy in patients with limb edema. In: LR: H, ed. Progress in lymphology. Diagnostic, therapeutic and research approaches to lymphatic system, structure and function. Immunology Research Foundation, Newburgh 1984; 201-208.

22. Weissleder H, Weissleder R. Lymphedema: Evaluation of qualitative and quantitative lymphoscintigraphy in 238 patients. Radiology 1988; 167: 729-735.

23. Brauer WJ. Lymphszintigraphie, Diagnostik mit dem Laufbandergometer. Lymphol 1996; 2: 87-89.

24. Brauer J. Funktionslymphszintigraphie. In: Strößenreuther RHK (Hrsg.). Lipödem und Cellulitis. Viavital, Köln 2001; 61-69.

25. Hwang J, Kwon J, Lee K, al. e. Changes in lymphatic function after complex physical therapy for lymphedema. Lymphology 1999; 32:15-21.

26. Hutzschenreuter P, Mörler H, Brümmer H. Manuelle Lymphdrainage vor und nach Lymphknotenexstirpation. In: Lymphologen GD (Hrsg.). Ödem. Perimed, Erlangen 1986; 92-97.

27. Hutzschenreuter P, Brümmer H. Lymphangiomotorik und Gewebedruck. Lymphol 1986; 10: 55-57.

28. Hutzschenreuter P, Bruemmer H. Die Regelkreise der Lymphsysteme bei Patient und Therapeut unter Manueller Lymphdrainage nach Vodder. LymphForsch 2005; 9: 21-27.

29. Kubik S, Manestar M. Anatomische Grundlagen der Therapie des Lymphödems. Ödem 1986:19-31.

30. Kubik S. Anatomie des Lymphgefäßsystems. In: Földi M, Kubik S (Hrsg.). Lehrbuch der Lymphologie für Mediziner, Masseure und Physiotherapeuten, 5. Aufl. G. Fischer, Stuttgart 2002; 1-177.

31. Hutzschenreuter P, Brümmer H. Die manuelle Lymphdrainage bei der Wundheilung mit Decollement. In: Clodius L, Baumeister RG, Foeldi E et al. (Hrsg.). Lymphologica, Zürich. Medikon, 1988; 97-100.

32. Franzeck UK, Spiegel I, Fischer M et al. Combined physical therapy for lymphedema evaluated by fluorescence microlymphography and lymph capillary pressure measurements. J Vasc Res 1997; 34: 306-311.

33. Herpertz U. Qualitätssicherung in der Lymphologie. Lymphol 1995; 19: 58-63.

34. Tidhar D, Katz-Leurer M. Aqua lymphatic therapy in women who suffer from breast cancer treatment-related lymphedema: a randomized controlled study. Support Care Cancer 2010; 18: 383-392.

35. Eliska O, Eliskova M. Are peripheral lymphatics damaged by high pressure manual massage? [see comments]. Lymphology 1995; 28: 21-30.

36. Johansson K, Albertsson M, Ingvar C et al. Effects of compression bandaging with or without manual lymph drainage treatment in patients with postoperative arm lymphedema. Lymphology 1999; 32: 103-110.

37. Daane S, Poltoratszy P, Rockwell WB. Postmastectomy lymphedema management: evolution of the complex decongestive therapy technique. Ann Plast Surg 1998; 40: 128-134.

38. Ko D, Lerner R, Klose G et al. Effective treatment of lymphedema of the extremities. Arch Surg 1998; 133: 452-458.

39. Mondry TE, Riffenburgh RH, Johnstone PA. Prospective trial of complete decongestive therapy for upper extremity lymphedema after breast cancer therapy. Cancer J 2004; 10: 42-48; discussion 17-49.

40. Boris M, Weindorf S, Lasinski B. Persistence of Lymphedema Reduction After Noninvasive Complex Lymphedema Therapy. Oncology 1997; 11: 99-109.

41. Bertelli G, Venturini M, Forno G et al. Compression therapy in postmastectomy lymphedema: a multivariate analysis of response. Europ.J. Lymphol. 1991; 2: 141-145.

42. Richmand DM, O'Donnell TF, Zelikovski A. Sequential Pneumatic Compression for Lymphedema. Arch Surg 1985; 120: 1116-1119.

43. Partsch H, Mostbeck A, Leitner G. Experimentelle Untersuchungen zur Wirkung einer Druckwellenmassage (Lymphapress) beim Lymphödem. Phlebol u. Proktol 1980; 9: 124-128.

44. Zelikovski A, Manoach M, Giler S et al. Lympha-Press: A new pneumatic device for the treatment of Lymphedema of the limbs. Lymphology 1980; 13: 68-73.

45. Zelikowski A, Haddad M, Reiss R. Non-Operative Therapy Combined with Limited Surgery in Management of Peripheral Lymphedema. Lymphology 1986; 19: 106-108.

46. Roper TA, Redford S, Tallis RC. Intermittent compression for the treatment of oedematous hand in hemiplegic stroke: a randomized controlled trial. Age Ageing 1999; 28: 9-13.

47. Hassall A, Graveline C, Hilliard P. A retrospective study of the effects of the Lymphapress pump on lymphedema in a pediatric population. Lymphology 2001; 34: 156-165.

48. Szuba A, Achalu R, Rockson SA. Decongestive Lymphatic Therapy for Patients with Breast Carcinoma-Associated Lymphedema A Randomized, Prospective Study of a Role for Adjunctive Intermittent Pneumatic Compression. Cancer 2002; 95: 2260-2267.

49. Cambier DC, De Corte E, Danneels LA et al. Treating sensory impairments in the post-stroke upper limb with intermittent pneumatic compression. Clin Rehabil 2003; 17: 14-20.

50. Ridner SH, McMahon E, Dietrich MS et al. Home-based lymphedema treatment in patients with cancer-related lymphedema or non-cancer-related lymphedema. Oncol Nurs Forum 2008; 35: 671-680.

51. Miranda JF, Perez MdCJ, Castiglioni MLV et al. Effect of sequential intermittent pneumatic compression on both leg lymphedema volume and on lymph transport as semi-quantitatively evaluated by lymphoscintigraphy. Lymphologie 2001; 34: 135-141.

52. Kriederman B, Myloyde T, Bernas M et al. Limb volume reduction after physical treatment by compression and/or massage in a rodent model of peripheral lymphedema. Lymphology 2002; 35: 28-38.

53. Rasmussen JC, Tan IC, Marshall MV et al. Lymphatic imaging in humans with near-infrared fluorescence. Curr Opin Biotechnol 2009; 20: 74-82.

54. Adams K, Rasmussen J, Darne C et al. Direct evidence of lymphatic function improvement after advanced pneumatic compression device treatment of lymphedema. Biomedical Optics Express 2010; 1: 114-125.

55. Wilburn O, Wilburn P, Rockson SG. A pilot, prospective evaluation of a novel alternative for maintenance therapy of breast cancer-associated lymphedema [ISRCTN76522412]. BMC Cancer 2006; 6: 84.

56. Yamazaki Z, Idezuki Y, Nemoto T et al. Clinical Experiences Using Pneumatic Massage Therapy for Edematous Limbs Over the Last 10 Years. Angiology 1988; 39: 154-163.

57. Karki A, Anttila H, Tasmuth T et al. Lymphoedema therapy in breast cancer patients - a systematic review on effectiveness and a survey of current practices and costs in Finland. Acta Oncol 2009:1-13.

58. Dini D, Del Mastro L, Gozza A et al. The role of pneumatic compression in the treatment of postmastectomy lymphedema. A randomized phase III study. Ann Oncol 1998; 9: 187-190.

59. Johansson K, Lie E, Ekdahl C et al. Randomized Study Comparing Manual Lymph Drainage with Sequential Pneumatic Compression for Treatment of Postoperative Arm Lymphedema. Lymphology 1998; 31: 56-64.

60. Haghighat S, Lotfi-Tokaldany M, Yunesian M et al. Comparing two treatment methods for postmastectomy lymphedema: Complex decongestive therapy alone and in combination with intermittent pneumatic compression. Lymphology 2010; 43: 25-33.

61. Pappas CJ, O'Donnell TF. Long-term results of compression treatment for lymphedma. J.Vasc.Surg. 1992; 16:555-564.

62. Boris M, Weindorf S, Lasinski BB. The Risk of Genital Edema After External Pump Compression for Lower Limb Edema. Lymphology 1998; 31: 15-20.

63. Vignes S, Trevidic P. Lymphedema of male external genitalia: a retrospective study of 33 cases. Ann Dermatol Venereol 2005; 132: 21-25.

64. Kozanoglu E, Basaran S, Paydas S, Sarpel T. Efficacy of pneumatic compression and low-level laser therapy in the treatment of postmastectomy lymphoedema: a randomized controlled trial. Clin Rehabil 2009; 23:117-124.

65. Brauer W, Herpertz U, Schuchhardt C et al. Therapierichtlinie: Lymphödem,Diagnose und Therapie. LymphForsch 2003; 7: 39-42.

66. Gültig O. Erfolg und Misserfolg bei Einsatz der apparativen intermittierenden Kompressionstherapie (AIK). LymphForsch 2004; 8: 96-97.

67. Pilch U, Wozniewski M, Szuba A. Influence of compression cycle time and number of sleeve chambers on upper extremity lymphedema volume reduction during intermittent pneumatic compression. Lymphology 2009; 42: 26-35.

68. Weissleder H. Lymphödemtherapie mit Hilfe der apparativen intermittierenden Kompression - Literaturüberblick. LymphForsch 2003; 7: 15-18.

69. Weissleder H. AIK beim chronischen Lymphödem-Glaube und Wirklichkeit. LymphForsch 2004; 8: 93-95.

70. Segers P, Belgrado JP, Leduc A et al. Excessive pressure in multichambered cuffs used for sequential compression therapy. Phys Ther 2002; 82: 1000-1008.

71. Weiss JM, Spray BJ. The effect of complete decongestive therapy on the quality of life of patients with peripheral lymphedema. Lymphology 2002; 35: 46-58.

72. Schoberth H. Traumatische Erkrankungen. In: Földi F, Kubik S (Hrsg.). Lehrbuch der Lymphologie. Gustav Fischer, Stuttgart - New York 1989; 308-314.

73. Malek P, Belan A, Kriegel F et al. Lymphangio- und Lymphadenographie der unteren Extremität bei Polyarthritis progressiva. Fortschr Röntgenstr 1960; 160: 620-630.

74. Hentschel HD. Spezielle Krankheitsbilder. In: Földi M, Casley-Smith JR (Hrsg.). Lehrbuch der Lymphologie. Gustav Fischer, Stuttgart - New York1989; 320-327.

75. Devoogdt N, Van Kampen M, Geraerts I et al. Different physical treatment modalities for lymphoedema developing after axillary lymph node dissection for breast cancer: a review. Eur J Obstet Gynecol Reprod Biol 2010; 149: 3-9.

76. Lehmann HD. Pharmacology of the Lymphatics. In: Földi M, Casley-Smith JR, eds. Lymphangiology. Stuttgart-New York: F.K.Schattauer, 1983; 705-721.

77. Piller NB. Conservative Treatment of Acute and Chronic Lymphoedema with Benzo-pyrones. Lymphology 1976; 9: 132-137.

78. Piller NB, Clodius L. Benzopyrone (Venalot) as a conservative therapy for postmastektomy Lymphoedema. In: Weissleder H, Bartos V, Clodius L et al. (Hrsg.). Progress in Lymphology. Avicenum Czechoslovak Medical Press, Prag 1979; 268-270.

79. Piller NB. Lymphoedema, Macrophages and Benzopyrones. Lymphology 1980; 13: 109-119.

80. Casley-Smith JR. Proteolysis in the tissues: Its importance and the mode of action of the Benzo-pyrones in lymphoedema. In: L.R.H (Hrsg.). IXth International Congress of Lymphology, Tel Aviv/Israel. Immunology Research Foundation, Inc., 1983; 139-143.

81. Mortimer PS, Badger C, Clarke J et al. A Double-Blind, Randomized, Parallel Group, Placebo-Controlled Trial of O-(ß-Hydroxyethyl)-Rutosides in Chronic Arm Oedema Resulting from Breast Cancer Treatment. Phlebology 1995; 10: 51-55.

82. Weissleder R, Bogdanova A, Weissleder H. Medikamentöse Lymphödemtherapie - in vitro-Untersuchungen zur Benzopyron-Wirkung auf Makrophagen. vasomed 1994; 6: 236-239.

83. Gaffney RM, Casley-Smith JR. „Lymphoedema"without lymphostasis: Excess proteins as the cause of chronic inflammation. In: Weissleder H, Bartos V, Clodius L et al. (Hrsg.). Progress in Lymphology. Avicenum Czechoslovak Medical Press, Prag 1981; 213-216.

84. Bartos V, Brzek V. Die Wirkung von Venalot auf die Lymphströmung im Ductus thoracicus des Menschen. Med Klin 1970; 65: 1701-1703.

85. Bostelmann HC, Wüstenberg PW. Pathophysiologische und pharmakotherapeutische Gesichtspunkte zum Plebo- und Lymphödem. In: Berens von Rautenfeld D, Weissleder H (Hrsg.). Lymphologica 91, Hannover. Kagerer Kommunikation, Bonn 1991; 200-207.

86. Felix W. Pharmakotherapie:Diuretika, venentonisierende Pharmaka, Ödemprotektiva. In: Altenkämper H, Felix W, Gericke A et al. (Hrsg.). Phlebologie für die Praxis. W. de Gruyter, Berlin - New York 1991.

87. Huth F. General Pathology of the Lymphvascular System. In: Földi M, Casley-Smith JR (Hrsg.). Lymphangiology. Schattauer, Stuttgart - New York 1983; 215-334.

88. Casley-Smith JR, Casley-Smith JR. The Pathophysiology of Lymphedema and the Action of Benzo-Pyrones in reducing it. Lymphology 1988; 21: 190-194.

89. Piller NB, Clodius L. Clinical Results of the Effectiveness of Venalot in 103 Post Mastectomy Lymphoedema Patients. In: Bartos V, Davidson JW (Hrsg.). VIIIth International Congress of Lymphology. Montreal: Avicenum Czechslovak Medical Press, Prag 1981; 475-479.

90. Piller NB, Morgan RG, Casley-Smith JR. A Double Blind Crossover Trial of 0- (ß- Hydroxyethyl)-Rutosides in Post- Mastectomy Lymphoedema. In: Heim LR (Hrsg.). IXth International Congress of Lymphology, Tel Aviv/Israel: Immunology Research Foundation, Inc.,Newburgh/USA 1983; 136-138.

91. Ohkuma M. Clinical method how to evaluate therapeutic effect in lymphedema. Europ J Lymphol 1991; 2: 129-135.

92. Burgos A, Alcaide A, Alcoba C et al. Comparative study of the clinical efficacy of two different Coumarin dosages in the management of arm lymphedema after treatment for breast cancer. Lymphology 1999; 32: 3-10.

93. Lorinzi CL, Kugler JW, Sloan JA et al. Lack of Effekt of Coumarin in Women With Lymphedema After Treatment for Breast Cancer. N Engl J Med 1999; 340: 346-350.

94. Satarasinghe RL, Jayawardana MA. Lympidem (a coumarin derivative) induced reversible hepatotoxicity in an adult Sri Lankan. Drug Metabol Drug Interact 2009; 24: 89-94.

95. Koch S, Beutron I, Bresson-Hadni S et al. Hépatite aigue cytolique à la coumarine. Gastroenterol Clin Biol 1997; 21: 223-225.

96. Lorinzi CL, Sloan JA, Kugler J. Coumarin-induced hepatotoxicity. J Clin Oncol 1997; 15: 3167-3168.

97. Witte CL. The Placebo „Arm". Lymphology 1999; 32: 1-2.

98. Gothard L, Cornes P, Earl J et al. Double-blind placebo-controlled randomised trial of vitamin E and pentoxifylline in patients with chronic arm lymphoedema and fibrosis after surgery and radiotherapy for breast cancer. Radiother Oncol 2004; 73: 133-139.

99. Badger C, Seers K, Preston N et al. Antibiotics/anti-inflammatories for reducing acute inflammatory episodes in lymphoedema of the limbs. Cochrane Database Syst Rev 2004: CD003143.

100. Bruns F, Buntzel J, Mucke R et al. Selenium in the treatment of head and neck lymphedema. Med Princ Pract 2004; 13: 185-190.

101. Micke O, Bruns F, Mucke R et al. Selenium in the treatment of radiation-associated secondary lymphedema. Int J Radiat Oncol Biol Phys 2003; 56: 40-49.

14.2 Kompressionsbandagen – Kompressionsstrümpfe

C. Schuchhardt, O. Gültig, H. Pritschow

Die Manuelle Lymphdrainage führt beim Lymphödem zur Volumenreduktion. Eine anschließende Kompressionsbehandlung mit Bandagen und Kompressionsstrümpfen dient der Erhaltung des Therapieerfolges als passive Wirkung. Bewegt der Patient seine Extremität aktiv oder passiv in der Bandage, werden freie interstitielle Flüssigkeit verdrängt und Bindegewebeproliferationen gelockert. Durch die Kompression wird eine Erhöhung des Gewebedruckes (Tab. 14.2-1), eine Steigerung der Lymphangiomotorik und eine Verstärkung der Gelenk- und Muskelpumpe erreicht. Die Wirkung dieser Maßnahme ist abhängig vom Kompressionsdruck, dem verwendeten Kompressions- und Polstermaterial und den Bewegungsmöglichkeiten bei bestehender Kompression (1).

14.2.1 Lymphologischer Kompressionsverband

Der lymphologische Kompressionsverband (LKV) ist in der zeitlich begrenzten ersten Phase (Entstauungsphase) der Kombinierten Physikalischen Entstauungstherapie (KPE) neben der Manuellen Lymphdrainage (MLD), der systemischen Hautpflege und der Entstauungsgymnastik/Krankengymnastik ein unverzichtbarer Bestandteil der Behandlung.

Umso erstaunlicher ist es, dass der lymphologische Kompressionsverband unter **ambulanten** Bedingungen viel zu selten mitverordnet wird. Ein unkompliziertes, leicht- bis mittelgradig ausgeprägtes Lymphödem (primär oder sekundär), ein Patient der an einer chronischen venösen Insuffizienz (CVI) im Stadium II leidet oder die unzähligen Patienten mit postoperativen und posttraumatischen Schwellungen könnten damit ohne Schwierigkeiten auch unter ambulanten Bedingungen mit hervorragendem Erfolg behandelt werden.

Wirkungen des Kompressionsverbandes:
- Durch die Steigerung des Gewebedruckes wird die pathophysiologische Ultrafiltration an den Blutkapillaren reduziert.
- Die durch die Manuelle Lymphdrainage verschobene Ödemflüssigkeit kann nicht mehr in den Ödembereich zurückfließen (der lymphologische Kompressionsverband erhält und optimiert den Behandlungserfolg).

14 Therapiekonzepte

> - Erhöhung Gewebedruck, dadurch:
>   1. Verminderung pathologisch gesteigerter Ultrafiltration
>   2. Verbesserung Reabsorption
>
> - Verstärkung Gelenk- und Muskelpumpe
>
> - Lockerung Fibrosklerose

Tab. 14.2-1)
Wirkungsmechanismen der Kompression.

- Die Wirksamkeit von Muskel- und Gelenkpumpe wird durch die Widerlagerfunktion der Bandage von außen wesentlich verbessert, besonders in Hinsicht auf die bei Lymphödemen häufig elastisch insuffiziente Haut.
- Vergrößerung der Reabsorptionsfläche (speziell bei postoperativen/posttraumatischen Ödemen).
- Durch die Aufpolsterung mit speziellen Schaumstoffen, zum Beispiel Rosidal® soft, Komprex®, Komprex® II, meist mit unruhiger Oberfläche, werden proliferierte Gewebeabschnitte in lymphostatisch veränderten Geweben gelockert.

Die speziellen Wirkungen des lymphologischen Kompressionsverbandes auf die Venen:
- Der zirkuläre Druck des Verbandes verengt das Lumen der Venen und wirkt so einer Venenklappeninsuffizienz entgegen.
- Die Verengung der venösen Strombahn bedingt eine Strömungsbeschleunigung (Thromboseprophylaxe).
- Das Blutvolumen in den Venen („venöser Pool") der bandagierten Extremität verringert sich.

Die aktuell geltenden Heilmittelrichtlinien in Deutschland tragen der Unverzichtbarkeit des lymphologischen Kompressionsverbandes in der entstauenden Behandlung der genannten Erkrankungen Rechnung. Es wurde erkannt, dass eine erfolgreiche Entstauung nur mit der Manuellen Lymphdrainage ohne Kompression nicht möglich ist.
Die Kontraindikationen des lymphologischen Kompressionsverbandes unter ambulanten Bedingungen sind:
- arterielle Verschlusskrankheit,
- kardiales Ödem.

Relative Kontraindikationen:
- Polyneuropathien, arterieller Bluthochdruck, malignes Lymphödem, Herzrhythmusstörungen, Diabetes,
- primär chronische Polyarthritis und das „complex regional pain syndrom" (CRPS, Synonyme: sympathische Reflexdystrophie, Morbus Sudeck). Manchmal werden allerdings milde Verbände mit elastischen Mullidealbinden, Idealbinden unter guter Unterpolsterung sehr gut toleriert und führen zu einer Schmerzreduktion und besseren Beweglichkeit.

Patienteninformation

Die Gesprächskompetenz des Lymphdrainagetherapeuten ist eine wichtige Voraussetzung, um den Arzt und Patienten von der Notwendigkeit des lymphologischen Kompressionsverbandes für die Entödematisierung zu überzeugen.

Häufig besteht auch die falsche Meinung, dass der lymphologische Kompressionsverband durch das Tragen eines medizinischen Kompressionsstrumpfes ersetzt werden könnte. Der täglich neu angelegte lymphologische Kompressionsverband adaptiert sich in der etwa drei- bis vierwöchigen Entstauungsphase (bei Extremitätenlymphödemen und CVI Stadium II) an die sich ständig verringernden Umfänge. Ein medizinischer Kompressionsstrumpf (flachgestrickte Maßware) kann lediglich eine schon erreichte Volumenreduktion in der gestauten Extremität erhalten und ist deshalb in der zweiten erhaltenden Phase der Kombinierten Physikalischen Entstauungstherapie unverzichtbar.

Es muss dem Patienten letztlich klar werden, dass er im verordnenden Arzt und behandelnden Physiotherapeuten nur „fachkundige" Begleiter hat, deren Know-how er aktiv nutzen kann, um zum Erfolg zu kommen. Die hierfür nötige Konsequenz und Disziplin (= Compliance) muss der Patient selbst entwickeln. Verweigert ein Patient seine Mitarbeit über längere Zeit, macht es auf Dauer auch aus Kostengründen keinen Sinn, diesen ambulant weiter zu behandeln. Dies sollte ihm auch in dieser Weise von Seiten des verordnenden Arztes und des Therapeuten klargemacht werden. Die Unmöglichkeit einer ambulanten Complianceentwicklung kann einer der Gründe für eine primär stationäre Behandlung sein (siehe Kap. 14.1-3).

Durchführung des lymphologischen Kompressionsverbandes in der Ambulanz

Möglichst zu Beginn der ersten Manuellen Lymphdrainage sollte der Patient in der Entstauungsphase seine für den LKV notwendigen

Materialien mitbringen. Hier haben sich die von verschiedenen Herstellern angebotenen und für unterschiedliche Extremitätenlymphödeme zusammengestellten Lymphsets (zum Beispiel Lohmann & Rauscher: Arm klein/groß, Bein klein/groß mit synthetischer Polsterbinde oder mit Schaumstoff) sehr bewährt (Abb. 14.2-1a/b bis 14.2-3a/b). Unter ambulanten Bedingungen empfiehlt es sich, die ersten Kompressionsverbände mit einer milden Druckstärke anzulegen. Damit hat der Patient unter betont moderaten Umständen die Möglichkeit, die eindrucksvolle Wirkung des LKV kennen zu lernen und durch sein tägliches Feedback, den immer individuell anzulegenden Verband mitzugestalten. Bei einem Extremitätenlymphödem kann dies bedeuten, dass zunächst nur ein leichter Finger-Hand- oder Zehen-Fuß-Verband angelegt wird. Bei Patienten mit einer chronischen venösen Insuffizienz ist der LKV nur sinnvoll, wenn er auch schon zu Beginn den gesamten Unterschenkel mit einbezieht. Auch hier kann der Behandler das für alle lymphologischen Kompressionsverbände typische Druckgefälle von distal „hoch" nach proximal stufenlos abfallend „nieder" zunächst in leichterer Form anlegen. Oberstes Prinzip ist es, dass ein LKV nie schmerzhaft sein darf! Erst wenn bei einem Extremitätenlymphödem die lymphatischen Abflusswege an der Extremitätenwurzel weitgehend lymphödemfrei sind, sollte der LKV bis zur Extremitätenwurzel oder darüber hinaus angelegt werden.

Durch die Wahl des Bindenmaterials bestimmt der Therapeut die Tiefenwirkung (epi- und/oder subfaszialer Raum). Für die Kompression von primären und sekundären Lymphödemen und Kombinationsformen (zum Beispiel Phlebo-Lymphödem, Phlebo-Lipo-Lymphödem) werden hauptsächlich Kurzzugbinden verwendet. Die Kurzzugbinde erzeugt einen hohen Arbeitsdruck und einen relativ niedrigen Ruhedruck. Während die gummielastische Langzugbinde mit ihrem hohen Ruhedruck bei den für die Lymphödemkompression erforderlichen Drücken zu Abschnürungen mit Durchblutungsstörungen der Haut führt, ermöglicht die Kurzzugbinde eine adäquate Lymphödembandage (Abb. 14.2-1a/b bis 14.2-2a/b).

Exponierte Knochenvorsprünge und hervortretende Sehnen erfahren bei der Extremitätenbandage häufig Reizungen durch die hohe Druckbelastung. Diese lokal erhöhte Druckbelastung kann mit Hilfe der Formel nach Laplace berechnet werden (Abb. 14.2-4a). Nach Laplace besteht eine Abhängigkeit der Druckhöhe (D), z.B. einer Bandage, von der Elastizität des Materials (S) und dem Objektradius (R). Hieraus ergibt sich, dass bei einem nicht runden Extremitätenanteil (z.B. Hand oder Fuß) mit einem unterschiedlichen Radius gearbeitet werden muss.

Therapiekonzepte 14

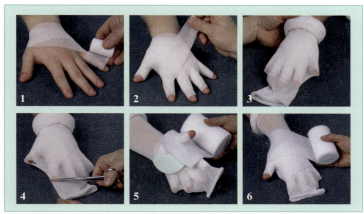

Abb. 14.2-1a)
Lymphologischer Kompressionsverband obere Extremität.
1) Die 4 cm breite elastische Binde (z.B. Mollelast®) beginnt distal am Handgelenk mit einer Festhaltetour und zieht über den Handrücken zum Kleinfinger und wieder zurück zum Handgelenk.
2) Auf diese Weise wird ohne zusätzliche Haltetouren, immer mit Führung der Binde unterhalb des Daumensattelgelenkes, jeder Finger einzeln vom Nagelbett aus gewickelt. Mit einer zweiten Binde werden die Finger in gleicher Weise nochmals gewickelt (mit Betonung der Fingergrundgelenke und Schwimmhäute), um einen ausreichenden Arbeitsdruck aufzubauen (Handteller bleibt unbedeckt).
3) Als hautfreundliche Grundlage für den Armverband, dient der baumwollene Schlauchverband (z.B. TG 7).
4) Für den Daumen werden im Schlauchverband zwei kleine Löcher geschnitten, so können die folgenden Polstermaterialien mit dem überhängenden Teil des Schlauchverbandes nachträglich fixiert werden.
5) Fabrikmäßig gefertigte oder individuell zugeschnittene Schaumstoffpolster (z.B. Komprex®), werden in den Handteller plaziert und mit der Wattebinde fixiert.
6) Zur Abpolsterung von Handrücken und Arm sollten mindestens eine doppelte Schicht synthetischer Wattebinden (z. B. Cellona® 6/10 cm) verwendet werden.
(Aufnahmen: O. Gültig, Aschaffenburg).

14 Therapiekonzepte

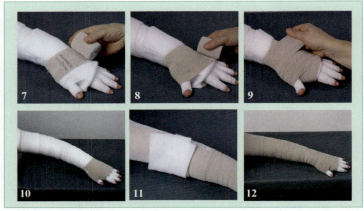

Abb. 14.2-1b)
Fortsetzung lymphologischer Kompressionsverband obere Extremität.
7) Den eigentlichen Kompressionsdruck für Hand- und Armverband erreicht man mit einer Kurzzugbinde (z. B. Rosidal® K 6 cm), die distal des Handgelenkes mit der Festhaltetour beginnt.
8) Mit der zweiten Tour bildet man eine Tasche zwischen Daumen und Zeigefingergrundgelenk (dorsal und palmar). Sie dient als Schutztour für die Schwimmhaut zwischen Daumen und Zeigefinger in Rücksicht auf nachfolgende Bindentouren.
9) Das Gebiet der Vorhand und der Grundgelenke der Finger (Polstermaterial sollte immer leicht überlappen) wird unter konstanter Spreizstellung der Finger mit mehreren Touren gewickelt, um dann in Achtertouren, mit zunächst kleinen Abständen, Kompression auf die gestaute Hand bis zum Handgelenk zu erreichen. Die Binde wird mit mittleren Zug und kontinuierlichen Nachstreichen anmodelliert.
10) Der gesamte Arm wird mit synthetischer Polsterbinde mindestens in doppelter Lage aufgepolstert. Die Polsterung endet etwas oberhalb der Mitte des Deltamuskels.
11) Die Ellenbeuge wird zusätzlich mit Schaumstoff (z. B. Rosidal® soft 10 cm) oder mehreren Lagen synthetischer Wattebinden als Schutz gegen einschneidende Binden aufgepolstert.
12) Mit etwa 10 cm breiten Kurzzugbinden wird nun der gesamte Armverband in Achtertouren angelegt. Dabei werden die Abstände der Achtertouren nach zentral hin immer größer. Der Ellenbogen bleibt während des Wickelns in leichter Beugung und sollte bei etwas angespannter Muskulatur (Arbeitsphase) bis ca. zur Mitte des Deltamuskels gewickelt werden. Der Verband wird nur mit Fixierpflaster verklebt (z. B. Porofix®). Fixierklammern bergen ein zu hohes Verletzungs- und damit Infektionsrisiko für den Lymphödempatienten.
(Aufnahmen: O. Gültig, Aschaffenburg).

Therapiekonzepte 14

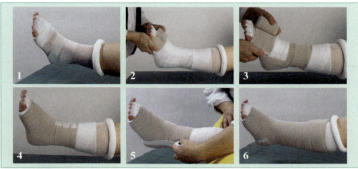

Abb. 14.2-2a)
Lymphologischer Kompressionsverband (LKV) untere Extremität.
1) Die Zehen werden ungepolstert mit einer elastischen Binde (z.B. Mollelast® 4/6 cm) analog zum Fingerverband gewickelt. Meist reicht eine Binde (gedehnt) aus. Für sehr kleine Zehen können die Binden auch doppelt gelegt werden. Der Kleinzeh bleibt oft ungewickelt, lymphödematöse Stauungen sind dort selten. Als Grundlage für den Fuß-/ Beinverband dient ein Baumwoll-Schlauchverband (z.B. TG 9).
2) Für den Fuß-/Sprunggelenksverband sind in der Regel mindestens zwei Binden nötig. Bis Schuhgröße 45 reicht je eine 6/8 cm Kurzzugbinde ((KZB), z.B. Rosidal® K), ab 46 benötigt man eine 8/10 cm KZB. Zunächst wird mit synthetischer Wattebinde (z.B. Cellona® 10 cm) über das Sprunggelenk hinweg in mindestens doppelter Lage abgepolstert. Man beginnt mit der KZB am Kleinzehengrundgelenk über den Vorfuß zum Großzehengrundgelenk mit der Festhaltetour so, dass alle Zehengrundgelenke integriert sind. Das Polstermaterial überlappt etwas.
3) Von der Plantarseite des Fußes zieht die Binde zum lateralen Retromalleolarraum über die Achillessehne, läuft oberhalb des Sprunggelenkes mit einer Festhaltetour weiter und über die innere Malleolarregion zur Fußsohle zurück. Am Kleinzehengrundgelenk angekommen, startet man in gleicher Weise. Anmodellieren der KZB unter konstantem Zug mit ständigem Nachstreichen (Steigbügeltour). So entstehen im lateralen und medialen Retromalleolarraum jeweils mindestens drei Lagen.
4) Die zweite KZB für den Fußverband beginnt wieder am Kleinzehengrundgelenk. Der Fuß muss in mindestens 90° Dorsalextensionsstellung gehalten werden, um schrittweise über das obere Sprunggelenk (OSG) zu wickeln. Erste Achtertour über den Fußrücken deckt das Fersenbein vollständig ab und zieht über den Fußrücken zum Großzehengrundgelenk an den Vorfuß zurück. Die folgenden Achtertouren verlaufen mit kleinen Abständen jeweils proximaler, beziehen den kranialen Anteil des Calcaneus und die gesamte Achillessehnenregion inkl. des OSG mit ein (Vorsicht: endgradige Dorsalextension im OSG kontrollieren!). Überkreuzungen am Fußrücken sollten entlang der Metatarsale 3 laufen, dort wird der höchste Druck des LKV benötigt.
5) Das Abrutschen einzelner Touren kann mit einem hufeisenartig angelegten Streifen Tape verhindert werden (z.B. Porotape®). 6) Der Unterschenkel wird mit mindestens zwei bis drei 10 cm KZB in Achtertouren bis zur Patella gewickelt. Die Abstände zwischen den Achtertouren werden nach zentral immer größer (automatisches Druckgefälle durch geringeren Materialeinsatz), die Binden-Laufrichtung wird gewechselt.
(Aufnahmen: O. Gültig, Aschaffenburg).

14 Therapiekonzepte

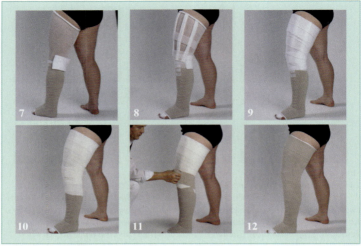

Abb. 14.2-2b)
Fortsetzung Lymphologischer Kompressionsverband untere Extremität.
7) Nach Anlage des Unterschenkelverbandes fixiert man ein mehrlagiges Polster für die Kniekehle aus synthetischer Watte. Es dient als Schutz vor lokaler Einschnürung und erhält ein notwendiges Maß an Beweglichkeit.
8) Mit längs ausgerichteten und fixierten dünnen Schaumstoffstreifen (3–4 mm, z.B. Cellona® soft) reduziert sich die Gefahr des Abrutschens des Oberschenkelverbandes (OSV).
9) Die gesamte Knie- Oberschenkelregion wird mit synthetischer Wattebinde mit mindestens doppelten Lagen bis weit über den Trochanter major hinweg zur Leistenbeuge abgepolstert.
10) Eine zirkulär an Knie und Oberschenkel gewickelte Idealbinde (z.B. 20 cm) gibt dem Knie zusätzlich Stabilität und verhindert das Abrutschen des OSV.
11) Um genügend Festigkeit am Knie aufzubauen, beginnt man mit einer 10/12 cm breiten KZB unterhalb des Knies und zieht eine halbe Achtertour schräg durch die Kniekehle.
12) Alle weiteren Touren über das Knie und den Oberschenkel werden mit Achtertouren und weiter zunehmenden Abständen straff gewickelt. Dabei bleibt das Knie in leichter Flexion. Der Verband wird mit Fixierpflaster verklebt (z.B. Porofix®). Fixierklammern bergen ein zu hohes Verletzungsrisiko und damit Infektionsrisiko für den Lymphödempatienten.
Durch den abschließenden Drucktest (Verformung des Verbandes zwischen Daumen und Zeigefinger), kann der Therapeut feststellen, ob wirklich ein stufenloses Druckgefälle von distal hoch nach proximal nieder aufgebaut wurde. Zeigen sich Schwachstellen, können diese mit ein bis zwei Ausgleichsbinden korrigiert werden.
Zum Schluss muss der Therapeut, gemeinsam mit dem Patienten überprüfen, inwieweit der Patient ohne allzu große Mühe mindestens 90° Beugung im Knie erreichen kann. (Aufnahmen: O. Gültig, Aschaffenburg).

Therapiekonzepte 14

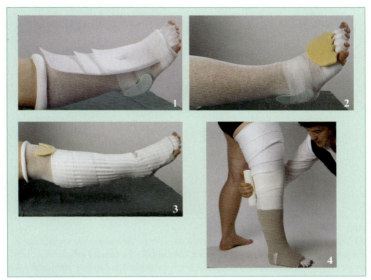

Abb. 14.2-3a)
1) Ein resistentes Lymphödem des Vorfußes kann durch eine zusätzliche Aufpolsterung mit Druckabstufung vom Vorfuß bis oberhalb des Sprunggelenkes mit Schaumstoff abgepolstert werden (z.B. Rosidal® soft, 10 cm). In der Bewegungsachse des oberen Sprunggelenks wird durch alle Schichten des Schaumstoffmaterials eine Öffnung geschnitten, um die Dorsalextension nicht einzuschränken.
2) Bei besonders ausgeprägtem Lymphödem am Vorfuß und proliferiertem Gewebe eignet sich zur Aufpolsterung und lokaler Mikromassage eine individuell zugeschnittene Schaumstoffpelotte (z.B. Komprex®). Alle Kanten des Materials müssen immer mit der Schere abgeschrägt und damit entschärft werden!
3) Fibrosklerosierte Gewebeabschnitte können auch großflächig innerhalb des Verbandes mit individuell zugeschnittenen Schaumstoffen mit unruhiger Oberfläche gelockert werden (z.B. Komprex® II). Dabei müssen die Rillen des Materials immer in Längsrichtung zur Extremität ausgerichtet werden. Ein Kajalstift, mit dem die jeweilige Lokalisation eingezeichnet wird und auf die das Polstermaterial dann aufgedrückt den Negativabdruck ergibt, erleichtert das Anmessen erheblich. Beim Ausschneiden, muss darauf geachtet werden, immer seitlich der Markierungen einige Zentimeter zuzugeben, denn im Verlauf der Extremität sollte dieses Material überlappen. Über Gelenke müssen häufig ovale Öffnungen eingeschnitten werden, um auf diese Weise die Beweglichkeit zu erhalten. 4) Die Verwendung einer dünnen Schaumstoffbinde, die unter mittlerem Zug anstatt der Wattebinden eingesetzt wird, verhindert wirkungsvoll die Tendenz des Abrutschens eines Oberschenkelverbandes. Danach wird mit einer 20 cm breiten Idealbinde die Schaumstoffbahnen zusätzlich fixiert. (Aufnahmen: O. Gültig, Aschaffenburg).

14 Therapiekonzepte

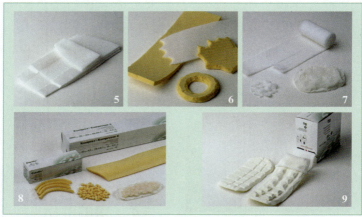

Abb. 14.2-3b)
5) Stufig zugeschnittene und anatomisch angepasste Schaumstoffe unterstützen die lokale Entödematisierung, ohne den Umfang des Verbandes erheblich zu vergrößern. Falls beim lymphologischen Kompressionsverband höhere Arbeitsdrücke notwendig werden, sollte man grundsätzlich mit Schaumstoffpolsterung arbeiten, da die synthetischen Wattebinden keine Rückstellkraft besitzen. Tragekomfort und Beweglichkeit bleiben trotz hoher Kompression immer erhalten.
6) Individuell zugeschnittene Schaumstoffteile mit unterschiedlicher Raumdichte, helfen lokale Wirkungen wieDruckerhöhung und Mikromassage zu steigern. Ringpolster entlasten die damit ausgesparten empfindlichen Stellen.
7) Aus schmalen Schaumstoffbahnen lässt sich einfach ein Granulat fertigen, dass eingefüllt in einen danach verklebten Schlauchverband lokale Fibrosierungen hervorragend lockert.
8) Benötigt man zur Lockerung stärkerer Fibrosierungen einen festeren Schaumstoff, fertigt man dieses Granulat aus einer Komprex® Platte Größe 4 Stärke 5 mm und fixiert diese feinen Würfel innerhalb eines von beiden aufgeklebten Fixierpflasters (z.B. Curafix® H).
9) Bei massivsten Fibrosklerosierungen innerhalb des Lymphödems können lokale Schaumstoffpolster (z.B. Komprex®) mit aufgeklebtem Noppen (z.B. mit Curafix® H) oder mit Komprex®-Teilen, in die konkav geschnittene Kanäle eingearbeitet sind, eine sehr wirkungsvolle, fibroselockernde unruhige Oberfläche bilden (Achtung: sämtliche rechtwinklige Kanten der Materialien müssen mit der Schere entschärft werden.
(Aufnahmen: O. Gültig, Aschaffenburg).

Therapiekonzepte 14

Abb. 14.2-4a)
Schematische Darstellung der Druckverhältnisse am Beispiel eines Mittelhandmodels. Hoher Druck im Bereich des kleinen Radius (R1) (große Pfeile) und geringer Druck im Restbereich (kleine Pfeile). Mit einer Polsterung lässt sich eine annähernd gleichmäßige Druckverteilung erreichen. Formel nach Laplace zur Berrechnung des Kompressiondruckes bei Verbänden oder medizinischen Kompressionsstrümpfen.
D = Druck Kompressionsverband oder -strumpf,
S = Elastizitat des Materials (Kompressionsverband oder -strumpf),
R = Radius des Objektabschnittes.

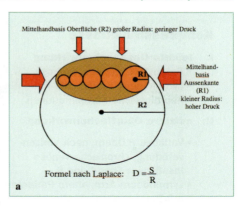

Abb. 14.2-4b)
Ausgleich der Radiusunterschiede durch Polster.

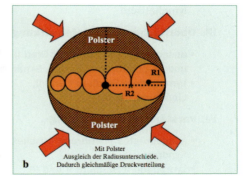

Das bedeutet, dass dieselbe Bandage unterschiedliche Drucke entwickeln kann, und zwar einen höheren Druck an der Handaußenseite (kleiner Radius) gegenüber dem Handrücken (großer Radius) (Abb. 14.2-4a). Diese Druckunterschiede können durch eine entsprechende Polsterung wie in Abbildung 14.2-4b dargestellt, weitgehend reduziert werden.

Darüber hinaus sind Polsterapplikationen in der Lage, bei Verwendung entsprechender Materialien einen lokalen Massageeffekt auf die darunter liegenden Gewebe auszuüben. Durch Verwendung von Schaumgummiteilen mit hoher Raumdichte können auch hartnäckige Bindegewebsproliferationen gelockert werden (2).

14 Therapiekonzepte

Kompressionsklasse	Fesseldruck
I: leichte Oberflächenwirkung	(18–21 mmHg)
• Prophylaxe, geringe Varikose • Lymphödem: Kinder, alte Patienten, neurologische Komplikationen	
II: mittlere Oberflächenwirkung	(25–32 mmHg)
• Varikose + Ödem, nach Varizen- verödung, chronische venöse Insuffizienz Grad I und II • Lymphödem Arm, ältere Patienten mit Beinlymphödem, Mischödeme (kardial, venös, orthopädisch, lymphatisch)	
III: Oberflächen- und Tiefenwirkung	(36–46 mmHg)
• ausgeprägte Varikose, CVI Grad II und III, postthrombotisches Syndrom • Lymphödem Stadium I und II, Lipödemsyndrom	
IV: verstärkte Tiefenwirkung	(über 59 mmHg)
• ausgeprägtes postthrombotisches Syndrom • Lymphödem Stadium II und III	

Tab. 14.2-2)
Relation Kompressionsklasse zur physikalischen Druckentwicklung in der Knö-chelregion. Die Anwendungsbeispiele für Lymphödempatienten beziehen sich auf die Verwendung der flachgestrickten Nahtware.

14.2.2 Medizinische Kompressionsstrümpfe

Für die Behandlung der Lymphödeme und der verschiedenen Kombi-nationsformen stehen vier genormte Kompressionsstrumpfklassen zur Verfügung (Tab. 14.2-2). Die Versorgung mit Kompressionsstrümpfen erfolgt bei primären und sekundären Lymphödemen nach den gleichen Gesichtspunkten und ist auch bei geringem Ödemvolumen (10 % gegenüber der gesunden Seite) erforderlich (3). Nach Abschluss der

Therapiekonzepte 14

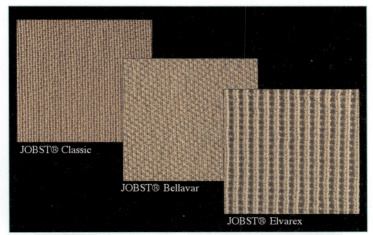

Abb. 14.2-5)
Unterschiedliches Strumpfmaterial mit fein- bis grobporigen Gewebestrukturen.

etwa vier bis sechs Wochen dauernden Entödematisierungsphase wird ein Kompressionsstrumpf angemessen.

Die richtige Versorgung der Lymphödeme mit Kompressionsstrümpfen ist unabdingbare Voraussetzung für eine wirksame Langzeittherapie. Die Auswahl von Kompressionsklasse, Strumpfmaterial (Abb. 14.2-5) und Strumpflänge, beziehungsweise von Kombinationsmöglichkeiten, erfordert sehr viel Erfahrung vom Bandagisten und verordnenden Arzt (3-6). Untersuchungen zur Alterung von Kompressionsstrümpfen mit Hilfe der Volumenverschluss-Plethysmographie haben ergeben, dass materialbedingte Unterschiede nachweisbar sind. Strümpfe mit Elasthan (synthetischer Gummi) hatten ihre therapeutische Wirkung nach einem halben Jahr verloren. Elastodien (Naturgummi) zeigt zwar eine Minderung der Qualität, war aber therapeutisch noch voll wirksam (7).

Eine Standardformel für das richtige Abmessen gibt es nicht. Individuelle Unterschiede wie Ödemschweregrad, Ödemlokalisation, Alter des Patienten und Vorliegen einer Zweiterkrankung müssen jedoch unbedingt berücksichtigt werden. Die exakte, individuelle Anmessung des Kompressionsstrumpfes ist eine wesentliche Voraussetzung zur Erzielung eines optimalen Tragekomforts. Nur bei uneingeschränkter

14 Therapiekonzepte

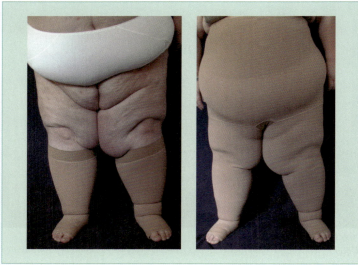

Abb. 14.2-6)
Versorgung eines Lipo-Lymphödems mit Kompressionskniestrümpfen und Kompressionsstrumpfhose.

Patientencompliance kann letztlich der gewünschte Therapieeffekt erreicht werden.

Beim **Stadium I** des Lymphödems kann die betroffene Extremität mit der Kompressionsklasse II versorgt werden. Empfehlenswert ist die Verwendung einer grobporigen Nahtware (Abb. 14.2-5).

Beim **Stadium II** findet beim Bein die Kompressionsklasse III und beim Arm die Kompressionsklasse II als grobporige Nahtware Anwendung.

Das **Stadium III** (lymphostatische Elephantiasis) mit groblappigen Gewebedeformitäten und gegebenenfalls mit massiven Hautveränderungen verlangt einen hohen Kompressionsdruck. Dies bedeutet Klasse IV oder sogar Doppelbestrumpfungen, um den erforderlichen Kompressionsdruck zu erreichen (Abb. 14.2-6). Wenn das Ödem stark distal betont ist, muss hier noch ein Kompressionskniestrumpf getragen werden, um den notwendigen Kompressionsdruck zu erlangen (Abb. 14.2-7 und 14.2-8). Hinzu kommt die Zehenkappe gegen das Zehenödem (Abb. 14.2-9).

Therapiekonzepte 14

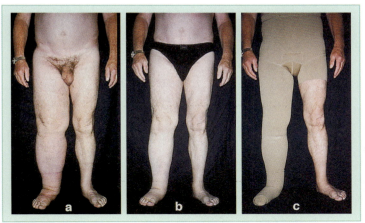

Abb. 14.2-7)
Sekundäres posttherapeutisches Lymphödem rechtes Bein bei einem 64-jährigen Patienten vor und nach vierwöchiger stationärer Kombinierter Physikalischer Entstauungstherapie (vor zehn Jahren Operation eines Peniskarzinoms mit Resektion der Leistenlymphknoten). Versorgung: Kompressionsstrumpf mit halber Hose und darüber Kompressions-Kniestrumpf, beides in Flachstrickware, Kompressionsklasse III.

Der zu verwendende Kompressionsdruck und die Art der Bestrumpfung hängen vom Schweregrad und der Lokalisation des Lymphödems sowie dem Alter des Patienten ab. Zweiterkrankungen, wie radiogene Schäden (Lähmungen oder Sensibilitätsstörungen) oder degenerative Gelenkerkrankungen, sollten bei der Verordnung mitberücksichtigt werden. Eine Doppelbestrumpfung bedeutet nicht die Verdoppelung des Kompressionsdruckes: Eine Kombination eines Kompressionsstrumpfes Klasse III und einer Kompressionsstrumpfhose Klasse III entwickelt also nicht die Druckwerte einer Klasse VI, sondern etwa IV–V.

Mit der dicken, flachgestrickten Nahtware lassen sich die massiven Lymphödeme optimal versorgen. Es gibt keine Scheuerstellen oder Abschnürungen. Eine hohe Luftdurchlässigkeit ist gewährleistet. Die Maße (Abb. 14.2-10 bis 14.2-12) können herstellungstechnisch genau eingehalten werden. Dünne, schöne, nahtlose rundgestrickte Qualitäten sind für eine Lymphödembehandlung nicht geeignet (5).

14 Therapiekonzepte

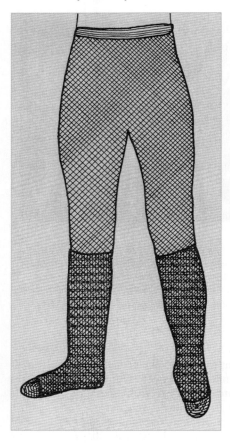

Abb. 14.2-8)
Kompressionsstrumpfhose
(Jobst® Bellavar®) und Kompressionskniestrümpfe
(Jobst® Elvarex®). Anwendung bei starken, distal
betonten Lymphödemen.
(Zeichnung: A. Vollmer,
Bandagistenmeisterin,
Freiburg).

Bei Thoraxwand- oder postoperativen Mammaödemen kann die Verwendung spezieller BHs oder Kompressionsmieder/-westen indiziert sein. Die so genannten Kompressions-BHs werden auch prophylaktisch eingesetzt.

14.2.3 Anwendungsbeispiele

1. Die Extremität muss immer im maximal entödematisierten Zustand abgemessen werden. Grundsätzlich sollte die Kompressionsstrumpfversorgung nach Maß und flachgestrickt erfolgen, da die Proportionen durch das Ödem individuell stark schwanken können.

Therapiekonzepte 14

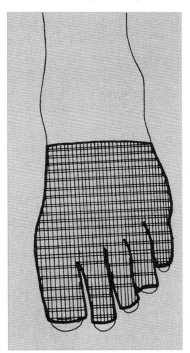

Abb. 14.2-9)
Kompressionsfußkappe mit Zehen
(Jobst® Elvarex®) zur Versorgung
von Zehenödemen.
(Zeichnung: A. Vollmer,
Bandagistenmeisterin, Freiburg).

2. Zehenödeme werden mit einer Kompressionsfußkappe mit Zehen versorgt, je nach Ödemschweregrad Klasse I oder II.

3. Bei sekundärem Bein- und Genitalödem nach Prostatakarzinom besteht die Versorgung aus einem Kompressionsstrumpf mit halber Hose Klasse II und darüber einem Strumpf mit Hüftbefestigung Klasse III. Der Beinring am strumpflosen Bein darf niemals abschnüren, da sonst ein artifizielles Ödem entstehen könnte. Hosenträger mit Schulterpolstern sind zu empfehlen. Sie verhindern ein Herunterrutschen und Aufrollen im Bauchbereich. Ein Strumpf mit Hüftbefestigung ist als alleinige Behandlung nicht ratsam. Er rutscht herunter, es bilden sich Falten in der Kniekehle und eine Reödematisierung ist die Folge.

14 Therapiekonzepte

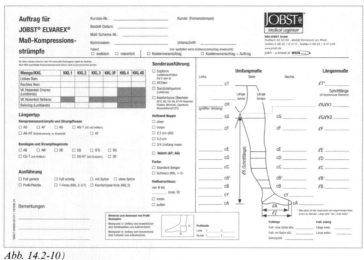

Abb. 14.2-10)
Maßkarte für Beinstrumpf.

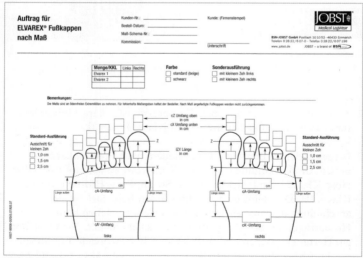

Abb. 14.2-11)
Maßkarte für die Zehenversorgung.

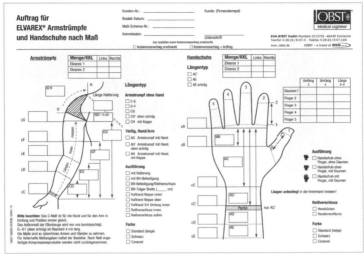

Abb. 14.2-12)
Maßkarte für Kompressionsarmstrumpf mit Hand.

4. Für Patienten mit einer Zweiterkrankung oder Behinderung, wie zum Beispiel einer Coxarthrose, ist das Anziehen eines Kompressionsstrumpfes sehr beschwerlich oder gar unmöglich. Das Anziehen von zwei Teilen ist wesentlich einfacher. So kann ein Kompressionshosenteil und darüber ein Kompressionsstrumpf, welcher am Hosenteil befestigt wird, kombiniert werden (4).

5. Beim älteren, monströsen Lipo-Lymphödem lässt sich eine Volumenminderung meist nicht mehr erreichen. Die Verordnung von Kompressionsstrumpfhosen ist trotzdem empfehlenswert (6). Scheuerstellen werden vermieden, dadurch können die Patienten besser gehen, und auf das periphere Lymphödem wird ein therapeutischer Effekt ausgeübt.
Bei einem jugendlichen Lipödem ist durchaus noch eine Volumenminderung zu erzielen, vorausgesetzt, die Kompressionsstrumpfhosen werden regelmäßig getragen. Vorbereitende Kompressionsverbände nach der Manuellen Lymphdrainage sind zu empfehlen, um die Schmerzhaftigkeit zu reduzieren. Ohne Vorbehandlung werden die notwendigen Kompressionsdrücke häufig nicht akzeptiert.

14 Therapiekonzepte

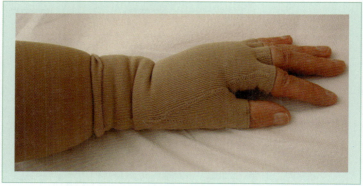

Abb. 14.2-13)
Strangulation im Handgelenksbereich mit distaler Stauung (Handrücken- und Fingerödem).

6. Für die Kompressionstherapie im Thoraxbereich stehen Kompressionsjacken mit und ohne Ärmel zur Verfügung. Auch hier ist eine Maßanfertigung erforderlich.

Es wurde auch versucht, das manuelle Abmessen durch den Einsatz der Lasertechnik zu ersetzen. Die apparative Methode ermöglicht ein berührungsloses Abmessen, beispielsweise des Beines, in wenigen Sekunden. Ein Transfer der automatisch gespeicherten Daten zu anderen Computern ist möglich. Die Messgenauigkeit der Lasersensoren wird mit 0,1 mm angegeben, die Umfangsmessung liegt insofern rechnerisch bei einer Genauigkeit von 0,3 mm (8).

Ob die von einer Hilfskraft bedienbare moderne Technik letztlich in der Lage ist, individuelle Besonderheiten der ödematösen Extremitäten zu erfassen und die jahrelange Erfahrung einer Bandagistenmeisterin zu ersetzen, bleibt zu bezweifeln. So ist die außerordentlich wichtige Beurteilung der Ödemkonsistenz, der Hautbeschaffenheit, der Schmerzhaftigkeit der zu komprimierenden Gewebe (Lipödem), der Beweglichkeit der Gelenke und damit letztendlich die Einschätzung der Compliance des Patienten bei der apparativen Messung nicht gegeben. Auch bleiben für die Beurteilung wichtige anamnestische Angaben bei diesem Vorgehen unberücksichtigt.

Therapiekonzepte 14

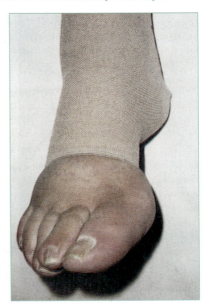

Abb. 14.2-14)
Ausgeprägtes Stauungsödem distaler Fußrücken und Zehen als Folge einer Kompressionsbestrumpfung mit zu kurzem Fußteil.

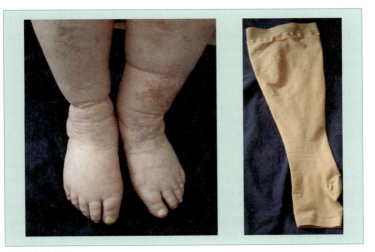

Abb. 14.2-15)
Ringförmige Einschnürungen (Strangulationseffekte) distaler Unterschenkel beiderseits durch fehlerhafte Versorgung mit medizinischen Kompressionsstrümpfen.

14 Therapiekonzepte

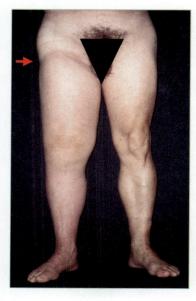

Abb. 14.2-16) Abflussbehinderung durch ringförmige Einschnürung des Kompressionbeinstrumpfes im Inguinalbereich.

Eine fehlerhafte Versorgung der Patienten mit Kompressionsstrümpfen kann die Gesamtbehandlung negativ beeinflussen, wie Beispiele zeigen (Abb. 14.2-13 bis 14.2-17). Die häufigsten Ursachen sind:

- falsche Abmessung,
- falsche Kompressionsklasse,
- falsche Strumpfqualität,
- falsche Versorgungsart.

Ein Ausbleiben des Therapieerfolges, eine Ödemzunahme oder Reödematisierung, Schmerzen oder Missempfindungen, nachweisbare Einschnürungen und Scheuerstellen sowie Hitzestau bei zu engem Maschenmaterial erfordern eine Überprüfung der Strumpfversorgung und Beseitigung vorhandener Fehler (5, 9). Leider gehören Fehlversorgungen (in Deutschland erfolgt die Versorgung vorwiegend durch den Sanitätsfachhandel und vereinzelt durch Apotheken) immer noch zur Tagesordnung. Das bedeutet letztlich negative Auswirkungen für den Betroffenen und die Kostenträger. Die von der Deutschen Gesellschaft

Therapiekonzepte 14

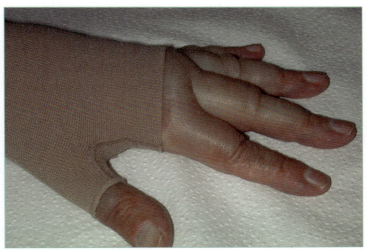

Abb. 14.2-17)
Fehlversorgung der Hand. Zu enges Handteil mit ausgeprägtem Fingerödem.
Außerdem livide Finger als Hinweis auf eine zusätzliche venöse Stauung. Korrekt
wäre ein Kompressionshandschuh.

für Lymphologie 2003 vorgelegten Vorschläge zur Vermeidung von Fehlbestrumpfungen (10) wurden bisher leider noch nicht umgesetzt.

Erwähnenswert sind in diesem Zusammenhang Untersuchungsergebnisse zum Andruckverhalten von Unterschenkel-Kompressionstrümpfen A-D der Kompressionsklasse II und III unterschiedlicher europäischer Hersteller. Flachgestrickte Kompressionsstrümpfe der Klasse II zeigten innerhalb des dreimonatigen Beobachtungszeitraums einen Abfall des mittleren Druckes (B-Maß: Knöchelbereich) von 29,3 auf 26,5 mmHg (Tab. 14.2-3). Ähnliche Werte fanden sich bei den rundgestrickten Strümpfen der gleichen Klasse. Bei der Kompressionsklasse III wurde ein Abfall von 47,5 auf 41,3 mmHg registriert.

Eine Hochrechnung dieser Werte ergab, dass der mittlere Druck bei Strümpfen der Klasse II nach vier bis fünf Monaten auf weniger als 25 mmHg abfällt (vorgeschriebener Mindestdruck 25,1 mmHg). Nach sechs Monaten hatten 66 % dieser Strümpfe nicht mehr den therapeutisch wirksamen Anpressdruck. Bei flachgestrickten Klasse-III-Strümpfen sind die Ergebnisse etwas günstiger. Nach einem sechsmonatigen regelmäßigen Gebrauch war ein wirksamer Druck noch in

14 Therapiekonzepte

	Kompressionsstrümpfe					
	Anpressdruck					
Messdatum	**1. Tag**		**1 Monat**		**3 Monate**	
	n	mmHg (ST)	n	mmHg (ST)	n	mmHg (ST)
K-Klasse II flachgestrickt	52	29,3 (±4,9)	42	27,6 (±5,2)	39	26,5 (±4,4)
K-Klasse II rundgestrickt	10	28,6 (±3,8)	10	27,8 (±3,3)	10	26,4 (±3,6)
K-Klasse III flachgestrickt	37	47,5 (±8,1)	35	44,2 (±7,1)	33	41,3 (±6,7)

Streubreite der Andruckwerte im Fesselbereich nach GZG-Norm:
K-Klasse II: 25,1-32,1 mmHg
K-Klasse III: 36,4-46,5 mmHg

Tab. 14.2-3)
Ergebnisse der Messung des Anpressdruckes von Kompressionsstrümpfen im Knöchelbereich vor und während einer Behandlung von lymphostatischen Ödemen (St = Standardabweichung).
(Nach Angaben von Veraart et al., 1997 (11))

45 % nachweisbar. Wichtig ist noch der Hinweis der Autoren, dass 21,4 % der untersuchten Kompressionsstrümpfe Klasse II bereits am ersten Tag der Benutzung nicht den erforderlichen Anpressdruck aufwiesen (11). Eine konsequente Qualitätssicherung in der Kompressionsstrumpfversorgung ist unbedingt anzustreben. Hierbei dürfte die optoelektronische Bestrumpfungskontrolle an Bedeutung gewinnen (12).

Die Ergebnisse lassen den Schluss zu, dass ein Kompressionsstrumpf der Klasse II bei regelmäßigem Gebrauch dreimal im Jahr erneuert werden muss, um einen adäquaten Andruck zu gewährleisten. Flachgestrickte Strümpfe der Klasse III müssen alle sechs Monate erneuert werden.

Bekanntlich stehen für die Behandlung phlebo- und lymphostatischer Ödeme und ihrer verschiedenen Kombinationsformen sowohl rund- als auch flachgestrickte Kompressionsstrümpfe zur Verfügung. Wie die tägliche Praxis zeigt, lassen sich Fehlbestrumpfungen (Venen-

Therapiekonzepte **14**

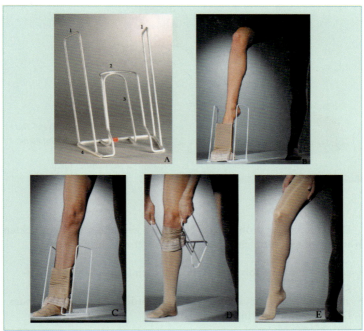

Abb. 14.2-18)
Anziehhilfe für medizinische Kompressionsstrümpfe „mediven® Butler"(A).
1 Haltegriffe, 2 Schaftbogen, 3 Einstiegbügel, 4 Standfuß. Der Kompressionsstrumpf wird zuerst auf den Zylinder geschoben (B). Dann steigt man mit dem Fuß in die Öffnung und rutscht nach unten. Nach korrektem Sitz am Fuß (C) wird der Kompressionsstrumpf durch Ziehen an den Griffen vollständig angelegt (D). (Aufnahmen: medi, Beyreuth).

strumpf statt Lymphödemstrumpf) aufgrund der fehlenden Unterscheidungsmerkmale bei den jetzigen Produkten nur schwer vermeiden. Fehlbestrumpfungen behindern den Therapieerfolg und sind mit unnötigen Folgekosten verbunden.

Deshalb ist für eine adäquate Kompressionsstrumpfversorgung von lymphostatischen Extremitätenödemen und Lipödemen ein nicht verwechselbares Produkt mit den Eigenschaften der flachgestrickten Nahtware erforderlich (13).

14 Therapiekonzepte

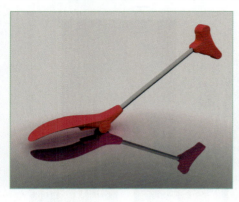

Abb. 14.2-19)
Ausziehhilfe mediven® Butler Off. Anwendung siehe Text.
(Aufnahme: medi, Beyreuth)

Die Vorteile der grobporigen Nahtware gegenüber rundgestrickten Kompressionsstrümpfen lassen sich wie folgt zusammenfassen:

- genaue (mm) Passform bei atypischen Beinformen (Maßanfertigung),
- gleichmäßigeres, den medizinischen Anforderungen entsprechendes Druckprofil mit geringerem Druckabfall,
- rutschfestes Material,
- atmungsaktiv,
- Vermeidung materialbedingter Druck und Scheuerstellen,
- Vermeidung materialbedingter Einschnürungen.

14.2.4 Zubehör

Zur Erleichterung beim An- und Ausziehen von medizinischen Kompressionsstrümpfen werden verschiedene Arten von An- und Ausziehhilfen angeboten. Es wird damit das Ziel verfolgt, auch älteren Patienten und solchen mit Einschränkungen der körperlichen Kraft und Beweglichkeit das Anlegen von Kompressionsstrümpfen ohne Hilfspersonen zu ermöglichen.

Es werden unterschiedliche Arten von Anziehhilfen angeboten. Die verschiedenen Modelle des medi Butlers, beispielsweise für Reisen und Kliniken, bieten Unterstützung für den individuellen Bedarf, sind einfach in der Handhabung und sowohl für Kompressionsstrümpfe als auch -strumpfhosen geeignet.

Wichtig ist ein fester Untergrund. Der Kompressionsstrumpf wird zunächst in den Einstiegbügel eingelegt (Abb. 14.2-18b). Die Ferse sollte über dem Bügelrand liegen. Dann muss man mit dem Fuß in den Strumpf schlüpfen und nach unten durchtreten. Nach Überprüfung des richtigen Sitzes im Fußbereich kann der restliche Strumpf durch Verwendung der Haltegriffe nach oben gezogen werden (Abb. 14.2-18b-d).

Andere Anbieter verwenden entweder geschmeidiges Nylongewebe oder hochfestes Tyvek®, um das Anziehen der Kompressionsstrümpfe mit und ohne Spitze zu erleichtern.

Die von einem Hersteller angebotene Ausziehhilfe hat die Form eines verlängerten Schuhlöffels (Abb.14.2-19). Das Löffelende, zwischen den oberen Rand des Strumpfes geschoben, ermöglicht mühelos das herunterschieben des Strumpfes bis zur Ferse. Hier erfolgt über eine Hebelwirkung das Ausziehen ohne Kraftaufwand und fremde Hilfe.

14.2.5 Literatur

1. Weissleder H. Kompressionstherapie beim Lymphödem – eine Bestandsaufnahme. Lymphforsch 1997; 1: 76-80.

2. Pritschow H, Schuchhardt C. Das Lymphödem und die Komplexe Physikalische Entstauungstherapie, 3. Aufl. Viavital Verlag, Köln 2010.

3. Herpertz U. Kompressionsbestrumpfungen bei Ödemen. Lymph-Forsch 1997; 1: 86-92.

4. Vollmer A. Kompressionsstrumpfbehandlung lymphostatischer und venöser Extremitätenödeme. vasomed 1995; 7: 209-216.

5. Vollmer A. Falsche Kompressionsbestrumpfung bei Lymphödemen. vasomed 1996; 8: 341-350.

6. Vollmer A. Spezialversorgung außergewöhnlicher Lymphödemformen mit Kompressionsstrümpfen, -strumpfhosen. vasomed 1997; 9: 366-377.

7. Wienert V. Über welchen Zeitraum sind medizinische Kompressionsstrümpfe wirksam? vasomed 1994; 6: 142-147.

8. Simons B, Wienert V. Berührungsloses Anmessen medizinischer Kompressionsstrümpfe mit Lasersensoren. Phlebol 1995; 24: 67-68.

9. Schneider W, Schuchhardt C, Vollmer A, Weissleder H. Fehlerhafte Kompressionsstrumpfversorgung, Folgen und Konsequenzen. Lymph-Forsch 2002; 6: 29-36.

10. Weissleder H. Aktuelle Information zur Lösung von Anmessproblemen bei der Kompressionsstrumpfversorgung von Lymphödemen. LymphForsch 2003; 7: 44-46.

11. Veraart JCJM, Daamen E, de Vet HCW et al. Elastic compression stockings: Durability of pressure in daily practice. VASA 1997; 26: 282-286.

12. Schneider W, Vollmer A. Qualitätssicherung in der Kompressionsstrumpfversorgung - verbesserte Ergebnisse durch optoelektronische Bestrumpfungskontrolle. LymphForsch 2000; 4: 101-106.

13. Weissleder H, Schuchhardt C. Der Lymphödem Kompressionsstrumpf - Ein Beitrag zur Qualitätssicherung in der Therapie lymphostatischer Extremitätenödeme. LymphForsch 1998; 2: 111-113.

14.3 Operative Maßnahmen

R. G. H. Baumeister

Für die chirurgische Therapie von Lymphödemen wurde eine große Anzahl operativer Maßnahmen beschrieben. Sie lassen sich in drei große Gruppen einteilen:
- Resektionsmethoden,
- ableitende Verfahren,
- rekonstruktive Verfahren.

14.3.1 Resektionsmethoden

Resektionsmethoden wurden und werden meist für exzessive Formen von Lymphödemen angewandt. Die radikalste Methode besteht dabei in einer vollständigen Exzision des Haut- und des Subkutangewebes einschließlich der Muskelfaszie. Der entstandene Defekt wird dann entweder mit der Haut des entnommenen Areals oder mit Spalthaut von anderer Stelle des Körpers gedeckt, wenn die Haut im Ödemgebiet zu sehr geschädigt ist.

Bei weniger ausgeprägten Ödemformen werden gestielte Lappenplastiken verwendet, wobei ein Großteil des Subkutangewebes mitsamt der Faszie reseziert und die gestielt belassenen Reste von Subkutangewebe mit Haut für die Deckung des resezierten Areals verwendet werden.

Schließlich werden für lokalisierte geringe Ödeme subkutane Resektionen des Ödemgewebes im entsprechenden Areal vorgeschlagen.

Eine Kombination von Resektion und Ableitung stellt die Methode von Thompson dar. Dabei wird parallel zur Extremitätenachse ein Lappen gebildet. Nach Resektion von überschüssigem Fettgewebe sowie der Faszie wird die deepithelialisierte Randzone in die Nähe der großen Gefäße gebracht. Dies geschieht unter der Vorstellung, über eröffnete Lymphspalten im deepithelialisierten Lappenrand eine Abflussmöglichkeit zu den tiefen Lymphbahnen zu erreichen.

Kritisch ist zu den Resektionsmethoden anzumerken, dass eine Verbesserung des Lymphabstromes, eventuell mit Ausnahme der Methode von Thompson, nicht erreicht werden kann.

Rezidive bei nur teilweiser Entfernung des Ödemgewebes, gegebenenfalls mit einer Verschlechterung aufgrund mitentfernter Lymphbahnen, sind möglich (1).

14 Therapiekonzepte

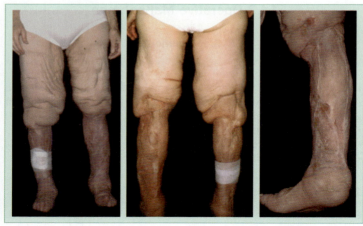

Abb. 14.3-1)
Zustand nach Charles-Operation bei einem primären Lymphödem. Die Resektionsoperationen wurden im 14. und 18. Lebensjahr des jetzt 65-jährigen Patienten durchgeführt.

Bei einer radikalen Entfernung der Haut, des Unterhautfettgewebes sowie der Faszie und Deckung der Defektzone mit Spalthauttransplantaten ist die nur dünne Hautbedeckung durch die mögliche Entwicklung von Ulzerationen und Narbenkontrakturen gefährdet (Abb. 14.3-1). Peripher der Resektions- und Deckungsareale sind erneute Ödembildungen gefürchtet.

14.3.2 Ableitende Verfahren

Ableitende Maßnahmen bestehen einmal im Einbringen von Gewebe aus dem Rumpf in die Extremität. Über sich bildende lympho-lymphatische Anastomosen auf kapillärer Ebene wird eine Verbesserung der Ableitung von Lymphe erwartet. Für diesen Zweck wurden zur Verlagerung Lappenplastiken, Omentum-majus- sowie Ileumsegmente verwendet.

Durch andere Methoden wird versucht, mit Hilfe einer teilweisen oder vollständigen Resektion der Faszie eine Ableitung von Lymphflüssigkeit aus dem epifaszialen in das tiefe System zu ermöglichen.

Schließlich wurde versucht, eine Ableitung von interstitieller Lymphflüssigkeit durch in das Subkutangewebe eingebrachte Fäden, Seide oder Kunststoff sowie von Schläuchen zu erreichen.

Therapiekonzepte 14

Postmastektomie-Lymphödem		
Schweregrad Lymphödem (nach Anderson)	Anzahl Patientinnen	Abnahme Ödemvolumen in % (1 Jahr postoperativ)
I	792	81,2 (± 2,7)
II	413	69,4 (± 1,6)
III	120	56,9 (± 3,4)
IV	75	31,3 (± 2,9)

Tab. 14.3-1)
Behandlungsergebnisse in Abhängigkeit zum Lymphödemstadium ein Jahr nach Anlage lymphovenöser Anastomosen.
(Nach Angaben von Mulkens et al., 1997 (6)).

Zu den ableitenden Verfahren wird auch die Anlage von lympho-nodulo-venösen oder lympho-venösen Anastomosen (2, 3) sowie lympho-venösen Implantaten gerechnet. Bei der letzteren Methode handelt es sich um die Implantation eines Lymphkollektors mit umgebendem Binde- und Fettgewebe in eine benachbarte Vene (4). Die Ergebnisse sind abhängig von der Lymphödemursache, der Dauer der Erkrankung sowie der Anzahl und der Art der angelegten Anastomosen (5).

Die Ergebnisse einer prospektiven Studie von insgesamt 1400 Patientinnen mit einem sekundären Lymphödem des Armes nach Mastektomie sind in Tab. 14.3-1 zusammengefasst (6). Vor Anlage der lympho-venösen Shunts wurde bei sämtlichen Patientinnen mindestens sechs Monate eine konservative Entstauungsbehandlung durchgeführt.

Wie die Ergebnisse zeigen, besteht eine deutliche Abhängigkeit zwischen der postoperativen Volumenabnahme und dem Schweregrad des Lymphödems. Bei zwei Patientinnen trat postoperativ ein Erysipel auf, das über einem längeren Zeitraum antibiotisch behandelt werden musste. Ein kompletter Verschluss der Anastomose wurde bei zehn Patientinnen registriert.

Aus den Ergebnissen schließen die Autoren, dass bei leichtgradigen Postmastektomie-Lymphödemen mit lymphszintigraphisch nachgewiesener kompletter Abflussbehinderung bei frühzeitiger lymphovenöser Rekonstruktion eine Ödemreduktion von 70 bis 80 % erreicht werden kann (6). Über Langzeitergebnisse liegen bisher keine verlässlichen Zahlen vor. Standardisierte lymphszintigraphische Nachuntersuchungen (zum Beispiel drei und fünf Jahre postoperativ) zur Funktionsbeurteilung des Lymphgefäßsystems wurden anscheinend nicht durchgeführt.

Bei Patienten mit sekundärem Lymphödem der unteren Extremitäten, die auf eine konsequente konservative Behandlung nicht reagiert haben, liegen bisher nur wenige Ergebnisse über die Effektivität der Behandlung mit lympho-venösen Anastomosen vor.

Von insgesamt elf Patienten konnte eine exzellente Umfangsreduktion (mehr als 5 cm) nur bei sechs Extremitäten, eine gute (2–5 cm) bei zwei Extremitäten und eine unbefriedigende (weniger als 2 cm) bei drei Extremitäten erzielt werden.

Interessant ist die Angabe, dass bei allen Patienten eine Verminderung der Erysipelhäufigkeit beobachtet wurde und zwar von 2,4 Infektionen pro Jahr/Patient auf 0,2 pro Jahr/Patient. Die Nachuntersuchungsperiode differierte zwischen 21 und 87 Monaten (7).

In einer anderen Studie wird über sieben Patienten berichtet, bei denen zur Vermeidung von postoperativen Lymphödemen der unteren Extremitäten primäre intrapelvine lympho-venöse Anastomosen angelegt wurden. Es handelte sich hierbei um eine prophylaktische Maßnahme nach chirurgischer Therapie von Patientinnen mit Uteruskrebs einschließlich einer intrapelvinen/paraaortalen Lymphknotendissektion. Außer einem milden Lymphödem in einem Bein wurden während des postoperativen Beobachtungszeitraumes von zehn bis 18 Monaten keine weiteren Lymphödeme beobachten (8).

Sämtlichen ableitenden Verfahren ist gemeinsam, dass versucht wird, eine Lymphableitung extraanatomisch zu erreichen (9), wobei Probleme hinsichtlich einer ausreichenden Anzahl von spontanen Anastomosierungen oder Probleme unterschiedlichen Druckverhaltens im venösen und im lymphatischen Bereich mit konsekutiver Thrombosierung an der Grenzzone zwischen Lymphe und Blut entstehen können. Schließlich ist das Einbringen von Kunststoffmaterialien im lymphödematösen Gebiet, auch wegen der zu befürchtenden Infektionsgefahr und der allzu mechanistischen Vorstellung, problematisch.

14.3.3 Lymphgefäßrekonstruktion – Lymphgefäßtransplantation

Die direkte Rekonstruktion eines lokal destruierten Lymphgefäßsystems hat die autogene Lymphgefäßtransplantation zum Ziel (10-12).

Hierbei werden unterbrochene Hauptlymphkollektoren durch Interponate patienteneigener Lymphkollektoren wiedervereinigt. Auf diese Weise können Probleme wie unterschiedliche Drücke im Venen- und im Lymphsystem, Thrombosierungen an der Anastomose bei Kontakt mit Blut sowie die unsichere Anzahl sich eventuell ausbildender kleinster lympho-lymphatischer Anastomosen umgangen werden.

Stellt sich nach einer ergebnislosen konservativen Therapie eines Lymphödems die Frage nach einem operativen Vorgehen, so sollte die Prüfung der Möglichkeit einer direkten mikrochirurgischen Rekonstruktion an erster Stelle stehen. Da es sich um eine direkte Rekonstruktionsmöglichkeit des Lymphgefäßsystems handelt, wird empfohlen, den Eingriff im Gegensatz zu palliativen Maßnahmen nicht zu lange hinauszuschieben. Eine Mindestwartefrist nach Entstehung des Ödems mit konservativer konsequenter Therapie erscheint angemessen. Sekundäre Fibrosierungen und Erysipelschübe erschweren nämlich eine Rückbildung der Gewebeveränderungen nach Rekonstruktion des Lymphabflusses.

14.3.3.1 Grundlagen

Experimentelle Untersuchungen hatten eine Durchgängigkeitsrate von über 90 % mikrochirurgisch in sogenannter zugfreier Anastomosierungstechnik gefertigter lympholymphatischer Anastomosen erbracht. Eine gleich hohe Durchgängigkeitsrate konnte bei autogenen Lymphgefäßtransplantationen erreicht werden. Schließlich konnte gezeigt werden, dass experimentelle Lymphödeme, die durch eine lokalisierte Lymphabflussblockade erzeugt wurden, sich durch eine Lymphgefäßtransplantation zurückbildeten. Auf der Basis gesicherter experimenteller Grundlagen wurde 1980 die Lymphgefäßtransplantation in die Klinik eingeführt.

14.3.3.2 Indikationen

Für eine Therapie durch Lymphgefäßtransplantation sind Lymphödeme aufgrund einer lokalisierten Abflussblockade geeignet. Es sind dies vor allem iatrogene Lymphödeme, wie Armlymphödeme nach Operation der weiblichen Brust mit Ausräumung der axillären Lymphknoten und eventuell zusätzlicher Strahlentherapie. Auch einseitige Lymphödeme der unteren Extremität, etwa nach Exstirpation von Leistenlymphknoten, Ausräumung von Beckenlymphknoten oder nach Durchtrennung der Lymphkollektoren an Engstellen des Lymphgefäß-

14 Therapiekonzepte

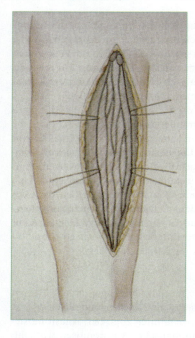

Abb. 14.3-2)
Entnahme eines Spender-Lymphkollektors aus dem ventromedialen Bündel am Oberschenkel.

systems (beispielsweise an der Innenseite des Knies) stellen Indikationen für die Lymphgefäßtransplantation dar.

Lymphödeme infolge schwerer Traumatisierungen im Bereich von Engstellen des Lymphgefäßsystems sind für diese Therapie ebenfalls geeignet.

Von den primären Lymphödemen sind nur diejenigen Formen einer Therapie durch Lymphgefäßtransplantation zugänglich, die auf einer lokalisierten Atresie, wie etwa einer einseitigen Atresie der Becken- und Leistenlymphbahnen, beruhen.

14.3.3.3 Vorbereitende Maßnahmen

Vor einer Lymphgefäßtransplantation muss bei einer Tumoranamnese die Rezidivfreiheit gesichert werden, da bei fortschreitendem Tumorbefall eine rasche weitere Reduktion der lymphatischen Transportkapazität befürchtet werden muss.

Mit Hilfe einer Lymphsequenzszintigraphie sollte am Spenderbein ein normaler Lymphabstrom gesichert sein, da auch trotz klinischer

Therapiekonzepte 14

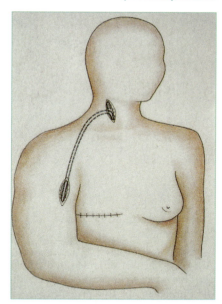

Abb. 14.3-3)
Interposition der Lymphgefäßtransplantate zwischen aufsteigenden Lymphgefäßen am Arm und Lymphkollektoren am Hals bei einem Postmastektomie-Lymphödem.

Ödemfreiheit okkulte Lymphabfluss-Störungen vorliegen können. Durch diese Sicherheitsmaßnahmen konnte die an sich nur geringe Möglichkeit einer Ödematisierung am Spenderbein ausgeschlossen werden.

Vor einer operativen Therapie sollte eine konservative Behandlung unter Einschluss von entstauenden Bewegungsübungen, Manueller Lymphdrainage sowie Kompressionsstrumpf-Applikation von wenigstens einem halben Jahr vorausgegangen sein, um die Möglichkeit einer Ödemfreiheit durch nicht invasive Methoden auszuloten.

Präoperativ ist zudem die Narkosefähigkeit festzustellen. Da es sich um einen Eingriff im Subkutangewebe handelt, ist trotz einer längeren Operationsdauer die Belastung durch den Eingriff als gering anzusehen, vergleichbar etwa mit Eingriffen am oberflächlichen Venensystem.

14.3.3.4 Operationstechnik

Am Spenderbein werden nach peripherer Gabe von Patentblau zwei bis drei Lymphkollektoren vom ventromedialen Bündel entnommen.

14 Therapiekonzepte

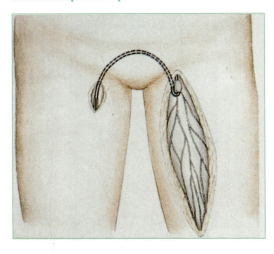

Abb. 14.3-4)
Transposition der Lymphgefäßtransplantate über die Symphyse und Anastomosierung mit den aufsteigenden Lymphkollektoren am ödematisierten Bein.

Am Oberschenkel verlaufen in diesem Bündel acht bis 20 Lymphkollektoren nebeneinander. Bei der Entnahme wird darauf geachtet, nicht die Engstellen des Lymphgefäßsystems (Knie- und Leistenregion) zu tangieren. Durch die Vernetzung der Lymphbahnen untereinander bleibt die Entnahme daher funktionell unbedeutend (Abb. 14.3-2).

Bei einem Armödem werden unter Verwendung eines Operationsmikroskops Lymphkollektoren am Oberarm aufgesucht. Sie verlaufen in der Region des Sulcus bicipitalis. Falls in der epifaszialen Ebene nicht ausreichend Lymphbahnen zu finden sind, werden die Faszie eröffnet und tiefe Lymphbahnen in der Umgebung der Vena brachialis aufgesucht.

Für den zentralen Anschluss an Halslymphgefäße werden Lymphkollektoren, die vom Kopf in Richtung auf den Venenwinkel ziehen, in der Region seitlich der Vena jugularis interna präpariert.

Schließlich werden die Transplantate vom Oberschenkel entnommen und zwischen den Inzisionen am Oberarm und Hals in das Subkutangewebe eingezogen. Mit Hilfe feinsten resorbierbaren Nahtmaterials werden mit höchster Mikroskopvergrößerung jeweils lympho-lymphatische End-zu-End-Anastomosen an Oberarm und Hals gefertigt. Auf diese Weise ist eine direkte Rekonstruktion des unterbrochenen Lymphabstromes innerhalb des Lymphgefäßsystems erreicht (Abb. 14.3-3).

Im Falle eines einseitigen Beinlymphödems bleiben die Lymphgefäßtransplantate an den Leistenlymphknoten des ödemfreien Beines

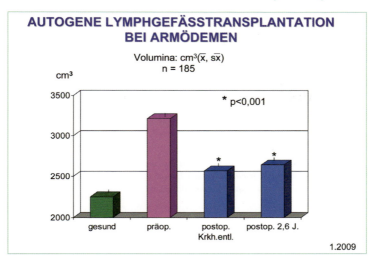

Tab. 14.3-2)
Mittelwerte der Armvolumina vor und nach Lymphgefäßtransplantation im Vergleich zum gesunden Arm.

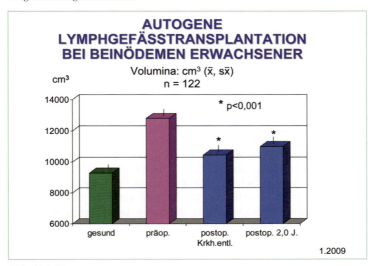

Tab. 14.3-3)
Mittelwerte der Beinvolumina vor und nach Lymphgefäßtransplantation bei einseitigem Beinödem im Vergleich zum gesunden Bein.

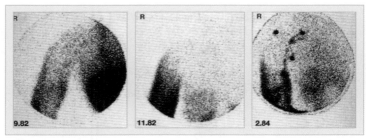

Abb. 14.3-5)
Lymphszintigraphischer Verlauf bei einem Postmastektomie-Lymphödem vor, unmittelbar nach und über ein Jahr nach Lymphgefäßtransplantation mit Darstellung der Transplantate und Füllung zentraler Lymphknoten.

gestielt. Sie werden im Subkutangewebe oberhalb der Symphyse zur betroffenen Seite gezogen und dort mit aufsteigenden Lymphbahnen am Ödembein mikrochirurgisch anastomosiert. Die Lymphe fließt dann durch die Transplantate über die gesunde Leiste und Beckenstrombahn ab (Abb. 14.3-4).

14.3.3.5 Behandlungsergebnisse

Im Folgenden wird über 327 Patienten berichtet, die seit Juli 1980, der ersten Lymphgefäßtransplantation am Menschen, mit dieser Methode behandelt wurden. 185 Patienten litten an einem Armödem, einseitige Ödeme der unteren Extremität waren bei 122 Patienten vorhanden. Zehn Patienten litten an einem Penis- und Skrotumödem.

Bei 185 Patienten mit Armlymphödemen fand sich auf der gesunden Seite ein mittleres Volumen von 2251 ml. Das präoperative Volumen der ödematösen Seite betrug 3214 ml. Am Ende des Krankenhausaufenthaltes nach etwa zehn bis 14 Tagen hatte sich das Volumen im Mittel auf 2570 ml reduziert. Nach einer mittleren Nachbeobachtungszeit von mehr als zweieinhalb Jahren lag das mittlere Volumen bei 2664 ml. Die Reduktion war statistisch signifikant mit einem Wert $p<0,001$ (Tab. 14.3-2). Die Volumenuntersuchungen bei 122 Patienten mit einseitigen Beinödemen ergab ein mittleres Beinvolumen der gesunden Seite von 9302 ml. Präoperativ lag das Volumen der erkrankten Extremität bei 12.804 ml. Am Ende des Krankenhausaufenthaltes hatte sich das Volumen auf 10.453 ml vermindert. Nach einer mittle-

Therapiekonzepte 14

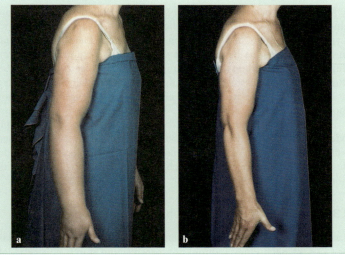

Abb. 14.3-6)
Postmastektomie-Lymphödem bei einer 51-jährigen Patientin vor (a) und neun Monate nach Lymphgefäßtransplantation (b).

ren Nachbeobachtungszeit von zwei Jahren lag es bei 10.988 ml. Die Reduktionen waren statistisch signifikant mit einem Wert von p<0.001 (Tab. 14.3-3).

Neben der klinischen Kontrolle konnten auch nuklearmedizinische Messungen, sowie Darstellungen des Lymphabtransportes die Wirksamkeit der Lymphgefäßtransplantation belegen. Lymphsequenzszintigraphien zeigten neben einem über die Jahre hinweg zunehmend besser werdenden Abstrom auch die Durchgängigkeit der Transplantate. Diese ließen sich als Aktivitätsstraßen darstellen (Abb. 14.3-5). Mit dieser Methode konnte auch der Nachweis einer signifikanten Verbesserung der Funktion des Lymphabflusses erbracht werden. Bei den Patienten, bei denen sich die Transplantate nuklearmedizinisch darstellen ließen, konnte im Mittel eine Normalisierung des Lymphabtransportes gezeigt werden.

Mit Hilfe der indirekten Lymphographie mit wässrigem Kontrastmittel konnte zusätzlich der direkte Nachweis der Durchgängigkeit des Lymphgefäßtransplantats auch mehr als acht Jahre nach der Transplantation erbracht werden.

Mit der mikrochirurgischen Lymphgefäßtransplantation steht heute eine direkte Rekonstruktionsmöglichkeit eines lokal unterbrochenen Lymphgefäßsystems zur Verfügung, wie es in der Gefäßchirurgie und in der Herzchirurgie bewährte Praxis ist. Die Wirksamkeit ist sowohl durch klinische Verlaufsbeobachtungen (Abb. 14.3-6a und b) wie auch durch objektive Messungen unabhängiger Untersucher belegt. Es zeigte sich, dass auch die Rückkehr zu einem normalen Lymphabtransport möglich ist.

Da mit der zunehmenden Zeitdauer des Bestehens eines Lymphödems auch die sekundären Veränderungen im Gewebe zunehmen, sollte nach einer konsequenten konservativen Therapiephase von mindestens sechs Monaten die Möglichkeit einer Lymphbahnrekonstruktion geprüft werden.

13.3.4 Autologe Lymphknotentransplantation

Tierexperimentelle Untersuchungen an Schafen haben gezeigt, dass der Defekt nach einer Lymphknotenentfernung durch neu gebildete Lymphgefäße und lympho-lymphatische Anastomosen überbrückt wird. Die präoperativen Lymphdrainagewerte werden allerdings nicht vollständig erreicht. Es bleibt eine Minderung der Transportkapazität von etwa 20 % bestehen (13).

Durch autologe Lymphknotentransplantation kann der Kompensationsprozess beschleunigt und die Drainagekapazität gegenüber der spontanen Kollateralisation verbessert werden. Voraussetzung ist jedoch, dass eine vaskuläre Anbindung (Blutgefäße) der transplantierten Lymphknoten erfolgt. Bei der avaskulären Technik wird ein Teil der Lymphknoten resorbiert. Eine Kollateralisierung findet trotzdem statt. Die Endergebnisse sind allerdings schlechter als bei dem vaskulären Verfahren (14).

Die Lymphknotentransplantation hat sich bisher als therapeutische Methode bei Patienten trotz akzeptabler Ergebnisse anscheinend nicht durchsetzen können. *Becker et al.* (2006) (15) transplantierten beispielsweise mikrochirurgisch femorale Lymphknoten in die Achselhöhle von Patientinnen (n = 24), bei denen seit mehr als fünf Jahren ein auf konservative Maßnahmen resistentes Postmastektomie-Lymphödem bestand.

Bei zehn von 24 Frauen kam es zu einer vollständigen Rückbildung und bei weiteren zwölf zu einer Ödemreduzierung. Ein unveränderter Befund gegenüber der Ausgangslage wurde bei zwei Patientinnen beobachtet. Lymphszintigrapisch konnte allerdings nur in 31 % der

Behandelten eine Radioaktivitätanreicherung in den transplantierten Lymphknoten nachgewiesen werden. Eine Fortsetzung der physikalischen Entstauungstherapie war bei 15 Patientinnen nicht mehr notwendig (15).

Lin et al. (2009) berichten über 13 Patientinnen, bei denen wegen konservativ nicht beeinflussbarer, sekundärer, posttherapeutischer Lymphödeme der Arme vaskularisierte Leistenlymphknoten mit benachbartem Fettgewebe und Hautanteil in den dorsalen Handrücken des ödematösen Armes transplantiert wurden (16). Die Nachbeobachtungszeit betrug durchschnittlich 56,31 ± 27,12 Monate, und die Volumenabnahme wurde mit durchschnittlich 50,55 ± 19,26 % angegeben. Lymphszintigraphisch fand sich eine deutliche Zunahme der Lymphdrainage. Bei insgesamt elf der behandelten Frauen kam es zu einer Reduktion der Erysipelhäufigkeit. Trotz der positiven Ergebnisse darf ein kosmetisches Problem nicht unerwähnt bleiben. Die anfänglich etwa eigrosse Schwellung am Handrücken durch das Transplantat ist gewöhnungsbedürftig, obwohl sie sich im Laufe der Zeit zurückbildet.

14.3.5 Literatur

1. Miller TA, Wyatt LE, Rudkin GH. Staged Skin and Subcutaneous Exzision for Lymphedema: A Favorable Report of Long-Term Results. Plast Reconstr Surg 1998; 102: 1486-1498.

2. Olszewski WL. Surgical lympho-venous anastomoses for treatment of lymphedema. Europ J Lymph 1991; 2: 79-91.

3. Koshima I, Nanba Y, Tsutsui T et al. Minimal invasive lymphatico-venular anastomosis under local anesthesia for leg lymphedema: is it effective for stage III and IV? Ann Plast Surg 2004; 53: 261-266.

4. Yamamoto Y, Horiuchi K, Sasaki S et al. Follow-up study of upper limb lymphedema patients treated by microsurgical lymphaticovenous implantation (MLVI) combined with compression therapy. Microsurgery 2003; 23: 21-26.

5. Huang GK. Ergebnisse mikrochirurgischer lymphovenöser Anastomosen bei Lymphödemen – Bericht über 110 Fälle. Langenbecks Archiv für Chirurgie 1989; 374: 194-199.

6. Mulkens PJM, Vernaus H, Nieuborg L. Anlage einer kollateralen Zirkulation bei Postmastektomie-Lymphödemen. In: Rabe E (Hrsg.).

39. Jahrestagung Deutsche Gesellschaft für Phlebologie. vasomed, Bonn 1997; 23-23.

7. Matsubara S, Sakuda H, Nakaema M et al. Long-term results of microscopic lymphatic vessel-isolated vein anastomosis for secondary lymphedema of the lower extremities. Surg Today 2006; 36: 859-864.

8. Takeishi M, Kojima M, Mori K et al. Primary intrapelvic lymphaticovenular anastomosis following lymph node dissection. Ann Plast Surg 2006; 57: 300-304.

9. Campisi C, Eretta C, Pertile D et al. Microsurgery for treatment of peripheral lymphedema: Long-term outcome and future perspectives. Microsurgery 2007; 27: 333-338.

10. Baumeister RGH, Seifert J, Wiebecke B et al. Experimental basis and first application of clinical lymphvessel transplantation of secondary lymphedema. World J.Surg. 1981; 5: 401-407.

11. Baumeister RGH. Mikrochirurgie des Lymphgefäßsystems. Chirurg 1983; 54: 374-378.

12. Baumeister RG, Frick A. The microsurgical lymph vessel transplantation. Handchir Mikrochir Plast Chir 2003; 35: 202-209.

13. Tobbia D, Semple J, Baker A et al. Lymphedema Development and Lymphatic Function following Lymph Node Excision in Sheep. J Vasc Res 2009; 46: 426-434.

14. Tobbia D, Semple J, Baker A et al. Experimental assessment of autologous lymph node transplantation as treatment of postsurgical lymphedema. Plast Reconstr Surg 2009; 124: 777-786.

15. Becker C, Assouad J, Riquet M et al. Postmastectomy lymphedema: long-term results following microsurgical lymph node transplantation. Ann Surg 2006; 243: 313-315.

16. Lin CH, Ali R, Chen SC et al. Vascularized groin lymph node transfer using the wrist as a recipient site for management of postmastectomy upper extremity lymphedema. Plast Reconstr Surg 2009; 123: 1265-1275.

14.4 Liposuktion

W. Schmeller

Die Fettabsaugung wird in den letzten Jahren vermehrt und mit großem Erfolg im Bereich der Lymphologie eingesetzt. Das Verfahren wurde Mitte der 1970er-Jahre von den Brüdern *Fischer* in Rom initiiert und Anfang der 1980er-Jahre von *Illouz* in Paris weiterentwickelt. Zu Beginn des 21. Jahrhunderts ist die Liposuktion weltweit die am häufigsten durchgeführte kosmetische Operation geworden. Es wird vermutet, dass jährlich in den USA etwa 500.000 und in Deutschland über 200.000 Fettabsaugungen durchgeführt werden. Von großer Bedeutung ist die zunehmende Anwendung bei medizinischen Indikationen.

14.4.1 Indikationen

Ziel der Liposuktion ist die Reduzierung umschriebener Fettgewebsvermehrungen zur Herstellung harmonischer Körperproportionen.

Während bei Durchführung einer Diät die Zahl der Adipozyten gleich bleibt und nur der Inhalt der einzelnen Zellen reduziert wird, erfolgt bei der Absaugung eine dauerhafte Entfernung umschriebener Adipozytenkonzentrationen. Da trotz Entfernung der Fettgewebsvolumina – interessanterweise – meist kein Gewichtsverlust eintritt, ist das Verfahren nicht geeignet zur Behandlung des Übergewichts oder der generalisierten Fettleibigkeit; in diesen Fällen kann allerdings durch die erzielte Formverbesserung die Motivation der Betroffenen für eine Lebensumstellung mit Änderung der Ess- und Freizeitgewohnheiten (bessere Beweglichkeit) deutlich gestärkt werden.

Im letzten Jahrzehnt wird die Fettabsaugung zunehmend bei Erkrankungen angewandt. Dazu zählen große Lipome („giant lipoma"), die symmetrische benigne Lipomatose (Launois-Bensaude-Syndrom), der sogenannte „Büffelnacken" beim Cushing-Syndrom, die Lipomatosis dolorosa (Morbus Dercum) und die Gynäko- beziehungsweise Lipomastie. Neuerdings wird das Verfahren auch zur Volumenreduktion bei primären und sekundären Lymphödemen eingesetzt.

Von größter praktischer Bedeutung ist jedoch die Behandlung des Lipödems. Durch die Fettabsaugung – in Kombination mit den klassischen konservativen Maßnahmen – hat die Therapie dieses Krankheitsbildes enorme Forschritte erzielt (1, 2). Im Jahre 2004 wurde die Liposuktion in die aktuellen Leitlinien zur Behandlung des Lipödems aufgenommen und in der aktuellen Fassung (2009) noch stärker betont (3). Die besten Ergebnisse sind im Stadium I und II zu erzielen. Bei sehr ausgeprägten Befunden, das heißt im Stadium III, kann auch eine Befundbesserung erfolgen; die dabei insgesamt zu entfernenden Volumenmengen müssen dabei jedoch deutlich größer sein und die Retraktion des umliegenden Hautmantels ist oft schlechter. Ferner bestehen meist aufgrund des höheren Alters und der häufig zusätzlich vorhandenen Adipositas weitere Begleiterkrankungen, wie zum Beispiel Hypertonus, Diabetes mellitus oder Herzinsuffizienz, die einen operativen Eingriff erschweren. Ziel sollte daher eine möglichst frühzeitige Behandlung sein (4).

14.4.2 Operationstechnische Aspekte

Der weltweite Siegeszug der Liposuktion ist im Wesentlichen durch drei Entwicklungen zu erklären. Es handelt sich dabei um die Tumeszenz-Lokalanästhesie (TLA), die Einführung stumpfer Mikrosonden und die Verwendung vibrierender Absaugkanülen (Vibrationsliposuktion). Diese haben das Verfahren für den Patienten deutlich risikoärmer, für das Gewebe wesentlich schonender und für den Arzt in Bezug auf die Vorhersehbarkeit der Ergebnisse viel sicherer gemacht.

14.4.2.1 Tumeszenz-Lokalanästhesie

Die Tumeszenz-Lokalanästhesie (TLA) ist eine Regionalanästhesie, bei der die Subkutis mit großen Volumina eines verdünnten Betäubungsmittels infiltriert wird. Dabei kommt es zum Anschwellen des Gewebes (lat.: tumescere). Das Verfahren wurde erstmals 1987 von dem amerikanischen Dermatologen und Pharmakologen *Klein* beschrieben und später – überwiegend von operativ tätigen Dermatologen – variiert und verfeinert (5, 6). Das in Kalifornien entwickelte Gemisch bestand ursprünglich aus physiologischer Kochsalzlösung und dem Lokalanästhetikum Lidocain. In Deutschland wurde bevorzugt Prilocain eingesetzt, welches eine geringere Kardiotoxizität aufweist. Seit kurzem hat sich eine Kombination aus Lidocain und Prilocain als günstig erwiesen (7). Die Konzentration von ursprünglich 0,1 % wurde inzwischen auf 0,04 % reduziert (Tab. 14.4-1). Die Tumeszenz-Lokalanästhesie-Lösung enthält ferner Adrenalin (reduziert die

Therapiekonzepte 14

Prilocain 2 %	10,00 ml
Lidocain 2 %	10,00 ml
Adrenalin 1 : 100.000	0,66 ml
Natriumbikarbonat 8,4 %	6,00 ml
Triamcinolon 40 mg	0,33 ml
NaCl 0,9 %	1000,00 ml
	1026,99 ml

Tab. 14.4-1)
Zusammensetzung einer 0,04%igen Lösung für die Tumeszenz-Lokalanästhesie.

Durchblutung und die systemische Resorption der Lokalanästhetika, vermindert Hämatome), Natriumbicarbonat (puffert die H^+-Ionen, verhindert das „Brennen" bei der Infiltration und beschleunigt den Wirkungseintritt des Anästhetikums) und Triamcinolon (wirkt antiin-flammatorisch, kreislaufstimulierend und leicht euphorisierend).

Die abzusaugenden Regionen werden präoperativ mit einem wasser-beständigen Filzstift markiert (Abb. 14.4-1). Anschließend wird das Lösungsgemisch mittels einer Rollpumpe – beispielsweise über ein Stenger'sches Verteilungssystem – in die Subkutis infiltriert (Abb. 14.4-2a), bis ein praller Gewebezustand erreicht ist („super wet technique"). Je nach Größe, Gewebedehnbarkeit und Zahl der Körperregionen wer-den dafür meist zwischen zwei und acht Liter benötigt. Da nach der Absaugung noch Restflüssigkeit im Gewebe verbleibt, ist eine bis zu 18 Stunden anhaltende Schmerzfreiheit gewährleistet, was den postopera-tiven Verlauf relativ angenehm gestaltet. Anschließend geben die Patienten häufig muskelkaterähnliche Beschwerden an, die meist kei-ner weiteren Schmerzmittel bedürfen.

Neben einer wohl direkten antithrombotischen Wirkung der Tumes-zenz-Lokalanästhesie sorgt die Mobilisierung beim Eingriff (Ände-rung der Lagerung auf dem OP-Tisch für eine jeweils optimale Absaugposition) als auch unmittelbar nach der Operation (Aufstehen zur Kontrolle des Ergebnisses, Umhergehen postoperativ) für eine deutliche Herabsetzung des Thromboserisikos (8).

Insgesamt hat die Tumeszenz-Lokalanästhesie die Fettabsaugung einfacher, sicherer und auch preisgünstiger gemacht. Durch den Ver-

14 Therapiekonzepte

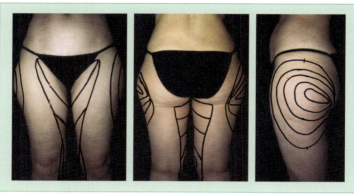

Abb. 14.4-1)
Markierte Areale präoperativ.

zicht auf eine Allgemeinnarkose, die fehlende Sedierung, den geringen Blutverlust sowie die schnelle Mobilisierung postoperativ kann die Liposuktion – zumindest bei kleinen Absaugmengen – auch ambulant in einer Praxis durchgeführt werden („office procedure"). Der Umgang mit der TLA ist allerdings für den Anfänger etwas gewöhnungsbedürftig. Da das Gewebe am Ende der Infiltration aufgrund der großen Flüssigkeitsmengen prall-elastisch ist, sind die Konturen verstrichen; somit muss sich der Operateur exakt nach den Markierungen richten. Auch ist die Beurteilung des Ergebnisses durch die verbliebene Flüssigkeitsansammlung erschwert. Bei ausreichender Erfahrung überwiegen die Vorteile dieses Verfahrens (Tab. 14.4-2) aber bei weitem die Nachteile (Tab. 14.4-3).

14.4.2.2 Mikrosonden

Durch den Verdünnungs- und „Weichmachereffekt" der Tumeszenz-Lokalanästhesie-Lösung können sehr dünne und vorne stumpfe Sonden mit kleinen, seitlich angebrachten Öffnungen eingesetzt werden. Die inzwischen überwiegend angewandten 3 bzw. 4 mm dicken Absaugkanülen (Abb. 14.4-2b) ermöglichen ein weitgehend atraumatisches Vorgehen, bei dem das subkutane Stützgerüst des Bindegewebes erhalten wird. Dadurch ist eine gleichmäßige Fettentfernung mit einem kosmetisch ansprechenden Ergebnis ohne Einziehungen oder Dellen möglich.

Therapiekonzepte 14

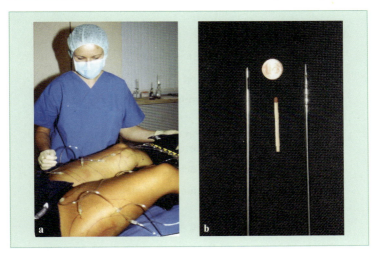

Abb. 14.4-2)
a) Infiltration der Tumeszenz-Lösung an den Oberschenkeln außen und innen.
b) Stumpfe Mikrosonden im Größenvergleich.

14.4.2.3 Vibrationsliposuktion

In den letzten Jahren wurden Absaugkanülen entwickelt, die durch ein Handstück in Vibration versetzt werden (Abb. 14.4-3). Durch ihre unterschiedliche Schwingungscharakteristik (4000/min) gegenüber dem trägeren Fettgewebe gleitet bei der Vibrationsliposuktion („power assisted liposuction", PAL) die vibrierende Absaugsonde an den Bindegewebsstrukturen vorbei, ohne dass diese in die Kanüle eingesogen werden. Damit werden die Scherkräfte deutlich verringert, und das durch die Tumeszenz-Lokalanästhesie-Lösung homogenisierte Fett gelangt besser in die Kanülen (9). Die höheren Absaugmengen pro Zeiteinheit bedingen eine Verkürzung der OP-Zeiten und eine Verringerung intra- und postoperativer Schmerzen; zusätzlich sind auch die Heilungszeiten kürzer. Für den Operateur ergibt sich – insbesondere bei bestehender Fibrose im Subkutanbereich sowie an Problemstellen wie zum Beispiel an bindegewebsreichen Arealen sportlicher Patienten – eine geringere Armbelastung (10, 11); dies ist von Bedeutung, wenn man bedenkt, dass bei großflächigen Lipödemen meist Absaugzeiten zwischen ein und zwei Stunden notwendig sind.

14 Therapiekonzepte

Vorteile

komplette Anästhesie größerer Areale

relativ einfache Handhabung

kaum Blutungen intraoperativ, geringere Hämatome postoperativ

bessere Hämatomresorption durch Verdünnungseffekt der Tumeszenz-Lokalanästhesie

nur geringe postoperative Schmerzen

sicherer im Vergleich zu anderen Lokalanästhesien und zur Intubationsnarkose

antibakterielle Wirkung des Anästhetikums

Keimverminderung im Operationsbereich durch Auswascheffekt (Abfließen der verbliebenen Lösung postoperativ)

antithrombotische Wirkung der TLA-Lösung

Ausgleich intraoperativer Flüssigkeitsverluste, daher keine Infusionen nötig

durch Verdünnung bzw. Verflüssigung des Fettes Absaugung durch Mikrosonden möglich

Patient kann sich selbst in optimale Lagerungsposition bringen

unmittelbar postoperativ Kontrolle im Stehen mit nochmaliger „Feinkorrektur" möglich

insgesamt sehr geringe Komplikationsrate

Tab. 14.4-2)
Vorteile der Tumeszenz-Lokalanästhesie.

14.4.2.4 Weitere Entwicklungen

Nachdem sich die Erwartungen in die 1987 von *Scuderi* erstmals beschriebene Ultraschalltechnik nicht erfüllt haben und dieses Vorgehen zu teilweise ernsthaften Komplikationen wie Hautnekrosen und Nervenschmerzen führte (12), hat man diese Methode inzwischen wie-

Therapiekonzepte 14

Nachteile

relativ hoher Zeitaufwand für die Infiltration und bis zur Betäubung

„nasses" OP-Feld

erschwerte Beurteilbarkeit bezüglich ausreichender Absaugmenge durch Verwischung der Konturen

nicht für alle Patienten geeignet („Ich will nichts sehen und hören.")

wacher Patient, daher Patientenführung und unter Umständen Sedierung nötig

geringe Gefahr der intravasalen Applikation von TLA-Lösung

Tab. 14.4-3)
Nachteile der Tumeszenz-Lokalanästhesie.

der weitgehend verlassen. Auch das so genannte Lipopulsing (Auflösung der Fettzellen mittels hochfrequenter elektromagnetischer Wellen vor der Absaugung) hat sich nicht allgemein durchsetzen können. Lediglich die Wasserstrahl assistierte Liposuktion (WAL), eine Variation der Tumeszenztechnik mit druckbedingtem „Herausspülen" der Fettzellen bei gleichzeitiger Absaugung, wird in den letzten Jahren vermehrt eingesetzt (13).

14.4.3 Praktisches Vorgehen

Dem Eingriff geht eine genaue klinische Untersuchung sowie ein ausführliches Beratungsgespräch voraus. Apparative Untersuchungen, zum Beispiel mittels Sonographie oder Lymphszintigraphie, sind nur in Ausnahmefällen notwendig.

14.4.3.1 Vor der Operation

Vor der Liposuktion erfolgt – nach Fotodokumentation, Markierung (wasserbeständiger Filzschreiber) der zu operierenden Areale und Vorbetäubung der Einstichstellen – die Infiltration der Tumeszenz-Lokalanästhesie-Lösung (Abb. 14.4.-2a). Dabei werden verschiedene Stadien

14 Therapiekonzepte

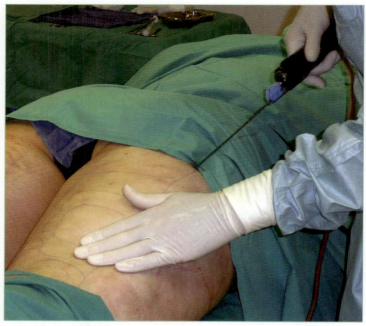

Abb. 14.4-3)
Vibrationsliposuktion in Längsrichtung. Die Sonde wird durch den Motor im Handgriff in Schwingungen versetzt. Das abfließende Fett-Wasser-Gemisch ist im Schlauch erkennbar.

der Tumeszenz durchlaufen. Anfangs werden durch Entlangfließen an den die Fettgewebsverbände unterteilenden Bindegewebssepten diese voneinander getrennt (suprafasziale Hydrodissektion). Mit zunehmendem Volumen und erhöhtem Druck im Gewebe erfolgt dann eine Umlagerung um die einzelnen Fettläppchen (perilobuläre Verteilung). Gegen Ende der Infiltration, das heißt nach etwa 30 bis 60 Minuten, dringt die Lösung schließlich in die Fettläppchen ein (intralobuläre Verteilung); dies führt zu einer weitgehenden Homogenisierung des Fettgewebsraumes. Nach einer Ruhepause von etwa 30 Minuten und einer nochmaligen kurzen Nachinfiltration (ungefähr 15 Minuten) erfolgt dann bei prallem Turgor der Subkutis und abgeblasster Haut (Gefäßkonstriktion durch Adrenalin, Gefäßkompression durch den erhöhten Gewebedruck) die Absaugung.

Therapiekonzepte 14

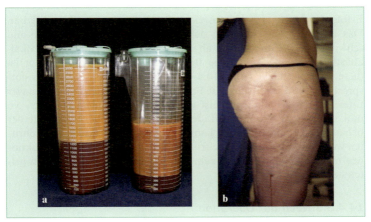

Abb. 14.4-4)
a) Absaugbehälter mit reinem Fett oben und durch Blutstropfen rötlich verfärbter Tumeszenz-Lösung unten.
b) Unmittelbar postoperativ bei der Kontrolle im Stehen. Tumeszenz-Lösung fließt durch die untere Einstichöffnung ab.

14.4.3.2 Bei der Operation

Die Absaugung wird über wenige etwa 4 mm lange Einstiche, möglichst an kaum sichtbaren Hautstellen, mit einem Unterdruck von etwa 0,8 Atmosphären durchgeführt. Die Sondenführung erfolgt fächerförmig in der so genannten Criss-Cross-Technik nach *Fournier*. Dabei wird jedes Areal überlappend von verschiedenen Winkeln aus abgesaugt; an den Beinen und Armen liegt die Hauptabsaugrichtung jedoch prinzipiell in der Extremitätenlängsachse. Das Vor- und Zurückziehen der Sonde wird normalerweise mit der rechten Hand durchgeführt, während die linke auf der Hautoberfläche die Lage der Sondenspitze im Subkutanraum palpatorisch überprüft (Abb. 14.4-3). Bezüglich der Tiefe wird überwiegend in der unteren und mittleren Subkutis abgesaugt; die obere Subkutis sollte möglichst wenig reduziert werden, damit ein gleichmäßiger Weichteilmantel ohne Dellen und Einziehungen bestehen bleibt. Die Absaugzeit liegt – abhängig von Größe und Zahl der Regionen – meist zwischen 30 und 120 Minuten.

Obwohl die Konturen des betroffenen Areals durch die noch verbliebene Flüssigkeitsansammlung am OP-Ende verstrichen sind, ist der

Erfolg der Absaugung bei ausreichender Erfahrung gut einschätzbar. Das entfernte Fett sammelt sich in einem Kunststoffbehälter und schwimmt auf dem ebenfalls abgesaugten Teil der Tumeszenz-Lokalanästhesie-Lösung; durch die Beimengung einiger Tropfen Blut ist diese rötlich gefärbt (Abb. 14.4-4a). Internationalen Standards entsprechend sollte die abgesaugte Fettmenge bei Normalgewichtigen vier Liter nicht überschreiten; meist liegt sie beim Lipödem zwischen ein und drei Litern pro Eingriff. Je nach Befundgröße bzw. Zahl der behandelten Körperregionen kann diese Menge aber auch überschritten werden (Abb. 14.4-6). Die früher durchgeführten Megaliposuktionen mit Absaugmengen von zum Teil zehn und mehr Litern Fett gelten heute als obsolet.

14.4.3.3 Nach der Operation

Direkt nach dem Eingriff steht der Patient auf, damit das Ergebnis im Stehen beurteilt werden kann. Dabei fließt bereits ein Teil der verbliebenen Tumeszenz-Lokalanästhesie-Lösung durch die untersten Einstichöffnungen ab (Abb. 14.4-4b). Diese werden nicht vernäht, sondern mit einem flüssigkeitsdurchlässigen Pflaster verklebt. Die am stärksten innerhalb der ersten Stunden auslaufende Lösung wird durch Einlagen unter dem Kompressionsmieder aufgefangen; eine mäßige Drainage der Flüssigkeit hält noch circa zwei bis drei Tage an.

Nach dem Abschwellen am nächsten Morgen ist bereits eine deutliche Differenz zum Ausgangsbefund erkennbar (Abb. 14.4-5 und 14.4-6). Der Patient kann jetzt duschen und ist anschließend wieder voll „gesellschaftsfähig". Die alltäglichen Verrichtungen sind in üblicher Weise möglich. Viele Operateure empfehlen eine Antibiotikaprophylaxe für drei bis fünf Tage. Sport darf schon nach wenigen Tagen wieder begonnen werden; für etwa zwei bis drei Wochen sollten Sauna (wegen Schwellneigung) und direkte UV-Bestrahlung (wegen postoperativer Hyperpigmentierung) vermieden werden. Die erste ambulante Nachkontrolle erfolgt normalerweise nach zwei bis vier Wochen.

Häufig tritt in den folgenden Tagen ein passageres Wundödem auf. Dies kann durch eine unter Umständen bereits am nächsten Tag wieder aufgenommene Manuelle Lymphdrainage sowie vor allem durch ein eng sitzendes Kompressionsmieder reduziert bzw. weitgehend verhindert werden. Das Mieder sollte insgesamt einen Monat – die erste Woche möglichst Tag und Nacht, die folgenden drei Wochen tagsüber – getragen werden. Wurde vor der Operation ein Kompressionsstrumpf an Armen oder Beinen getragen, so kann dies auch anschlie-

Therapiekonzepte 14

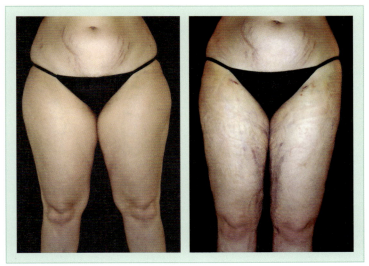

Abb. 14.4-5)
42-jährige Patientin. Ausgangssituation (a) und Befund am Morgen postoperativ (b) nach Entfernung von 4000 ml Fett an Oberschenkeln außen, innen und Knien innen.

ßend erfolgen. Häufig ist ein neuer, das heißt engerer Strumpf notwendig. Da die lipödemspezifische Schwellneigung jedoch nach dem Eingriff geringer ist als vorher, kann normalerweise eine geringere Kompressionsklasse gewählt werden. Bei etwa einem Viertel der Patienten ist keine weitere Lymphdrainage und keine weitere Kompression mehr nötig (s. Abb. 8-19 im Kapitel „Lipödem").

Die postoperativ auftretende subkutane Narbenbildung bewirkt eine Straffung der Haut. Der sich über mehrere Wochen hinziehende dreidimensionale Schrumpfungsprozess verhindert das „Überhängen" der Haut und ist für die guten Ergebnisse auch bei großer Volumenreduktion verantwortlich; eine von den Patienten oft befürchtete nachträgliche Exzision überhängender Hautlappen ist nur in Ausnahmefällen, zum Beispiel am Oberarm bei älteren Frauen, nötig. Da der Straffungsprozess individuell verschieden ist und insgesamt mehrere Monate dauert, sollte das endgültige Ergebnis erst nach etwa einem halben Jahr beurteilt werden.

Mit der postoperativen, narbig bedingten Induration des Subkutangewebes geht häufig eine Dysästhesie einher. Die Patienten geben dann

14 Therapiekonzepte

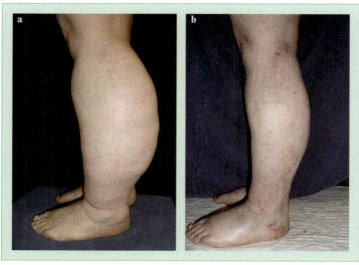

Abb. 14.4-6)
37-jährige Patientin. Ausgangssituation (a) und Befund am Morgen (b) postoperativ nach Entfernung von 6000 ml Fett (je 3000 ml pro Unterschenkel).

Taubheitsgefühl, „Kribbeln" oder ähnliche Missempfindungen an. Innerhalb weniger Wochen verschwinden alle diese Erscheinungen wieder von alleine.

14.4.4 Behandlungsergebnisse

Die Ergebnisse nach Liposuktion beim Lipödem sind – bei Durchführung in spezialisierten Zentren – durchgehend gut bis sehr gut (14). Dies betrifft sowohl die objektiv äußerlich sichtbaren Formveränderungen (Abb. 14.4-5 und 14.4-6) als auch die subjektiv empfundene Beschwerdebesserung, wie sie in den Abb. 14.4-7 bis 14.4-10 in Form von Skalen zur Selbsteinschätzung dargestellt ist (15). Die Verminderung bzw. Beseitigung von Spontanschmerzen, Druckempfindlichkeit, Schwellung und Hämatomneigung führt bei allen Betroffenen zu einer deutlichen Verbesserung der Lebensqualität (Abb. 14.4-11).

Sind unterschiedliche Regionen betroffen und mehrere Sitzungen erforderlich, sollte zwischen den Eingriffen möglichst ein Abstand von mindestens vier Wochen liegen. Bei extrem ausgedehnten Befunden

Therapiekonzepte 14

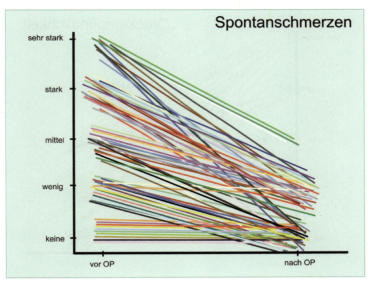

Abb. 14.4-7)
Verbesserung der Spontanschmerzen. Selbsteinschätzung von 72 Patientinnen präoperativ und circa ein Jahr postoperativ.

mit immer noch deutlich vermehrtem Fettvolumen kann nach sechs bis zwölf Monaten auch eine erneute Absaugung derselben Region durchgeführt werden; dies führt zu einer weiteren Verbesserung des Ergebnisses.

Das früher beschriebene Risiko der Lymphgefäßschädigung mit nachfolgendem Auftreten eines sekundären Lymphödems konnte bei Einsatz der neuen Methoden bisher weder klinisch noch experimentell beobachtet werden. Auch anatomische und histologische Untersuchungen nach Absaugung konnten keine Schädigung epifaszialer Lymphkollektoren nachweisen (13, 16, 17).

Da die Liposuktion jedoch auch heute noch von Ärzten ohne ausreichende Ausbildung in dieser Methode („Wochenendkurse") durchgeführt wird, sind kosmetisch schlechte Ergebnisse sowie Komplikationen bekannt geworden. Bei deren Beurteilung sollte unbedingt unterschieden werden, welche Verfahren (große scharfe Absaugsonden oder stumpfe Mikrosonden) und welche Betäubung („wet-" oder „dry technique") eingesetzt wurden. Entscheidend ist auch, wann die Behandlungen durchgeführt wurden; so sind beispielsweise Ergebnisse

14 Therapiekonzepte

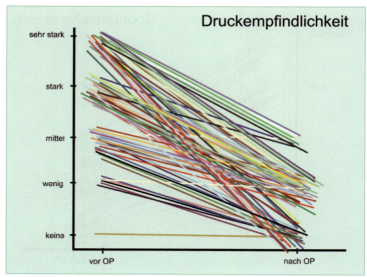

Abb. 14.4-8)
Verbesserung der Druckempfindlichkeit.

aus den 1980er-Jahren nicht mit solchen aus dem 21. Jahrhundert vergleichbar (18).

14.4.5 Nebenwirkungen und Komplikationen

Aufgetretene Komplikationen bei beziehungsweise nach Liposuktion in Tumeszenz-Lokalanästhesie sind in Tab. 14.4-4 aufgeführt. Untersuchungen an großen Kollektiven (über 15.000 Patienten) zeigten, dass diese insgesamt leicht und selten sind (18, 19).

Zu den normalen, passageren Nebenwirkungen zählen die bereits erwähnten muskelkaterähnlichen Beschwerden für einige Tage, minimale Ekchymosen, kurzfristige Ödeme sowie vorübergehende Dysästhesien und Gewebeverhärtungen in den ersten Wochen. Große Hämatome, Serome und Wundinfektionen sind selten. Ausgesprochen rar sind längerfristig – das heißt über viele Wochen – persistierende Ödeme, welche insbesondere nach Liposuktion im Wadenbereich beobachtet wurden. Dellen bis hin zur „Übersaugung", Hautunregelmäßigkeiten und Asymmetrien sind Folge mangelnder Erfahrung des Operateurs. Bei sehr niedrigem Blutdruck kann unter Umständen eine

Therapiekonzepte 14

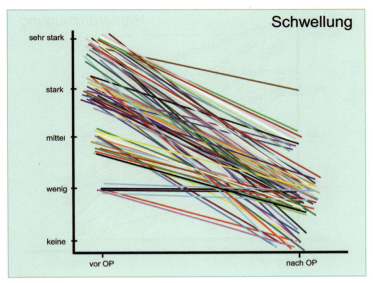

Abb. 14.4-9
Verbesserung der Schwellungsneigung.

Kollapsneigung am OP-Tag und – ganz vereinzelt – auch an den folgenden Tagen bestehen. Das Thromboserisiko wird in der Größenordnung von 0,05 bis 0,1 % angegeben (7). Hiervon sind insbesondere Patienten mit Risikofaktoren betroffen; dazu zählt einerseits die Kombination von Übergewicht, Einnahme hormoneller Kontrazeptiva und Nikotinabusus, andererseits das Vorhandensein von familiären Gerinnungsstörungen, wie zum Beispiel der Faktor-V-Leiden-Mutation. Lungen- oder Fettembolien sind – soweit bekannt – bei korrekt durchgeführter Tumeszenz-Lokalanästhesie weltweit bislang noch nicht aufgetreten.

Es existieren aber auch Publikationen über Todesfälle bei Liposuktion. So wurde beispielsweise im Zeitraum von 1998 bis 2002 in Deutschland eine retrospektive Analyse zum Thema kosmetische Liposuktion durchgeführt. Dabei wurden bei der Auswertung von 1150 Fragebögen insgesamt 70 schwere Komplikationen, davon 19 Todesfälle festgestellt. Die Komplikationen betrafen postoperativ aufgetretene Infektionen (nekrotisierende Fasziitis, Gasbrand, Streptokokken-Sepsis), Hohlorganperforationen, Bauchwandnekrosen, Embolien, Nachblutungen, Herzkreislaufstillstand sowie Hypo- bezie-

14 Therapiekonzepte

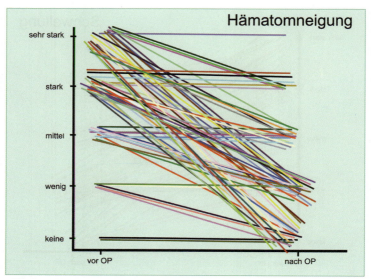

Abb. 14.4-10
Verbesserung der Hämatomneigung.

hungsweise Hyperhydratation. Leider geht aus der Literatur nicht hervor, ob in diesen Fällen die Liposuktion tatsächlich entsprechend den national und international etablierten Richtlinien durchgeführt wurde, was leider häufig nicht der Fall ist (19-24). In vielen Fällen waren die Komplikationen bei deutlicher Adipositas (BMI >30) aufgetreten, sehr häufig auch bei Kombination einer Tumeszenz-Lokalanästhesie mit einer Vollnarkose und bei Kombination der Liposuktion mit anderen Eingriffen. All dies entspricht nicht dem empfohlenen Vorgehen.

Eine aktuelle Übersicht zur Sicherheit und zu den Risiken der Tumeszenz-Liposuktion findet sich im 2003 erschienenen Lehrbuch der Liposuktion (25). Aufgrund eigener Erfahrungen muss gesagt werden, dass bei aufgetretenen Komplikationen doch wohl in der weit überwiegenden Zahl der Fälle wesentliche Richtlinien und Vorsichtsmaßnahmen für die Durchführung der Liposuktion ignoriert worden sind (26). Zusammenfassend kann heute jedenfalls der Eingriff – bei korrekter Anwendung und in den Händen erfahrener Operateure – als komplikationsarm bezeichnet werden. Von großer Bedeutung für den Patienten erscheint jedoch die Auswahl des Operateurs (4, 26).

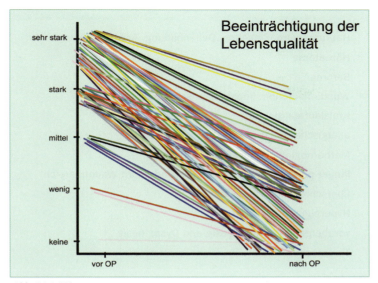

Abb. 14.4-11)
Verbesserung der Lebensqualität.

14.4.6 Kontraindikationen

Kontraindikationen ergeben sich nicht so sehr aufgrund der Liposuktion selbst, sondern aufgrund der Nebenwirkungen der Lokalanästhetika bei der Tumeszenz-Lokalanästhesie (25). Hierzu zählen die sehr seltenen allergischen Reaktionen auf Lokalanästhetika vom Amid-Typ. Bei einer Allergie auf Parabene (Parahydroxybenzoesäureester) können statt der üblichen 50-ml-Ampullen die konservierungsfreien 10 ml-Ampullen derselben Lokalanästhetika benutzt werden.

Da Prilocain und Lidocain eine negativ inotrope Wirkung aufweisen und die Reizleitung des Herzens beeinflussen können, sollten Patienten mit Herzinsuffizienz, Bradykardie, AV-Block und Arrhythmien nicht behandelt werden. Bei Südländern mit Glukose-6-Phosphat-Dehydrogenase-Mangel ist eine Methämoglobinbildung nach Gabe von Prilocain möglich; eine Methämoglobinämie macht sich allerdings erst bei über 5 g/dl (20 %) klinisch bemerkbar. Sicherheitshalber kann in solchen Fällen auch nur mit Lidocain gearbeitet werden.

Ein höheres Alter der Patienten stellt allein keine Kontraindikation dar; ausschlaggebend ist das biologische Alter. Liposuktionen werden daher durchaus auch bei 70-Jährigen in gutem Allgemeinzustand

14 Therapiekonzepte

Hautunregelmäßigkeiten, Dellenbildung, Asymmetrien

Hämatome

Serome

Wundinfektionen, Sepsis, septischer Schock

Kreislaufreaktionen

allergische Reaktionen

Methämoglobinbildung durch Prilocain

länger persistierende Ödeme (besonders im Wadenbereich)

überschießende Narbenbildung

Hyperpigmentierungen

vorübergehende Anästhesie und Dysästhesie

Thrombosen

Tab. 14.4-4)
Aufgetretene Nebenwirkungen und Komplikationen nach Liposuktion.

durchgeführt; so war zum Beispiel die älteste bei uns behandelte Patientin 77 Jahre alt.

Gleichzeitig mit dem Lipödem bestehende Lymphödeme (Lipolymphödeme) gelten nach derzeitiger Lehrmeinung als Kontraindikation für eine Absaugung. Ob dies weiterhin so bestehen wird, bleibt abzuwarten. Da durch die Liposuktion der Ödemgehalt der Beine reduziert wird, ist eigentlich von einer Besserung auch der Lymphödemkomponente auszugehen. Erste eigene Erfahrungen an wenigen Patientinnen konnten dies bestätigen.

14.4.7. Schlussfolgerungen

Die Liposuktion ist heute – aufgrund der neuen Entwicklungen im Bereich der Lokalanästhesie und der Absaugsonden – in den Händen erfahrener Operateure eine sehr effektive und nebenwirkungsarme Methode; damit können die umschriebenen Unterhautfettvermehrungen beim Lipödem wirksam beseitigt und ein harmonisches Körperbild hergestellt werden. Bei Beachtung der Richtlinien zur Liposuktion ist die Methode ausgesprochen komplikationsarm und ergibt hervorragende Ergebnisse. Aufgrund des enormen Zuwachses an Lebensqualität wurde das Verfahren – sicher zu Recht – von Betroffenen als eine Revolution in der Therapie des Lipödems bezeichnet.

14.4.8 Literatur

1. Meier-Vollrath I, Schneider W, Schmeller W. Lipödem: Verbesserte Lebensqualität durch Therapiekombination. Dtsch Ärztebl 2005; 102: A 1061-1067.

2. Schmeller W, Meier-Vollrath I. Lipödem: Ein Update. LymphForsch 2005; 9: 10-20.

3. Wienert V, Földi E, Jünger M et al. Lipödem. Leitlinien der Deutschen Gesellschaft für Phlebologie. Phlebologie 2009; 38: 164-167.

4. Schmeller W, Meier-Vollrath I. Zum aktuellen Stand der Liposuktion. Dtsch Dermatol 2002; 9: 590-594.

5. Klein JA. The tumescent technique for liposuction surgery. Am J Cosm Surg 1987; 4: 263-267.

6. Klein JA. Tumescent Technique. Tumescent Anesthesia & Microcannular Liposuction. Mosby, St. Louis – Philadelphia – London 2000.

7. Sattler G, Sommer B. Bedeutung und gegenwärtiger Stand der Liposuktion. MÄC 2001; 1: 32-40.

8. Sommer B, Augustin M, Schöpf E et al. Tumeszenz-Lokalanästhesie. Ein neues Verfahren der Lokalanästhesie. Dtsch Ärztebl 2001; 98: A545-548.

9. Coleman WP 3rd. Powered liposuction. Dermatol Surg 2000; 26: 315-318.

10. Coleman WP 3rd, Katz B, Bruck M et al. The efficacy of powered liposuction. Dermatol Surg 2001; 27: 735-738.

11. Katz BE, Bruck MC, Coleman WP 3rd. The benefits of powered liposuction versus traditional liposuction: a pared comparison analysis. Dermatol Surg 2001; 27: 863-867.

12. Scheflan M, Tazi H. Ultrasonically assisted body contouring. Aesthetic Surg 1996; 16:117-122.

14 Therapiekonzepte

13. Stutz JJ, Krahl D. Water jet-assisted liposuction for patients with lipoedema: Histologic and immunohistologic analysis of the aspirates of 30 lipoedema patients. Aesth Plast Surg 2009: 33 (2): 153-163.

14. Schmeller W, Meier-Vollrath I. Tumescent liposuction: a new and successful therapy for lipedema. J Cutan Med Surg 2006; 10: 7-10.

15. Schmeller W, Meier-Vollrath I. Lipödem – Neues zu einem weitgehend unbekannten Krankheitsbild. Akt Dermatol 2007; 33: 251-260

16. Hoffmann JN, Fertmann JP, Baumeister RG et al. Tumescent and dry liposuction of lower extremities: differences in lymph vessel injury. Plast Reconstr Surg 2004; 113: 718-724; Discussion 725-726.

17. Schmeller W, Tronnier M, Kaiserling E. Lymphgefäßschädigung durch Liposuktion? Eine immunhistologische Untersuchung. Lymph-Forsch 2006; 10: 80-84.

18. Shiffman MA. Liposuction mortality. In: Shiffman MA, Di Giuseppe A (Hrsg.). Liposuction. Principles and Practice. Springer, Berlin - Heidelberg 2006; 357-359.

19. Hanke CW, Bernstein G, Bullock S. Safety of tumescent liposuction in 15,336 patients. Derm Surg 1995; 21: 459-462.

20. Sommer B, Sattler G, Hanke CW (Hrsg). Tumeszenz-Lokalanästhesie. Praktische Anwendung. Springer, Berlin – Heidelberg 1999.

21. Schmeller W, Meier-Vollrath I. Liposuktion. Leserbrief zum Beitrag Lehnhardt M, Homann HH, Drücke D et al. (2003). Liposuktion - kein Problem? Chirurg 2004; 74: 808-814.

22. Lehnhardt M, Homann HH, Drücke D et al. Liposuktion – kein Problem? Chirurg 2003; 74: 808-814.

23. Lehnhardt M, Homann HH, Druecke D et al. Liposuktion – kein Problem? Majorkomplikationen und Todesfälle im deutschsprachigen Raum zwischen 1998 und 2002. LymphForsch 2004; 8: 74-78.

24. Berroth R, Speichermann N, Liebau G. Komplikationen nach Liposuction. Intensivmed 2003; 40: 237-240.

25. Sattler G, Sommer B, Hanke CV (Hrsg) Lehrbuch der Liposuktion. Thieme, Stuttgart 2003.

26. Schmeller W, Meier-Vollrath I. Kommentar zum Artikel: Berroth R, Speichermann N, Liebau G. Komplikationen nach Liposuction. Intensivmed 2004; 41: 64-66.

14.5 Alternative Lymphödemtherapie

H. Weissleder

14.5.1 Laserbehandlung

Über den Wirkungsmechanismus der Lasertherapie wird noch spekuliert. Es wird angenommen, dass die verwendeten Infrarotstrahlen von Zellen absorbiert und in Energie umgewandelt werden. Dies soll über den Weg einer Beeinflussung metabolischer Prozesse zur Erweichung von fibrotischem Gewebe und zu einer Erhöhung des Blut- und Lymphflusses führen (1).

Kürzlich wurde auch berichtet, dass Laserstrahlung die Cytochrom-C-Oxidase in den Mitochondrien der Zellen beeinflussen würde. Dadurch soll die Regeneration deoxygenierter Zellen unterstützt, eine Verbesserung der zellulären Energie, und eine Reduktion des oxidativen Stresses ermöglicht werden (zitiert bei *Wigg*, 2009 (2)).

Erste Ergebnisse einer doppelblinden, placebokontrollierten, randomisierten Studie wurden 2003 publiziert (1). Behandelt wurden Patienten mit einem sekundären, chronischen Lymphödem nach Therapie eines Mammakarzinoms.

Die lokalisierte Laserbehandlung (LTU-904H, Infrarot-Laser, Wellenlänge 904 nm) der Axillarregion (zwei Serien, jeweils drei Behandlungen wöchentlich über einen Zeitraum von insgesamt drei Wochen) erfolgte bei 28 der insgesamt 61 Patienten mit klinisch manifestem Armlymphödem (Ödemvolumen durchschnittlich 888 ml.) Die restlichen 33 Patienten bildeten die Kontrollgruppe, bei der die erste Behandlungsserie lediglich vorgetäuscht wurde (erste Serie Placebo, zweite mit Laser). Da einige Patienten aus der Studie ausschieden (einmal Placebo, sechsmal Lasergruppe), standen für die Nachuntersuchungen nicht alle zur Verfügung.

Ausgewertet wurden die Volumenänderung (Perometer) der behandelten Extremität, Änderungen der extrazellulären Flüssigkeitsverteilung in der oberen Körperhälfte (Bioimpedanz), die Ergebnisse der Hauttonometrie am Ober- und Unterarm sowie am Körperstamm und die Ausdehnung der Armbewegung (Goniometer). Erfasst wurden ferner Angaben über subjektive Beschwerden.

Unmittelbar nach Behandlungsende fand sich keine signifikante Befundänderung. Die Nachuntersuchung einen Monat oder drei Monate später ergab jedoch eine signifikante Reduktion des Armvolu-

14 Therapiekonzepte

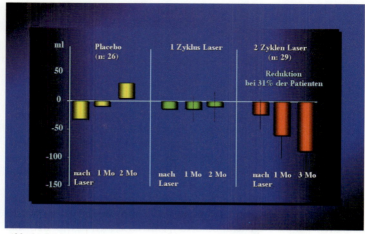

Abb. 14.5-1)
Ergebnisse der Volumenänderung (Perometermessung) nach Lasertherapie der Axillarregion bei Patientinnen mit Postmastektomie-Lymphödem.
(Nach Angaben von Carati et al., 2003 (1)).

mens in der Gruppe der Patienten, die zwei Laserbehandlungsserien erhalten hatten. Bei 31 % dieser Patienten wurde eine durchschnittliche Volumenreduktion von 200 ml registriert. Außerdem fand sich eine deutliche Reduktion des extrazellulären Flüssigkeitsindex in beiden Armen und im Körperstamm. Darüber hinaus konnte tonometrisch eine Konsistenzminderung im lymphödematösen Oberarmbereich nachgewiesen werden. Über die Dauer des möglichen therapeutischen Effektes ist bisher nichts bekannt. Eine Verbesserung der Armbeweglichkeit trat unter der lokalen Laserbehandlung nicht ein. In der Kontrollgruppe war eine Befundänderung nicht nachweisbar.

Die interessante Studie liefert leider wenig überzeugende Ergebnisse bezüglich der Lymphödemreduktion (Abb. 14.5-1). Unterschiede bei der Behandlungsstrategie des Brustkrebses und die Tatsache fehlender Angaben über die Zahl der entfernten regionalen Lymphknoten spielen in diesem Zusammenhang möglicherweise eine Rolle. Weitere Untersuchungen sind erforderlich.

In einer 2009 publizierten prospektiven, einfach-blinden, kontrollierten klinischen Studie wird über die Wirksamkeit der Low-Level-

Lasertherapie (LLLT) bei 21 Frauen mit einseitigem Postmastektomie-Lymphödem des Armes berichtet. Bei der Lasertherapie-Gruppe wurden zwölf Sitzungen in vier Wochen durchgeführt und die Ergebnisse mit einer Kontrollgruppe (keine Laserbehandlung) verglichen (3).

Das Armvolumen wurde volumetrisch und die Gewebekonsistenz tonometrisch bestimmt. Zur Erfassung der subjektiven Symptome im Arm, der Schulter und der Hand kam ein Fragebogen zum Einsatz. Eine Verminderung des Armvolumens und Lockerung des Gewebes konnte nur nach der Laserbehandlung, nicht aber bei der Kontrollgruppe nachgewiesen werden. Die Volumenabnahme wird mit 16 % am Behandlungsende und mit 28 % am Ende des Beobachtungszeitraumes vier Wochen später angegeben.

Eine Verbesserung der Gewebekonsistenz im Thoraxwand- und Armbereich war ebenfalls nur bei der Lasergruppe nachweisbar (Ergebnisverbesserung 15–33 %).

Über positive Therapieergebnisse wurde auch in einer anderen randomisierten Studie berichtet. Untersucht wurde der Effekt der apparativen pneumatischen Kompression (AIK) und der Low-Level-Laserbehandlung bei Patientinnen mit einem Postmastektomie-Lymphödem. Die Einteilung der insgesamt 47 Frauen erfolgte in die Therapiegruppen I. pneumatische Kompression (n = 24) und II. Low-Level-Laser (n = 23). Während der Behandlungsperiode von vier Wochen erhielt die Gruppe I täglich zwei Stunden AIK-Behandlung. Bei der Gruppe II wurde eine Lasertherapie von 20 Minuten Dauer täglich durchgeführt. Gymnastische Übungen gehörten zum Behandlungsprogramm sämtlicher Patientinnen.

In beiden Gruppen konnte eine Ödemreduzierung sowie eine Verbesserung der Schmerzsituation am Ende der Behandlung aber auch bei der Kontrolle nach zwölf Monaten nachgewiesen werden. Die Befundverbesserung in der Lasergruppe war langfristig deutlicher ausgeprägt. Daraus wird der Schluss gezogen, dass diese Methode in der Behandlung von Postmastektomie-Lymphödemen durchaus ihre Berechtigung habe (4).

Über ähnlich positive Ergebnisse einer Low-Level-Lasertherapie berichten auch *Dirican et al.* in einer 2010 publizierten Studie. Behandelt wurden insgesamt 17 Patientinnen mit sekundären Lymphödemen, die nach einer Brustkrebsbehandlung aufgetreten waren. Sämtliche Patientinnen hatten bereits Erfahrungen mit der konventionellen Lymphödembehandlung (KPE und/oder AIK). Die LLLT erfolgte ergänzend zu den konventionellen Maßnahmen und erzielte folgende Ergebnisse:

Reduktion Lymphödem:
- durchschnittlich 54 % (15–85 %) nach der ersten Behandlungsserie.
- durchschnittlich 73 % (33–100 %) nach der zweiten Behandlungsserie.

Schmerzlinderung:
- durchschnittlich 54 % (15–85 %) nach der ersten Behandlungsserie,
- durchschnittlich 73 % (33–100 %) nach der zweiten Behandlungsserie.

Verbesserung der Schulterbewegung:
Diese wird mit 82,3 % (14 von 17 Patientinnen) angegeben. Eine Patientin entwickelte während der Laserbehandlung eine Cellulitis (Erysipel) (5).

Weitere Ergebnisse finden sich in einer Studie über die Low-Level-Laserbehandlung von insgesamt zwölf Patienten (zwei Männer, zehn Frauen) mit Lymphödemen unterschiedlicher Lokalisation. Die Behandlungsfrequenz betrug dreimal wöchentlich (zwei Wochen), einmal wöchentlich (vier Wochen) alle 14 Tage (ein Monat) und danach je nach Bedarf. Bei fünf Patientinnen erfolgte die Laserbehandlung im Anschluss an die Manuelle Lymphdrainage.

Sämtliche Patienten gaben eine Reduktion der fibrotischen Gewebeverhärtung an. Bei 83 % fand sich eine Verbesserung der Beweglichkeit, und 43 % erwähnten eine Verbesserung der Narbensituation. Eine messbare Volumenreduktion konnte bei keinem Patienten dieser Studie nachgewiesen werden (2).

14.5.2 Kinesio-Taping – Lymph-Taping

Beim Kinesio-Tape handelt es sich um wasserfeste Klebestreifen aus Baumwollgewebe (Abb. 14.5-2), die mit einem wellenförmig angebrachten Acrylkleber versehen sind und etwa die gleiche Dehnfähigkeit wie die menschliche Haut (ca.140 %) haben. Das gedehnt oder ungedehnt auf der Haut befestigte Material soll durch Zug und Druck die Lymphangiomotorik beeinflussen und der Lymphdrainage als Leitschiene dienen. Die Anlagetechniken wurden nach den Grundlagen der Kinesiologie (Bewegungslehre) entwickelt (6).

Das Kinesio-Tape findet nicht nur bei verschiedenen Erkrankungen des Bewegungsapparates (z.B. nach Sportverletzungen) Anwendung, sondern wird seit einigen Jahren auch zur Unterstützung der MLD/KPE als sogenannter „textiler Assistent" in der stationären und ambulanten Lymphödemtherapie eingesetzt (7). Nach bisherigen Erfahrungen kann das Lymph-Taping als effiziente Ergänzung zur

Therapiekonzepte 14

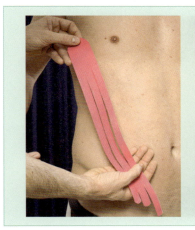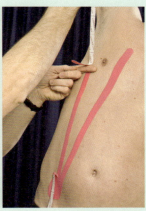

Abb. 14.5-2)
Anlegen eines Kinesio-Tapes im Brustwandbereich.
(Aufnahme: D. Wittlinger, Walchsee/Österreich).

Manuellen Lymphdrainage betrachtet werden (8). Dabei wird angenommen, dass Zug- und Druckwirkungen bei Körperbewegungen eine Stimulierung der Lymphangiomotorik hervorrufen. Es liegen zwar positive Einzelergebnisse, aber keine Langzeitstudien vor. Die Literatur zu diesem Thema ist leider sehr spärlich. Darüber hinaus fehlt bisher eine wissenschaftlich fundierte Bestätigung der Wirkungsweise.

Bei experimentellen Untersuchungen an Kaninchen konnte nachgewiesen werden, dass nach Anlage eines Kinesio-Tapes an der hinteren Extremität durch Hautdeformierung bei passiver Bewegung ein verstärkter Lymphfluss erzeugt werden kann (9). Inwieweit dies auch ohne Tape allein durch Aktivierung der Muskel-Gelenkpumpe möglich ist, wurde anscheinend nicht geprüft.

Als Anwendungsgebiete für ein Taping von Lymphabflusswegen beim Menschen werden Lymphödeme der Extremitäten, der Brust und Thoraxwand sowie des Kopf- und Genitalbereiches angegeben (Abb. 14.5-3 und 14.5-4). Die Anlage des Lymph-Tapes erfolgt befundabhängig und zwar nach der Manuellen Lymphdrainage. So kann der Therapeut ziemlich genau die für das Tape geeigneten Abflussgebiete lokalisieren (Abb. 14.5-5). Bisher ist nicht eindeutig geklärt, ob das Tape unter Bandagen und Kompressionsstrümpfen eine Wirkung entfaltet oder inaktiv ist. Eine Kombination wird jedoch nicht als Kontra-

14 Therapiekonzepte

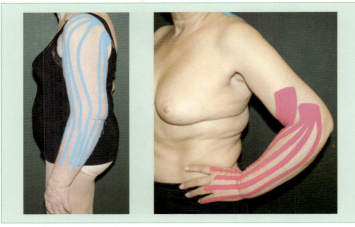

Abb. 14.5-3)
Beispiele für Taping der Lymphabflusswege am Arm.
(Aufnahme: Prim. Dr. Walter Döller, Wolfsberg/Österreich).

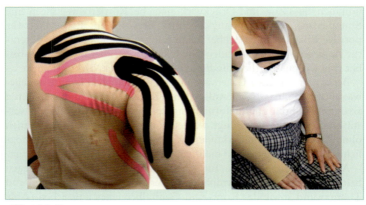

Abb. 14.5-4)
Lymph-Taping bei einer Patientin mit sekundärem Lymphödem des rechten Armes und der Thoraxwand nach Ablatio mammae, axillärer Lymphknotendissektion und Radiatio wegen eines Mammakarzinoms, kompliziert durch großflächige thorakale Radiofibrosen. Die Tape-Anlage unterstützt den Abflussweg über die ventrale und dorsale Oberkörperhälfte nach kontralateral.
(Aufnahme: A. Laurowski, Bad Berleburg).

Therapiekonzepte 14

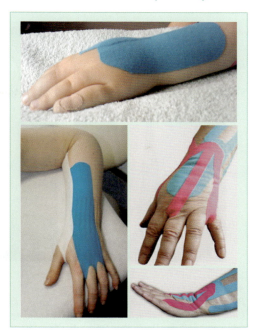

Abb. 14.5-5)
Verschiedene Möglichkeiten eines Lymph-Tapings bei primärem oder sekundärem Lymphödem der Hand. (Aufnahme: A. Laurowski, Bad Berleburg).

indikation angesehen. Man kann nämlich davon ausgehen, dass zumindest während der kompressionsfreien Zeit, also am Abend und während der Nacht das Tape aktiv und wirksam ist (8).

Ausgeprägte harte Lymphödeme sollten vor Anwendung des Kinesio-Tapes erst durch manuelle Entstauung gelockert werden. Für die Anlage des Tapes muss die Haut trocken und darf nicht geschädigt sein. Die Ausführung der Lymphdrainagegriffe über die Tape-Streifen erfolgt wie üblich. Die Wirkungsdauer eines Tapes wird bei guter Pflege mit acht bis zehn Tagen angegeben (8).

Wie bereits erwähnt, kann ein Kompressionsstrumpf oder der lymphologische Kompressionsverband problemlos getragen werden (Abb. 14.5-4).

In einer 2009 publizierten Studie wird über vergleichende Untersuchungen (Kurzzugbinden im Vergleich zum Kinesio-Tape) bei insgesamt 41 Frauen mit einseitigem Lymphödem nach Brustkrebstherapie berichtet (10). Die Basisbehandlung bestand bei beiden Gruppen in Manueller Lymphdrainage (30 Minuten/täglich), einer einstündigen

14 Therapiekonzepte

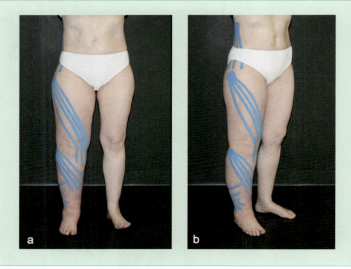

Abb. 14.5-6)
Primäres Lymphödem des rechten Beines. Mehrere Lymphtapes zur
Unterstützung der manuellen Entstauungsbehandlung.
(Aufnahme: Prim. Dr. Walter Döller, Wolfsberg/Österreich).

pneumatischen Kompressionsbehandlung, 20 Minuten Physiotherapie sowie Hautpflege. In Gruppe I (n = 21) erfolgte die Zusatzbehandlung mit Kurzzugbinden und in Gruppe II (n = 20) mit Kinesio-Tape.

Bei der Auswertung wurden neben Körpergröße, Wasserzusammensetzung in der oberen Extremität, Lymphödem-Symptome, Lebensqualität und die Akzeptanz der Patienten gegenüber Kompressionsverband oder Kinesio-Tape in die Beurteilung mit einbezogen.

In beiden Gruppen konnte eine deutliche Reduzierung des Lymphödems nachgewiesen werden. Wesentliche Unterschiede zwischen den beiden Gruppen fanden sich nicht. Lediglich die Akzeptanz war beim Tape besser als beim lymphologischen Kompressionsverband. Als weitere Vorteile für das Tape werden kontinuierliche, längere Tragezeiten sowie mehr Komfort und Bequemlichkeit angegeben.

Die Autoren gehen davon aus, dass unter gewissen Bedingungen (reduzierte Compliance gegenüber der Bandage) eine Kinesio-Tape-Behandlung die Kompressionsbandage in der Entstauungsbehandlung

Therapiekonzepte 14

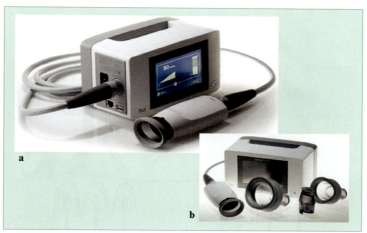

Abb. 14.5-7)
a) LymphaTouch®-Basisgerät mit Standardsaugkopf. b) Ergänzungssaugköpfe unterschiedlicher Größe und Form.
(Aufnahme: T. Taskinen, HLD Healthy Life Devices, Helsinki/Finnland).

ersetzen könnte (10). Endgültige Aussagen sind wegen der geringen Patientenzahl und der kurzen Behandlungs-/Nachbeobachtungszeit nicht möglich.

Über die erfolgreiche Anwendung von Taping bei Ödemen der unteren Extremität, die in Verbindung mit einer Beinverlängerungsbehandlung (Ilizarov-Methode) aufgetreten waren, berichten *Bialoszewski et al.* (11). Die Autoren kommen zu dem Schluss, dass die Taping-Behandlung zu einem deutlich rascheren Rückgang der Ödeme führe, als die übliche lymphatische Entstauungsbehandlung.

Der Einsatz des Kinesio-Tapes bei Patienten mit einem HWS-Trauma ist Thema einer weiteren Studie (12). Die Untersuchungen wurden bei 41 Patienten, unterteilt in zwei Gruppen (A: Tape mit Spannung, B: Tape bei Kontrollgruppe locker und ohne Spannung angelegt) durchgeführt. Bei der A-Gruppe fand sich ein stärkerer Rückgang der Schmerzen sofort nach Applikation und bei der 24-Stunden-Kontrolle. Auch bei der Beweglichkeit (Flexion, Rotation) konnten in der Tapegruppe bessere Ergebnisse erzielt werden als bei der Kontrollgruppe. Die Gesamtergebnisse waren klinisch allerdings nicht relevant. Weitere Studien, insbesondere mit längerer Beobachtungszeit, sind erforderlich.

14 Therapiekonzepte

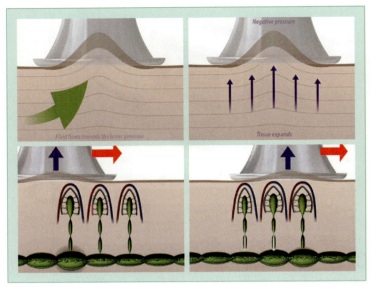

Abb. 14.5-8)
Schematische Darstellung einer LymphaTouch®-Behandlungssequenz.
Durch den erzeugten Unterdruck im Gerätekopf wird das darunter liegende Gewebe gedehnt. Dieser Dehnungsreiz soll nach Herstellerangaben zur Öffnung der interendothelialen Spalten und durch Anregung der Lymphangiomotorik zu einem erhöhten Volumentransport in den Lymphgefäßen führen.
(Aufnahme: T. Taskinen, HLD Healthy Life Devices, Helsinki/Finnland).

14.5.3 LymphaTouch®-System

Es handelt es sich hierbei um ein neues Konzept zur Behandlung von Lymphödemen. Der therapeutische Effekt basiert auf der Erzeugung eines Unterdruckes im verwendeten Behandlungskopf, der zur Stimulation der Lymphangiomotorik führen soll.

Während der Behandlung analysiert das Gerät (Abb. 14.5-7) die mechanischen Eigenschaften der Haut und des darunter liegenden Gewebes basierend auf der Hautverformung unter kontrolliertem Vakuum. Die Ergebnisse aus dieser Analyse werden genutzt, um die Intensität der Therapie zu kontrollieren und im Befund zu dokumentieren. Das Gerät ist mit unterschiedlichen Behandlungsaufsätzen ausgestattet. Dadurch soll eine effektive Behandlung unterschiedlicher Körperoberflächen ermöglicht werden.

Therapiekonzepte 14

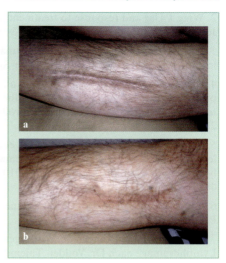

Abb. 14.5-9)
Sekundäres Lymphödem des Unterschenkels mit deutlicher Schwellung im Narbenbereich (a) nach Bypassoperation einer zystischen Adventitia-Degeneration. Durch MLD war eine Abnahme des Ödems nachweisbar, die Normalisierung im Narbenbereich erfolgte erst nach zusätzlicher Anwendung der gerätegestützten Therapie mit LymphaTouch® (Lymphzentrum M. Morand, Berlin-Wilmersdorf).
(Aufnahme: Dr. A. Miller, Berlin).

Indikationen zur LymphaTouch®-Behandlung sind posttraumatische Ödeme/Lymphödeme und das Lipödem. Der Einsatz wird außerdem zur Lockerung von Narben sowie krankhaft verhärtetem Gewebe empfohlen.

Bei der Anwendung wird in gleichmäßigen Intervallen die Haut in einen Aufsatz eingezogen und wieder gelöst (Abb.14.5-8). Damit soll der Lymphfluss angeregt werden.

Gleichzeitig wird erwartet, dass sanfte, rhythmische Rüttelbewegungen das Gewebe lockern. Die Intensität der Bewegungen lässt sich individuell für jeden Patienten einstellen.

LymphaTouch® wurde bisher nur bei wenigen Patienten eingesetzt (Abb.14.5-9). Die positiven Ergebnisse müssen durch wissenschaftlich fundierte Studien über Wirkungsweise und Effektivität der Methode bestätigt werden. Detaillierte Ergebnisse lagen bei Druck noch nicht vor.

14.5.4 Literatur

1. Carati CJ, Anderson SN, Gannon BJ et al. Treatment of postmastectomy lymphedema with low-level laser therapy: a double blind, placebo-controlled trial. Cancer 2003; 98: 1114-1122.

2. Wigg J. Use and response to treatment using low level laser therapy. Journal of Lymphoedema 2009, 4(2): 73-76.

3. Lau RW, Cheing GL. Managing postmastectomy lymphedema with low-level laser therapy. Photomed Laser Surg 2009; 27: 763-769.

4. Kozanoglu E, Basaran S, Paydas S et al. Efficacy of pneumatic compression and low-level laser therapy in the treatment of postmastectomy lymphoedema: a randomized controlled trial. Clin Rehabil 2009; 23: 117-124.

5. Dirican A, Andacoglu O, Johnson R et al. The short-term effects of low-level laser therapy in the management of breast-cancer-related lymphedema. Support Care Cancer 2010, DOI: 10.1007/s00520-010-0888-8.

6. Breitenbach S. Kinesio-Taping – eine neue revolutinäre Technik. Physikalische Therapie 2004; 1: 16-20.

7. Wittlinger H, Wittlinger D, Wittlinger A, Wittlinger M. Manuelle Lymphdrainage nach Dr. Vodder. Thieme, Stuttgart – New York 2008.

8. Laurowski A. Effiziente Lymphödemtherapie durch Abflussgebietbehandlung mittels Lymphtaping, 34. Jahrestagung Deutsche Gesellschaft für Lymphologie, Lübeck 2010.

9. Shim JY, Lee HR, Lee DC. The use of elastic adhesive tape to promote lymphatic flow in the rabbit hind leg. Yonsei Med J 2003; 44: 1045-1052.

10. Tsai HJ, Hung HC, Yang JL et al. Could Kinesio tape replace the bandage in decongestive lymphatic therapy for breast-cancer-related lymphedema? A pilot study. Support Care Cancer 2009; 17: 1353-1360.

11. Bialoszewski D, Wozniak W, Zarek S. Clinical efficacy of kinesiology taping in reducing edema of the lower limbs in patients treated with the ilizarov method--preliminary report. Ortop Traumatol Rehabil 2009; 11: 46-54.

12. Gonzalez-Iglesias J, Fernandez-de-Las-Penas C, Cleland JA et al. Short-term effects of cervical kinesio taping on pain and cervical range of motion in patients with acute whiplash injury: a randomized clinical trial. J Orthop Sports Phys Ther 2009; 39: 515-521.

15 Qualitätsmanagement

H. Weissleder, C. Schuchhardt

Das Qualitätsmanagement in der Lymphödemdiagnostik und -therapie sollte in erster Linie den Patienten zugute kommen. Dabei müssen die Qualitätssicherungs- und -kontrollsysteme mit den medizinischen Anforderungen in Einklang gebracht und mit der Wirtschaftlichkeit der Leistungserbringung abgestimmt werden. Eine Qualitätssicherung kann nur dann funktionieren und effektiv sein, wenn sich alle Beteiligten intensiv darum bemühen und ausreichende Kontrollmöglichkeiten bestehen.

Auf die Lymphgefäßerkrankungen übertragen beinhaltet Qualität die Güte oder Perfektion einer Diagnose oder Therapieform. Alle Maßnahmen, die erforderlich sind eine Qualität zu erreichen, werden unter dem Sammelbegriff „Qualitätsmanagement" zusammengefasst.

In der Lymphologie sollen mit einem Qualitätsmanagement folgende Einzelziele erreicht werden:
- Optimierung der Patientenbetreuung,
- Förderung der Patientenzufriedenheit durch Verbesserung der Lebensqualität,
- Sicherstellung eines hohen Qualitätsstandards in der Aus-, Weiter- und Fortbildung von Ärzten und Lymphdrainagetherapeuten,
- Sicherstellung und Überprüfung von Qualitätsstandards in der manuellen, apparativen und operativen Entstauungsbehandlung unter Berücksichtigung neuer wissenschaftlicher Erkenntnisse,
- Sicherstellung und Überprüfung von Qualitätsstandards bei Kompressionsbandagen und medizinischen Kompressionsstrümpfen,
- Sicherstellung und Überprüfung von Qualitätsstandards und der Effektivität von neuen diagnostischen und therapeutischen Methoden,
- Erhöhung des Qualitätsniveaus.

Das Management der Lymphödeme beinhaltet Qualitätssicherungs- und -kontrollmaßnahmen (Tab. 15-1). Dazu gehören neben einer Bestandsaufnahme mit Erfassung und Analyse der Defizite die Ausarbeitung konkreter Verbesserungsvorschläge. In den gesamten Prozess müssen alle beteiligten Personengruppen eingebunden werden (1, 2). Eine Qualitätssicherung betrifft auch die Diagnostik, Therapie,

15 Qualitätsmanagement

Qualitätsmanagement		
warum erforderlich?	**Voraussetzungen?**	**Anwendung?**
• Verbesserung Patienten- betreuung • Effizienzsteigerung • Erhöhung Qualitätsniveau	• Zieldefinierung – Defizite? – Verbesserungen? • Leit- und Richtlinien • Standards • Zertifikat	• Diagnostik • Therapie • Weiterbildung • Produkte zur Kompression • Medizintechnik
wessen Aufgabe?		**Umsetzung**
• Ärzte • Lymphdrainage- therapeuten • Weiterbildungs- institute		• Information • Kontroll- instanzen + -instrumente

Tab. 15-1)
Erforderliche Maßnahmen einer flächendeckenden Qualitätssicherung im Management der Lymphödeme.

Weiterbildung, medizintechnische Ausrüstungen und das Kompressionsmaterial. Kompetente Kontrollinstanzen und Methoden der Qualitätsüberprüfung sind unverzichtbarer Bestandteil des Gesamtkonzeptes.

Unbedingte Voraussetzung für eine richtige diagnostische Einordnung und effektive Behandlung von lymphostatischen Ödemen der Extremitäten und des Körperstammes sind ausreichende Kenntnisse über die Morphologie und Funktion des Lymphgefäßsystems, mögliche Erkrankungsformen, diagnostische Maßnahmen, differenzialdiagnostische Aspekte und bewährte Therapiekonzepte. Wichtig ist auch die langjährige Auseinandersetzung mit lymphostatischen Krankheitsbildern, um mit dem variantenreichen Verlauf einer Lymphödemerkrankung vertraut zu sein.

Qualitätsmanagement 15

15.1 Maßnahmen zur Qualitätssicherung

Die Qualitätssicherung in der Lymphologie beginnt mit der Ausbildung und muss anschließend durch regelmäßige Fortbildung den aktuellen Bedürfnissen angepasst werden. Während die Ausbildung der Lymphdrainagetherapeuten bereits verbindlich geregelt ist und den Bedürfnissen entspricht, lassen sich Defizite bei der Ausbildung der Medizinstudenten nicht übersehen. Von der Anwendung des Qualitätsmanagements in Aus-, Weiter- und Fortbildung sind folgende Personengruppen betroffen:

- Ärzte,
- Lymphdrainagetherapeuten/Lymphdrainagefachlehrer,
- Personal des Sanitätsfachhandels,
- Hersteller von Kompressionsbandagen und medizinischen Kompressionsstrümpfen,
- Hersteller von pneumatischen Entstauungsgeräten, Lasergeräten sowie von neuen Apparaturen zur Diagnostik und Therapie,
- Patienten (einschließlich Patientenselbsthilfegruppen).

Das Fehlen eines abgestimmten Gesamtkonzeptes (beispielsweise Lymphödemtherapie) erschwert die Zusammenarbeit der verschiedenen Leistungserbringer und der Kostenträger. Diese Schwierigkeiten lassen sich bei entsprechender Kooperationsbereitschaft jedoch meist lösen. Auch mögliche Probleme bei der Qualitätsüberprüfung (3) sollten die Bemühungen um ein ausgewogenes Qualitätsmanagement nicht negativ beeinflussen.

Die bisherige Erfahrung hat gezeigt, dass die Qualitätssicherung im Management lymphostatischer Ödeme ein breites Spektrum für sinnvolle Ansatzpunkte bietet. Schwerpunktmäßig seien folgende Beispiele genannt:

- Einbringung des Lehrstoffes in den ärztlichen Ausbildungsgang: Pathophysiologie, Diagnostik, Differenzialdiagnostik und Therapie der Lymphödeme,
- Standardisierung der lymphologischen Diagnostik,
- Standardisierung des Personaltrainings in Manueller Lymphdrainage (Dr. Vodder-Methode) und Kombinierter Physikalischer Entstauungsbehandlung,
- qualifizierte Durchführung und Kontrolle der Kombinierten Physikalischen Entstauungstherapie (Manuelle Lymphdrainage, Kompressionsbehandlung, Entstauungsgymnastik, Hautpflege, Patienteninformation, Volumenmessung, Photodokumentation) (4),

15 Qualitätsmanagement

- standardisierte Durchführung und Dauer der Behandlungszyklen (Manuelle Lymphdrainage, Dauer stationärer und ambulanter Behandlungsperioden),
- internationale Standardisierung der Volumenbestimmung der betroffenen Extremitäten (Perometer, Plethysmographie, Umfangsmessungen, Bioimpedanzspektroskopie präoperativ, postoperativ),
- Therapiekontrolle durch Umfangs- und Volumenmessung sowie Beurteilung der Weichteilstrukturen und -konsistenz. Bei vorhandener Einschränkung der Gelenkbewegungen Erfassung der Verbesserung der Beweglichkeit (Gelenkwinkelgrade),
- standardisierte Dokumentation (Patientendaten, Diagnostik- und Therapieergebnisse) einschließlich Fotodokumentation,
- Standardisierung und Produktkontrollen bei Herstellung, Vertrieb, Anmessung und Gebrauch von medizinischen Kompressionsstrümpfen (5). Überprüfung der Einhaltung von Qualitätsstandards (Produktkontrolle),
- Qualitätssicherung durch regelmäßige Fortbildung der betroffenen Personengruppen.

Kontrollorgane müssen über Handlungskompetenz (1, 6) verfügen (Tab. 15-2). Gemeint ist die Fähigkeit des Einzelnen (zum Beispiel Arzt, Lymphdrainagetherapeut oder Sanitätshauspersonal), die gestellte Aufgabe auf einem hohen Qualitätsniveau zu bewältigen. Grundvoraussetzung ist allerdings die erforderliche Kompetenz im Fachbereich der angewandten Untersuchungs- und Therapiemethoden und im sozialen Bereich.

15.2 Qualitätssicherung und Lymphödemdiagnostik

In der ärztlichen Basisdiagnostik, bestehend aus Anamnese, Inspektion und Palpation, bestimmen Ausbildung und praktische Erfahrung die Qualitätsstandards. Bezüglich einer korrekten Diagnose und Differenzialdiagnose lymphostatischer Krankheitsbilder besteht noch ein großer Nachholbedarf.

Eine detaillierte Dokumentation sämtlicher Untersuchungs- und Behandlungsdaten wird als wichtiger Beitrag für eine qualifizierte Patientenbetreuung angesehen. Dazu gehören auch regelmäßige Volumen- oder standardisierte Umfangsmessungen der Extremitäten. Die Einführung einer standardisierten Fotodokumentation erscheint dringend erforderlich (Tab. 15-3). Dadurch wird nicht nur eine präzise Dokumentation der prätherapeutischen Situation und des Krankheits-

Qualitätsmanagement 15

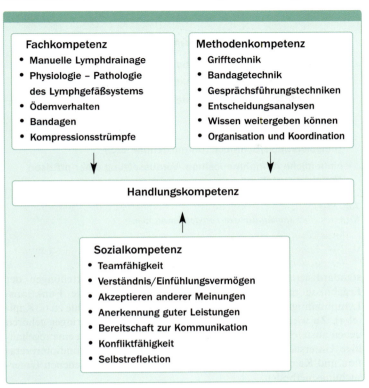

Tab. 15-2)
*Beispiel eines Anforderungsprofils für die Handlungskompetenz.
(Nach Engelhard, 1998 (6)).*

verlaufes ermöglicht, sondern auch die Kommunikation mit Arzt und Kostenträger erleichtert.

Ausreichend klinische Erfahrung mit diesen Problemkreisen kann zwangsläufig nur in Spezialkliniken oder Schwerpunktpraxen mit hohen Untersuchungs- und Behandlungsfrequenzen von Lymphödempatienten erworben werden.

Qualitätssicherungsmaßnahmen bei der apparativen Diagnostik beinhalten in erster Linie eine korrekte Indikationsstellung zur Vermeidung überflüssiger Untersuchungen. Der technische Ablauf muss

15 Qualitätsmanagement

> ## Fotodokumentation
>
> - gleichmäßige Objektausleuchtung
> - Linsenachse in Höhe des Objektzentrums
> - konstanter Abstand des Objektes zur Kamera
> - blendfreier Hintergrund
> - Entfernung störender Objekte
>   (beispielsweise Schmuck, Uhren, Schuhe etc.)
> - einheitliche Aufnahmeposition: Voraussetzung einer präzisen
>   Verlaufsbeurteilung

Tab. 15-3)
Kriterien einer standardisierten Fotodokumentation.

standardisiert sein. Nur so sind vergleichende Beurteilungen der Ergebnisse möglich. Dies trifft insbesondere für die Funktions-Lymphszintigraphie und die indirekte Lymphangiographie zu (s. Kapitel 4). Zu wichtigen Voraussetzungen der Leistungserbringer gehören neben ausreichenden lymphologischen Basiskenntnissen eine regelmäßige Untersuchungsfrequenz, Erfahrungen in der Befundinterpretation und Kenntnisse über den Aussagewert der verschiedenen Untersuchungsmethoden.

15.3 Qualitätssicherung und Manuelle Lymphdrainage

Die Manuelle Lymphdrainage nach Dr. Vodder ist eine spezielle Therapieform, die sich in Grifftechnik und Systematik wesentlich von anderen Massagetechniken unterscheidet. Voraussetzung für eine effektive Lymphödembehandlung ist jedoch die Beherrschung der manuellen Technik und die notwendigen Kenntnisse über Indikationen und Kontraindikationen (7, 8).

Ohne eine Kombination der Manuellen Lymphdrainage mit Kompressionsbandagen oder maßgefertigten medizinischen Kompressionsstrümpfen (Flachstrickware) sowie ohne die Durchführung einer regelmäßigen Entstauungsgymnastik sind keine optimalen Ergebnisse zu erwarten.

Qualitätsmanagement 15

Durchführung und Verantwortung der theoretischen und praktischen Ausbildung sowie der Prüfung in „Manueller Lymphdrainage" (MLD) und der ergänzenden Kompressionsbehandlung unterliegen in Deutschland einer fachkompetenten ärztlichen Leitung. Die Vermittlung der praktischen Ausbildung erfolgt durch qualifizierte Instruktoren mit langjähriger Berufserfahrung. Sowohl die ausbildenden Ärzte als auch die Lymphdrainage-Instruktoren müssen bestimmte Qualitätsmerkmale erfüllen.

Zu den Forderungen gehört eine zielorientierte, kontrollierte Aktualisierung des Kenntnisstandes der unterrichtenden Ärzte in zweijährigen Abständen (7). Die an Lymphdrainageschulen tätigen Fachlehrer müssen im gleichen Abstand den Nachweis erbringen, dass sie in einer lymphologischen Klinik, Klinikabteilung oder Schwerpunktpraxis (Praxis mit mehr als 2000 MLD-Behandlungen pro Jahr) über einen Zeitraum von vier Wochen regelmäßig Manuelle Lymphdrainagen an Patienten durchgeführt haben. Außerdem sollten die MLD Grifftechniken jährlich von einem Seniorinstruktor (leitender Fachlehrer) überprüft werden.

Nach der bisherigen Regelung gestattet die erfolgreiche Absolvierung eines vierwöchigen Kurses an einer staatlich anerkannten Lymphdrainageschule eine lebenslange Berufsausübung und Leistungsabrechnung. Auf dieser Basis muss langfristig mit erheblichen Qualitätsunterschieden gerechnet werden, sofern eine regelmäßige und zertifizierte Fortbildung nicht gefordert wird. Dies trifft nicht nur für die Lymphdrainagetherapeuten, sondern für alle im medizinischen Bereich tätigen Personen zu.

Um einen gleichbleibend hohen Qualitätsstandard während der MLD-Ausübung zu sichern, soll der behandelnde Lymphtherapeut:
* seine Griff- und Bandagierungstechnik in zweijährigen Abständen in einem Refresherkurs überprüfen lassen und
* alle Behandlungsschritte standardisiert dokumentieren (Zeitaufwand MLD und Kompressionsbandage) und die Ergebnisse (Ödemänderung, Volumen oder Umfangsmessungen, Winkelgrade bei Gelenken) dem zuweisenden Arzt nach Abschluss einer Behandlungsserie zur Verfügung stellen (7). Diese Berichte dienen dem Therapeuten zur Qualitätskontrolle und zum zahlenmäßigen Nachweis (Mindestzahl) durchgeführter MLD-Behandlungen.

Aus Gründen einer flächendeckenden Qualitätssicherung, -kontinuität und -verbesserung muss der Qualitätsstandard regelmäßig an die aktuellen wissenschaftlichen Erkenntnisse und praktischen Erfahrun-

15 Qualitätsmanagement

- **Urkunde als Maßstab für Qualität**
  (Qualitätsnachweis gegenüber Ärzten, Patienten, Kostenträgern)
- **strategisches Marketinginstrument**
  (Absetzen gegenüber Konkurrenz)
- **Stärkung eigenes Qualitätsbewusstsein**
- **bessere Marktchancen**
  (hoher Wissensstandard)

Tab. 15-4)
Ziele einer zertifizierten Fortbildung im Rahmen des Lymphödemmanagements.

gen angepasst werden. Dies lässt sich nur durch verbindliche Richtlinien für eine zertifizierte Fortbildung erreichen. Die Prüfungsurkunde gilt als Bestätigung einer regelmäßigen Fortbildung und sollte außerdem zu einer Steigerung des eigenen Qualitätsbewusstseins beitragen. Durch hohen Wissensstand werden außerdem die persönlichen Marktchancen verbessert (Tab. 15-4).

15.4 Qualitätssicherung und Lymphödemtherapie

Die Unterschiede zwischen einer ambulanten und stationären Behandlung liegen im Zeitaufwand und der Qualität der therapeutischen Maßnahmen. Beim Vergleich einer lymphologischen Klinik oder Fachabteilung mit einer lymphtherapeutischen Schwerpunktpraxis sind die Differenzen allerdings weniger deutlich.

Stationäre Behandlung

Optimale Behandlungsergebnisse lassen sich im Rahmen einer stationären Behandlung nur dann erreichen, wenn die Manuelle Lymphdrainage von einem speziell ausgebildeten Lymphdrainagetherapeuten zweimal täglich über einen Zeitraum von drei bis vier Wochen durchgeführt wird (9, 10). Der lymphologische Kompressionsverband muss ständig getragen werden, wenn möglich auch über Nacht.

Nach Abschluss der stationären Behandlungsphase erhält der Patient einen Kompressionsstrumpf. Bei lymphostatischen Ödemen ist immer eine Maßanfertigung erforderlich (11-13). Die richtige Versorgung (individuelle Anmessung des Kompressionsstrumpfes durch erfahrenes Sanitätshauspersonal, Lymphdrainagetherapeuten oder qualifizierte Praxis- und Klinikmitarbeiter) ist unabdingbare Voraussetzung für eine erfolgreiche Langzeittherapie. Bei Verzicht auf eine Kompressionsstrumpfversorgung muss in einem sehr hohen Prozentsatz der Patienten mit einer Ödemzunahme gerechnet werden.

Eine fehlerhafte Versorgung der Patienten mit Kompressionsstrümpfen kann die Gesamtbehandlung negativ beeinflussen. Deshalb müssen sowohl Ärzte im Rahmen der Rezeptierung als auch die Mitarbeiter des Sanitätsfachhandels bestens mit den komplizierten Verhältnissen bei der Kompressionsstrumpfversorgung von Lymph- und Lipödemen vertraut sein.

Wie bei den Ärzten und nichtärztlichen Mitarbeitern sind auch für die im Sanitätsfachhandel tätigen Personen verbindliche Aus- und Fortbildungsrichtlinien erforderlich. Nur durch Sicherstellung eines adäquat ausgebildeten Personals ist eine umfassende, den Bedürfnissen gerecht werdende Patientenberatung und -betreuung erfolgversprechend.

Ambulante Nachbehandlung

Die an eine stationäre Therapie anschließende ambulante Nachbehandlung beinhaltet eine zwei- bis dreimalige wöchentliche Manuelle Lymphdrainage und dient der Konservierung und Optimierung des bis dahin erzielten Therapieerfolges. Ein nach Maß angefertigter medizinischer Kompressionsstrumpf muss konsequent getragen werden. Regelmäßige Kontrollen auf Sitz, Abmessung und ausreichendem Kompressionsdruck durch Arzt und oder Lymphdrainagetherapeut sind unbedingt erforderlich.

Regelmäßige Volumenbestimmungen der Extremitäten dienen der Therapiekontrolle und der frühzeitigen Erfassung eines Ödemrezidivs. Aufwand, Zuverlässigkeit, Reproduzierbarkeit und Wertigkeit der verschiedenen Methoden bestimmen letztlich die Aussagefähigkeit der erzielten Ergebnisse. Die Anwendung hat häufig auch einen positiven Effekt auf die Patientencompliance.

Patientencompliance

Eine Optimierung der Patientencompliance ist wichtiger Bestandteil der Entstauungsbehandlung. Es ist eine bekannte Tatsache, dass Patientencompliance und Qualitätseigenschaften des verordneten Kompressionsstrumpfes in einem engen Abhängigkeitsverhältnis stehen. Je besser die Mitarbeit der Patienten, umso erfolgreicher ist die Ödemreduktion. Voraussetzung für eine regelmäßige Anwendung der

15 Qualitätsmanagement

medizinischen Kompressionsstrümpfe sind beispielsweise ein hoher Tragekomfort, modisches Aussehen und erkennbare therapeutische Wirksamkeit.

Wichtig ist auch die umfassende Aufklärung der Patienten über Anziehtechniken (14), Pflegemöglichkeiten der Kompressionsstrümpfe und -strumpfhosen, Dauer des therapeutischen Effektes, mögliche Nebenwirkungen wie Scheuerstellen, Abschnürungen, Allergien und Möglichkeiten einer Überprüfung der Produktqualität (15).

Lymphologische Versorgungsketten

Qualität beinhaltet auch die kooperative Zusammenarbeit in lymphologischen Versorgungsketten. Die fachliche Glaubwürdigkeit der konservativen Behandlung von Patienten mit Lymphgefäßerkrankungen sowie ihren Kombinationsformen steht und fällt mit der Effizienz in der ambulanten Praxis (16).

In Deutschland bestehen bereits 45 Versorgungsketten in Form von Lymphnetzwerken (Stand: 01.12.2010, Anzahl steigend. In diesen Netzwerken arbeiten Ärzte, Lymphdrainage-Therapeuten und lymphkompetente Sanitätshäuser eng zusammen. Der Patient wird aktiv in das Behandlungskonzept mit eingebunden. Zur Reduktion von Wissenslücken (17), aber auch im Rahmen des Bürokratieabbaus, wäre eine kooperative Mitarbeit von Vertretern der Krankenkassen, insbesondere des Medizinischen Dienstes (MDK), wünschenswert.

Im Vordergrund der Arbeit steht die exakte Dokumentation. Gemeinsame, regelmäßige Besprechungen mit Abstimmung organisatorischer Abläufe, Diskussion aktueller Krankheitsbilder, Entwicklung von Qualitätsstandards und deren Berücksichtigung sowie eine intensive Fortbildung gehören zu den vorrangigen Zielen dieser lymphologischen Versorgungsketten.

15.5 Literatur

1. Engelhard K, Weissleder H. Qualität im Spiegel von Anspruch und Wirklichkeit - Ein Beitrag zur Qualitätssicherung in der Therapie lymphostatischer Extremitätenödeme. LymphForsch 1998; 2: 92-99.

2. Pritschow K, Pritschow H. Therapeutisches Qualitätsmanagement. In: Pritschow H, Schuchhardt C (Hrsg.). Das Lymphödem und die Physikalische Entstauungstherapie, 3. Aufl. Viavital Verlag, Köln 2010; 104-117.

Qualitätsmanagement 15

3. Schuchhardt C. Qualitätssicherung bei der Behandlung von Lymphödemen. In: Schuchhardt C (Hrsg.). Lymphologie - State of the Art. Kagerer Kommuikation, Bonn 1998; 73-80.

4. Hermann H. Fotograpische Dokumentation als Wirksamkeitsnachweis der kombinierten Physikalischen Entstauungstherapie in der ambulanten Behandlung von Beinulzera. In: Aktuelle Beiträge zur Manuellen Lymphdrainage. K. F. Haug, Heidelberg 1998; 141-173.

5. Klyscz T, Zuder D, Vollert B et al. Computeruntertützte Qualitätskontrolle der medizinischen Kompressionstherapie in-vivo. LymphForsch 1998; 2: 37-42.

6. Engelhard K. Wenn Qualität zum Selbstverständnis wird. Ein kurzer Einblick in industrielle Anforderungen. In: Schuchhardt C (Hrsg.). Lymphologie. Kagerer Kommunikation, Bonn 1998; 68-72.

7. Hutzschenreuter P, Weissleder H. Manuelle Lymphdrainage-Qualitätsmanagement-Qualitätssicherung und Qualitätskontrolle. LymphForsch 1999; 3: 7-10.

8. Wittlinger H, Wittlinger D, Wittlinger A et al. Manuelle Lymphdrainage nach Dr. Vodder. Thieme, Stuttgart - New York 2008.

9. Herpertz U. Qualitätssicherung in der Lymphologie. Lymphol 1995; 19: 58-63.

10. Schuchhardt C, Weissleder H, Pritschow H. Therapiekonzepte. In: Weissleder H, Schuchhardt C (Hrsg.). Erkrankungen des Lymphgefäßsystems. 2. Aufl. Kagerer Kommunikation, Bonn 1996; 263-316.

11. Wienert V, Altenkämper H, Berg M et al. Leitlinien der Deutschen Gesellschaft für Phlebologie zum medizinischen Kompressionsstrumpf (MKS). vasomed 1996; 8: 276-277.

12. Herpertz U. Kompressionsbestrumpfungen bei Ödemen. LymphForsch 1997; 1: 86-92.

13. Weissleder H, Schuchhardt C. Der Lymphödem Kompressionsstrumpf – Ein Beitrag zur Qualitätssicherung in der Therapie lymphostatischer Extremitätenödeme. LymphForsch 1998; 2: 111-113.

14. Miller A, Ruzicka T. Kompressionsbehandlung und Patientencompliance. LymphForsch 1997; 1: 93-95.

15. Veraart JCJM, Daamen E, de Vet HCW et al. Elastic compression stockings: Durability of pressure in daily practice. VASA 1997; 26: 282-286.

15 Qualitätsmanagement

16. Gültig O. Bedeutung der curricularen lymphologischen Weiterbildung niedergelassener Ärzte. LymphForsch 2009; 13: 111-112.

17. Schmeller W, Meier-Vollrath I. Lipödem und Liposuktion: Erfahrungen mit dem Medizinischen Dienst der Krankenkassen (MDK). LymphForsch 2009; 13: 95-102.

Sachwortverzeichnis

A

Aagenaes-Syndrom **459**
Abführmittel 400
Absaugkanülen 589
Absaugzeit 593
Abschnürung 270
Adenokarzinom 354
Adipokine 374, 383, 394
Adiposalgie 380
Adipositas 284, 370, 383, 394, 454, 478, 600
   abhungerungsfähig 400
   dolorosa 380
   Lymphödem **370**
   permagna 371
   Risikofaktoren 284, 289
AIDS 362
Albendazole 216
Albuminkinetik 247
Albuminretention 247
Alkoholabusus 393
Alltagsverhalten 309
ambulante Behandlung 528
Amniotisches-Band-Syndrom **455**
Analkarzinom 360
Anamnese 74
Angina pectoris 476
Angio-CT 423, 444
Angiodysplasie 445
Angiogenese 128
Angiomyxom 336
Angioosteohypertrophie-Syndrom 437
Angiosarkom 178, **303**, 336, 359, 364Häufigkeit 305
Ankerfilamente 19
Anorexie 272
Antibiotikaprophylaxe 594
Anti-C34 495
Antikörper-Magnetresonanz-Tomographie 194

Antiplasmin 484
Antistreptolysintiter 193
Anziehhilfe 567
apparative intermittierende Kompressionstherapie (AIK) 401, **520**
Äquipotentiallinien 146
Armlymphödem 284
   Früherkenung 155
   Häufigkeit 284
   Mammakarzinom **284**
   Risikofaktoren 288
arterielle Verschlusskrankheit 244, 544
Arthropathie, lymphostatische 57
Asdonk 507
Aszites 356
Atrophie blanche 418
Atrophie der Muskulatur 171
Aufpolsterung 544
Ausziehhilfe 568
autoimmune Orbitopathie 473
autonomes Nervensystem 382
AWMF-Leitlinien 526
axillary web syndrome 294

B

Bagatellverletzungen 177, 198
Bancroftia-Filariasis 211
Barrierefunktion der Blutgefäße 224
Basalmembran 18
Basalzellkarzinome 458
Basisdiagnostik 74, 332
Beinvenenthrombose 359
Benutzertraining 156
Benzopyron 180, 532
Bewegungsmangel 370
bildgebende Untersuchungsverfahren **79**
Bindegewebsproliferation 296

Sachwortverzeichnis

Bioelektrische-Impedanz 310
  Spektroskopie 78, 142, 154
Bioelektrische-Impedanz-Analyse
  139
  Analysator 147
  Impedanz 139
  Messgeräte 140, 147
  Sensorelektroden 145
Blasenkarzinom 329
Blutgefäße, arterielle 20
Blutsinusoiden 17
Body Mass Index 370, 371
Bonnevie-Ullrich-Syndrom **452**
Bronchiektasen 453
Brugia-Filariasis 211
Brugia-malayi-Filarien 207
Brustkrebsrezidiv 355
Büffelnacken 585
Bypass-Operation
  aortobifemorale 242
  femorotibiale 242

C

Cañon-Venen 418
CD9 495
Cephalica-Bündel 25
Charles-Operation 572
Chemotherapie, adjuvante 312
Chondroitinsulfat 469
chronische Sinusitis 453
chronische venöse Insuffizienz 102,
  425, 546
  Einteilung 425
chronische venöse lymphostatische
  Insuffizienz **413**
chronisches posttraumatisches
  Lymphödem 229
Chylaszites 207, 481, 492
Chylometrorrhagie 481
chylöse Erkrankungen 254
chylöse Lymphozelen 254
chylöser Aszites 162
Chylothorax 207, 254, 262, 492
Chylurie 92, 207, 212, 481
Cisterna chyli 27, 28

closed-junction 18
Colitis ulcerosa 482
Combidex® 119
complex regional pain syndrome
  (CRPS) 192, 193, 238, 525
Computer-Tomographie **115**
Corona phlebectatica paraplantaris
  416
C-reaktives Protein 193
Cumarin 180, 314, 533

D

Defektheilung 200
Deltoidbündel 24
Depigmentierung 364
Depressionen 393
depressive Stimmungslage 344
dermal backflow 104, 171, 234, 236
dermale Hypoplasie 458
Dermatosklerose 418
Diethylcarbamazincitrat (DEC)
  216
Diffusion 36
direkte Lymphographie **91**
Distiachiasis 162
Diuretika 348, 400, 417, 433
Doppelbestrumpfung 557
Doxycyclin 216
dry technique 402
Ductus thoracicus 26, 28
Ductus-thoracicus-Ligatur 255
Duplexsonographie 110
  farbkodierte 113, 420
Dupuytren-Kontraktur 311
Dysästhesie 595
Dyschondroplasia haemangioma-
  tosa 453

E

ECF-Messungen 144
Einfluss-Stauung, obere 356
Einlassklappen 17
Eisenoxidpartikel 119
Eiweißresorptionsstörung 483
Ekzeme 67

Elektroden 146
Elephantiasis, lymphostatische 65
endoluminale Therapie 429
endothelial surface layer 38
Endothelzellen 17
endovenöse Therapie **428**
Energiemetabolismus 374
Entstauungsbehandlung **507,** 512
  medikamentöse **531**
Entstauungsgymnastik 507
entzündliche Lymphgefäßerkran-
  kungen 189
Entzündung, chronische 61
Entzündungzytokine 53
Epididymitis 211
Erosionen 390
Erysipel 166, 177, 179, **187**, 196,
  295, 297, 302, 426
  antibiotische Therapie 201
  bullöses 202
  Häufigkeit 188, 197
  latente Lymphdrainagestörung
  203
  Mortalitätsrate 200
  MRSA 202
  Penicillin-Allergie 201
  Prophylaxe 202
  Rezidiv 199, 201, 297
  Risikofaktoren 188
  Vancomycin 202
  zyklische Antibiose 202
Erythema nodosum 473
extrazelluläre Flüssigkeit 141

F

F.-P.-Weber-Syndrom 437
Fabry'sche Krankheit 96
Fadendrainage nach Handley 300
Faktoren, ödeminduzierende 56
Feraheme® 121
Fehldiagnose 199
Fehlversorgung 564
Feinnadelbiopsie 301
Ferumoxtran-10 119
fetoskopische Chirurgie 456

Fettbiosynthese 41
Fettschürze, abdominale 372
Fettzellen 383
Fibroblasten 469
Fibrosklerose 166
Filaria-Lymphödem 207
Filarienantigene 207
Filarienendemien 217
Filarien-Tanzzeichen 217
Filtration 36, 39
Fingernageldefekte 450
Flexitouch®-System 521
Fuoresceinisothiocyanat 94
Fluoreszenzmarker 291
Fluoreszenz-Mikrolymphographie
  92
forme fruste eines KTS 441, 442
Fotodokumentation 78, 591
  standardisierte 622
Fremdkörperreaktion 257
Funikulitis 211
funktionelle Reserve 52
Funktions-Lymphszintigraphie 90,
  99, 397, 424
  BMI-Korrekturformel 101
  Indikationen 107
  standardisierte Belastung 109
Fußmykose 178, 180

G

Gadolinium 119
Ganzkörperszintigraphie 101
Gefäßmissbildung 438
geistige Retardierung 454
Genitalödem 178, 329, 350, 522
Gesichtsanomalie 454
Gesichtsmaske 346
Gesichtsödem 339
Gewebedruck 543
Gewebe-Lymph-Schranke 42, 45
Gewebetransplantation 236
Gewebsmediatoren 223
Glykane 21
Glykokalyx, endotheliale 18, **37**,
  42, 59, 224, 230, 247, 284, 414

Sachwortverzeichnis

Glykoproteine 21, 37
Glykosaminoglykane 37
Gorlin-Goltz-Syndrom **458**
Gradienten-Echo-Sequenzen 119
Gravidität 105

H

Halozeichen 484
Halsödem 341
Hämangiome 442
Hämangiopathie, lymphostatische 58
Hämatomneigung 600
Handlungskompetenz. 621
Handrückenödem 26, 271
Hautfaltentest 76
Hautfaltenzeichen 296
  Brustwandödem 299
  nach Stemmer 77, 169, 419
Hautfurchen 75, 168
Hautfurchenvertiefung 175
Hautveränderungen, chronische 65
Heilmittelrichtlinien 544
Hennekam-Syndrom **454**
Heparansulfat 60, 247
Heroininjektion 237
Hobnail-Hämangiome 488
Hochvolumeninsuffizienz 385
Hodgkin- und Non-Hodgkin-Lymphome 329
Hormonrezeptor-Status 355
Humanserum-Albumin 100
Hyaluronsäure 57, 374, 469
Hydrodissektion 402
Hydronephrose 258
Hydroureter 258
Hydrozele 211
Hyperämie, aktive 284
Hyperglykämie 60
Hyperkeratose 65, 67, 419
Hyperthyreose 89, 469, 476
Hypodermitis 302, 392
Hypogenitalismus 162
Hypoproteinämie 256
Hypothyreose 469, 476

I

Ilizarov-Methode 613
Immobilisation 270
Immunschwäche, lokoregionäre 57
Impressionseffekte 296
IMRT 126
indirekte Lymphangiographie **81**, 396, 424
Indocyanin-Grün-Fluoreszenz-Lymphographie **97**, 521
Infektionsgefahr 263
Infrarotkamera 97
Inspektion 75
Insuffizienzformen 53, 54
  dynamische 56
  kombinierte 56
  mechanische 53
Insulinsensitivität 374
Integrine 19
Interdigitalmykose 63, 198
interendotheliale Spalten 81
Interferon alpha 364
Interkontinentalflüge 310
Interleukin (IL)-4 53
Intermediärsinus 31
intestinale Lymphangiektasie 452, 454
interstitieller Stoffaustausch 36
intranoduläre Strömungsbehinderung 292
intrazelluläre Flüssigkeit 141, 154
Ischämie 60, 247
Isoprostan 8-Epi-Prostaglandin-F2-alpha 97
Ivermectin 216

K

Kajalstift 551
Kalibersprung 273
Kapillarpermeabilität 209, 248, 383
Kapillarszintigraphie **110**
Kaposi-Sarkom 178, **360**
kardiales Ödem 544
Karpaltunnelsyndrom 311
Kasabach-Merritt-Syndrom 450

Sachwortverzeichnis

Kaugymnastik 347
Kaverne, interzelluläre 18
Kehlkopfkarzinom 342
Kinesio-Taping **608**
Klippel-Trénaunay-Weber-
Syndrom **437**
Komplikationen 448
Klopfer 271
Kollateralgefäße 356
Kollektoren 22
postnodale 22
pränodale 22
Kolobom 458
Kompensationsmöglichkeiten 53
Komplexe Physikalische Entstau-
ungstherapie (KPE) 311, 507
Kontraindikationen 313
Kompressionsbehandlung 544
Komplikationen 516
Wirkungsmechanismen 544
Kompressions-BH 558
Kompressionsjacke 562
Kompressionsmieder 558
Kompressions-Sonographie 397
Kompressionsstrümpfe,
Anpressdruck 566
medizinische 430, 545, **554**
Kompressionsverband
Kopfbereich 346
lymphologischer 227, **517, 543**
Kompressionswesten 558
Kontrastmittel-Allergie 89
Konzentrations-Gradient 38
Kopf-Hals-Region 30
Kopfödem 339, 345
Körperfett 139
körperliche Aktivitäten 310
Kurzzugbinde 517, 546

L

Laboruntersuchungen 79
Landis-Test 110
Langzugbinde 546
Laparoskopie 483
Laplace, Formel 546

Lappenplastiken 571
Laserbehandlung **605**
Laser-Doppler-Fluxmetrie 422
Laufbandergometer 101
Lebensqualität 313, 405, 507, 601
Einschränkung 293
Leberzirrhose, äthyltoxische 381
Leitlinien 526
Leptin-Gen 394
Licht-Reflexions-Rheographie 421
Lidocain 586
Lidödem 345
Ligamentosen 57, 177
Lingua plicata 452
Lipalgie 380
Lipödem 102, 176, **380**, 585
begleitende Adipositas 389
Einteilung 386
Leitlinien zur Behandlung 586
Lipohypertrophia dolorosa 380
Lipohypertrophie 385, 391
Lipo-Lymphödem 390
Lipomastie 585
Lipomatose, benigne 585
Lipomatose Launois-Bensaude
(Madelung-Syndrom) 393
Lipomatosis dolorosa 585
der Beine 380
Lipome 585
Lipoperoxide 57
Liposuktion 181, 315, **585**
Fettembolie 599
Komplikationen 599
sekundäres Armlymphödem 317
Thromboserisiko 599
low resistance pathway 21
Low-Level-Laser 309, 607
LVF-Mess-System 69
Lymphadenitis 187, 208, 230
Lymphangiektasie 373
Lymphangiogenese 253
Lymphangiogramm
normales 84
abnormales 86
Lymphangioma cysticum 495
Lymphangioma cysticum colli 488

Sachwortverzeichnis

Lymphangiomatose 491
Lymphangiome 481, **488**
  Lokalisation 496
Lymphangiomotorik 47, 609
Lymphangiomyomatosis 491
Lymphangion 21, 45, **46**
Lymphangiopathie 61
Lymphangiosis carcinomatosa 302,
  350, 353, 481
Lymphangiospasmus 223
Lymphangitis 187, 191, 208, 230,
  414
lymphatische Filariasis **207**
lymphatische Hypertension 167
lymphatische Mikroangiopathie 414,
  423
LymphaTouch®-System 614
Lymphfistel 63, 67
Lymphfluss 45
Lymphgefäßbündel 27
  dorsolaterale 27
  ventromediale 27
Lymphgefäße 17, 26, 164, 255
  Dysplasie **164**
  initiale **17**, 43, 93
  intestinale 32
  kephalische 26
  Klappen 21
  morphologische Veränderungen
    61
  Strahlenschäden 255
  Transplantation 180, 238, **574**
  Varizen 229
  Verletzung 223
Lymphgefäßsystem 242
  Aufgaben 35
  iatrogene Schäden **242**
Lymphgefäßtransplantation, auto-
  gene 315
Lymphhämangiome 488, 491
Lymphknoten **30**, 48
  Aufgaben 48
  Fibrose 166
  Hypoplasie 165
  Metastasen 351

MRT **118**
Transplantation 315
Uptake 100, 102
Lymphknotenentfernung, axilläre
  285
  Rezidivquote 288
Lymphknoten-Staging 127
  beim Prostatakarzinom 123
Lymphknotentransplantation,
  autologe **582**
Lymphkollektoren **21**, 165, 229
  Aplasie 165
  Fibrosierungen 229
  Hyperplasie 165
  Hypoplasie 165
Lymphödem 53, 64, 162, 223, 24,
  347, 370
  akutes 64
  akutes posttraumatisches 223,
    224
  artifizielles **269**
  chronisches 64
  Definition 53
  Einteilungsschema 174
  hereditäres 162
  lokalisiertes 229
  malignes 302, 331, **350**
  postrekonstruktives 244
  posttraumatisches **223**
  primäres **161**
  Risikofaktor Adipositas 370
  Stadieneinteilung 64, 175
  therapieresistentes 347
Lymphödem-Cholestase-Syndrom
  459
Lymphödem-Distichiasis-Syndrom
  163
Lymphoedema praecox 87, 163
Lymphoedema tardum 87, 163
Lymphödemtherapie,
  alternative 605
  stationäre 528
lymphogene Tumorausbreitung 331
lymphokutane Fistel 178, 242
lympho-lymphatischen
  Anastomosen 510

Sachwortverzeichnis

Lymphonodopathie 61
lympho-nodulo-venöse
    Anastomose 573
lympho-noduläre Resorption 48
lymphorenale Fistel 92
Lymphorrhagie 242
Lymphorrhoe 253
Lymphostase 60, 62
    Folgen 60
    Komplikationen 62
lymphostatische Arthropathie 177
lymphostatische Enteropathie 111,
    481
lymphostatische Enzephalopathie
    344
lymphostatische Ophthalmopathie
    344
Lymphosuktion 217
lympho-venöse Anastomosen 22,
    98, 180, 253, 315, 413, 573
lympho-venöse Implantate 573
Lymphozele 62, 104, 242, 250, 329
Lymphozyten 31
lymphpflichtige Last 35
Lymphset 546
Lymphsinus 17
    initialer 44
Lymphstämme 22
Lymph-Taping **608**
Lymphthromben 57, 209, 229
Lymphtransport **42**, 55
    Hilfsmechanismen 47, 55
Lymphvarize 63
Lymphzyste 62, 104, 250, 330, 481
    kutane 67
LYVE-1 495

M

Maffucci-Syndrom **453**
Magenband 375
Magen-Darm-Bypass 375
Magenplastik 375
magnetische Nanopartikel 119
Magnetresonanz-Angiographie 499

Magnetresonanz-Tomographie **118**
    Maximum-Intensitäts-Projektio-
    nen 119
Makrophagen 31, 57, 119
    Uptake 532
Malabsorption 482
malignes Melanom 362
Mammakarzinom 284
Mammalymphödem 298, 314
    isoliertes 314
Manuelle Lymphdrainage 308, 400,
    507, 515
Marker D2-40 495
Marksinus 31
Maßkarte 560
MCT-Diät® 262, 484
Medikamentenanamnese 272
Meige 163
Melanocortin-4-Rezeptor-Gen 394
Melkersson-Rosenthal-Miescher-
    Syndrom **452**
Merkel-Zell-Tumor 339
Messelektroden 146
Mikrofilarämie 215
Mikrofilarien 207, 213
Mikrokanüle 403
Mikromassage 518
Mikrosonden 588
Mikrozirkulation 382
mimische Gymnastik 347
Minderwuchs 454
MION 119
Molekulardiagnostik 375
morbid obesity 370
Morbus Basedow 473
Morbus Crohn 482
Morbus Dercum 393
Morbus Hodgkin 357
Morbus Sudeck 192
Morbus Whipple 482
MR-Lymphangiographie 444
MRSA 202, 232
MRT-Angiographie 437
MRT-Enterographie 484
Münchhausen-Syndrom 269

Mundinnendrainage 347
Muskel- und Gelenkpumpe 544
Muskelschwäche 393
Muzinoblasten 469
muzinöse Dermatopathie 471, 469
Mykose 67, 180
    axilläre 312
Myxödem 114, **469**

N

Nackenödem 343
Nanopartikel 121
Narbenfolgen 229
Natriumselenit 348
neck dissection 339, 353
Nematoden-Infektion 207
Neoangiogenese 509
Nettoultrafiltrat 36
99m-Technetium 100
99m-Tc-Rheniumsulfid 100
Neurodermitis diffusa 192
Niedrigvolumeninsuffizienz 55,
    167, 385
Nierentransplantation 253, 258
Nikotingenuss 417
Nonne-Milroy 87, 162, 177
Nonne-Milroy-Meige-Syndrom 162
Noonan-Syndrom **452**

O

Octreotide 256, 262, 484
Ödem
    akutes posttraumatisches 223
    Häufigkeit 286
    idiopathisch zyklisches 102
    Komplikationen 313
    mesenteriales 483
    postischämisches 246
    Postmastektomie- 292
    Rezidiv 301
    Verschlechterung 272
    Volumen 286
okkultes Karzinom 356
open-junction-Formationen 17, 43
Orangenhautphänomen 334, 354

Orchitis 211
orthostatische Ödembildung 381
Ösophaguskarzinom 112
Östrogen 417

P

Pachydermie 65
palliative Maßnahmen 347
Papillomatose 65, 178
Papillomatosis cutis lymphostatica
    278, 419
Parabene 601
paralymphatische Blutgefäße 189
Paralysen 352
paraneoplastisches Syndrom 417
Paresen 352
Patientencompliance 313, 432, 518,
    519, 556, 612, 625
Patienteninformation 545
PDGF 57
Penisödem 359
Pentoxifyllin 533
Perikarditis 283
Perilymphangitis 190
Periostose 177
Perizyten 17
perkutane Embolisation 91
perkutane Katheterdrainage 262
Permeabilität 36, 93
    Störungen 110
Perometer 78, 154, 301
Persönlichkeitsstruktur 277, 278
Phlebektomie 427
Phlebödem 392
Phlebodynamometrie 422
Phlebographie 423, 444
Phlebohypertonie 414
Phlebo-Lipödem 393
Phlebolithen 443
Phlebo-Lymphödem 353, **413**
Photoplethysmographie 421
Pigmentierung 65, 178, 419
Pinozytose 36
Plethysmographie 78, 301
Pleuraerguss 356

Sachwortverzeichnis

pleuroperitonealer Shunt 263
pleuro-venöser Shunt 454
Plexusläsion 352
pneumatische Kompression 216, 607
Pneumothorax 492
Poikilodermie 458
posttraumatisches Hämatom 239
PROX-1 495
Prader-Labhart-Willi-Syndrom **454**
Präkollektoren **20**
prälymphatische Kanäle **21**
Prilocain 586
primäre Lymphangiopathie 453
primäre Lymphknotentumoren 351
prophylaktische Maßnahmen 309
Prostatakarzinom 125, 329
Proteinabbau 509
Proteoglykane 37, 469
Protonen 118
Pseudosarcoma 372
Psoriasis 192
psychiatrische Betreuung 279
psychische Beschwerden 295, 344
Pterygium colli 450, 452

Q

qualitatives Lymphszintigramm 103
quantitatives Lymphszintigramm 102
Qualitätsbewusstsein 624
Qualitätsmanagement 68, **617**
Qualitätsniveau 620
Qualitätssicherung 300, 619
  Maßnahmen zur 300

R

radiogene Hautveränderungen 303
radiogene Schäden 340
Radiojod-Therapie 472
Radionuklid-Ganzkörper-Arteriographie 444
Radiusfraktur 229
Randsinus 31

Reabsorption 36, 39
Reaktanz 139
Regenerationsphase 308
Rehabilitationszeit 228
Reithosenadipositas 392
Rektumkarzinom 329
Rentenbegehren 272
Reperfusion 60, 247
Resektionsmethoden 217, **571**
Resektionsoperation 179
Resektionsbehandlung 181
Resistanz 139
Rete cutaneum superficiale 93, 95
retikulo-endotheliales System 45
Retikulumzellen 30, 31
Rezidivdiagnostik 342
rezidivierende Pneumonien 453
Rezidivtumor 291
Risiko-Patient 157
Roboter 252
Röntgenabsorptiometrie 143
Röntgenkontrastmittel 81
  ölige 257

S

sackförmige Fettgewebsvermehrung 372, 373
Schaumstoffpolster 547
Schaumverödung 428, 431
Scheibenmodell nach Kuhnke 78
schmerzhaftes Lipödemsyndrom 380
schmerzhaftes Säulenbein 380
schnellender Finger 311
Schnürfurchen,amniotische 456
Schwächungskorrektur 108
Schwangerschaft 89
Schweinehaut 474
segmentale Perometrie 147
Sehstörungen 344
Selbstschädigung 269, 280
Selbstverstümmelung 269
Selen 534
Sentinel-Lymphknoten
  Biopsie 286
  Diagnostik 291

Sachwortverzeichnis

septischer Kreislaufschock 200
Serom 230
Simulant 277
Sinerem® 119
Sirolimus 257
Sklerotherapie mit Ethibloc® 501
Sklerotherapie mit OK-432 501
Skrotalödem 359
Sonographie **110**
sozioökonomische Faktoren 370
Spannungsschmerzen 352
Spätödeme 290
SPECT 101, 108
Sportverletzungen 608
Spreizfußdeformität 180
Stammfettsucht 394
Staphylokokken 187
Starling modifiziert 36
Starling'sches Gleichgewicht 38
Stauungsdermatose 278
Steigbügeltour 549
Stewart-Treves-Syndrom **303**, 336, 359, 364
Stickstoffmonoxid-Synthase-Aktivität 39
Strangulationen, Extremitäten 273
Streptokokken 187
Stripping-Operation 248, **427**
Stufenplan 419
Subklaviathrombose 311
Superoxidmutase 41
suprafasziale Hydrodissektion 592
Syndaktylie 163, 456, 458
Syndecan-1 60, 247
Syndrom der gelben Fingernägel **453**

T

Taubheitsgefühl 295
Teleangiektasien 303, 517
Temperaturempfindlichkeit 363
Tendinosen 57
Tennisellenbogen 311
Terminalsinus 31
Testosteronmangel 381

textiler Assistent 608
Therapieziele 508
Thromboserisiko 587
Thyreoditis Hashimoto 472
Thyreoidektomie 472
Thyreostimulin 474
Thyroxin 474
tissue channel 21
Tonometer 77
Transportgefäß 23
Transportkapazität 52, 167
Transportmechanismen 36
Transportzeit 100
Treiberelektroden 144
TRH-Test 475
Triamcinolon 587
Triglyzeride 495
Trijodthyronin 471, 476
Triplexsonographie 420
tropische Eosinophilie 214
Truncus lymphaticus dexter 26
Tübinger Studie 413
Tumeszenz-Lokalanästhesie 402, 429, **586**, 590, 591
Tumorembolus 365
Tumorinvasion 350
Tumorrezidiv 344, 350, 351
Tumorzellthromben 331, 350
Türkenhosenphänomen 391
Turner-Syndrom **450**

U

Uferzellen 30
Ulcus cruris 418
Ultrafiltration 543
Ultraschall-Dopplersonographie 420
Umfangsmessung 150
Unterhautfettvermehrung 381
Untersuchungsmethoden **74**
Uteruskarzinom 332

V

Varikographie 444
Varikose 442
Vasa vasorum 23

Sachwortverzeichnis

vaskuläre Fehlbildungen 488
Vaskulitis 255
vegetative Nervenfaser 23
VEGF-C 57
Vena saphena magna 248
Venenport 287
venöse Abfluss-Störung 334
venöse Angiodysplasie 439
Versorgungsketten, lymphologische 626
Vesikulation 44
Vibrationsliposuktion 403, 589
Vitamin E 533
Vodder 507
Volumenmessung 78, 296
Volumenverschluss-Plethysmographie 421
Vorderarmbündel 25
Vulvakarzinom 329

W

Wachstumsfaktoren 374
Wassertherapie 313
Weichteilschwellung 529
schmerzhafte 231

wet technique 402
Western-Blot-Methode 123
WHO 218
Winiwarter 508
Wolbachia-Bakterien 216
Wuchereria bancrofti 207
Wundheilungsstörung 329
Wundinfektion 230, 344
Wurmnester 215

Z

Zahnpflege 347
Zellproliferation 55
Zellulitis 188, 390
zerebro-vaskuläre Fehlbildungen 163
Zervixkarzinom 333
Zwei-Kompartimente-Lymphszintigraphie 104
zystisches Hygrom 488
Zytokine 57, 374
Zytopempsis 36

Autorenverzeichnis

Prof. Dr. med. Dr. med. habil.
R.G.H. Baumeister
Prof. für Chirurgie,
speziell Mikrochirurgie
Ludwig-Maximillians-Universität
München
Drozzaweg 6
81375 München

Dr. med. W.J. Brauer
Radiologische Abteilung und
Praxis für Nuklearmedizin
Kreiskrankenhaus
Gartenstraße 44
79312 Emmendingen

B.H. Cornish PhD
School of Physical and Chemical
Sciences
Queensland University of
Technology
G.P.O. Box 2434
Brisbane 4001
Australien

O. Gültig
Lymphologic® med.
Weiterbildungs GmbH
Fachlehrer für ML/KPE
Im Neurod 2
63741 Aschaffenburg

Dr. med. M. Hartmann
Dermatologie - Phlebologie -
Plastische Operationen
Zähringer Straße 14
79108 Freiburg

Prof. Dr. med. E. Kaiserling
ehemaliger Direktor Abteilung
Spezielle Histo- und
Zytopathologie
Eberhard-Karls-Universität
Liebermeisterstraße 8
72076 Tübingen

S.L. Kilbreath PhD
Discipline of Physiotherapy
Faculty of Health Sciences
University of Sydney
PO Box 170
Lidcombe NSW 1825
Australien

Dr. med. I. Meier-Vollrath
Hanse-Klinik
Fachklinik für Liposuktion und
operativ-ästhetische
Dermatologie
St. Jürgen-Ring 66
23564 Lübeck

H. Pritschow
Zentrum für Manuelle
Lymphdrainage
Komplexe Physikalische
Entstauungstherapie
Fachlehrer für ML/KPE
Goethestraße 17
79183 Waldkirch

Prof. Dr. med. P.M. Reisert
apl. Professor Universität
Göttingen
Buckenberg 2
75175 Pforzheim

Prof. Dr. med. W. Schmeller
Hanse-Klinik
Fachklinik für Liposuktion und
operativ-ästhetische
Dermatologie
St. Jürgen-Ring 66
23564 Lübeck

Dr. med. C. Schuchhardt
Internist, Hämatologe, intern.
Onkologe
Ärztlicher Leiter Lymph-
Akademie Deutschland
Eggstraße 18
79117 Freiburg

L.C. Ward PhD
Reader in Nutritional
Biochemistry
Department of Biochemistry;
School of Molecular and
Microbial Sciences
Molecular Biosciences
Building #76
University of Queensland
St Lucia
Brisbane 4072
Australien

Prof. Dr. med. H. Weissleder
apl. Professor Universität
Freiburg
Stefanienstraße 8
79100 Freiburg

R. Weissleder, MD, PhD
Professor (Systems Biology and
Radiology)
Director, Center for Systems
Biology, Massachusetts General
Hospital, Department of System
Biology, Harvard Medical School
Simches Res Bldg,
185 Cambridge St.
Boston, MA 02114
USA

Prof. Dr. rer. nat. H. Zöltzer
Abteilung Zellbiologie
AG Humanbiologie
FB 19, Biologie/Chemie
Universität Kassel
Heinrich-Plett-Straße 40
34132 Kassel

Abbildungen

Prof. Dr. med. A. Bollinger
Department für Innere Medizin
Abteilung Angiologie
Universitätsspital
8091 Zürich
Schweiz

Prim. Dr. med. W. Döller
Zentrum für Lymphologie
LKH Wolfsberg
Paul Hackhoferstraße 9
9400 Wolfsberg
Österreich

Dr. med. D. Chappell
Klinik für Anästhesiologie
Klinikum der Ludwig-
Maximillians-Universität
Marchioninistraße 15
81377 München

M. Eid
456 boul. St.-Joseph Est
Montréal (Québec)
2J1J7 Kanada

Dr. med. U. Herpertz
Dr.-Schuhwerk-Straße 16
79837 St. Blasien

Dr. med. H. Hügel
Dermatohistopathologisches
Gemeinschaftslabor
80048 Friedrichshafen

Dr. med. H. Klimaschewski
Seeklinik Zechlin GmbH
Obere Braminseestraße
16837 Dorf Zechlin

E. Kosin, MD, PhD
Dept. of Parasitology
University of North Sumatra
Medan
Indonesien

A. Laurowski
Ltd. Physiotherapeutin,
Fachlehrerin MLD/KPE
Klinik Haus am Schlosspark
Hochstraße 7
57319 Bad Berleburg

Dr. med. H. Lenschow
Im Frongarten 9
79837 St. Blasien

Dr. med. A. Löseke
Klinikum Krefeld
Frauenklinik
Lutherplatz 40
47805 Krefeld

P. Merz
Bethesda-Spital
Gellertstraße 44
4020 Basel
Schweiz

Dr. med. A. Miller
Polikum Friedenau
Dermatologie
Rubensstraße 119
12157 Berlin

M. Morand
Praxis für Manuelle
Lymphdrainage & Physiotherapie
Ludwigkirchstraße 3
10719 Berlin-Wilmersdorf

Prof. Dr. med. P. Pfannenstiel
Nietzschestraße 2
65191 Wiesbaden-Sonnenberg

Dr. M. Poleska
Klinikum Krefeld
Frauenklinik
Lutherplatz 40
47805 Krefeld

J.C. Rasmussen
Center of Molecular Imaging
Institute of Molecular Medicine
University of Texas Health
Science Center at Houston
1825 Pressler St. SRB 330A
Houston, TX 77030
USA

Prof. Dr. med. K.-D. Rückauer
Chirurgische Universitätsklinik
Hugstetter Straße 55
79106 Freiburg

W. Schneider
Chefarzt Baumrainklinik
Fachklinik für Lymphologie
und. Ödemkrankheiten
Hochstraße 7
57319 Bad Berleburg

M. Schuster
Fachlehrer für MLD/KPE
Stralsunderweg 6
37083 Göttingen

T. T. Joe, MD, PhD
Jalan Monginsidi 12
20152 Medan
Indonesien

T. Taskinen
D.Sc. (Tech), MBA CEO
HLD Healthy Life Devices Ltd.
Unioninkatu 20-22
00130 Helsinki
Finnland

D. Tomson
Praxis fur Physiotherapie
Rue de l'Ale 1-3
1003 Lausanne
Schweiz

A. Vollmer
Bandagistenmeisterin
Tivolistraße 11
79104 Freiburg

D. Wittlinger
Lymphödemklinik Wittlinger
Therapiezentrum GmbH
Alleestraße 30
6344 Walchsee
Österreich